林余霖　主编

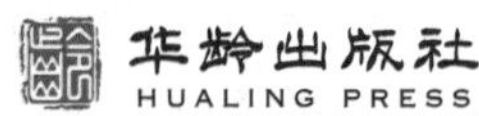

责任编辑：郑建军
责任印制：李未圻

图书在版编目（CIP）数据

新编百草良方实用图谱 / 林余霖主编 . -- 北京 : 华龄出版社，2020.12

ISBN 978-7-5169-1858-6

Ⅰ．①新… Ⅱ．①林… Ⅲ．①中草药－图谱 Ⅳ．①R282-64

中国版本图书馆 CIP 数据核字（2021）第 002134 号

书　　名：新编百草良方实用图谱
作　　者：林余霖

出版发行：华龄出版社
地　　址：北京市东城区安定门外大街甲 57 号　　邮　　编：100011
电　　话：010-58122246　　传　　真：010-84049572
网　　址：http://www.hualingpress.com

印　　刷：水印书香（唐山）印刷有限公司
版　　次：2021 年 5 月第 1 版　　2021 年 5 月第 1 次印刷
开　　本：710mm×1000mm　1/16　　印　　张：20
字　　数：200 千字
定　　价：89.00 元

前　言

中草药是中华民族的国粹之一，是大自然赋予我国人民的宝贵财富。从古至今，我国各族人民都能够充分利用各种草木、花果治疗各种疾病。"神农尝百草"的故事至今依然广为流传，充分说明了我国民间使用中草药治疗各种疾患的历史十分悠久。各个时期民间医术名人辈出、名方广播，总结出了十分丰富的中草药治疗经验。

中草药种类繁多、分布广泛、资源丰富、应用历史悠久，作为天然药物，准确识别是合理使用中草药的前提，为了满足广大人民群众采用中草药来防治疾病、养生保健的迫切愿望，本着安全、有效、简便、经济和药物易找、实用的原则，我们特意组织中医大师以及中草药方面的专家学者编撰了这本《新编百草良方实用图谱》，分别从别名、形态特征、生境分布、性味归经、功能主治等方面全面介绍中草药300余种，每种药后面附有各科常见的验方若干，约计800余方。需要特别声明的是：广大读者朋友在阅读本书时，若需应用书中所列的药方，必须要在专业医师的指导下使用，以免造成不必要的伤害！

本书所收品种南北兼顾，每种药均有形态特征图与文字对照，便于认采。文字部分以功用、验方为主，包括以下几项：

1. 正名：主要以《中华人民共和国药典》（2020 年版）为标准。

2. 别名：一般选用全国各地的常用名，并参考《中药大辞典》选列。

3. 形态特征：配合图片扼要描述形态特征，以利于识别。

4. 生境分布：简述中草药的生长环境和分布。

5. 性味归经：扼要介绍每种药的性、味和归经。

6. 功能主治：扼要介绍每种药功效及主治病症。

7. 名方验方：选入临床疗效较好的配方。

本书在编写时，参考了国内外许多相关的著作，在本书即将出版之际，特向相关的作者和出版单位表示诚挚的谢意！

另外，由于编写时间和编者知识水平的原因，书中的错谬之处，希望广大读者批评指正，以便本书在再版时能够更加完美。

编者

目录
CONTENTS

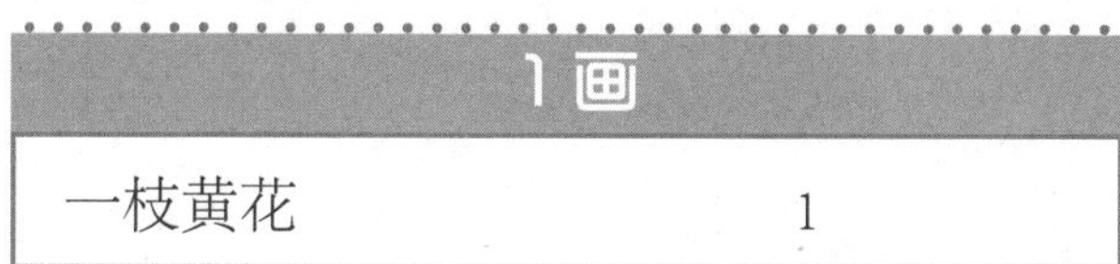

1画

2画

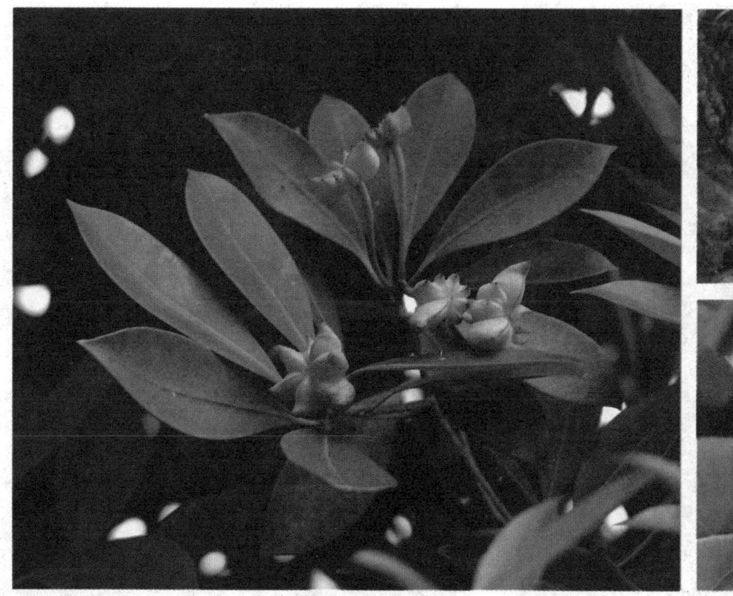

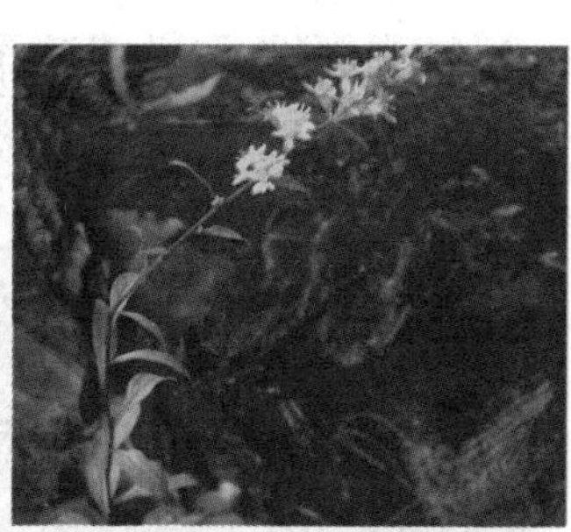

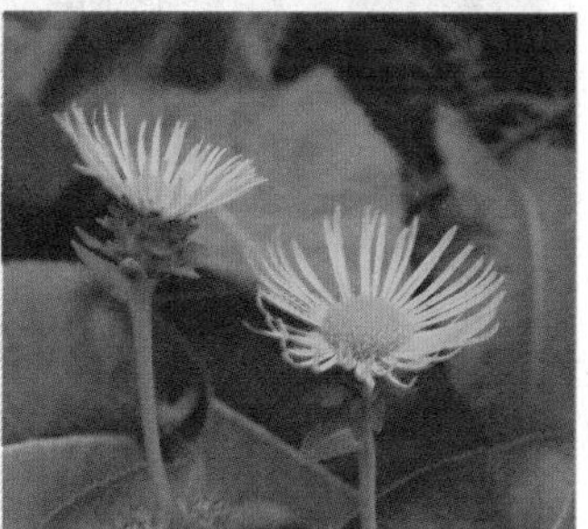

3画

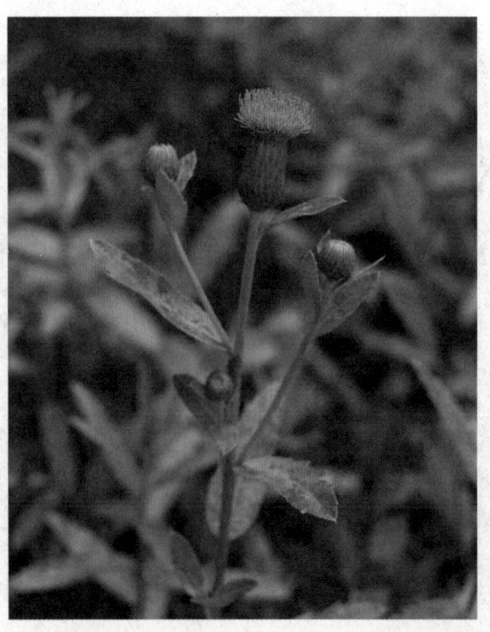

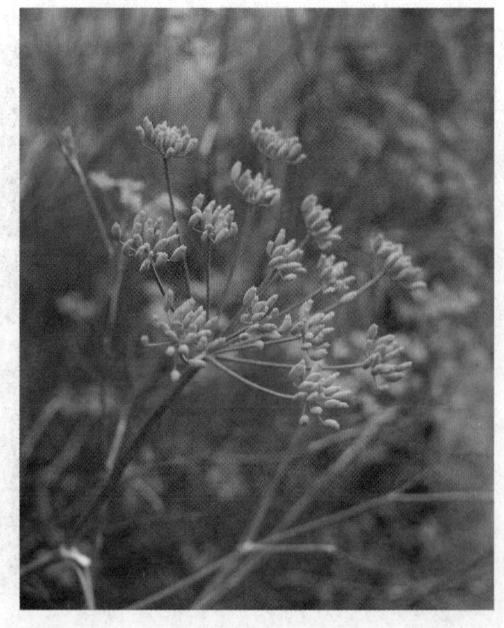

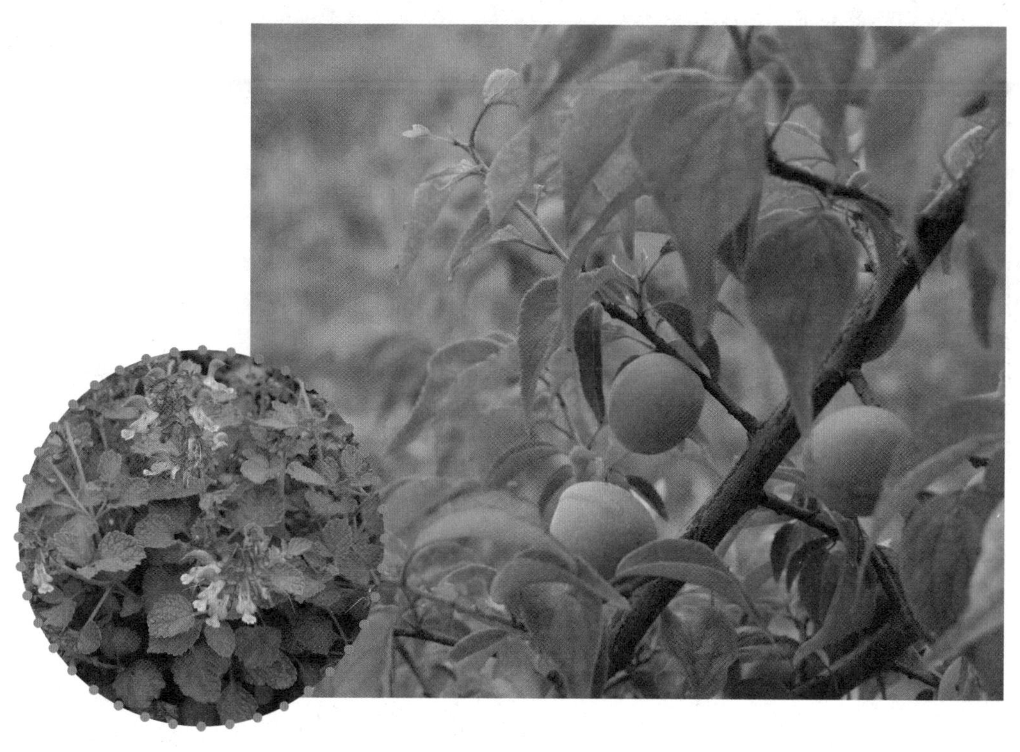

4画

5画

6画

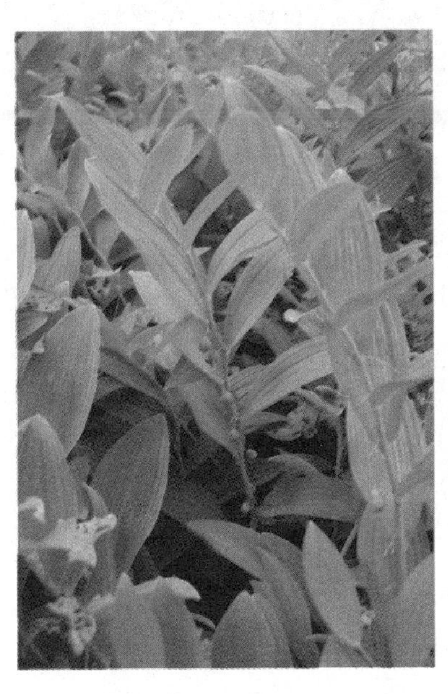
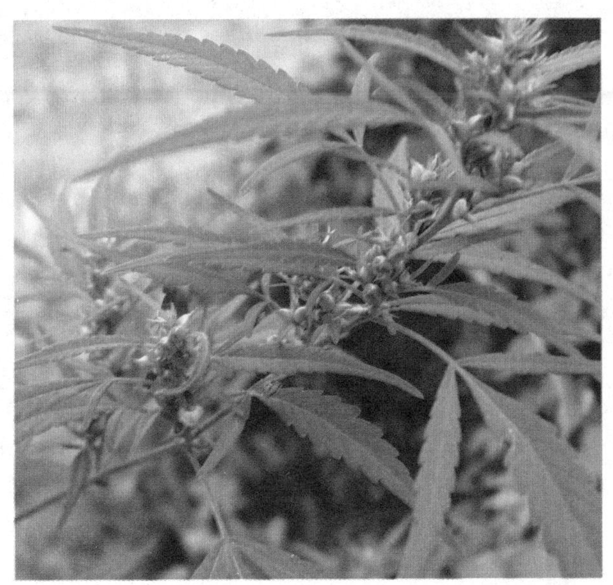

7画

8画

9画

10画

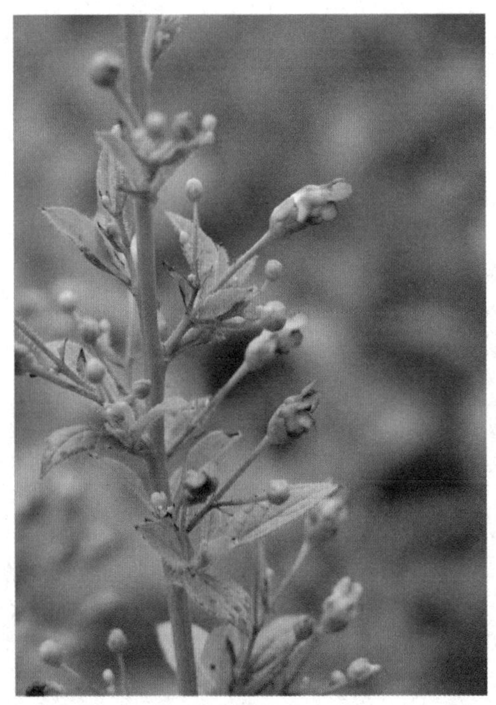

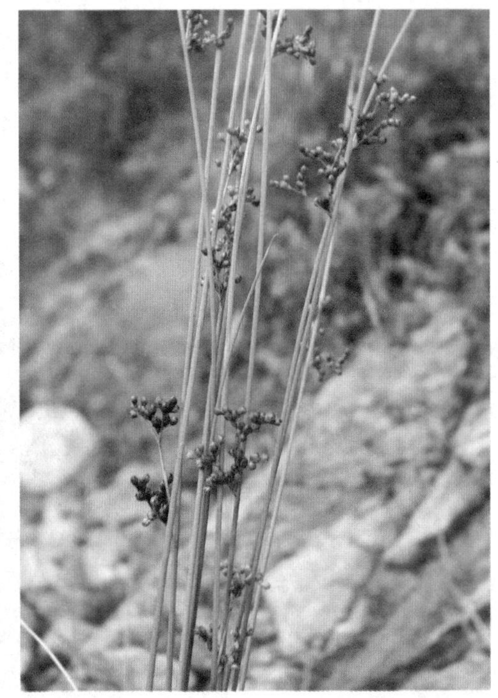

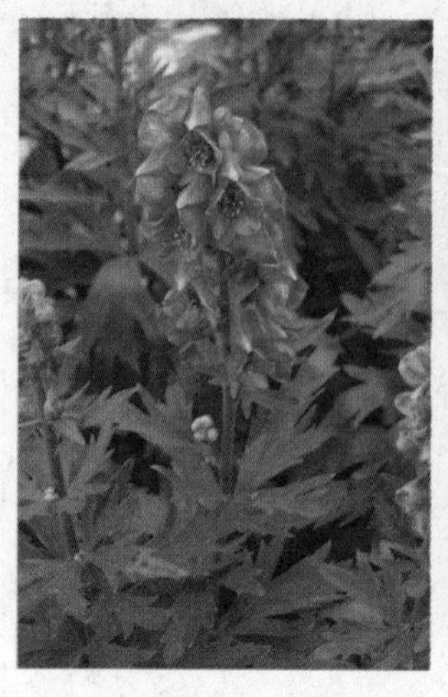

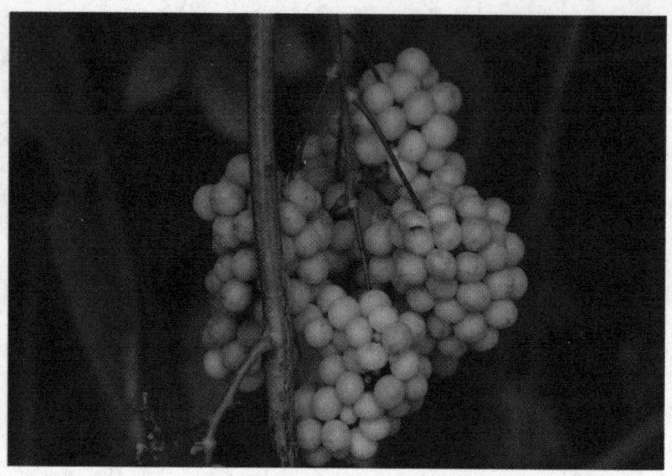

11画

12画

13画

14画

15画

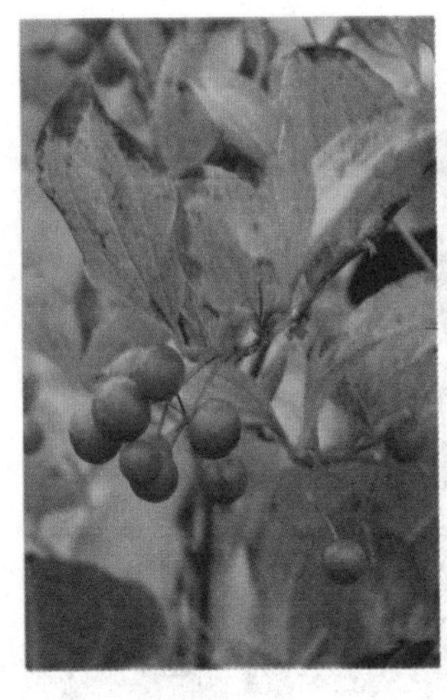

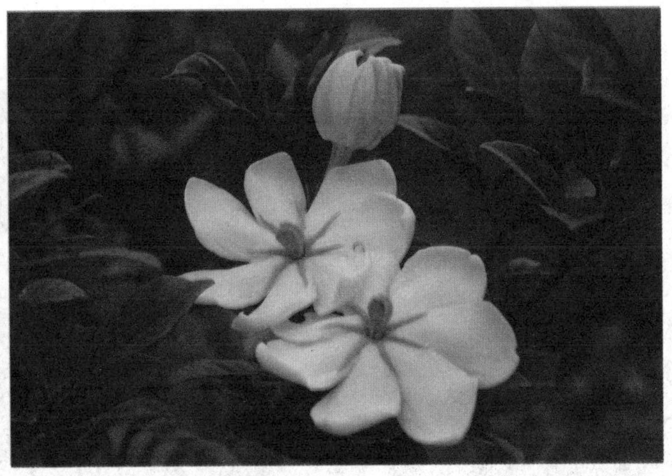

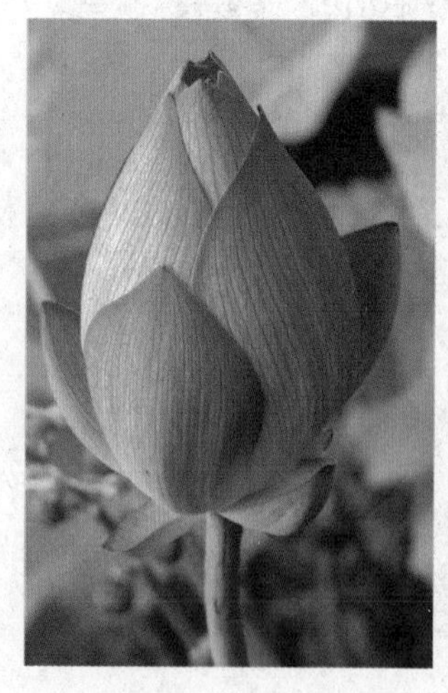
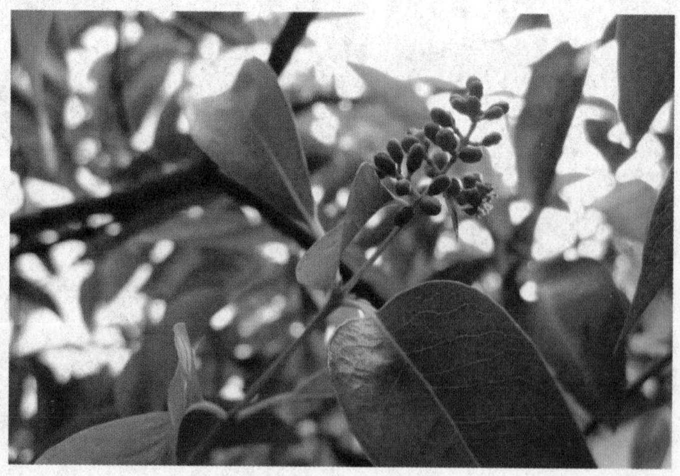

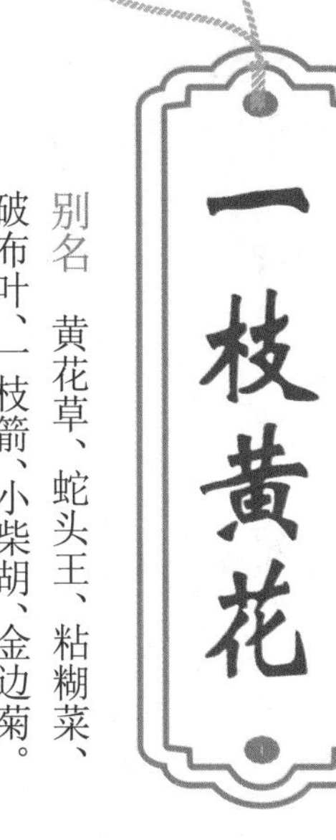

一枝黄花

别名 黄花草、蛇头王、粘糊菜、破布叶、一枝箭、小柴胡、金边菊。

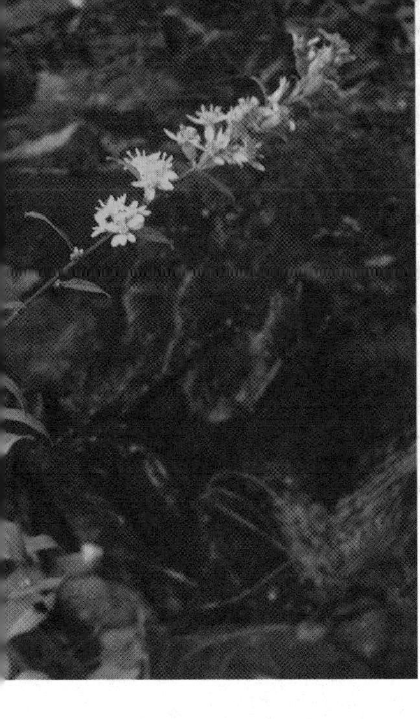

形态特征

多年生草本，高35～100厘米。茎直立，通常细弱，单生或少数簇生，不分枝或中部以上有分枝。中部茎叶椭圆形、长椭圆形、卵形或宽披针形，长2～5厘米，宽1～1.5厘米，下部楔形渐窄，有具翅的柄，仅中部以上边缘有细齿或全缘；向上叶渐小；下部叶与中部茎叶同形，有长2～4厘米或更长的翅柄。全部叶质地较厚，叶两面、沿脉及叶缘有短柔毛或下面无毛。头状花序较小，长6～8毫米，宽6～9毫米，多数在茎上部排列成紧密或疏松的长6～25厘米的总状花序或伞房圆锥花序，少有排列成复头状花序的。总苞片4～6层，披针形或披狭针形，顶端急尖或渐尖，中内层长5～6毫米。舌状花舌片椭圆形，长6毫米。瘦果长3毫米，无毛，极少有在顶端被稀疏柔毛的。花果期4～11月。

生境分布

生长于阔叶林缘、林下、灌丛中、山坡草地上及路边。全国大部分地区均产。

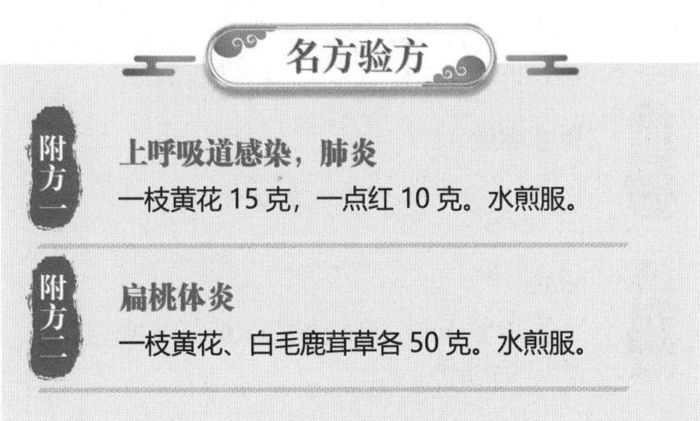

名方验方

附方一 **上呼吸道感染，肺炎**

一枝黄花15克，一点红10克。水煎服。

附方二 **扁桃体炎**

一枝黄花、白毛鹿茸草各50克。水煎服。

性味归经

辛、苦，凉；有小毒。归肺、肝经。

功能主治

清热解毒，疏散风热。用于风热感冒，咽喉肿痛，肺热咳嗽，喉痹，乳蛾，疮疖肿毒。

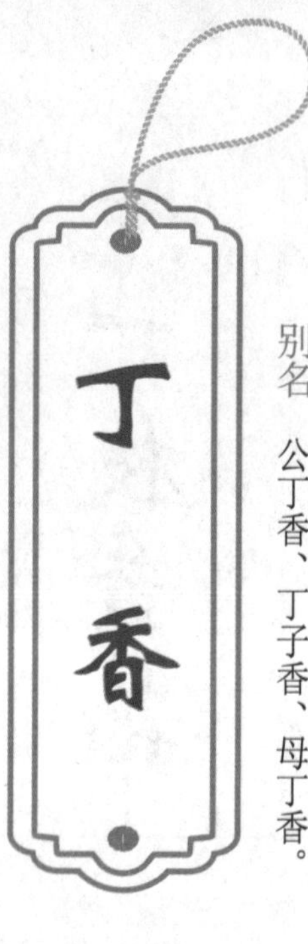

丁香

别名 公丁香、丁子香、母丁香。

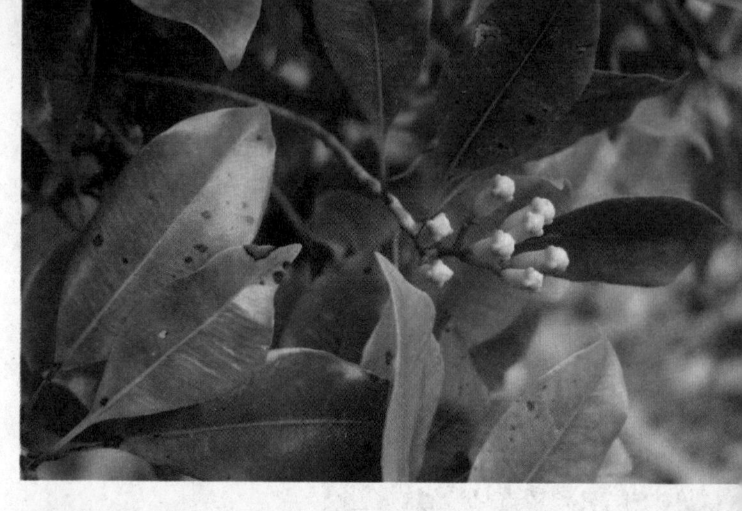

形态特征

多年生草本，高35～100厘米。茎直立，通常细弱，单生或少数簇生，不分枝或中部以上有分枝。中部茎叶椭圆形、长椭圆形、卵形或宽披针形，长2～5厘米，宽1～1.5厘米，下部楔形渐窄，有具翅的柄，仅中部以上边缘有细齿或全缘；向上叶渐小；下部叶与中部茎叶同形，有长2～4厘米或更长的翅柄。全部叶质地较厚，叶两面、沿脉及叶缘有短柔毛或下面无毛。头状花序较小，长6～8毫米，宽6～9毫米，多数在茎上部排列成紧密或疏松的长6～25厘米的总状花序或伞房圆锥花序，少有排列成复头状花序的。舌状花舌片椭圆形，长6毫米。瘦果长3毫米，无毛，极少有在顶端被稀疏柔毛的。花果期4～11月。

生境分布

生长于路边、草坪或向阳坡地。主要产于坦桑尼亚、马来西亚、印度尼西亚，我国海南省也有栽培。

性味归经

辛，温。归脾、胃、肾经。

功能主治

温中降逆，补肾助阳。用于脾胃虚寒所致呃逆呕吐，食少吐泻，心腹冷痛，肾虚阳痿，疝气。

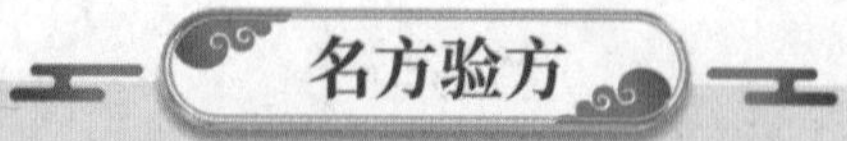

名方验方

附方一 胃寒呕逆

丁香5克，柿蒂10克。水煎服。

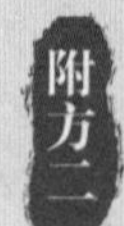

附方二 牙疼

丁香10粒研末。牙疼时将药末纳入牙缝中，严重者连续用2～3次。

八角茴香

别名 大料、八角、舶茴香、八角香、八角大茴、原油茴、八月珠、舶上茴香。

性味归经 辛，温。归肝、肾、脾、胃经。

功能主治 温阳散寒，理气止痛。用于寒疝腹痛，脘腹冷痛，胃寒呕吐，肾虚腰痛，腰膝冷痛。

形态特征

常绿乔木，高达20米。树皮灰色至红褐色。叶互生或螺旋状排列，革质，椭圆形或椭圆状披针形，长6～12厘米，宽2～5厘米，上面深绿色，光亮无毛，有透明油点，下面淡绿色，被疏毛。花单生长于叶腋，有花梗；萼片3，黄绿色；花瓣6～9，淡红至深红色；雄蕊15～19；心皮8～9；胚珠倒生。聚合果星芒状。花期春、秋季，果期秋季至翌年春季。

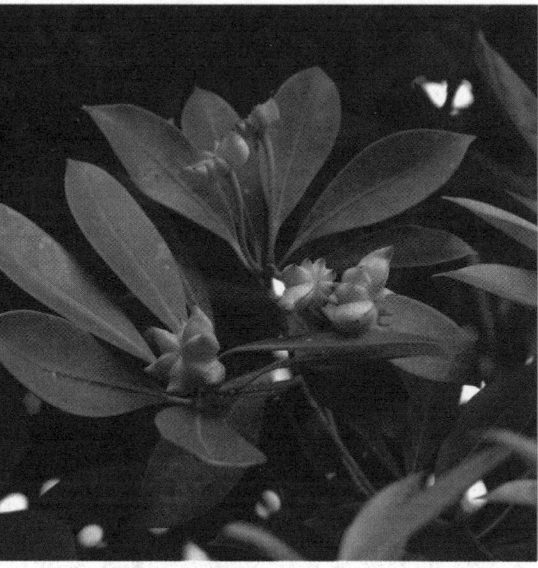

生境分布

生长于气候温暖、潮湿、土壤疏松的山地，野生或栽培，栽培品种甚多。分布于福建、台湾、广西、广东、贵州、云南等地。

名方验方

附方一

腰重刺胀

八角10克。炒后研为末，饭前酒调服。

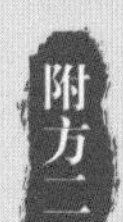

附方二

小肠气坠

八角50克，花椒25克。炒后研为末，每次5克，酒下。

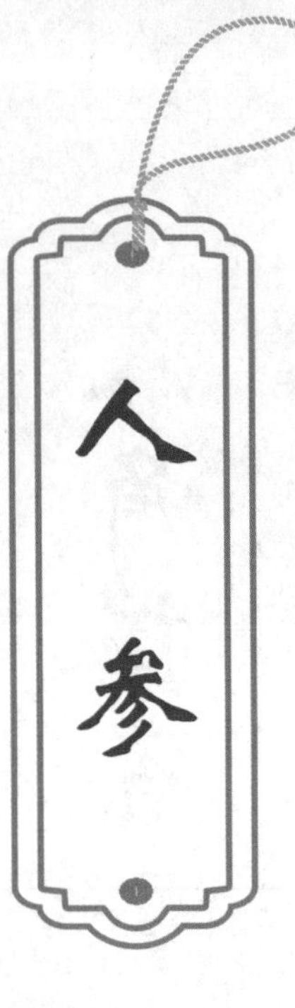

别名 山参、元参、人衔、鬼盖、生晒参、别直参、白糖参。

形态特征

多年生草本，根状茎（芦头）短，上有茎痕（芦碗）和芽苞；茎单生，直立，高 40 ～ 60 厘米。叶为掌状复叶，2～6 枚轮生茎顶，小叶 3～5，中部的 1 片最大，卵形或椭圆形，基部楔形，先端渐尖，边缘有细尖锯齿，上面沿中脉疏被刚毛。伞形花序顶生，花小，花梗长 0.8 ～ 1.5 厘米；花瓣淡黄绿色。浆果状核果扁球形或肾形，成熟时鲜红色，种子扁圆形，乳白色。

生境分布

生长于昼夜温差小的海拔 500 ～ 1100 米山地缓坡或斜坡地的针阔混交林或杂木林中。主产于吉林、辽宁、黑龙江。

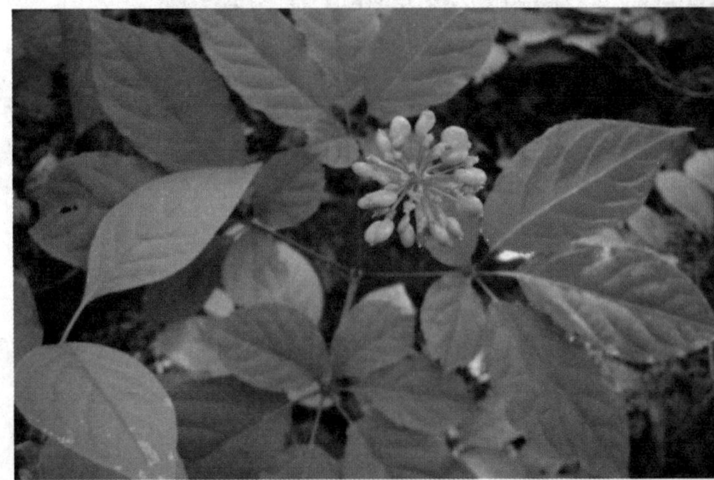

性味归经

甘，微苦，微温。归脾、肺、心、肾经。

功能主治

大补元气，复脉固脱，补脾益肺，生津养血，安神益智。用于体虚欲脱，肢冷脉微，脾虚食少，肺虚喘咳，津伤口渴，内热消渴，气血亏虚，久病虚羸，惊悸失眠，阳痿宫冷，食少倦怠，妇女崩漏，小儿慢惊及久虚不复。

名方验方

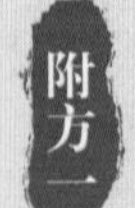

脱肛

人参芦头 20 枚。小火焙干研末，分 20 包，早、晚空腹调服 1 包。

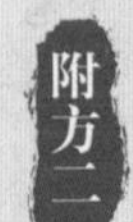

各种心律失常

人参 3 ~ 5 克（或党参 15 克），麦冬 10 克。水煎，饮汤食参，每日 2 剂。

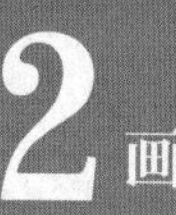

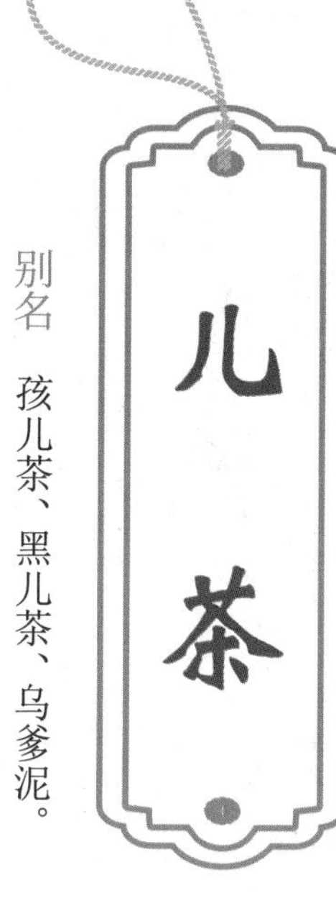

儿茶

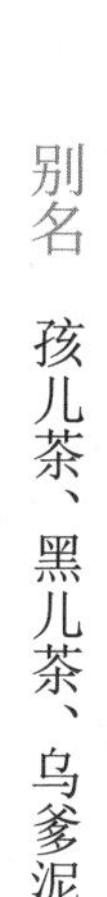

别名 孩儿茶、黑儿茶、乌爹泥。

性味归经 苦，涩，微寒。归肺、心经。

功能主治 活血止痛，止血生肌，收湿敛疮，清肺化痰。用于跌仆伤痛，外伤出血，疮疡不敛，吐血衄血，湿疹湿疮，肺热咳嗽。

形态特征

落叶乔木，皮棕色或灰棕色，常呈条状薄片开裂，不脱落，小枝细，有棘刺。叶为偶数二回羽状复叶，互生。总状花序腋生，花黄色或白色。荚果扁而薄，紫褐色，有光泽，有种子 7～8 枚。

生境分布

生长于向阳坡地。产于云南西双版纳傣族自治州，广西等地也有栽培。另一种为茜草科常绿藤本植物儿茶钩藤的带叶嫩枝煎汁浓缩而成，称方儿茶、棕儿茶。分布于印度尼西亚及中南半岛诸国。

名方验方

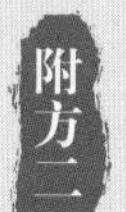

附方一 **口疮糜烂**

儿茶 5 克，硼砂 2.5 克。研粉，敷患处。

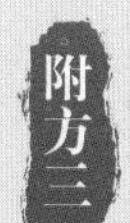

附方二 **疮疡久不收口，湿疹**

儿茶、龙骨各 5 克，冰片 0.5 克。共研细粉，敷患处。

附方三 **肺结核咯血**

儿茶 50 克，明矾 40 克。共研细末，水煎服，每次 0.1 ～ 0.2 克，每日 3 次。

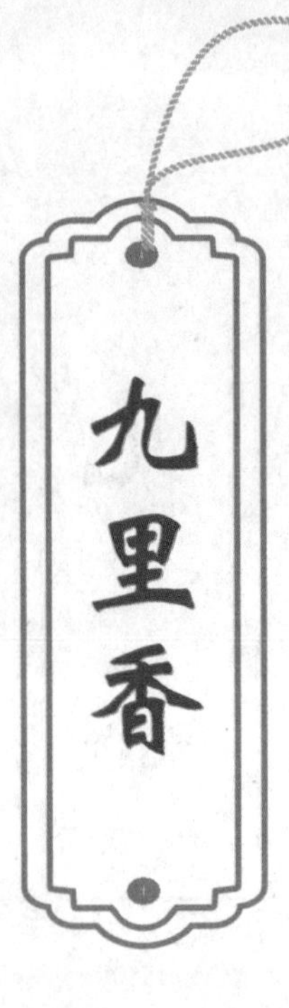

九里香

别名 石辣椒、九秋香、九树香、万里香、山黄皮、千只眼。

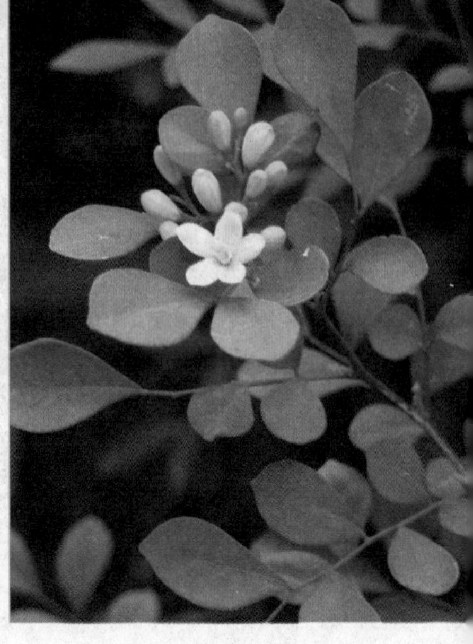

形态特征

九里香有时可长成小乔木样。株姿优美，枝叶秀丽，花香浓郁。嫩枝呈圆柱形，直径 1 ～ 5 毫米，表面灰褐色，具纵皱纹。质坚韧，不易折断，断面不平坦。羽状复叶有小叶 3 ～ 9 片，多已脱落；小叶片呈倒卵形或近菱形，最宽处在中部以上，长约 3 厘米，宽约 1.5 厘米；先端钝，急尖或凹入，基部略偏斜，全缘；黄绿色，薄革质，上表面有透明腺点，小叶柄短或近无柄，下部有时被柔毛。盆栽株高 1 ～ 2 米，多分枝，直立向上生长。干皮灰色或淡褐色，常有纵裂。奇数羽状复叶互生，小叶 3 ～ 9 枚，互生，卵形、匙状倒卵形或近菱形，全缘，浓绿色有光泽。聚伞花序，花白色，径约 4 厘米，花期 7 ～ 10 月。浆果近球形，肉质红色，果熟期 10 月至翌年 2 月。

生境分布

性喜温暖、湿润气候，要求阳光充足、土层深厚、肥沃及排水良好的土壤，不耐寒。产于广东、广西、福建等地。

性味归经

辛、微苦，温。有小毒。归肝、胃经。

功能主治

行气止痛，活血散瘀。用于胃痛，风湿痹痛，外治牙痛，跌仆肿痛，虫蛇咬伤。

名方验方

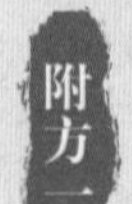

跌仆肿痛

鲜九里香叶、鲜地耳草、鲜水茴香、鲜山栀叶各等量。共捣烂，酒炒敷患处。

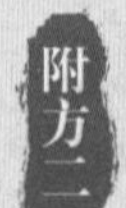

风湿骨病

九里香、五色梅根、龙须藤根各 25 克。炖猪骨或浸酒服。

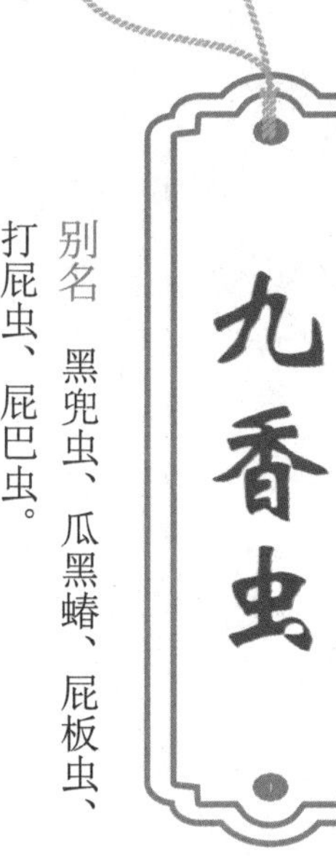

别名 黑兜虫、瓜黑蝽、屁板虫、打屁虫、屁巴虫。

性味归经 咸，温。归肝、脾、肾经。

功能主治 理气止痛，温中助阳。用于胃寒胀痛，肝胃气痛，肾虚阳痿，遗精，腰膝酸痛。

形态特征

全体椭圆形，长 1.7 ～ 2.2 厘米，宽 1 ～ 1.2 厘米，体一般紫黑色，带铜色光泽，头部、前胸背板及小盾片较黑。头小，略呈三角形；复眼突出，呈卵圆形，位于近基部两侧；单眼 1 对，橙黄色；喙较短，触角 6 节，第 1 节较粗，圆筒形，其余 4 节较细长而扁，第 2 节长于第 3 节。九香虫前胸背板前狭后阔，前缘凹进，后缘略拱出，中部横直，侧角显著；表面密布细刻点，并杂有黑皱纹，前方两侧各有 1 相当大的眉形区，色泽幽暗，仅中部具刻点。小盾片大。翅 2 对，前翅为半鞘翅，棕红色，翅末 1.3 为膜质，纵脉很密。足 3 对，后足最长，跗节 3 节。腹面密布细刻及皱纹，后胸腹板近前缘区有 2 个臭孔，位于后足基前外侧，能由此放出臭气。雄虫第 9 节为生殖节，其端缘弧形，中央尤为弓凸。

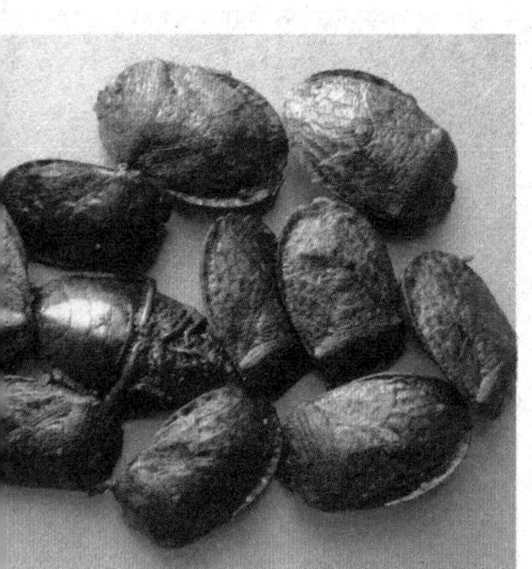

生境分布

此虫以成虫越冬，隐藏于石隙间。分布于云南、贵州、四川、广西等地。

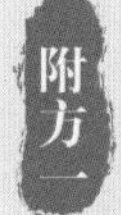

附方一

肾虚阳痿

九香虫 30 克。油炒熟，放入花椒粉、盐少许，嚼食，用酒或温开水送下。

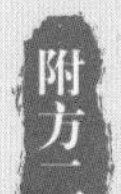

附方二

肝肾虚损，腰膝酸痛（而有脾虚少食，气滞脘腹满闷的症状者）

九香虫 30 克，白术 15 克，杜仲 25 克，陈皮 12 克。共研为细末，炼蜜作丸服，每次 5 克，早、晚各服 1 次，淡盐开水送下。

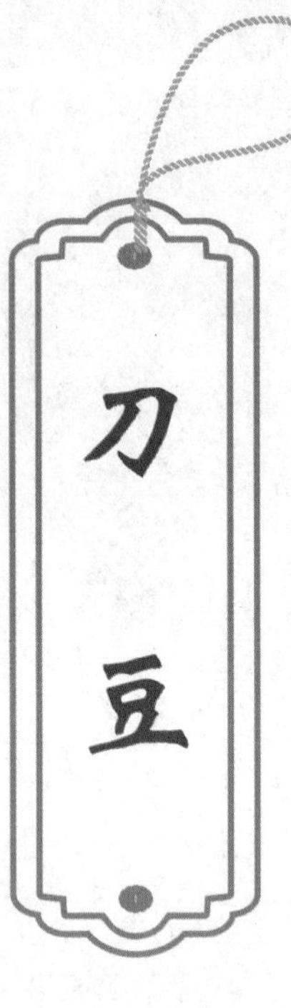

刀豆

别名　葛豆、挟剑豆、刀豆角、大弋豆、关刀豆、马刀豆、野刀板藤。

性味归经

甘，温。归胃、肾经。

功能主治

温中，下气，止呃。用于虚寒呃逆，呕吐，胃寒冷痛。

形态特征

一年生半直立缠绕草本，高60～100厘米。三出复叶互生，小叶阔卵形或卵状长椭圆形。总状花序腋生，花萼唇形，花冠蝶形，淡红紫色，旗瓣圆形，翼瓣狭窄而分离，龙骨瓣弯曲。荚果带形而扁，略弯曲，长可达30厘米，边缘有隆脊。种子椭圆形，红色或褐色。

生境分布

生长于排水良好、肥沃疏松的土壤。分布于江苏、安徽、湖北、四川等地。

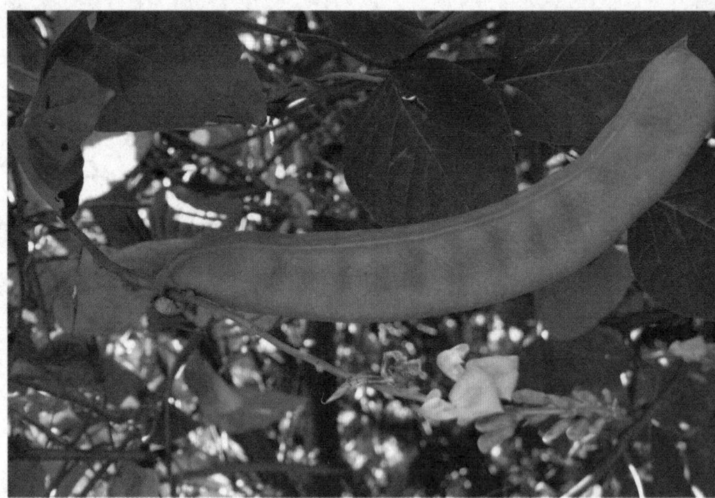

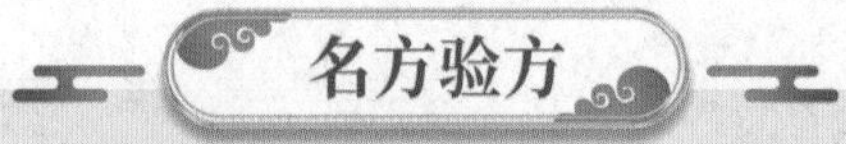

名方验方

附方一

小儿疝气

刀豆子研粉。每次1.25克，开水冲服。

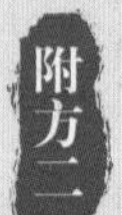

附方二

落枕

刀豆壳15克，羌活、防风各9克。每日1剂，水煎服。

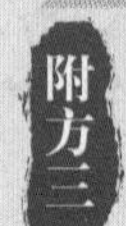

附方三

气滞呃逆，膈闷不舒

刀豆（取老而绽者），每服6～9克。开水下。

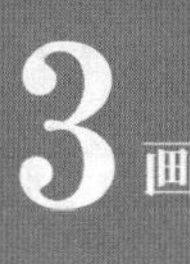

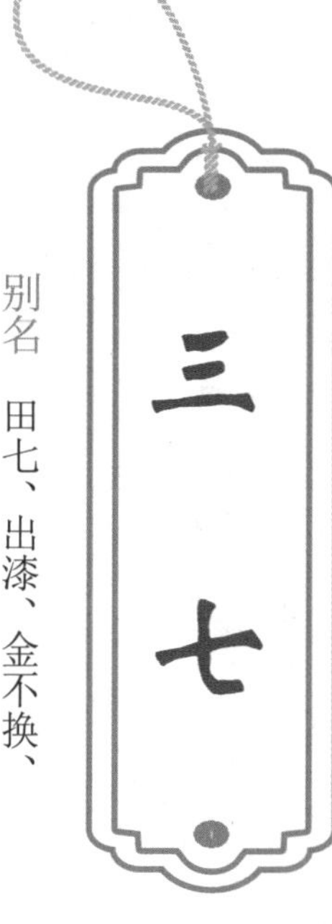

三七

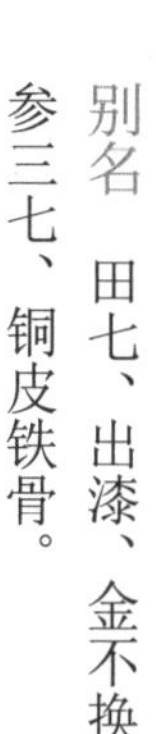

别名 田七、出漆、金不换、参三七、铜皮铁骨。

性味归经

甘、微苦，温。归肝、胃经。

功能主治

散瘀止血，消肿定痛。用于咯血，吐血，衄血，便血，妇人崩漏，胸腹刺痛，外伤出血，跌仆肿痛。

形态特征

多年生草本，高达60厘米。根茎短，茎直立，光滑无毛。掌状复叶，具长柄，3～4片轮生长于茎顶；小叶3～7，椭圆形或长圆状倒卵形，边缘有细锯齿。伞形花序顶生，花序梗从茎顶中央抽出，花小，黄绿色。核果浆果状，近肾形，熟时红色。

生境分布

生长于山坡丛林下。主产云南、广西。

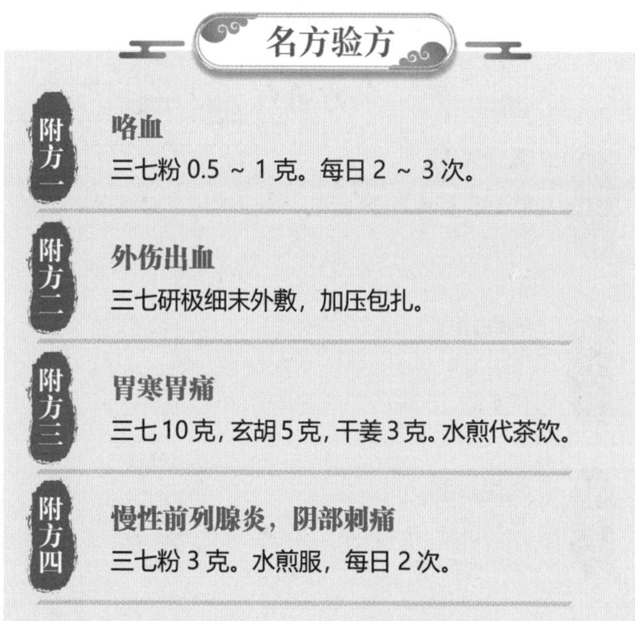

名方验方

附方一 咯血

三七粉0.5～1克。每日2～3次。

附方二 外伤出血

三七研极细末外敷，加压包扎。

附方三 胃寒胃痛

三七10克，玄胡5克，干姜3克。水煎代茶饮。

附方四 慢性前列腺炎，阴部刺痛

三七粉3克。水煎服，每日2次。

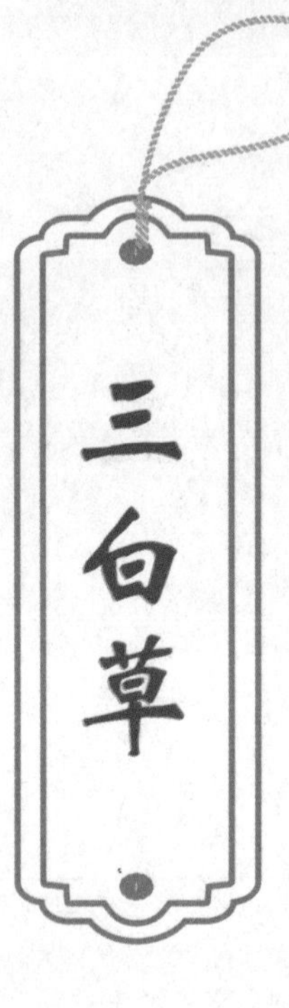

三白草

别名 田三白、白黄脚、白面姑、三点白、白叶莲、水木通、白花照水莲。

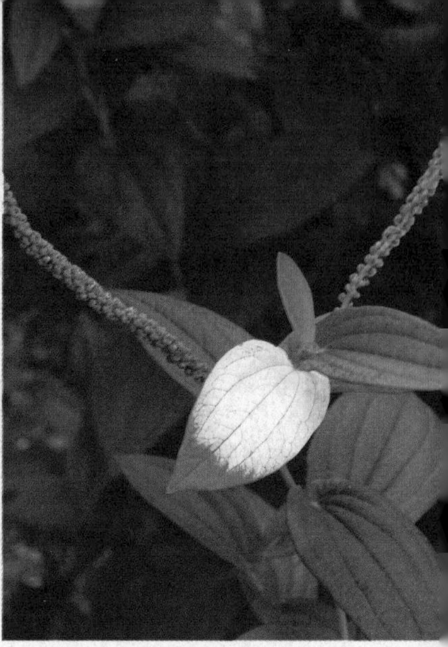

形态特征

多年生草本，高30～80厘米。根茎较粗，白色。茎直立，下部匍匐状。叶互生，纸质，叶柄长1～3厘米，基部与托叶合生为鞘状，略抱茎；叶片卵形或卵状披针形，长4～15厘米，宽3～6厘米，先端渐尖或短尖，基部心形或耳形，全缘，两面无毛，基出脉5。总状花序1～2枝顶生，花序具2～3片乳白色叶状总苞；花小，无花被，生长于苞片腋内；雄蕊6，花丝与花药等长；雌蕊1，由4个合生的心皮组成，子房上位，圆形，柱头4。果实分裂为4个果瓣，分果近球形，表面具多疣状突起，不开裂。种子球形。花期4～8月，果期8～9月。

生境分布

生长于沟旁、沼泽等低湿处。主产江苏、浙江、安徽、广西、四川等地。

性味归经

甘、辛，寒。归肺、膀胱经。

功能主治

利尿消肿，清热解毒。用于水肿，小便不利，淋沥涩痛，带下，脚气；外治疮疡肿毒，湿疹。

名方验方

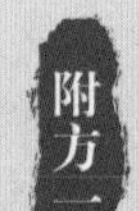

附方一

乳汁不足

鲜三白草根50克，蹄1只。水煎，服汤食肉，每日1剂。

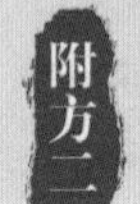

附方二

妇女白带

鲜三白草根100克，猪瘦肉200克。水煎，服汤食肉，每日1剂。

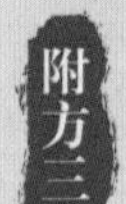

附方三

风湿痹痛

三白草根、牛膝根、白茅根、毛竹根各9～15克。水煎服，红糖、米酒为引。

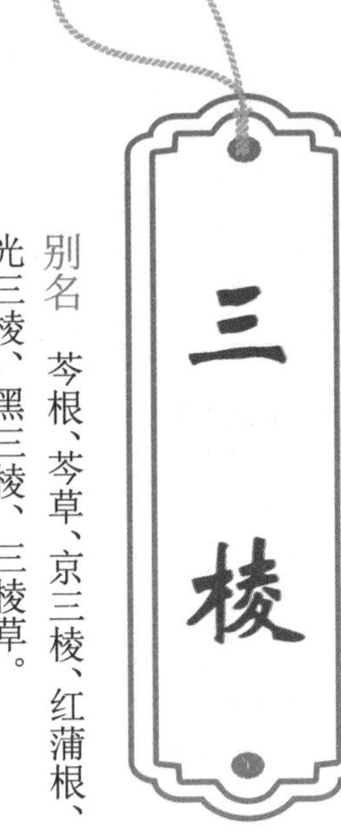

别名 芩根、芩草、京三棱、红蒲根、光三棱、黑三棱、三棱草。

性味归经 辛、苦，平。归肝、脾经。

功能主治 破血行气，消积止痛。用于癥瘕痞块，胸痹心痛，痛经，瘀血经闭，食积胀痛。

形态特征

多年生草本。根茎横走，下生粗而短的块茎。茎直立，圆柱形，光滑，高 50 ～ 100 厘米。叶丛生，2 列；叶片线形，长 60 ～ 95 厘米，宽约 2 厘米，叶背具 1 条纵棱，先端钝尖，基部抱茎。花茎由叶丛抽出，单一，有时分枝；花单性，集成头状花序，有叶状苞片；雄花序位于雌花序的上部，直径约 10 毫米，通常 2 ～ 10 个；雌花序直径 12 毫米以上，通常 1 ～ 3 个；雄花花被 3 ～ 4，倒披针形；雄蕊 3；雌花有雌蕊 1，罕为 2，子房纺锤形，柱头长 3 ～ 4 毫米，丝状。果呈核果状，倒卵状圆锥形，长 6 ～ 10 毫米，径 4 ～ 8 毫米，先端有锐尖头，花被宿存。花期 6 ～ 7 月，果期 7 ～ 8 月。

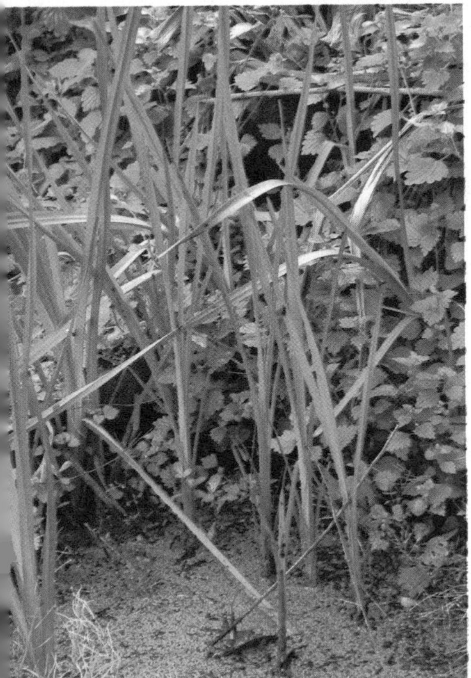

生境分布

生长于池沼或水沟等处。主要产于河北、辽宁、江西、江苏等地。

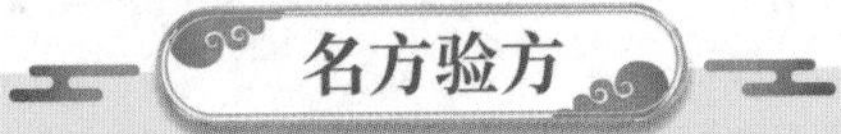

名方验方

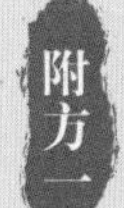
附方一

食积腹胀

三棱、莱菔子各 9 克。水煎服。

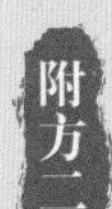
附方二

反胃恶心，药食不下

三棱（炮）50 克，生丁香 1.5 克。共研为末，每服 5 克，开水送下。

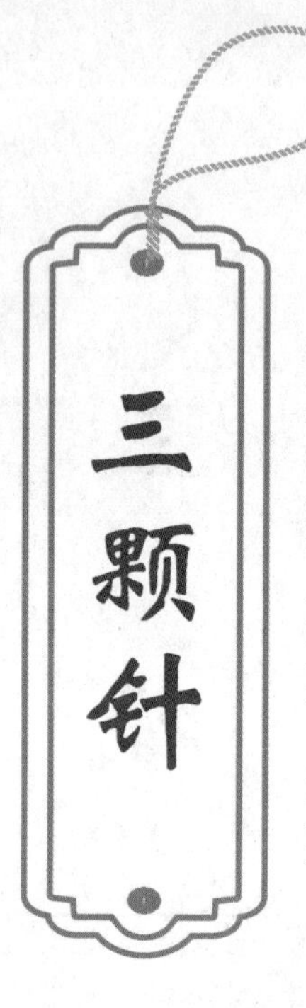

三颗针

别名　小檗、刺黄连、土黄连。

性味归经　苦，寒；有毒。归肝、胃、大肠经。

功能主治　清热燥湿，泻火解毒。用于湿热泻痢，黄疸，咽喉肿痛，目赤，聤耳流脓，湿疹湿疮，痈肿疮毒。

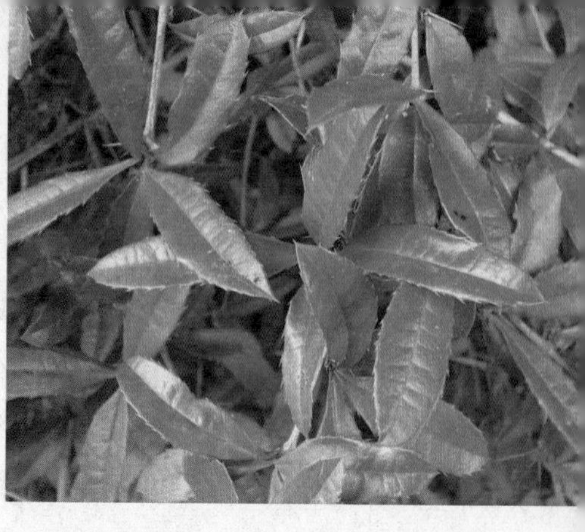

形态特征

常绿灌木，高1～3米，茎圆柱形，节间长3～6厘米，幼枝带红色，老枝黄灰色或棕褐色，有时具稀疏而明显的疣点。刺坚硬，3分叉，长1～3厘米。单叶互生或3片簇生；几无柄；叶革质；叶片长圆状椭圆形或长圆状披针形，长4～10厘米，宽1～3厘米，先端急尖，有小尖刺，基部楔形，上面暗绿色，下面淡绿色或黄色，边缘具15～25个刺状小锯齿，齿距2.5～4毫米，叶脉网状密集。花3～10朵簇生，花梗长1～2厘米；小苞片披针形；萼片6，长圆形或卵形；花淡黄色，直径约1厘米，花瓣6，先端微凹，基部有2枚蜜腺；雄蕊6，长约4.5毫米，与花瓣对生；子房圆柱形，内有2～3粒胚珠，柱头头状扁平。浆果卵形至球形，蓝黑色，长6～7毫米，直径4～6毫米，柱头宿存，无花柱，无粉或微有粉。花期4～5月，果期6～7月。

生境分布

生长于海拔1000～2000米的向阳山坡、荒地、路旁及山地灌丛中。分布于湖北、四川、贵州、陕西、甘肃、宁夏、西藏等地。

名方验方

附方一

痈肿疮毒

三颗针、双花、蒲公英、紫花地丁各12克。水煎服。

附方二

风火目赤，咽喉肿痛

三颗针15克，水煎服。也可用茎或叶60克，煎水代茶饮。

干姜

别名 白姜、均姜、淡干姜、白干姜、干生姜。

性味归经

辛，热。归脾、胃、肾、心、肺经。

功能主治

温中散寒，回阳通脉，温肺化饮。用于脘腹冷痛，呃逆呕吐，泄泻，肢冷脉微，寒饮喘咳。

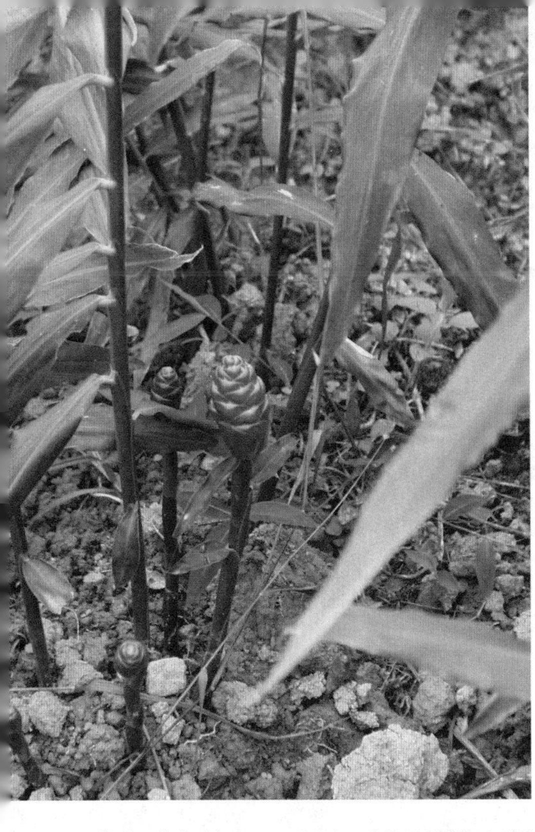

形态特征

本品呈扁平块状，长3～6厘米。表皮皱缩，灰黄色或灰棕色。质硬，断面粉性和颗粒性，白色或淡黄色，有黄色油点散在。气香，味辣。去皮干姜表面平坦，淡黄白色。

生境分布

生长于阳光充足、排水良好的砂质地。主产四川、广东、广西、湖北、贵州、福建等地。

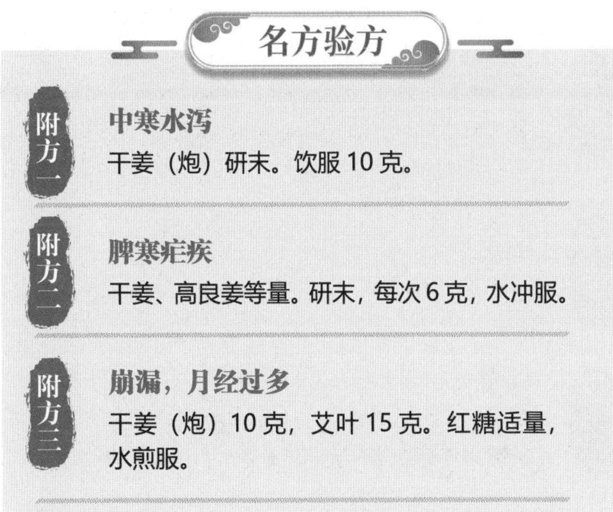

名方验方

附方一 **中寒水泻**

干姜（炮）研末。饮服10克。

附方二 **脾寒疟疾**

干姜、高良姜等量。研末，每次6克，水冲服。

附方三 **崩漏，月经过多**

干姜（炮）10克，艾叶15克。红糖适量，水煎服。

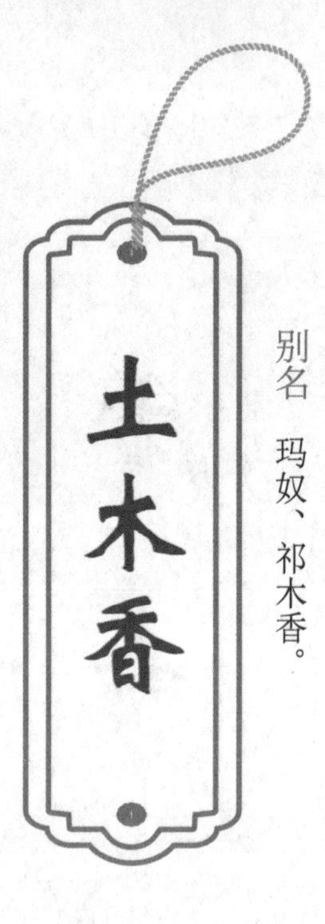

土木香

别名　玛奴、祁木香。

性味归经

辛、苦，温。归肝、脾经。

功能主治

健脾和胃，行气止痛，安胎。用于胸胁胀痛，胸胁挫伤，岔气作痛，脘腹胀痛，呕吐泻痢，胎动不安。

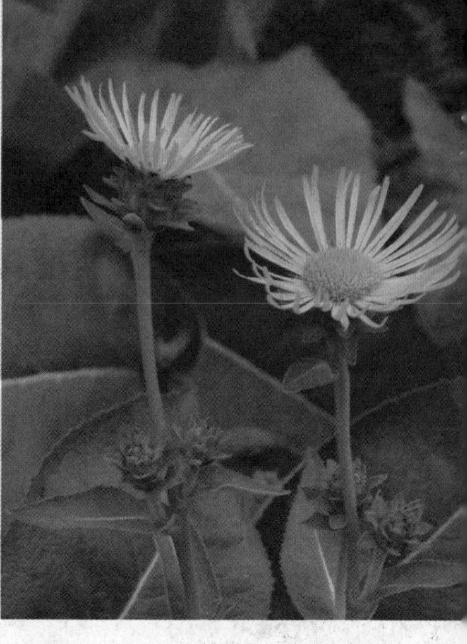

形态特征

多年生草本，高达1.8米，全株密被短柔毛。基生叶有柄，阔大，广椭圆形，长25～50厘米，先端锐尖，边缘具不整齐齿牙；茎生叶大形，无柄，半抱茎，长椭圆形，基部心脏形，先端锐尖，边缘具不整齐齿牙。头状花序腋生，黄色，直径5～10厘米；排成伞房花序，花序梗长6～12厘米；总苞半球形，直径2.5～5厘米，总苞片覆瓦状排列，约9～10层，外层苞片叶质，卵形，表面密被短毛；内层苞片干膜质，先端略尖，边缘带紫色；花托秃裸，有窠点；边缘舌状花雌性，先端3齿裂；中心管状花两性，先端5裂。瘦果长约4毫米，表面4～5棱，冠毛多。花期6～7月。

生境分布

各地均有栽培。

名方验方

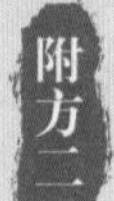

附方一

慢性肠炎

土木香6克，神曲、凤尾草、马齿苋各15克。水煎服。

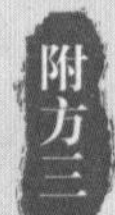

附方二

痢疾

土木香6克，地榆、隔山消各9克。水煎服。

附方三

胃痛

土木香6克，川楝子、杭白芍各9克，神曲、谷芽、麦芽、蒲公英各15克。水煎服。

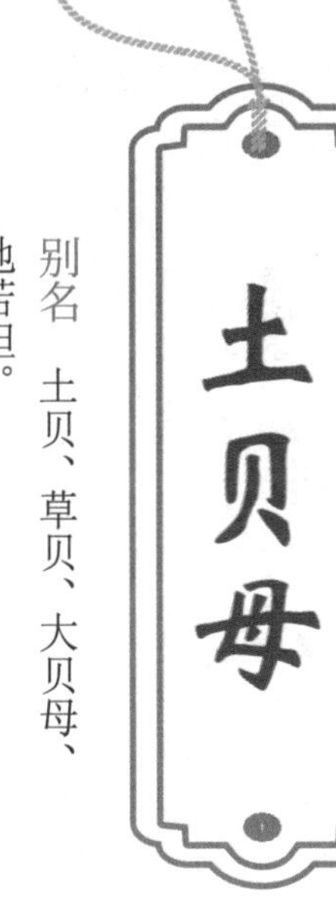

土贝母

别名 土贝、草贝、大贝母、地苦胆。

形态特征

攀援性蔓生草本。块茎肉质，白色，扁球形，或不规则球形，直径达3厘米。茎纤弱，有单生的卷须。叶互生，具柄；叶片心形，长宽均约4～7厘米，掌状深裂，裂片先端尖，表面及背面粗糙，微有柔毛，尤以叶缘为显著。腋生疏圆锥花序；花单性，雌雄异株；花萼淡绿色，基部合生，上部5深裂，裂片窄长，先端渐尖，呈细长线状；花冠与花萼相似，但裂片较宽；雄蕊5，花丝1枚分离，其余4枚基部两两成对连合；雌花子房下位，3室，柱头6枚。蒴果圆筒状，成熟后顶端盖裂。种子4枚，斜方形，表面棕黑色，先端具膜质翅。花期6～7月，果期8～9月。

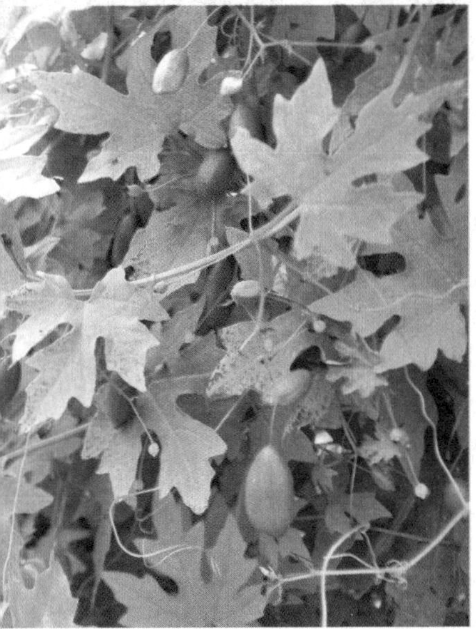

生境分布

生长于山坡或平地。分布于河南、河北、山东、山西、陕西、甘肃、云南等地。

性味归经

苦，微寒。归肺、脾经。

功能主治

解毒，散结，消肿。用于乳痈，瘰疬，痰核。

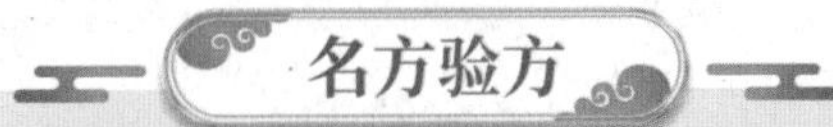

名方验方

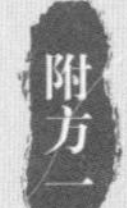

附方一

乳痈初起

白芷、土贝母各等份。研为细末，每服9克，陈酒热服，护暖取汗即消，重者再一服。

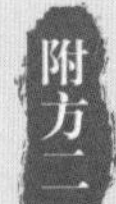

附方二

热毒蕴结型乳腺癌

土贝母500克，香附、甲珠各250克。共研为细粉，装瓶备用。口服，每日2次，每次3克。

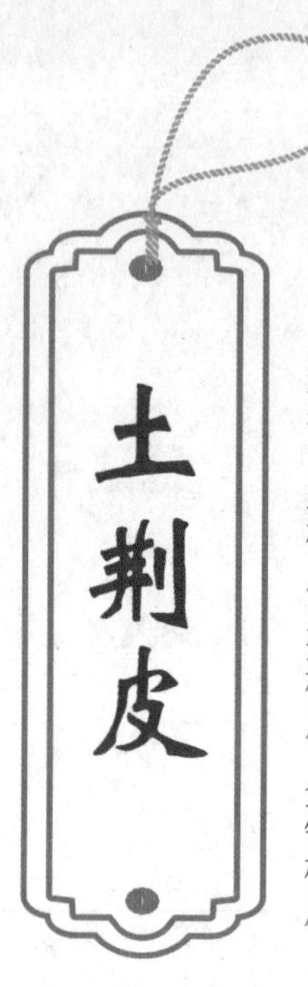

别名　土槿皮、荆树皮、金钱松皮。

性味归经
辛，温；有毒。归肺、脾经。

功能主治
杀虫，疗癣，止痒。用于疥癣瘙痒。

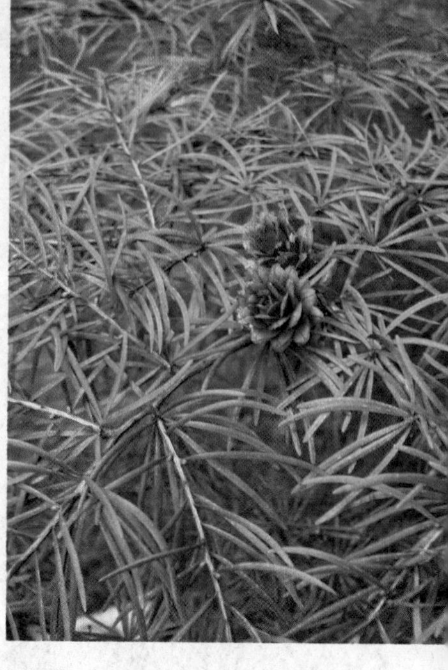

形态特征

落叶乔木，高20～40米。茎干直立，枝轮生平展；长枝有纵纹细裂，叶散生其上，短枝有轮纹密生，叶簇生其上，作辐射状。叶线形，长约3～7厘米，宽1～2毫米，先端尖，基部渐狭，至秋后叶变金黄色。花单性，雌雄同株；雄花为柔荑状，下垂，黄色，数个或数十个聚生在小枝顶端，基部包有无数倒卵状楔形之膜质鳞片；雌花单生长于有叶之短枝顶端，由多数螺旋状排列的鳞片组成。球果卵形，直立，长约5～7.5厘米，径约3～6厘米，鳞片木质，广卵形至卵状披针形，先端微凹或钝头，基部心脏形，成熟后脱落，苞片披针形，长6～7毫米，先端长尖，中部突起。种子每鳞2个，长8毫米，富油脂，有膜质长翅，与鳞片等长或稍短。花期4～5月，果期10～11月。

生境分布

喜生长于多阳光处。产于浙江、安徽、江苏等地。

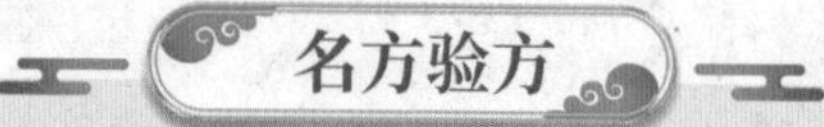

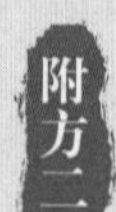

附方一　头癣

金钱松皮末30克，地榆20克。用烧酒500毫升，浸7日，蘸酒搽患处，一日数次。

附方二　阴囊湿疹

金钱松根皮10克，白酒50克。将土荆皮在白酒内浸泡1～2日，外搽患处。

土茯苓

别名 刺猪苓、过山龙、冷饭团、山归来、久老薯、红土苓。

性味归经

甘、淡，平。归肝、胃经。

功能主治

解毒，除湿，通利关节。用于梅毒及汞中毒所致的肢体拘挛，筋骨疼痛；湿热淋浊，筋骨挛痛，脚气，带下，痈肿，瘰疬，疥癣。

形态特征

多年生常绿攀缘状灌木，茎无刺。单叶互生，薄革质，长圆形至椭圆状披针形，先端渐尖，全缘，表面通常绿色，有时略有白粉，有卷须。花单性异株，腋生伞形花序；花被白色或黄绿色。浆果球形，红色，外被白粉。

生境分布

生长于林下或山坡。长江流域南部各省（区）均有分布。

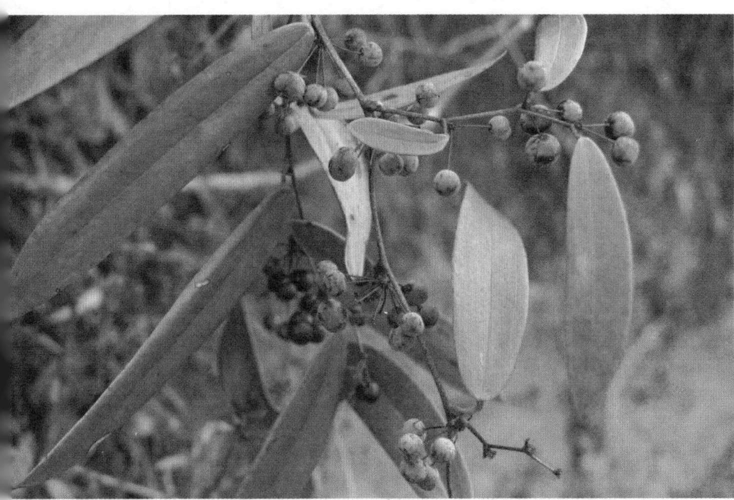

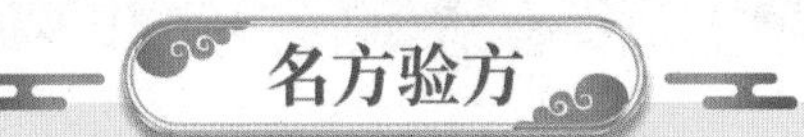

名方验方

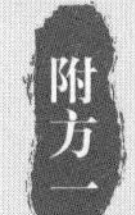

附方一

杨梅疮毒

土茯苓 50 克或 25 克。水酒浓煎服。

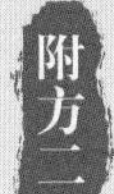

附方二

血淋

土茯苓、茶根各 25 克。水煎服，白糖为引。

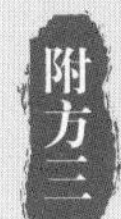

附方三

风湿骨痛，疮疡肿毒

土茯苓 500 克。去皮，和猪肉炖烂，分数次连滓服。

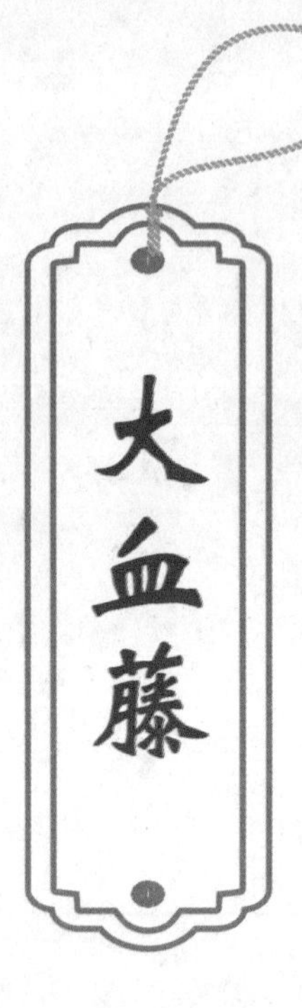

别名 血藤、血通、血木通、血节藤、活血藤、过血藤、红皮藤、五花血藤。

性味归经

苦，平。归大肠、肝经。

功能主治

清热解毒，活血，祛风止痛。用于肠痈腹痛，热毒疮疡，经闭，痛经，跌仆肿痛，风湿痹痛，疳积，虫痛。

形态特征

木质大藤本，长达数十米，老茎扁圆柱形，稍扭转。三出复叶互生，有长柄，小叶宽卵形，先端短尾尖，基部圆形或浅心形，背脉腋间常有黄色簇毛，小托叶针状。大型圆锥花序生枝顶叶腋。花近无柄，单生或2～3朵簇生长于序轴的节上呈穗状，花萼肉质筒状，被白毛，蝶形花冠白色，肉质。荚果扁平，刀状，长8～10.5厘米，宽2.5～3厘米。

生境分布

生长于灌木丛中或山野间。分布于广西、广东、江西、福建、云南、四川等地。

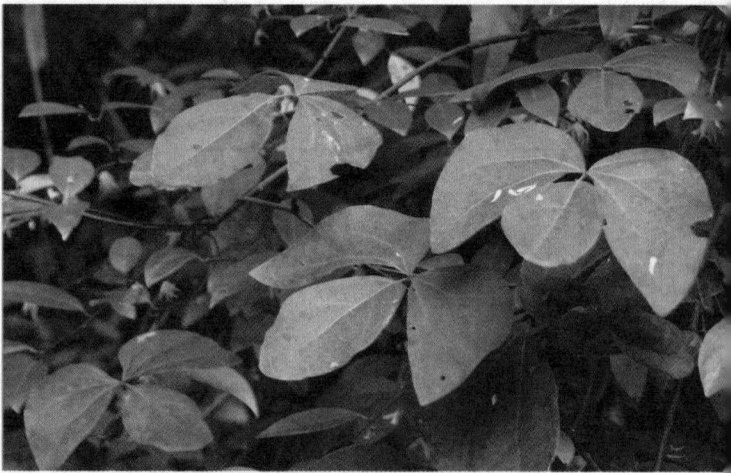

名方验方

附方一

小儿蛔虫腹痛

大血藤研粉。每次吞服5.5克。

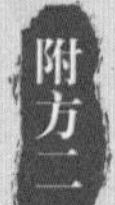

附方二

风湿筋骨疼痛，经闭腰痛

大血藤30～50克。水煎服。

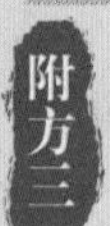

附方三

血崩

大血藤、仙鹤草、茅根各25克。水煎服。

大青叶

别名　蓝菜、大青、蓝叶、菘蓝叶、靛青叶、板蓝根叶。

性味归经　苦，寒。归心、胃经。

功能主治　清热解毒，凉血消斑。用于温病高热神昏，发斑发疹，痄腮，喉痹，丹毒，痈疮肿毒。

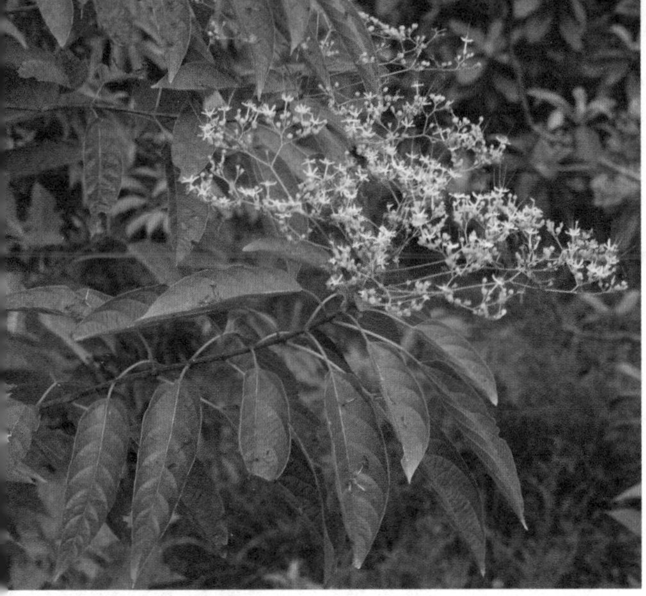

形态特征

两年生草本，茎高 40 ～ 90 厘米，稍带粉霜。基生叶较大，具柄，叶片长椭圆形，茎生叶披针形，互生，无柄，先端钝尖，基部箭形，半抱茎。花序复总状；花小，黄色短角果长圆形，扁平有翅，下垂，紫色；种子一枚，椭圆形，褐色。

生境分布

生长于山地林缘较潮湿的地方，野生或栽培，分布于江苏、安徽、河北、河南、浙江等地。

名方验方

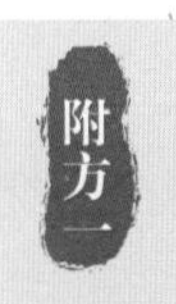

感冒发热，腮腺炎

大青叶 25 ~ 50 克，海金沙根 50 克。水煎服，每日 2 剂。

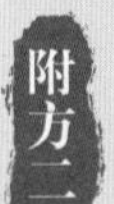

热甚黄疸

大青叶 100 克，茵陈、秦艽各 50 克，天花粉 40 克。水煎服。

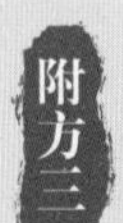

无黄疸型肝炎

大青叶 100 克，丹参 50 克，大枣 10 枚。水煎服。

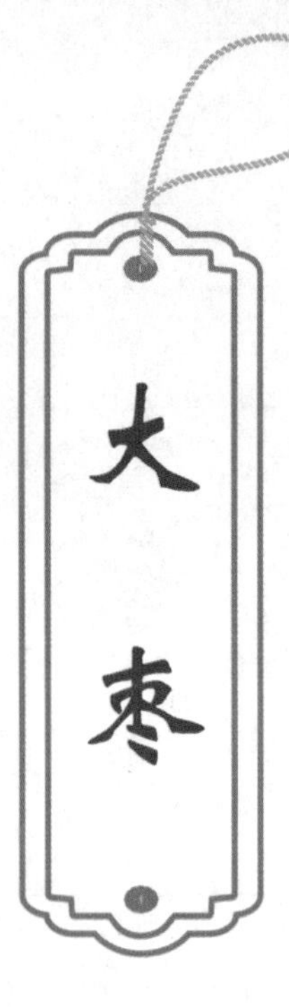

别名 红枣、干枣、枣子。

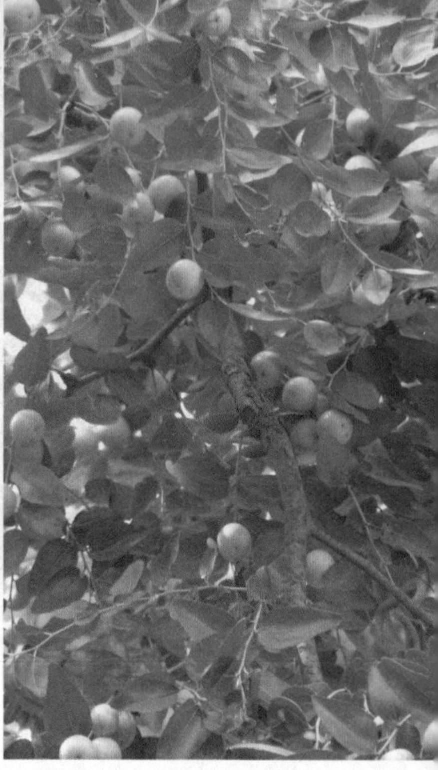

形态特征

灌木或小乔木，高达10米。小叶有成对的针刺，嫩枝有微细毛。叶互生，椭圆状卵形或卵状披针形，先端稍钝，基部偏斜，边缘有细锯齿，基出三脉。花较小，淡黄绿色，2～3朵集成腋生的聚伞花序。核果卵形至长圆形，熟时深红色。

生境分布

生长于海拔1700米以下的山区、丘陵或平原，全国各地均有栽培。

性味归经

甘，温。归脾、胃、心经。

功能主治

补中益气，养血安神。用于脾虚食少，乏力便溏，妇人脏躁。

名方验方

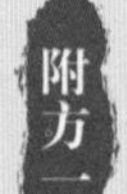
附方一

贫血

大枣、绿豆各50克。同煮，加红糖适量服用，每日1次。

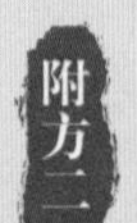
附方二

中老年人低血压

大枣20枚，太子参、莲子各10克，山药30克，薏苡仁20克，大米50克。煮粥食用。

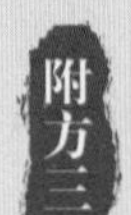
附方三

病后体虚

大枣、花生各30克，羊肉100克。调料少许炖汤，喝汤食肉。

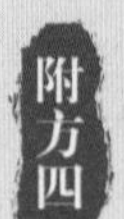
附方四

自汗，盗汗

大枣、乌梅各10个，或加桑叶10克，浮小麦15克。水煎服。

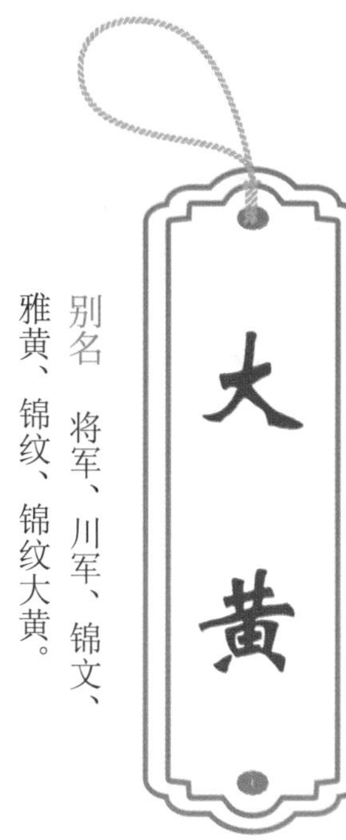

别名　将军、川军、锦文、雅黄、锦纹、锦纹大黄。

性味归经

苦，寒。归脾、胃、大肠、肝、心包经。

功能主治

泻下攻积，清热泻火，凉血解毒，逐瘀通经，利湿退黄。用于实热积滞便秘，湿热痢疾，肠痈腹痛，黄疸尿赤，淋证，水肿，血热吐衄，目赤咽肿，痈肿疔疮，瘀血经闭，产后瘀阻，跌打损伤；外治烧烫伤。酒大黄善清上焦血分热毒，用于目赤咽肿，齿龈肿痛。熟大黄泻下力缓，泻火解毒。用于火毒疮疡。大黄炭凉血化瘀止血，用于血热有瘀出血症。

形态特征

掌叶大黄：多年生高大草木。叶多根生，根生具长柄，叶片广卵形，深裂至叶片 1/2 处。

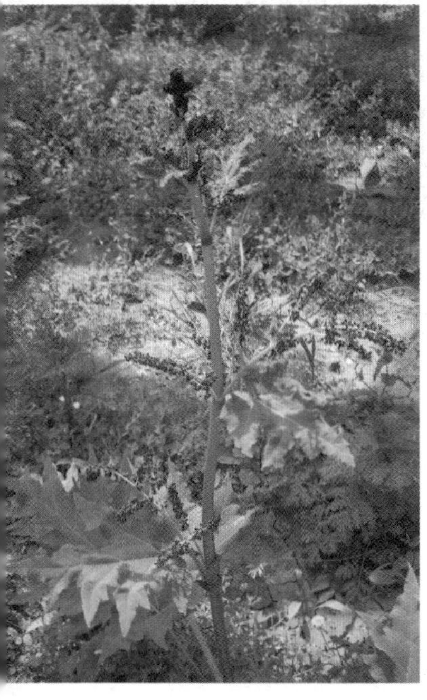

茎生叶较小，互生。花小紫红色，圆锥花序簇生。瘦果三角形有翅。唐古特大黄：与上种相似，不同处为，叶片分裂极深，裂片成细长羽状。花序分枝紧密。常向上贴于茎。药用大黄：叶片浅裂达 1/4 处。花较大，黄色。

生境分布

生长于山地林缘半阴湿的地方。主产于四川、甘肃、青海、西藏等地。

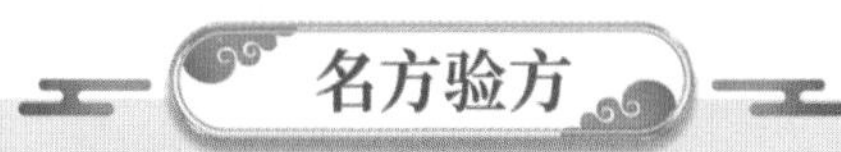

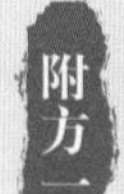

热性胃肠出血

大黄粉或片 2 ~ 6 克。水冲服，每日 3 次。

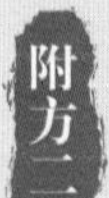

急性黄疸型肝炎

大黄 9 克，茵陈 30 克，栀子 15 克。水煎服，每日 2 ~ 3 次，连服 10 ~ 15 剂。

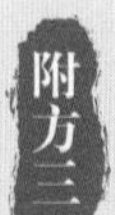

急性细菌性痢疾

生大黄、黄连各 9 克。水煎服，每日 1 剂，每日 2 次。病重者，宜日服 2 剂。

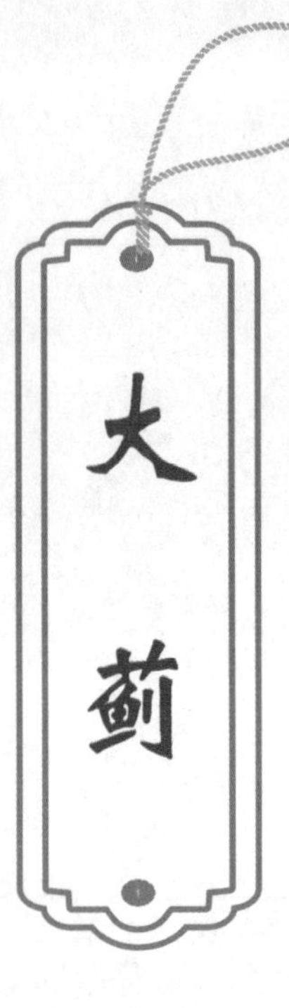

大蓟

别名 马蓟、刺蓟、虎蓟、鸡项草、山牛蒡、鸡脚刺、野红花。

性味归经

甘、苦、凉。归心、肝经。

功能主治

凉血止血，散瘀解毒，消痈。用于衄血，吐血，尿血，血淋，便血，肠风，肠痈，崩漏，外伤出血，痈肿疮毒。

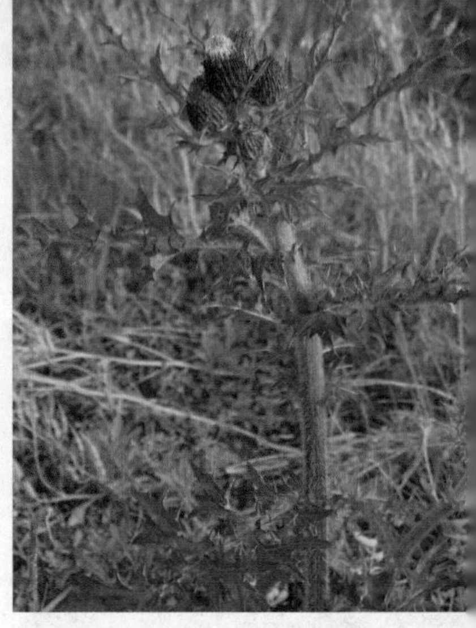

形态特征

多年生草本，高50～100厘米。根长圆锥形，丛生，肉质鲜时折断可见橙红色油滴渗出茎，直立，基部被白色丝状毛。基生叶有柄，倒卵状披针形或披针状长椭圆形，长10～30厘米，宽5～8厘米，羽状深裂，边缘不整齐，浅裂，齿端具针刺，上面疏生丝状毛。背面脉上有毛；茎生叶无柄，基部抱茎。头状花序，顶生或腋生；总苞钟状，有蛛丝状毛，总苞片多层，条状披针形。外层顶端有刺；花两性，全部为管状花，花冠紫红色。瘦果椭圆形，略扁，冠毛暗灰色，羽毛状，顶端扩展。大蓟草茎呈圆柱形，棕褐色或绿褐色，有纵直的棱线。质略硬而脆，断面灰白色，髓部疏松或中空。叶皱缩，多破碎，绿褐色，边缘具不等长针刺，茎、叶均被灰白色蛛丝状毛。质松脆。头状花序球形或椭圆形；总苞枯褐色；苞片披针形，先端微带紫黑色；花冠常脱落，露出黄白色羽状冠毛。气微，味淡。大蓟根呈纺锤形或长椭圆形，长5～10厘米，直径约1厘米，数枚丛生而扭曲。

生境分布

生长于山野、路旁、荒地。全国大部分地区均产。

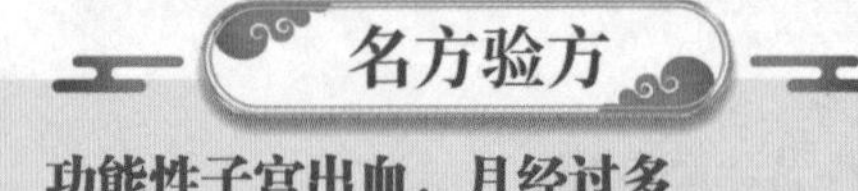

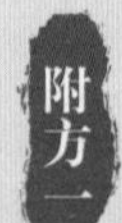

功能性子宫出血，月经过多

大蓟、小蓟、茜草、炒蒲黄各9克，女贞子、旱莲草各12克。水煎服。

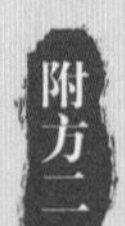

产后流血不止

大蓟、杉木炭、百草霜各25克。水煎2次分服，每日1剂。

大腹皮

别名　茯毛、槟榔皮、大腹毛、槟榔衣、大腹绒。

形态特征

为瓢状椭圆形、长椭圆形或长卵形，外凸内凹，长4～7厘米，少数为3厘米，最宽处达2～3.5厘米，厚0.2～0.5厘米。外果皮为深棕色至近黑色，稍嫩的有不规则的皱纹及横纹隆起，其他为近光滑或微带纵皱纹，稍显光泽；顶端有柱基痕，另一端是果柄及残存萼片。中果皮为黄白色至灰黄色的疏松纤维，纤维略呈纵向排列。内果皮凹陷，呈黄褐色或深褐色。表面略光滑呈硬壳状。体轻，质硬，可纵向撕裂。气微，味淡微涩。以身干、深褐色、长椭圆形、皱皮结实、有光泽者为佳。

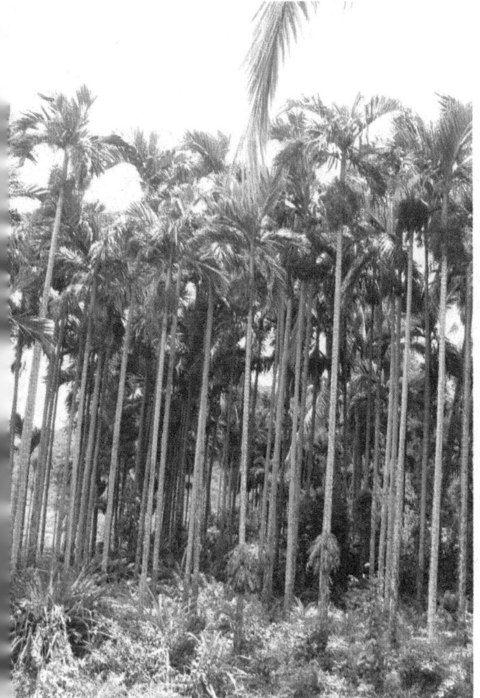

生境分布

生长于无低温地区和潮湿疏松肥沃的土壤、高环山梯田。产于海南、广西等地。

性味归经

辛，微温。归脾、胃、大肠、小肠经。

功能主治

行气宽中，行水消肿。用于湿阻气滞，脘腹胀闷，大便不爽，水肿，脚气，小便不利。

名方验方

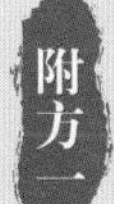

全身浮肿

大腹皮20克，陈皮、姜皮各1.25克，茯苓皮25克，桑白皮15克。水煎服。

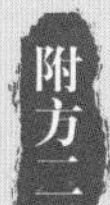

妊娠气壅攻腰，疼痛不可忍

大腹皮（锉）、郁李仁（汤浸，去皮尖，微炒）、泽泻各50克。上为散，每服20克，水1中盏，生姜0.25克，煎至6分，去滓温服，不拘时。

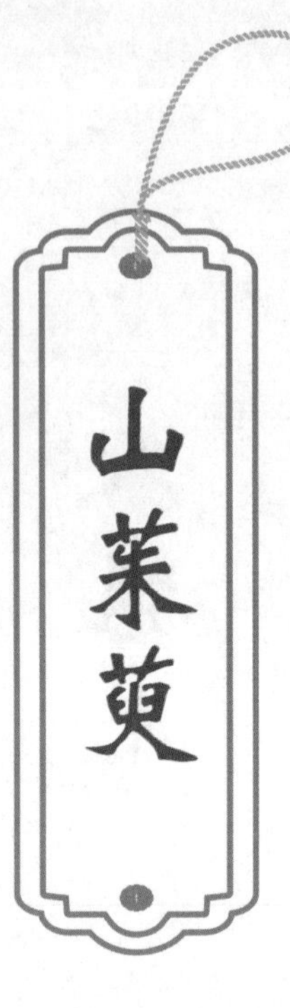

山茱萸

别名 药枣、枣皮、萸肉、山萸肉、蜀酸枣、天木籽、山芋肉、实枣儿。

性味归经

酸、涩，微温。归肝、肾经。

功能主治

补益肝肾，收涩固脱。用于眩晕耳鸣，腰膝酸痛，阳痿，遗精，遗尿尿频，妇人崩漏，带下清冷，大汗虚脱，内热消渴。

形态特征

落叶小乔木。单叶对生，卵形至椭圆形，稀卵状披针形叶地生，长 5 ～ 7 厘米，全缘，脉腋间有黄褐色毛丛，侧脉 5 ～ 8 对，弧形平行排列。伞形花序，具卵状苞片 4 片，花先叶开放，黄色。核果长椭圆形，熟时樱红色。

生境分布

生长于山沟、溪旁或较湿润的山坡。分布于浙江、安徽、河南、陕西等省。

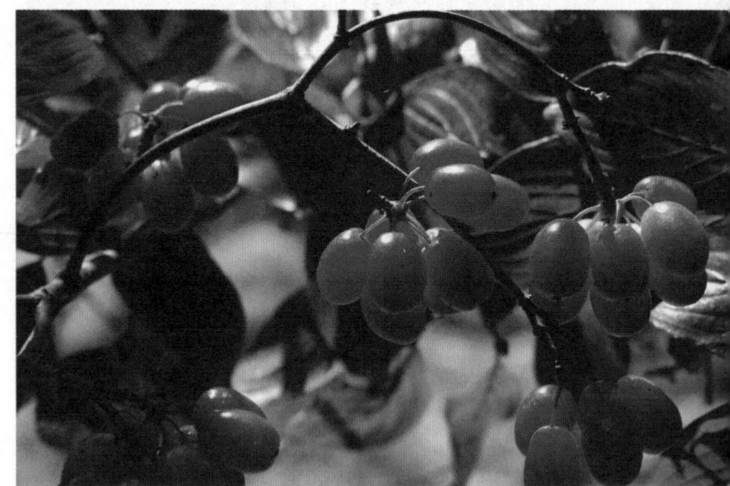

名方验方

附方一

遗尿

山茱萸、茯苓、覆盆子各 10 克，附子 3 克，熟地黄 12 克。水煎服。

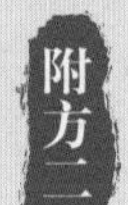

阳痿

菟丝子、熟地黄各 30 克，山茱萸、巴戟天各 15 克。水煎取药汁。每日 1 剂，分次服用。

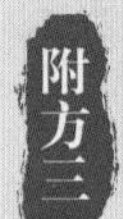

自汗

山茱萸、党参各 25 克，五味子 15 克。水煎服。

山药

别名 薯蓣、土薯、山薯、玉延、怀山药、淮山药。

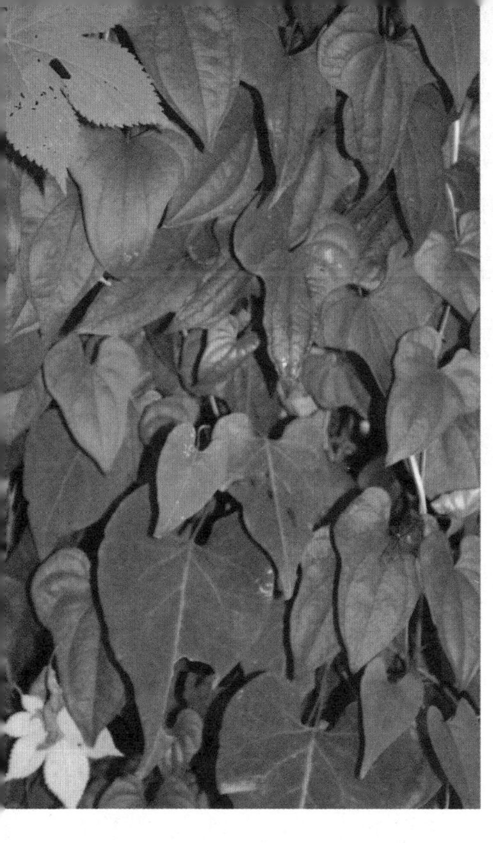

形态特征

多年生缠绕性宿根草质藤本。块茎长而粗壮，外皮灰褐色，有须根，茎常带紫色。单叶在茎下部互生，中部以上对生。少数为三叶轮生，叶片三角形至宽卵形或戟形，变异大。花极小，单性，雌雄异株，穗状花序，雄花序直立，聚生长于叶腋内。蒴果扁圆形，具三棱翅状，表面被白粉。种子扁圆形，四周有膜质宽翅。

生境分布

生长于排水良好、疏松肥沃的土壤中，全国各地均有栽培，分布于河南焦作市，习称怀山药，质量最佳。

性味归经

甘，平。归脾、肺、肾经。

功能主治

补脾养胃，生津益肺，补肾涩精。用于脾虚食少，食欲不振，倦怠无力，久泻不止，肺虚喘咳，肾虚遗精，尿频，带下，腰膝酸软，虚热消渴。麸炒山药补脾健胃。用于脾虚食少，泄泻便溏，白带过多。

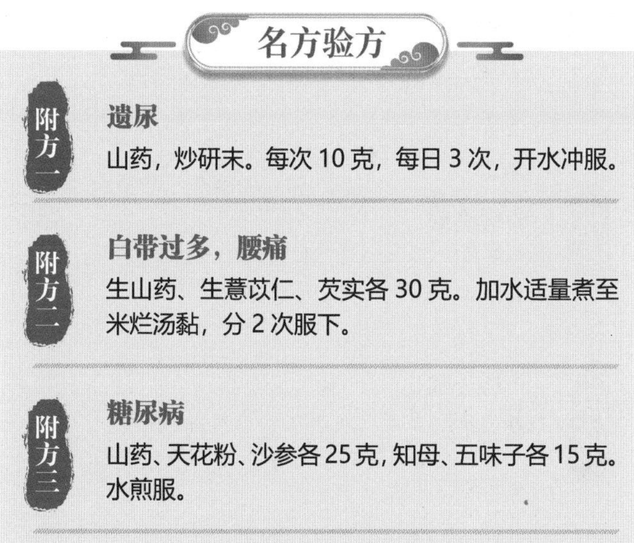

名方验方

附方一 遗尿

山药，炒研末。每次 10 克，每日 3 次，开水冲服。

附方二 白带过多，腰痛

生山药、生薏苡仁、芡实各 30 克。加水适量煮至米烂汤黏，分 2 次服下。

附方三 糖尿病

山药、天花粉、沙参各 25 克，知母、五味子各 15 克。水煎服。

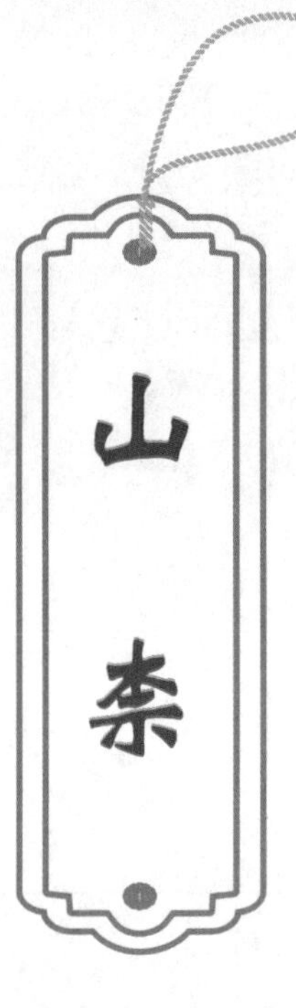

山柰

别名　三赖、山辣、沙姜、三萘子。

性味归经

辛，温。归胃经。

功能主治

行气温中，消食，止痛。用于胸膈胀满，脘腹冷痛，肠鸣腹泻，不思饮食，停食不化。

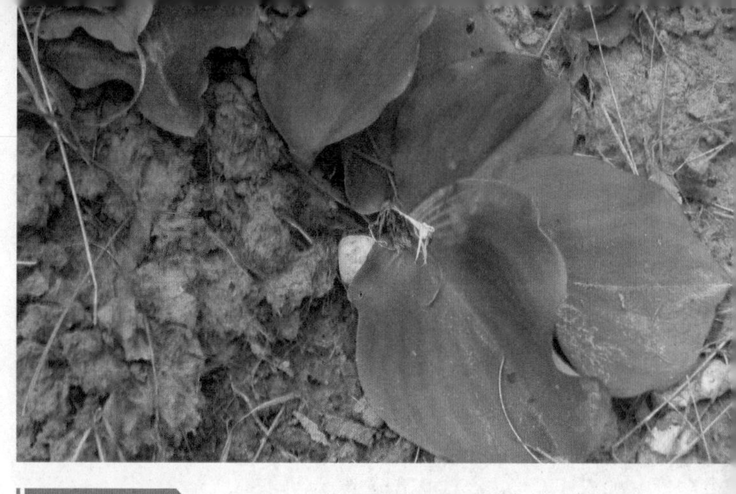

形态特征

多年生宿根草本。块状根茎，单生或数枚连接，淡绿色或绿白色，芳香；根粗壮。无地上茎。叶2枚，几无柄，平卧地面上；圆形或阔卵形，长8～15厘米，宽5～12厘米，先端急尖或近钝形；基部阔楔形或圆形，质薄，绿色，有时叶缘及尖端有紫色渲染；叶脉10～12条；叶柄下延成鞘，长1～5厘米。穗状花序自叶鞘中出生，具花4～12朵，芳香；苞片披针形，绿色，长约2.5厘米，花萼与苞片等长；花冠管细长，长2.5～3厘米；唇瓣阔大，径约2.5厘米，中部深裂，2裂瓣顶端各微凹白色，喉部紫红色；药隔宽，顶部与方形冠筒连生；子房下位，3室，花柱细长，基部具二细长棒状附属物，柱头盘状，具缘毛。果实为蒴果。花期8～9月。

生境分布

产于台湾、广东、广西、云南等地。

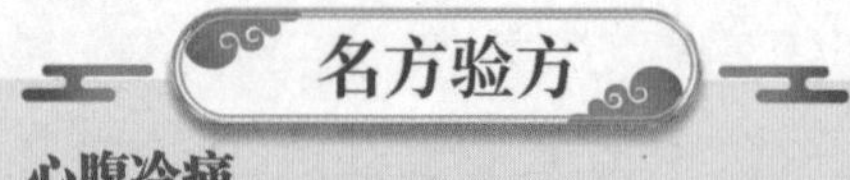

名方验方

附方一

心腹冷痛

山柰、丁香、当归、甘草各等份。共为末，醋糊丸如梧子大，每服30丸，酒下。

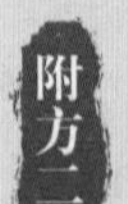

附方二

一切牙痛

山柰6克（用面裹煨熟），麝香1.5克。研为细末，每用1克，口含温水，搐于牙痛处，漱口吐去。

山楂

别名 山梨、酸查、山查、鼠楂、羊梂、茅楂、赤爪实、赤爪子、棠梂子。

性味归经 酸，甘，微温。归脾、胃、肝经。

功能主治 消食健胃，行气散瘀，化浊降脂。用于肉食积滞，胃脘胀满，食积泻痢，腹痛，瘀血经闭，产后瘀阻，胸痹心痛，疝气疼痛，高脂血症。焦山楂消食导滞作用增强。

形态特征

落叶乔木，高达7米。小枝紫褐色，老枝灰褐色，枝有刺。单叶互生或多数簇生长于短枝先端；叶片宽卵形或三角状卵形，叶片小，分裂较深。叶柄无毛。伞房花序，花白色，萼筒扩钟状。梨果近球形，深红色。

生境分布

生长于山谷灌木丛中，全国大部分地区均产。

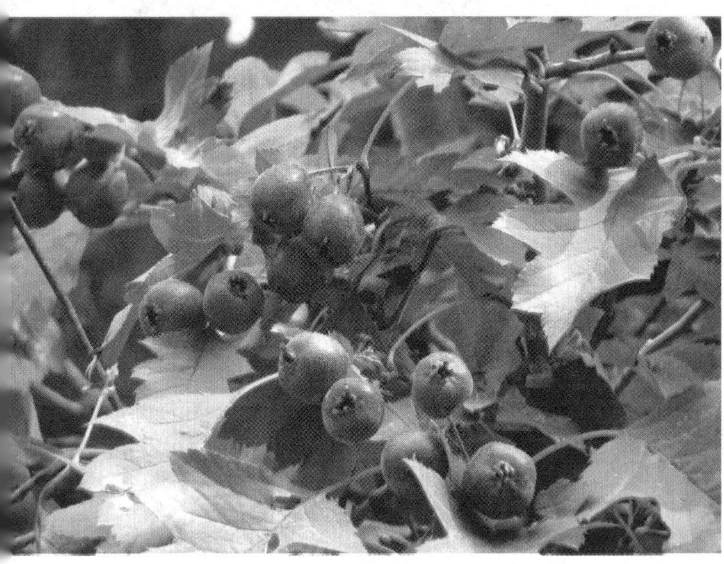

名方验方

附方一

消化不良

焦山楂10克。研末加适量红糖，开水冲服，每日3次。

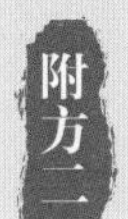

附方二

痢疾初起

山楂30克，红、白蔗糖各15克。水煎冲细茶5克饮服。

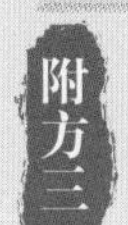

附方三

产后腹痛

山楂30克，香附15克。浓煎顿服，每日2次。

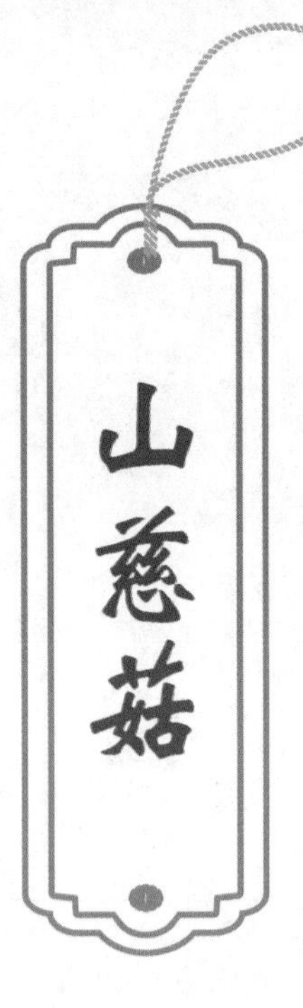

山慈菇

别名　毛菇、山茨菇、毛慈菇、光慈菇、冰球子、山慈姑。

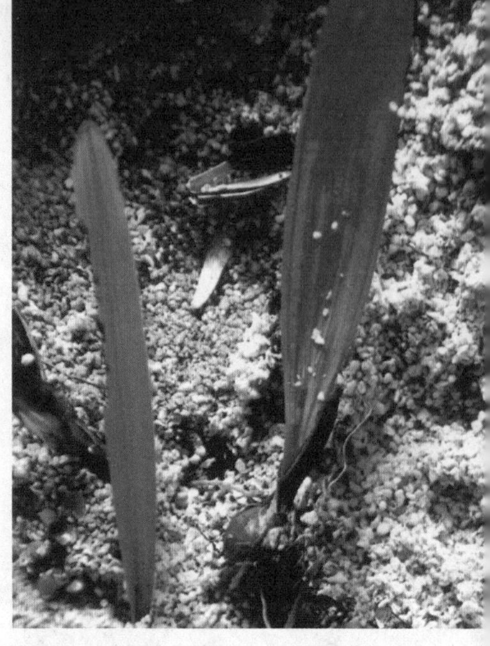

形态特征

陆生植物。假鳞茎聚生，近球形，粗1～3厘米。顶生1叶，很少具2叶；叶片椭圆形，长达45厘米，宽4～8厘米，先端急尖，基部收窄为柄。花葶侧生长于假鳞茎顶端，直立，粗壮，通常高出叶外，疏生2枚筒状鞘；总状花序疏生多数花；花偏向一侧，紫红色；花苞片狭披针形，等长于或短于花梗（连子房）；花被片呈筒状，先端略开展；萼片和花瓣近相等，倒披针形，长3.5厘米左右，中上部宽约4毫米，先端急尖；唇瓣近匙形，与萼片近等长，基部浅囊状，两侧边缘略向上反折，前端扩大并为3裂，侧裂片狭小，中裂片长圆形，基部具1个紧贴或多少分离的附属物；合蕊柱纤细，略短于萼片。花期6～8月。

生境分布

生长于山坡及林下阴湿处。分布于长江流域以南地区及山西、陕西、甘肃等地。

性味归经

甘、微辛，凉。归肝、脾经。

功能主治

清热解毒，化痰散结。用于疮疡痈肿，疔毒，瘰疬痰核，癥瘕痞块，蛇虫咬伤。

名方验方

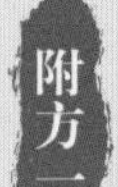

瘰疬

山慈菇12克，炙山甲、炒大黄各20克，草木鳖（去壳）18克，全蝎15克，红花6克，蜈蚣6条。诸药焙干研为细末，装胶囊吞服，每次6粒，温水冲服（或将上药分为16等份，每份分别装入2只倒出蛋清的鸡蛋内搅匀，用面粉包裹，煨熟食用，每次1只，日服2次），此为1个疗程之药量，儿童酌减。

千年健

别名 一包针、千颗针、千年见、丝棱线。

性味归经

苦、辛，温。归肝、肾经。

功能主治

祛风湿，壮筋骨。用于风寒湿痹，腰膝冷痛，肢节酸痛，拘挛麻木，筋骨痿软，跌打损伤。

形态特征

多年生草本，根茎匍匐，细长，根肉质，密被淡褐色短绒毛，须根纤维状。鳃叶线状披针形，向上渐狭，锐尖，叶片膜质至纸质，箭状心形至心形。花序1～3，生鳞叶之腑，花序柄短于叶柄；佛焰苞绿白色，长圆形至椭圆形，花前度卷成纺锤形，盛花时上部略展开呈短舟状。浆果，种子褐色，长圆形。

生境分布

生长于树木生长繁茂的阔叶林下、土质疏松肥沃的坡地、河谷或溪边阴湿地。主产于广西、云南等地。

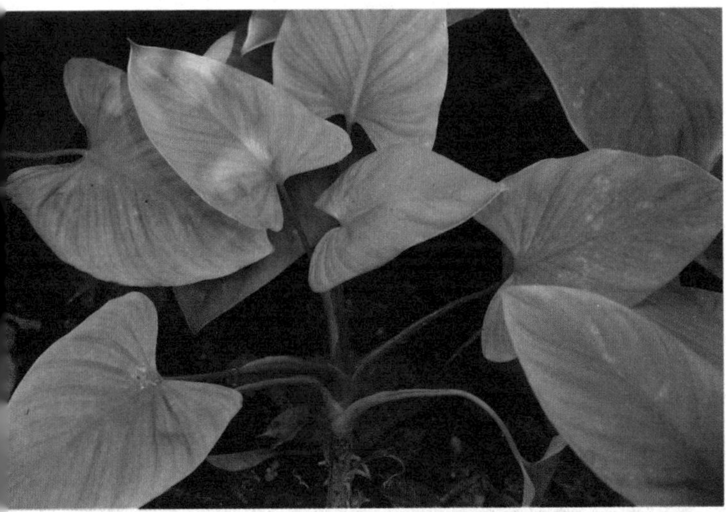

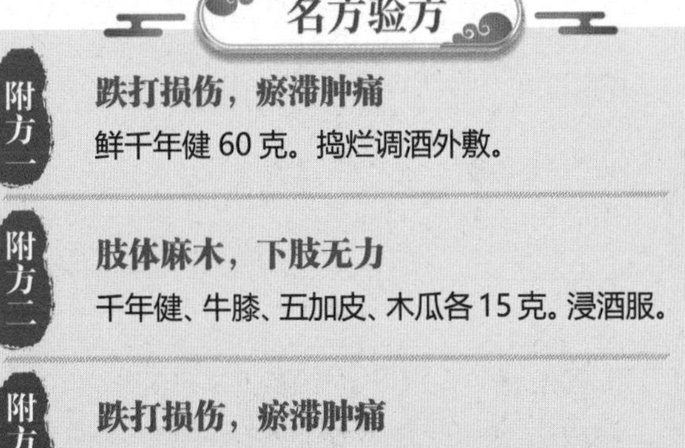

名方验方

附方一 **跌打损伤，瘀滞肿痛**

鲜千年健60克。捣烂调酒外敷。

附方二 **肢体麻木，下肢无力**

千年健、牛膝、五加皮、木瓜各15克。浸酒服。

附方三 **跌打损伤，瘀滞肿痛**

千年健、川芎各10克，红花8克。水煎服。

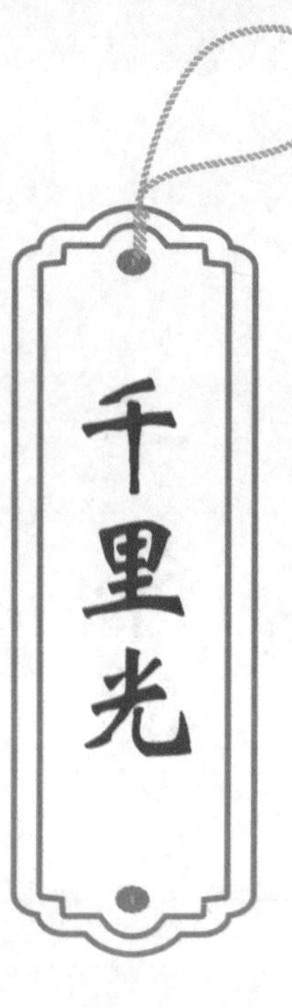

千里光

别名 九里明、九里光、黄花母、九龙光、九岭光。

性味归经

苦，寒。归肺、肝经。

功能主治

清热解毒，明目，利湿。用于风热感冒，痈肿疮毒，目赤肿痛，泄泻痢疾，皮肤湿疹，疮疖。

形态特征

多年生草本，有攀援状木质茎，高1～5米，有微毛，后脱落。叶互生，卵状三角形或椭圆状披针形，长4～12厘米，宽2～6厘米，先端渐尖，基部楔形，边缘有不规则缺刻状齿裂或微波状或近全缘，两面疏被细毛。花序顶生，排成伞房状；总苞筒形，总苞片1层；花黄色，舌状花雌性，管状花两性。瘦果圆柱形，有纵沟，被短毛，冠毛白色。花果期秋冬季至次年春。

生境分布

生长于路旁及旷野间。分布于江苏、浙江、安徽、江西、湖南、四川、贵州、云南、广东、广西等地。

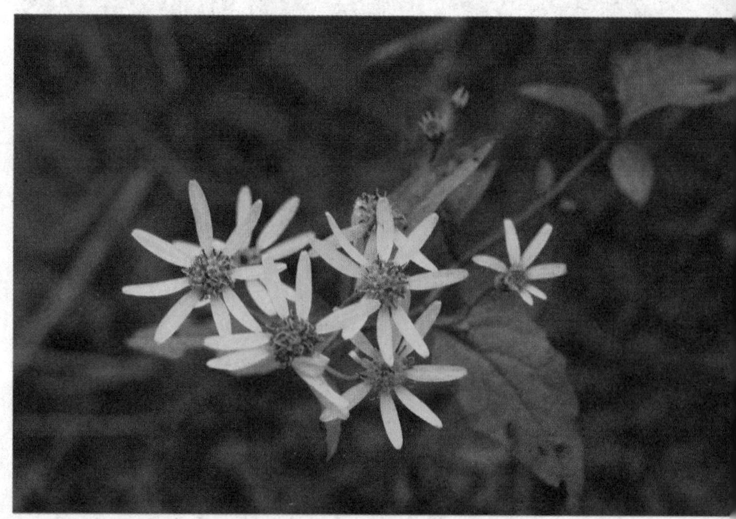

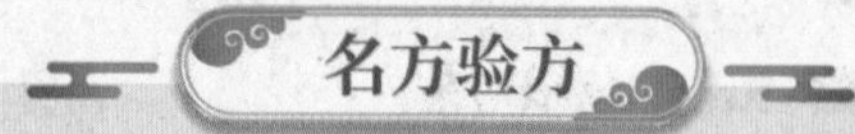

名方验方

附方一

皮肤瘙痒症，过敏性皮炎

千里光150克，煎水洗。

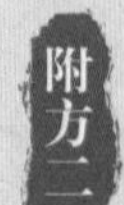

附方二

痈疽疮毒

千里光（鲜）50克，水煎服；另用千里光（鲜）适量，水煎外洗；再用千里光（鲜）适量，捣烂外敷。

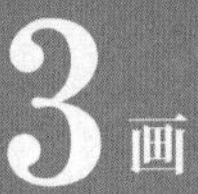

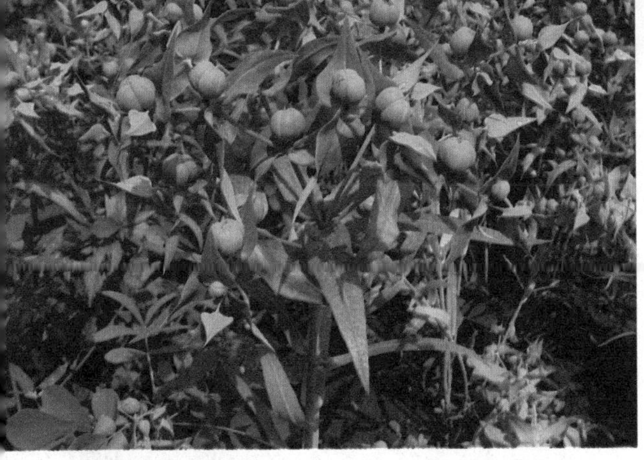

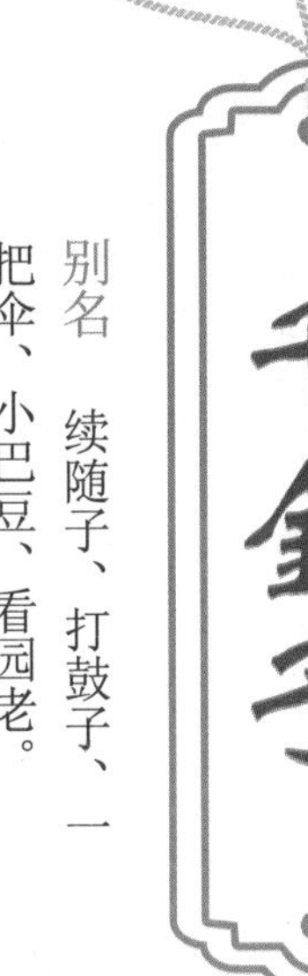

千金子

别名 续随子、打鼓子、一把伞、小巴豆、看园老。

性味归经

辛，温；有毒。归肝、肾、大肠经。

功能主治

泻下逐水，破血消癥；外用疗癣蚀疣。用于小便不利，大便干结，痰饮，水肿，积滞胀满，血瘀经闭；外治顽癣，赘疣。

形态特征

二年生草本；高达 1 米，全株表面微被白粉，含白色乳汁；茎直立，粗壮，无毛，多分枝。单叶对生，茎下部叶较密而狭小，线状披针形，无柄；往上逐渐增大，茎上部叶具短柄，叶片广披针形，长 5～15 厘米，基部略呈心形而多少抱茎，全缘。花单性，呈圆球形杯状聚伞花序，再排成聚伞花序；各小聚伞花序有卵状披针形苞片 2 枚，总苞杯状，4～5 裂；裂片三角状披针形，腺体 4，黄绿色，肉质，略成新月形；雄花多数，无花被，每花有雄蕊 1 枚，略长于总苞，药黄白色；雌花 1 朵，子房三角形，3 室，每室具一胚珠，花柱 3 裂。蒴果近球形。

生境分布

生长于向阳山坡，各地也有野生。主产于河南、浙江、河北、四川、辽宁、吉林等地。

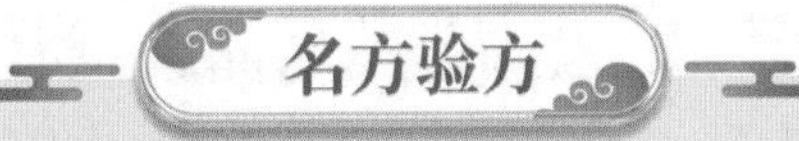

名方验方

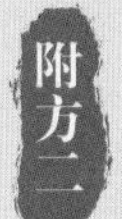

附方一 血瘀经闭

千金子 3 克，丹参、制香附各 9 克。水煎服。

附方二 水气

千金子 30 克，去壳研，以纸裹，用物压出油，重研末，分作 7 服。每治 1 人，只可 1 服，丈夫生饼子酒下，妇人荆芥汤下。凡五更服之，至晚自止，后以厚朴汤补之，频吃益善。仍不用吃盐、醋 100 日。

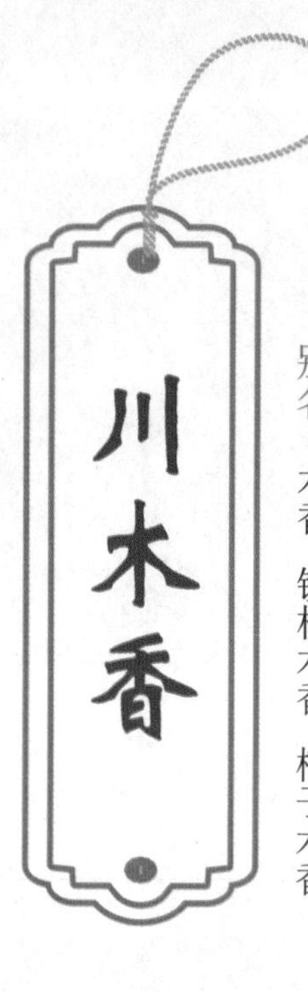

川木香

别名　木香、铁杆木香、槽子木香。

性味归经

辛、苦，温。归脾、胃、大肠、胆经。

功能主治

行气止痛。用于脘腹胀痛，肠鸣腹泻，里急后重，两胁不舒，肝胆疼痛。

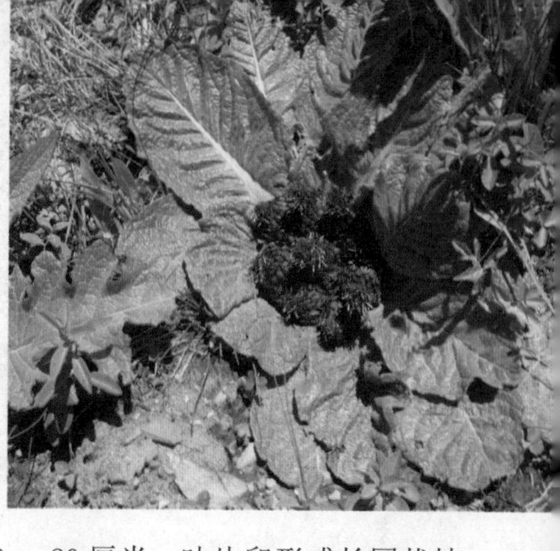

形态特征

多年生草本。主根圆柱形，直径1～2.5厘米，外皮褐色，少有分枝。叶基生，呈莲座状平铺地面，叶柄长8～20厘米；叶片卵形或长圆状披针形，长20～30厘米，宽10～20厘米，通常5～7羽状分裂，裂片卵状披针形，有细锯齿，两面均被伏毛，下面并疏生蛛丝状毛和腺点。头状花序单一或6～8个集生于枝顶，直径约3厘米，苞片有缺刻或齿裂，生于花序梗上，放射状排列在花序外围，总苞片4列，卵形至披针形；花全为管状花，紫色，长达4厘米。雄蕊5个，花药箭形，顶端有长尾，子房下位。瘦果扁平，具三棱，有宿存冠毛。冠毛多层，芒状不等长，最外层皱曲，先向下曲后又向上反折。花期7～8月，果期8～9月。

生境分布

生于海拔3700～3800米的高山草地。分布于四川西部及西藏。

名方验方

附方一

肝炎

川木香研末。每日9～18克，分3～4次服用。

附方二

痢疾腹痛

川木香6克，黄连12克。水煎服。

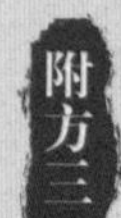

附方三

胆绞痛

川木香10克，生大黄10～20克。加开水300毫升浸泡10分钟，频频饮服。

川木通

别名 花木通、油木通、白木通、山铁线莲。

性味归经

苦，寒。归心、小肠、膀胱经。

功能主治

利尿通淋，清心除烦，通经下乳。用于淋证，水肿，湿热癃闭，心烦尿赤，口舌生疮，经闭，妇女乳难，湿热痹痛。

形态特征

攀缘灌木。茎褐色或紫色，有条纹。三出复叶对生，小叶卵形，先端急尖或渐尖，3浅裂，边缘有锯齿，两面疏生短柔毛；叶柄长。花2～5朵簇生，花梗细长，疏生短柔毛；萼片4，白色，外面疏生短柔毛。瘦果扁卵形，无毛。花期5～7月，果期7～9月。生长于山地林边。

生境分布

生长于海拔1200～4000米的山坡、山谷灌木林中、林边或沟旁。分布于陕西南部、安徽、江西等地。

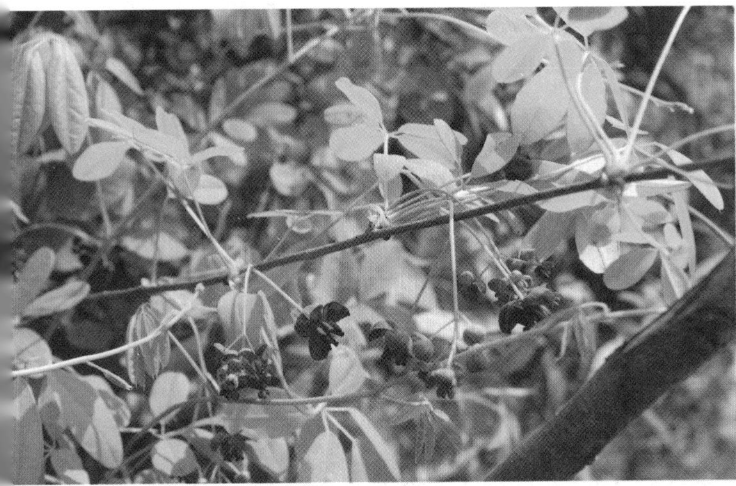

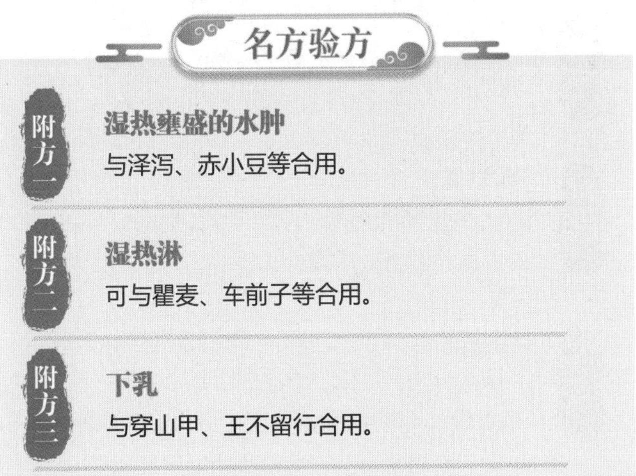

名方验方

附方一

湿热壅盛的水肿

与泽泻、赤小豆等合用。

附方二

湿热淋

可与瞿麦、车前子等合用。

附方三

下乳

与穿山甲、王不留行合用。

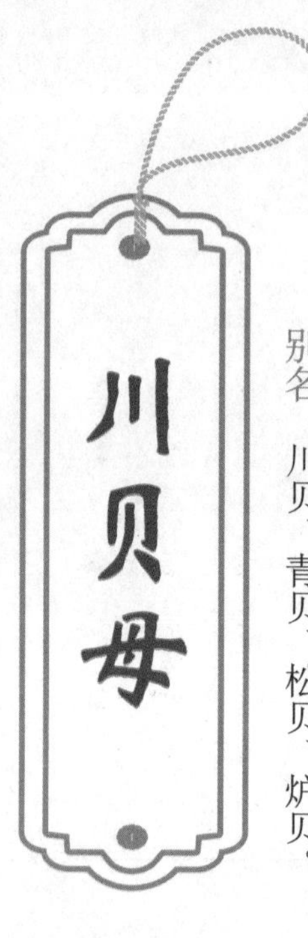

川贝母

别名 川贝、青贝、松贝、炉贝。

性味归经

苦、甘，微寒。归肺、心经。

功能主治

清热润肺，化痰止咳，散结消痈。用于肺热燥咳，干咳少痰，阴虚劳嗽，咳痰带血。瘰疬，喉痹，乳痈，肺痈。

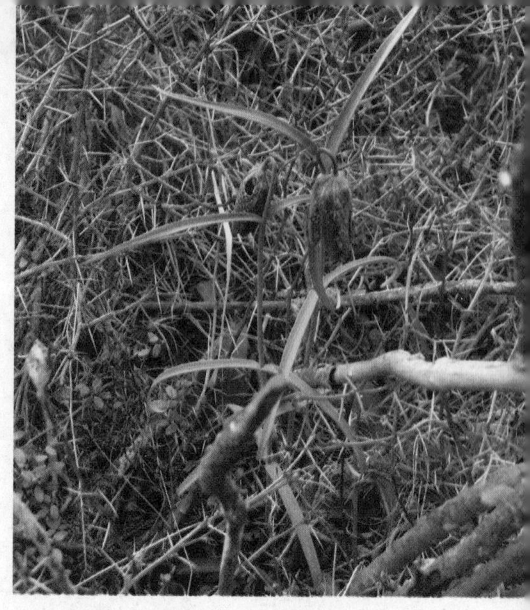

形态特征

多年生草本，鳞茎圆锥形，茎直立，高 15 ～ 40 厘米。叶 2 ～ 3 对，常对生，少数在中部间有散生或轮生，披针形至线形，先端稍卷曲或不卷曲，无柄。花单生茎顶，钟状，下垂，每花具狭长形叶状苞片 3 枚，先端多少弯曲呈钩状。花被通常紫色，较少绿黄色，具紫色斑点或小方格，蜜腺窝在北面明显凸出。

生境分布

生长于高寒地区、土壤比较湿润的向阳山坡。分布于四川、云南、甘肃等地。以四川产量较大。以松贝为贝母之佳品。此外，产于东北等地的平贝母的干燥鳞茎及产于青海、新疆等地的伊贝母（新疆贝母或伊犁贝母）的干燥鳞茎，均可作为川贝母入药。

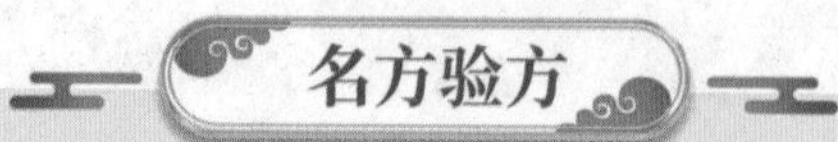

名方验方

附方一　下乳

川贝母、牡蛎、知母。共为细末，同猪蹄汤调下。

附方二　乳腺炎

川贝母、金银花各 10 克。共为细末，每次 10 克，好酒调，饭后服。

附方三　气管炎

川贝母 5 克。研末，用梨一个切开去核，将贝母粉填入梨空处合紧，蒸或煎水服均可。

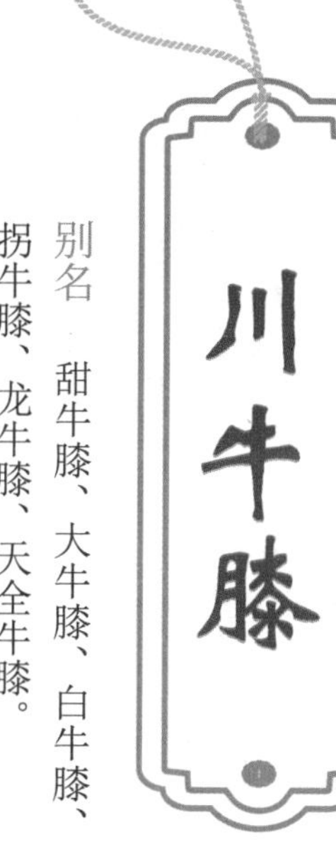

川牛膝

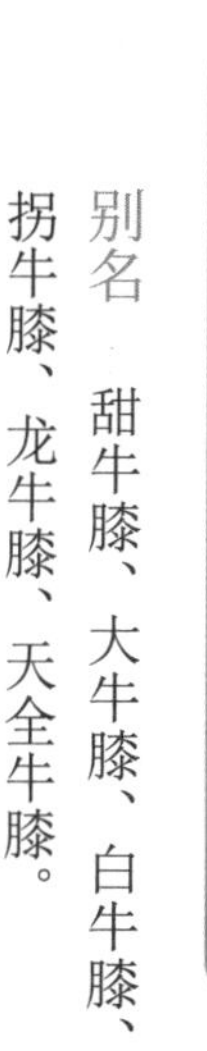

别名 甜牛膝、大牛膝、白牛膝、拐牛膝、龙牛膝、天全牛膝。

形态特征

多年生草本，高 40 ～ 100 厘米。主根圆柱形，直径 0.8 ～ 1.5 厘米，外皮棕色。茎下部近圆柱形，中部近四棱形，疏被糙毛，节处略膨隆。叶互生，椭圆形至狭椭圆形，长 3 ～ 13 厘米，宽 1.5 ～ 5 厘米，先端渐尖，基部楔形或宽楔形，全缘，上面密叠倒伏糙毛，下面密生长柔毛；叶柄长 0.3 ～ 1.5 厘米。花绿白色，头状花序数个于枝端排成穗状；苞片卵形，长 3 ～ 5 毫米，干膜质，先端具钩状芒刺；苞腋有花纹朵，能育花居中，不育花居两侧；不育花的花被退化为 2 ～ 5 枚钩状芒刺，能育花的花被 5，2 长 3 短。胞果长椭圆状倒卵形，长 2 ～ 5 毫米。种子卵形。花期 6 ～ 7 月，果期 8 ～ 9 月。

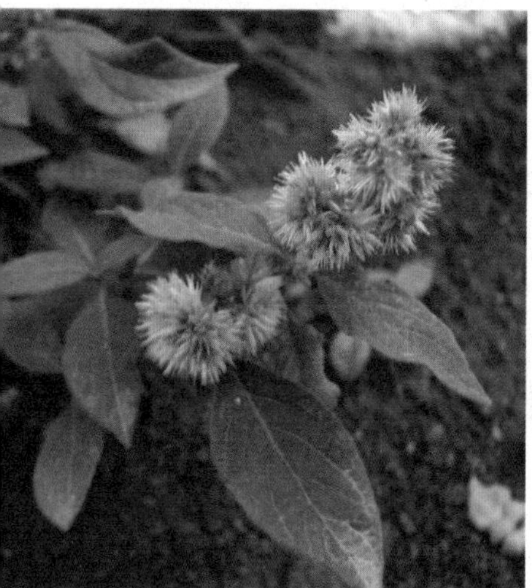

生境分布

野生长于林缘、草丛中。分布于四川、贵州等地。

性味归经

甘、微苦，平。归肝、肾经。

功能主治

逐瘀通经，通利关节，利尿通淋。用于血瘀经闭，癥瘕积聚，胞衣不下，跌仆损伤，风湿痹痛，足痿筋挛，尿血血淋。

名方验方

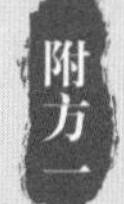

附方一

高血压

川牛膝 20 克，牡丹皮、桃仁、当归、川芎、生龙骨、生牡蛎各 15 克，车前子 10 克。煎汤服用。

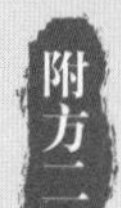

附方二

骨髓炎

川牛膝、紫花地丁各 20 克，黄芪 20 ～ 30 克，土茯苓、丹参各 30 克，金银花、山药各 25 克，蒲公英 45 克，当归、骨碎补各 12 克，黄柏 10 克。水煎服，每日 1 剂，连服 10 ～ 20 剂。

3画

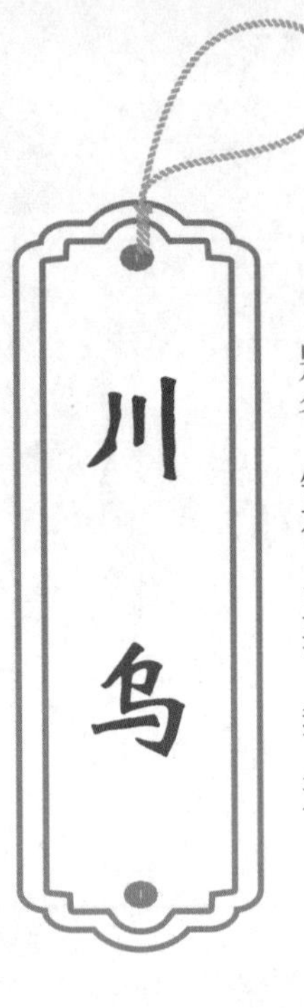

别名　铁花、五毒、鹅儿花。

性味归经

辛、苦，热；有大毒。归心、肝、肾、脾经。

功能主治

祛风除湿，温经止痛。用于风寒湿痹，关节疼痛，心腹冷痛，寒疝疼痛及麻醉止痛。

形态特征

多年生草本，高 60 ～ 150 厘米。主根纺锤形倒卵形，中央的为母根，周围数个根（附子）。叶片五角形，3 全裂，中央裂片菱形，两侧裂片再 2 深裂。总状圆锥花序狭长，密生反曲的微柔毛；花瓣退化，其中两枚变成蜜叶，紧贴盔片下有长爪，距部扭曲；雄蕊多数分离，心皮 3 ～ 5，通常有微柔毛。蓇荚果；种子有膜质翅。

生境分布

生长于山地或灌木丛中。主产于四川、陕西等地。

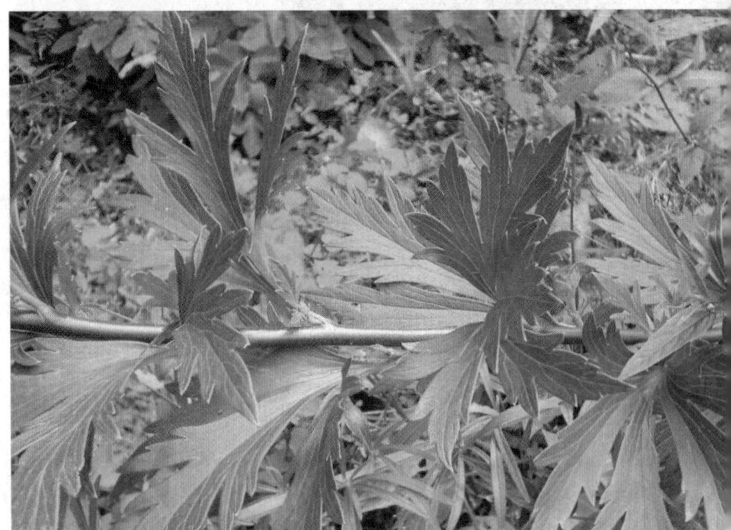

名方验方

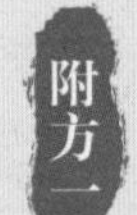

风湿关节痛

制乌头 6 克，麻黄 8 克，白芍、黄芪各 12 克。水煎服。

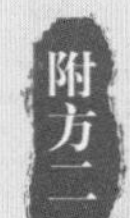

颈椎病

制乌头、制草乌各 100 克，丹参 250 克，川芎、白芷各 50 克，威灵仙 500 克。研碎调匀，装入布袋作枕用。

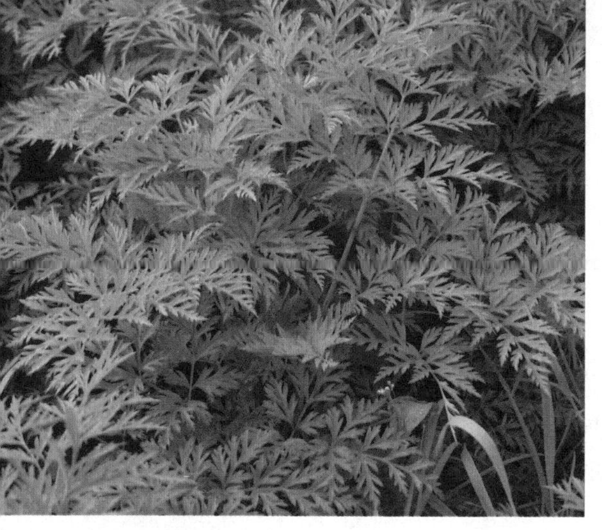

川芎

别名 天门冬、天文冬、肥天冬、大天冬、润天冬、鲜天冬、朱天冬。

性味归经

辛，温。归肝、胆、心包经。

功能主治

活血行气，祛风止痛。用于胸痹心痛，胸胁刺痛，跌打肿痛，月经不调，经闭痛经，癥瘕肿块，脘腹疼痛，头痛眩晕，风湿痹痛。

形态特征

多年生草本。根茎呈不整齐的结节状拳形团块，节盘凸出；茎下部的节明显膨大呈盘状。叶 2 ～ 3 回单数羽状复叶，小叶 3 ～ 5 对，边缘又作不等齐的羽状全裂或深裂，叶柄基部呈鞘状抱茎。复伞形花序生长于分枝顶端，伞幅细，有短柔毛；总苞和小总苞片线形；花白色。双悬果卵形，5 棱。

生境分布

生长于向阳山坡或半阳山的荒地或水地，以及土质肥沃、排水良好的沙壤土。分布于四川省的灌县、崇庆、温江，栽培历史悠久，野生者较少，为地道药材。西南及北方大部地区也有栽培。

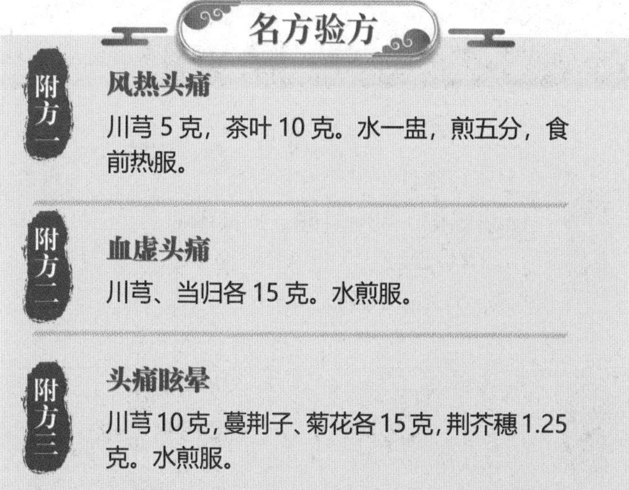

名方验方

附方一 **风热头痛**

川芎 5 克，茶叶 10 克。水一盅，煎五分，食前热服。

附方二 **血虚头痛**

川芎、当归各 15 克。水煎服。

附方三 **头痛眩晕**

川芎 10 克，蔓荆子、菊花各 15 克，荆芥穗 1.25 克。水煎服。

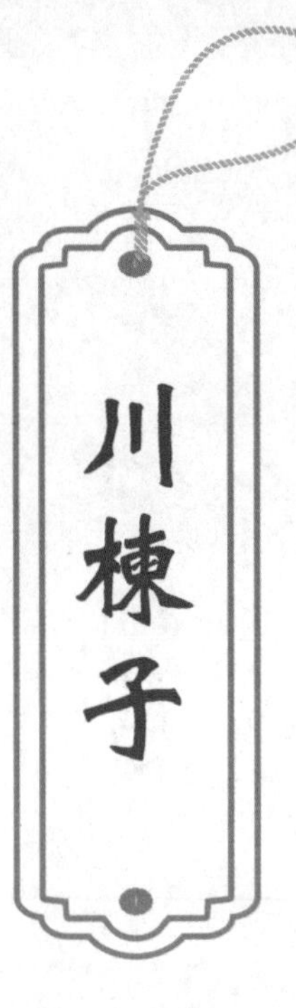

川楝子

别名 楝实、楝子、仁枣、金铃子、苦楝子、石茱萸、川楝实、川楝树子。

性味归经

苦，寒；有小毒。归肝、小肠、膀胱经。

功能主治

疏肝泄热，行气止痛，杀虫。用于肝郁化火，胸胁、脘腹胀痛，疝痛，虫积腹痛。

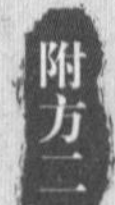

形态特征

核果呈类球形或椭圆形，长 1.9 ～ 3 厘米，直径 1.8 ～ 3.2 厘米。表面棕黄色或棕色，有光泽，具深棕色小点，微有凹陷和皱缩，顶端有点状花柱残痕，基部凹陷处有果柄痕。外果皮革质，与果肉间常成空隙，果肉松软，淡黄色，遇水润湿显黏性。果核类圆形或卵圆形，木质坚硬，两端平截，有 6 ～ 8 条纵棱，内分 6 ～ 8 室，每室含黑棕色长圆形的种子 1 粒。气特异，味酸、苦。

生境分布

生长于丘陵、田边，有栽培。我国南方各地均产，以四川产者为佳。

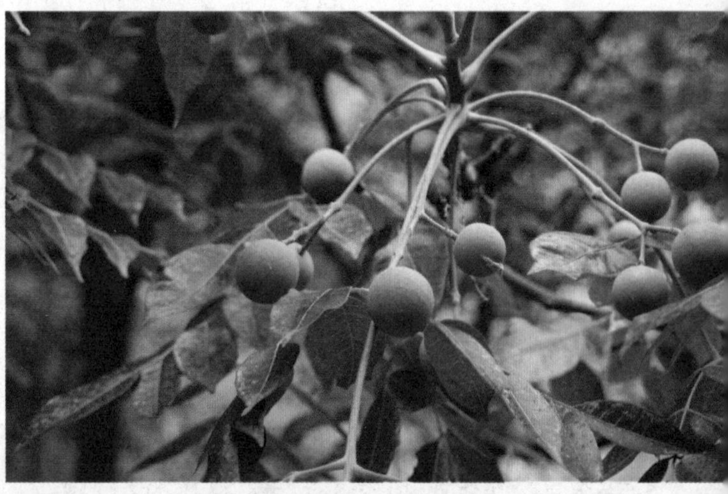

名方验方

附方一　寒疝疼痛，睾丸肿硬，局部冷痛

川楝子（或苦楝子）15 克，吴茱萸 6 克，小茴香 10 克。水煎服。

附方二　气滞胃痛

川楝子、延胡索各 9 克。每天 1 剂，水煎，分 2 次服。

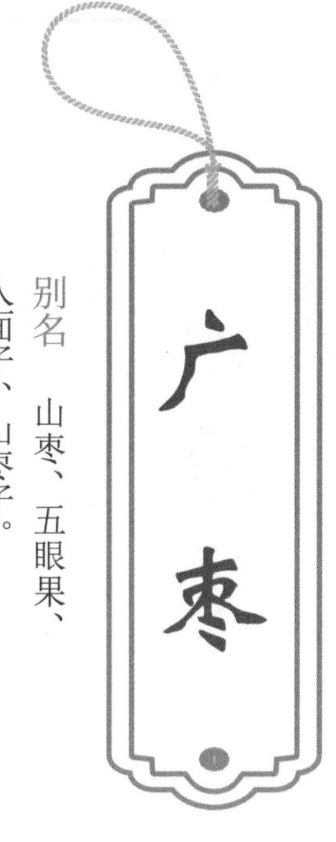

广枣

别名 山枣、五眼果、人面子、山枣子。

性味归经

甘、酸，平。

功能主治

行气活血，养心，安神。用于气滞血瘀，胸痹作痛，心悸怔忡，胸闷气短，心神不安，失眠健忘。

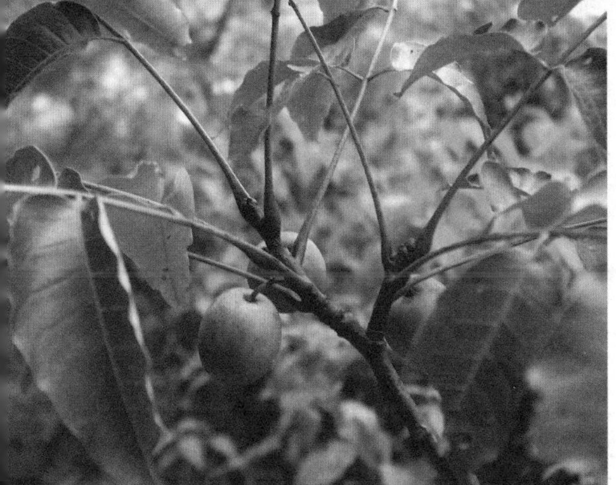

形态特征

又称南酸枣，落叶乔木，高 7 ～ 18 米。茎直，树皮灰褐色，纵裂，枝紫黑色。单数羽状复叶互生；具长柄；小叶 7 ～ 15，对生，斜长圆形至长圆状椭圆形，长 4 ～ 10 厘米，宽 2 ～ 4.5 厘米，先端长尖或渐尖，基部偏斜，全缘，两面无毛或下面叶腋有时具丛毛；小叶柄长 3 ～ 5 毫米，顶端的一片长 10 ～ 15 毫米。花杂性，异株；雄花和假两性花淡紫，直径 3 ～ 4 毫米，呈聚伞状圆锥花序；雌花较大，单生长于上部叶腋，具梗；萼杯状，钝 5 裂；花瓣 5；雄蕊 10，花丝基部与 10 裂的花盘黏合，在假两性花中的约与花瓣等长，在雄花中的突出；子房上位，5 室，每室有下垂之胚珠 1 颗，花柱 5，分离。浆果椭圆形或卵形，长 2 ～ 3 厘米，宽 1.4 ～ 2.5 厘米，成熟时黄色；核坚硬，近先端有 4 ～ 5 个显明的眼点。

生境分布

分布于浙江、福建、广东、广西、贵州、云南等地。

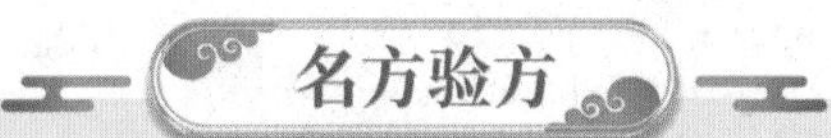

名方验方

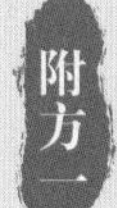

附方一

胸闷疼痛，心悸气短，心神不安，失眠健忘

广枣 450 克，木香、肉豆蔻、丁香、牛心粉、枫香脂、沉香各 75 克。以上七味，粉碎成细粉，过筛，混匀，每 100 克粉末加炼蜜 80 ～ 100 克制成大蜜丸，另取朱砂粉末包衣，即得。口服，每次 1 丸，每丸重 6 克，每日 1 ～ 2 次。

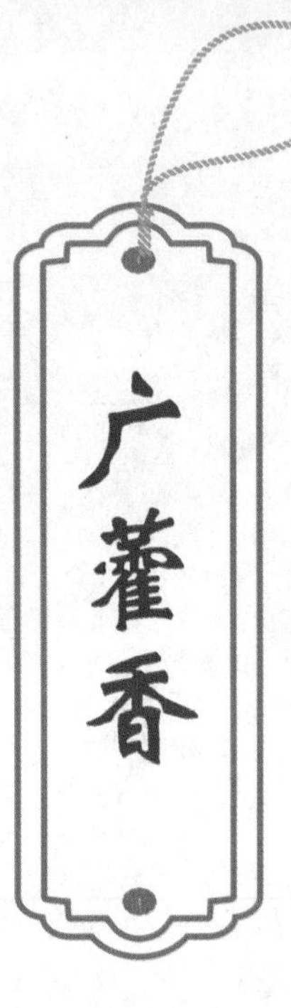

广藿香

别名 土藿香、山茴香、水排香草、兜娄婆香、大叶薄荷、猫尾巴香。

性味归经

辛，微温。归脾、胃、肺经。

功能主治

芳香化浊，和中止呕，发表解暑。用于湿浊中阻，脘痞呕吐，呃逆吐泻，湿温初起，发热倦怠，胸闷不舒，寒湿闭暑，腹痛，鼻渊头痛。

形态特征

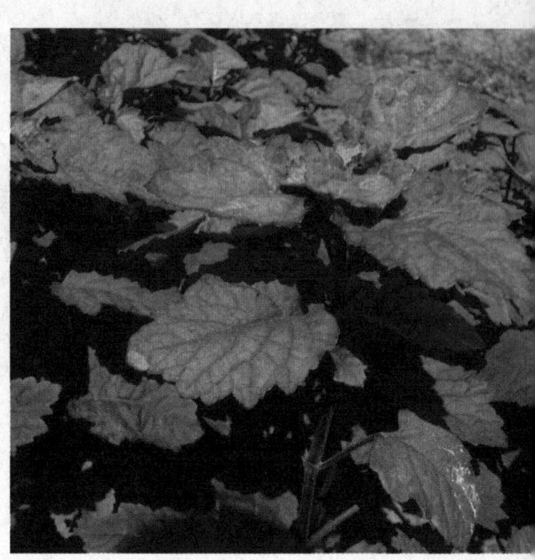

一年生草本，高 30 ～ 60 厘米。直立，分枝，被毛，老茎外表木栓化。叶对生；叶柄长 2 ～ 4 厘米，揉之有清淡的特异香气；叶片卵圆形或长椭圆形，长 5.7 ～ 10 厘米，宽 4.5 ～ 7.5 厘米，先端短尖或钝圆，基部阔而钝或楔形而稍不对称，叶缘具不整齐的粗钝齿，两面皆被茸毛，下面较密，叶脉于下面凸起，下面稍凹下，有的呈紫红色；没有叶脉通走的叶肉部分则于上面稍隆起，故叶面不平坦。轮伞花序密集，基部有时间断，组成顶生和腋生的穗状花序式，长 2 ～ 6 厘米，直径 1 ～ 1.5 厘米，具总花梗；苞片长约 13 毫米；花萼筒状；花冠筒伸出萼外，冠檐近二唇形，上唇 3 裂，下唇全缘；雄蕊 4，外伸，花丝被染色。花期 4 月。我国产者绝少开花。

生境分布

我国福建、台湾、广东、海南与广西均有栽培。

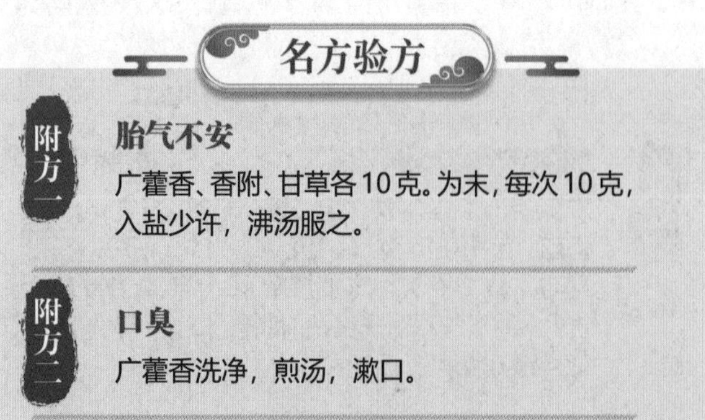

名方验方

附方一　胎气不安

广藿香、香附、甘草各10克。为末，每次10克，入盐少许，沸汤服之。

附方二　口臭

广藿香洗净，煎汤，漱口。

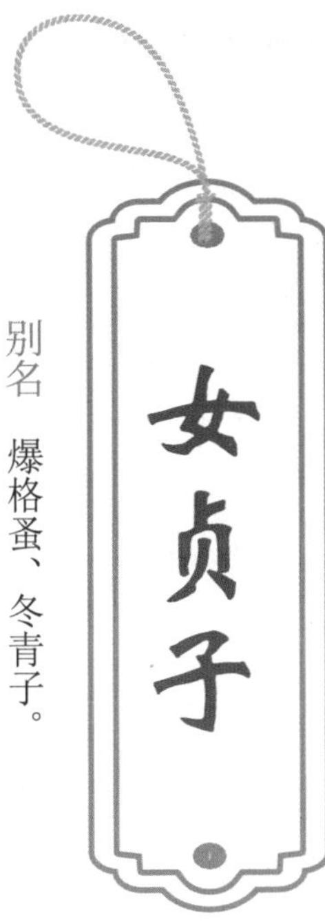

女贞子

别名 爆格蚤、冬青子。

性味归经 甘、苦，凉。归肝、肾经。

功能主治 滋补肝肾，明目乌发。用于肝肾阴虚，头晕目眩，耳鸣耳聋，腰膝酸软，须发早白，目暗不明，内热消渴，骨蒸潮热。

形态特征

常绿乔木，树皮光滑不裂。叶对生，叶片卵圆形或长卵状披针形，全缘，无毛，革质，背面密被细小的透明腺点。圆锥花序顶生，花白色，花萼钟状，花冠裂片长方形。浆果状核果，成熟时蓝黑色，内有种子 1 ～ 2 枚。

生境分布

生长于湿润、背风、向阳的地方，尤适合生长于深厚、肥沃、腐殖质含量高的土壤中。我国各地均有栽培。

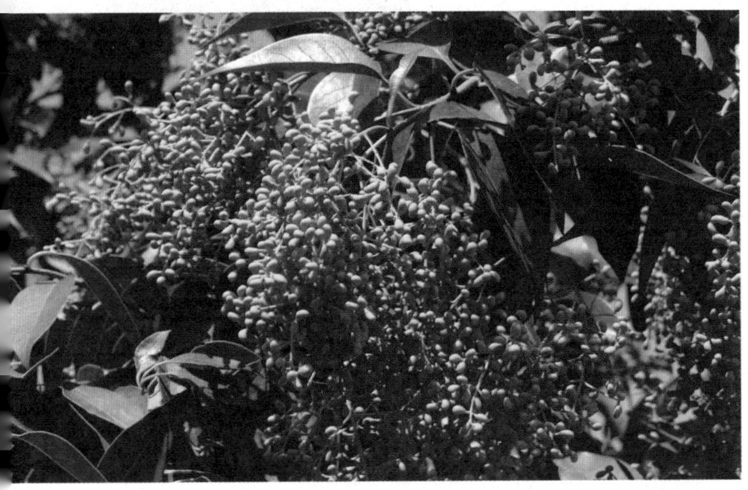

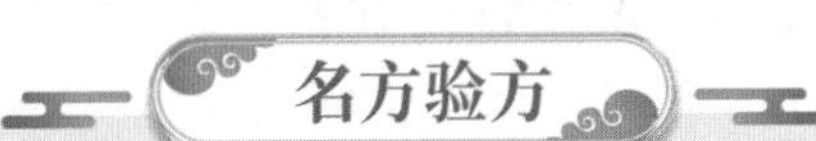

名方验方

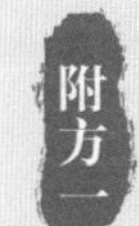

附方一 **肾虚腰酸**

女贞子 9 克，桑椹、墨旱莲、枸杞子各 12 克，水煎服，每日 1 剂。

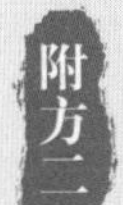

附方二 **肝虚视物模糊**

女贞子、枸杞子、生地黄、菊花、刺蒺藜各 10 克，水煎服，每日 1 剂。

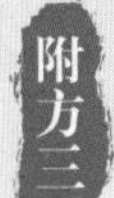

附方三 **神经衰弱**

女贞子、桑椹、鳢肠各 25 克，水煎服。

3画

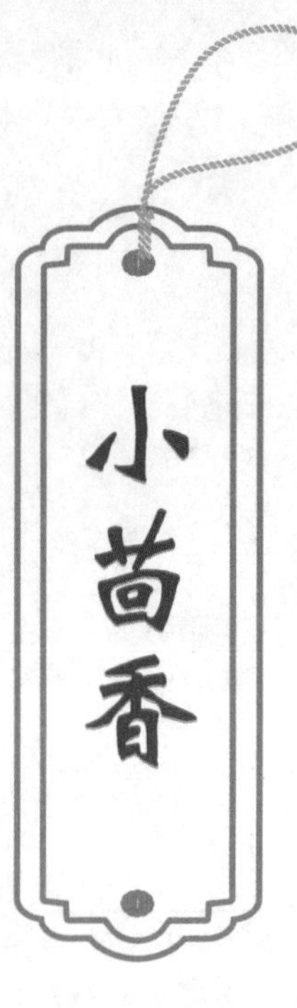

别名 茴香、谷茴、土茴香、香丝菜、野茴香、谷茴香、大茴香。

性味归经 辛，温。归肝、肾、脾、胃经。

功能主治 散寒止痛，理气和胃。用于寒疝腹痛，睾丸偏坠，少腹冷痛，脘腹胀痛，痛经，月经不调，食少吐泻。

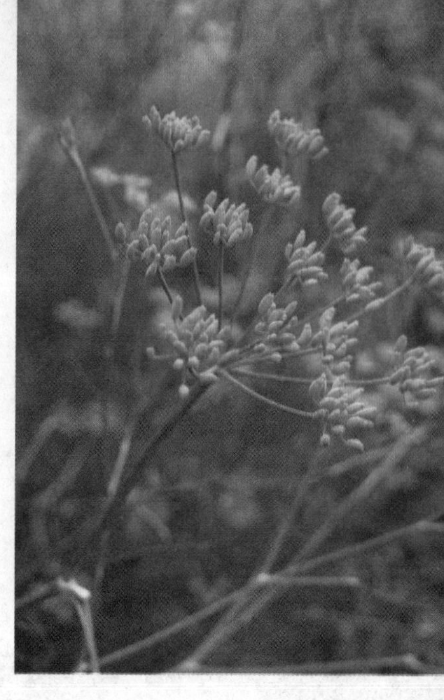

形态特征

多年生草本，高1～2米，全株有香气。茎直立，有纵棱。叶互生，3～4回羽状全裂，裂片丝状线形；叶柄基部鞘状抱茎。复伞形态序顶生；花小、黄色。双悬果，每分果有5纵棱。本品呈小圆柱形，两端稍尖，长3～5毫米，径2毫米左右，基部有时带细长的小果柄，顶端有黄褐色柱头残基，新品黄绿色至棕色，陈品为棕黄色。分果容易分离，背面有5条略相等的果棱，腹面稍平；横切面略呈五角形。

生境分布

全国各地均有栽培。

名方验方

附方一

疝气，小腹冷痛，胀满

小茴香、胡椒各15克。酒糊为丸，每次3克，温酒送下。

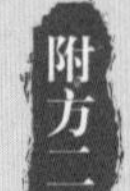

肝胃气滞，脘腹胁下胀痛

小茴香30克，枳壳15克。微炒研末，每次6克，温开水送下。

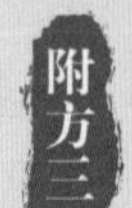

痛经

小茴香、当归、川芎、香附各10克，淡吴茱萸3克，姜半夏、炒白芍各12克，党参、延胡各15克，炙甘草8克。加水煎成400毫升，温服，每日2次。

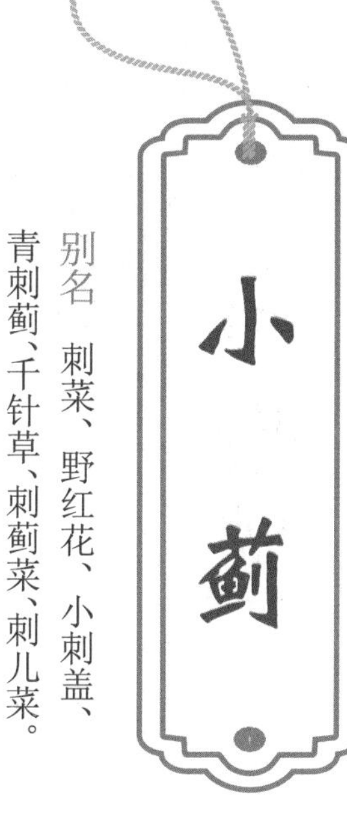

小蓟

别名 刺菜、野红花、小刺盖、青刺蓟、千针草、刺蓟菜、刺儿菜。

形态特征

多年生草本，具长匍匐根。茎直立，高约50厘米，稍被蛛丝状绵毛。基生叶花期枯萎；茎生叶互生，长椭圆形或长圆状披针形，长5～10厘米，宽1～2.5厘米，两面均被蛛丝状绵毛，全缘或有波状疏锯齿，齿端钝而有刺，边缘具黄褐色伏生倒刺状牙齿，先端尖或钝，基部狭窄或钝圆，无柄。雌雄异株，头状花序单生长于茎顶或枝端；总苞钟状，苞片5裂，疏被绵毛，外列苞片极短，卵圆形或长圆状披针形，顶端有刺；内列苞片呈披针状线形，较长，先端稍宽大，干膜质；花冠紫红色；雄花冠细管状，长达2.5厘米，5裂，花冠管部较上部管檐长约2倍，雄蕊5，聚药，雌蕊不育，花柱不伸出花冠外；雌花花冠细管状，长达2.8厘米，花冠管部较上部管檐长约4倍，子房下位，花柱细长，伸出花冠管之外。瘦果长椭圆形，无毛，冠毛羽毛状，淡褐色，在果热时稍较花冠长或与之等长。花期5～7月，果期8～9月。

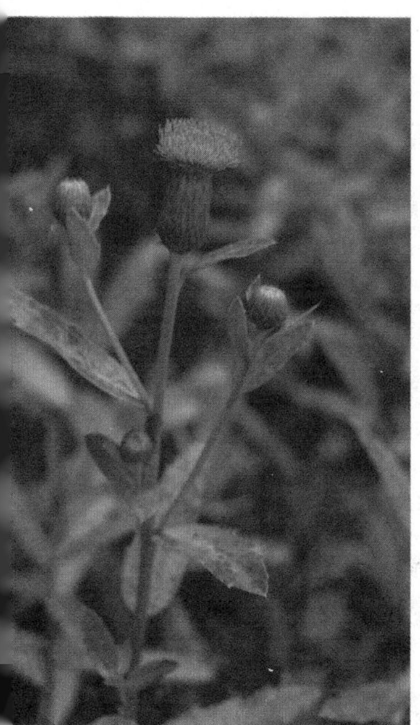

生境分布

生长于山坡、河旁或田间。全国大部分地区均产。

性味归经

甘，苦，凉。归心、肝经。

功能主治

凉血止血，散瘀解毒消痈。用于衄血，吐血，尿血，便血，血淋，崩漏下血，外伤出血，痈肿疮毒。

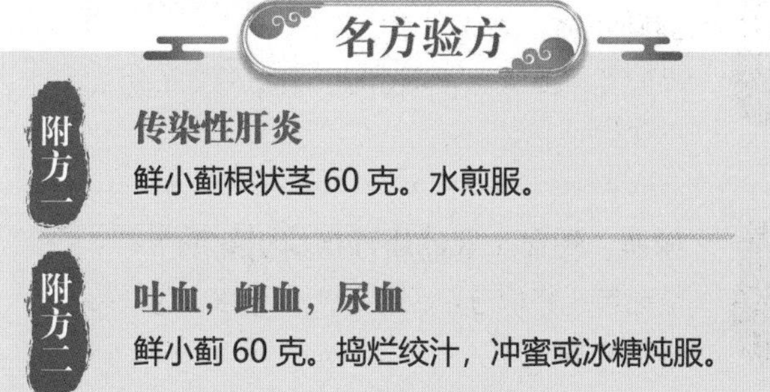

名方验方

附方一

传染性肝炎

鲜小蓟根状茎60克。水煎服。

附方二

吐血，衄血，尿血

鲜小蓟60克。捣烂绞汁，冲蜜或冰糖炖服。

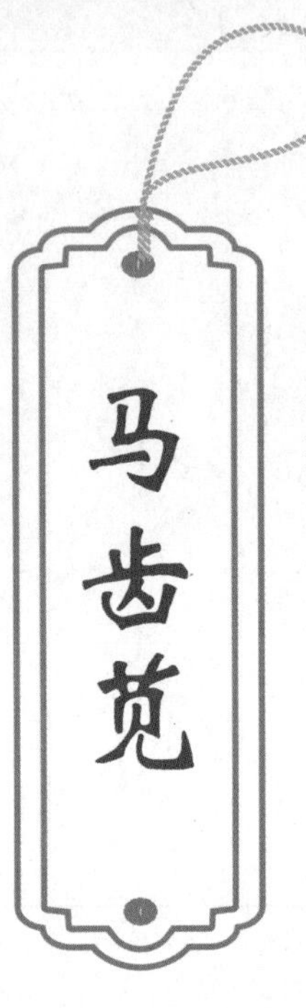

马齿苋

别名 酸苋、马齿草、长命菜、马齿菜、马齿龙芽。

形态特征

一年生草本，长可达35厘米。茎下部匍匐，四散分枝，上部略能直立或斜上，肥厚多汁，绿色或淡紫色，全体光滑无毛。单叶互生或近对生；叶片肉质肥厚，长方形或匙形，或倒卵形，先端圆，稍凹下或平截，基部宽楔形，形似马齿，故名“马齿苋”。夏日开黄色小花。蒴果圆锥形，自腰部横裂为帽盖状，内有多数黑色扁圆形细小种子。

生境分布

生长于田野、荒芜地及路旁。南北各地均产。

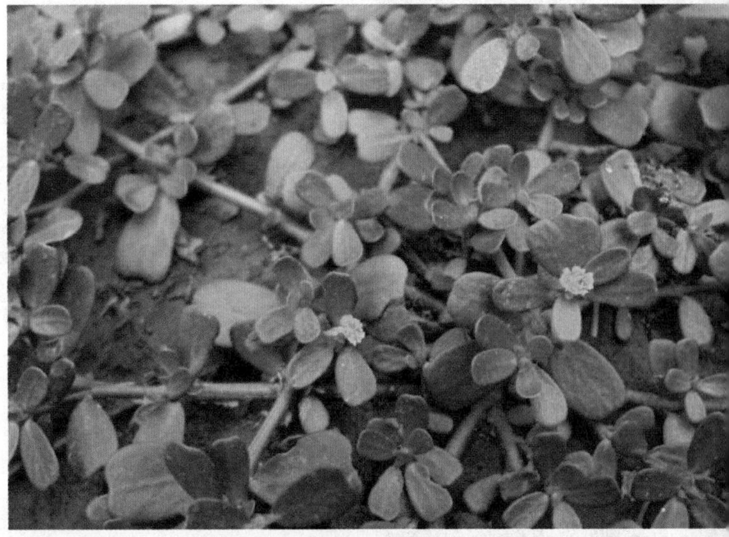

性味归经

酸，寒。归肝、大肠经。

功能主治

清热解毒，凉血止血，止痢。用于热毒血痢，痈肿疔疮，湿疹湿疮，丹毒，蛇虫咬伤，便血，痔血，妇人崩漏。

名方验方

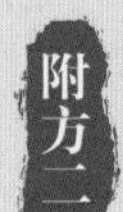

附方一 **痈肿疮疡，丹毒红肿**

马齿苋120克。水煎内服，并以鲜品适量捣糊外敷。

附方二 **尿血，便血（非器质性疾病引起的）**

马齿苋、鲜藕分别绞取汁液，等量混匀，每次服2匙。

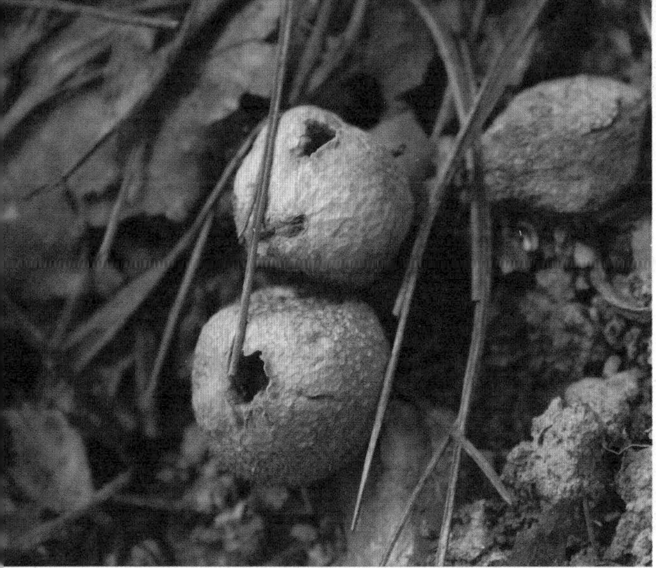

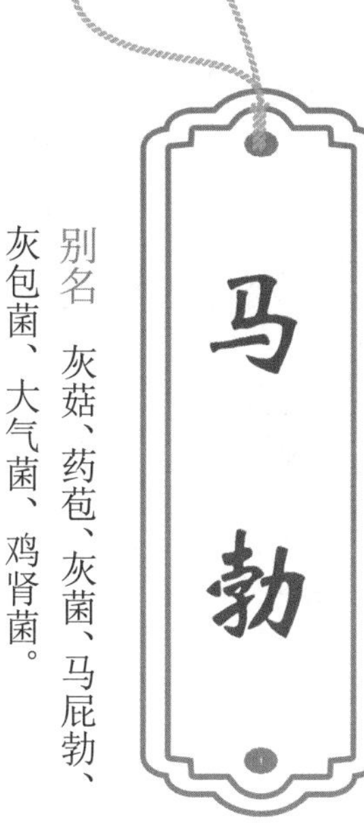

马勃

别名 灰菇、药苞、灰菌、马屁勃、灰包菌、大气菌、鸡肾菌。

性味归经 辛，平。归肺经。

功能主治 清肺利咽，止血。用于风热郁肺咽痛，音哑，咳嗽；外治鼻衄，创伤出血，痈疽疮疖。

形态特征

子实体球形至近球形，直径 15 ～ 45 厘米或更大，无不孕基部或很小，由粗菌索与地面相连。包被白色，老后污白色，初期有细纤毛，渐变光滑，包被两层，外包被膜状，内包被较厚，成熟后块状脱落，露出浅青褐色孢体。孢子球形，光滑或具微细小疵，淡青黄色，孢丝分枝，横隔稀少。

生境分布

生长于旷野草地上。分布于内蒙古、甘肃、吉林、辽宁等省（区）。

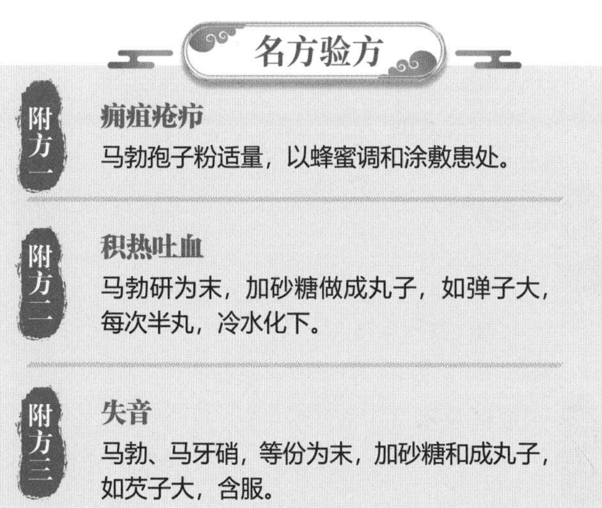

名方验方

附方一　痈疽疮疖

马勃孢子粉适量，以蜂蜜调和涂敷患处。

附方二　积热吐血

马勃研为末，加砂糖做成丸子，如弹子大，每次半丸，冷水化下。

附方三　失音

马勃、马牙硝，等份为末，加砂糖和成丸子，如芡子大，含服。

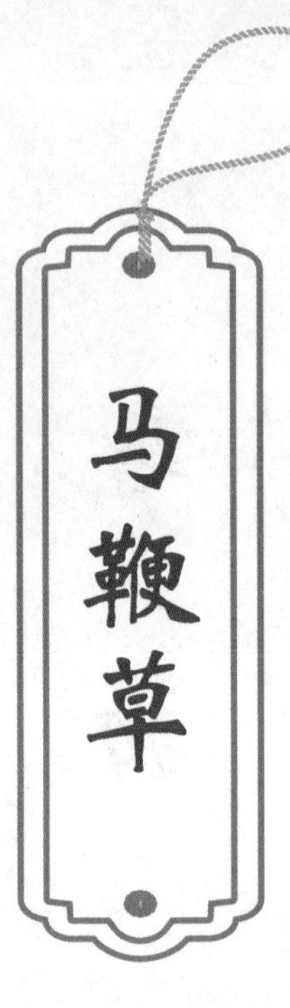

马鞭草

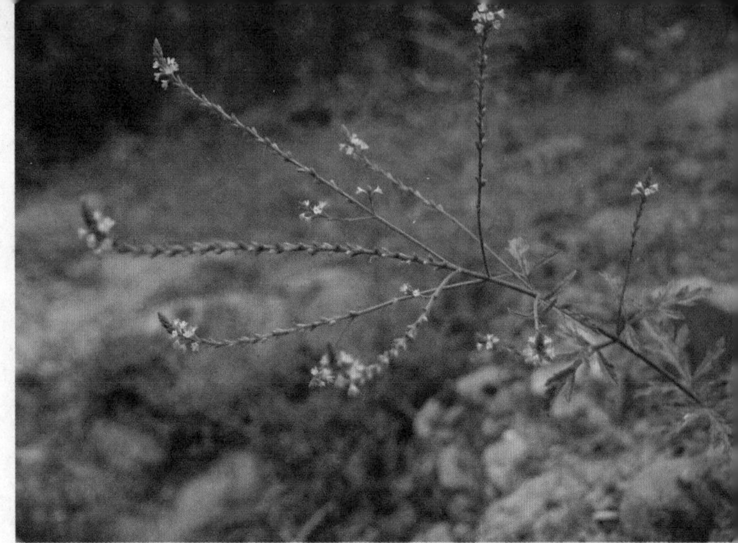

别名 野荆芥、蜻蜓草、龙芽草、退血草、凤颈草、燕尾草、紫顶龙芽草。

性味归经 苦，凉。归肝、脾经。

功能主治 活血散瘀，解毒，利水，退黄，截疟。用于癥瘕积聚，妇人疝痛，痛经经闭，喉痹，痈肿，水肿，黄疸，疟疾寒热。

形态特征

多年生草本，高 30 ～ 120 厘米；茎四方形，上部方形，老后下部近圆形，棱和节上被短硬毛。单叶对生，卵形至长卵形，长 2 ～ 8 厘米，宽 1.5 ～ 5 厘米，3 ～ 5 深裂，裂片不规则的羽状分裂或不分裂而具粗齿，两面被硬毛，下面脉上的毛尤密。花夏秋开放，蓝紫色，无柄，排成细长、顶生或腋生的穗状花序；花萼膜质，筒状，顶端 5 裂；花冠长约 4 毫米，微呈二唇形，5 裂；雄蕊 4 枚，着生长于冠筒中部，花丝极短；子房无毛，花柱短，顶端浅 2 裂。果包藏于萼内，长约 2 毫米，成熟时裂开成 4 个小坚果。

生境分布

野生。全国各地均产。

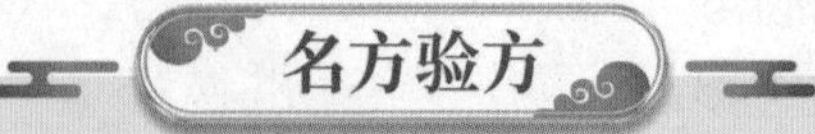

名方验方

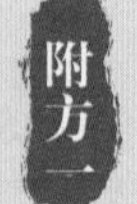

附方一

疟疾

鲜马鞭草 100 ～ 200 克（干草减半）。水煎浓缩至 300 毫升，于疟发前 4 小时、2 小时各服 1 次，连服 5 ～ 7 日。

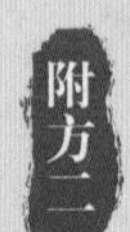

附方二

肝区疼痛

马鞭草、八月札、石燕各 30 克。每日 1 剂，水煎服。

王不留行

别名 奶米、大麦牛、不母留、王母牛、禁宫花、剪金花、金盏银台。

性味归经

苦，平。归肝、胃经。

功能主治

活血通经，下乳消肿，利尿通淋。用于经闭，痛经，乳汁不下，乳痈肿痛，血淋、石淋、热淋。

形态特征

一年或二年生草本，高 30 ～ 70 厘米，全株无毛。茎直立，节略膨大。叶对生，卵状椭圆形至卵状披针形，基部稍连合抱茎，无柄。聚伞花序顶生，下有鳞状苞片 2 枚；花瓣粉红色，倒卵形，先端具不整齐小齿，基部具长爪。蒴果卵形，包于宿萼内，成熟后，先端十字开裂。

生境分布

生长于山地、路旁及田间。全国各地均产，分布于江苏、河北、山东，及东北等地。以河北产量为最大，习惯认为产于河北邢台者质优。

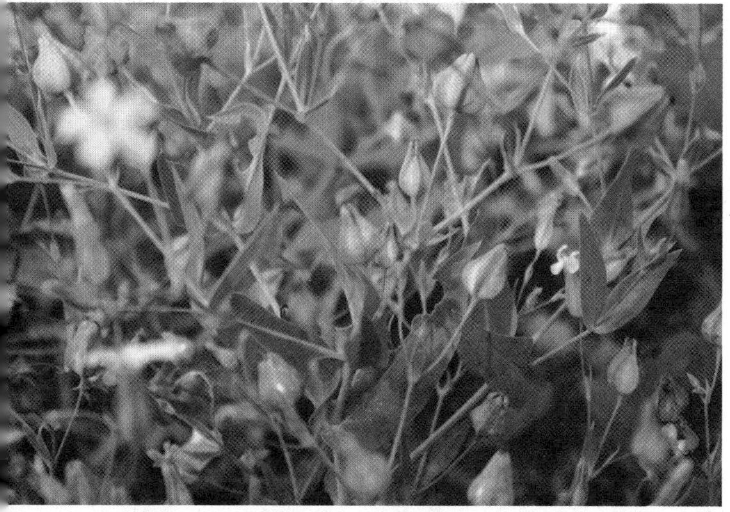

名方验方

附方一

产后缺乳

王不留行 15 克，猪蹄 1 只，穿山甲 9 克，通草 10 克。加水炖服。

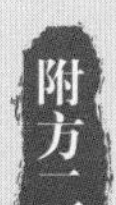

附方二

鼻血不止

用王不留行连茎、叶阴干，煎成浓汁温服。很快见效。

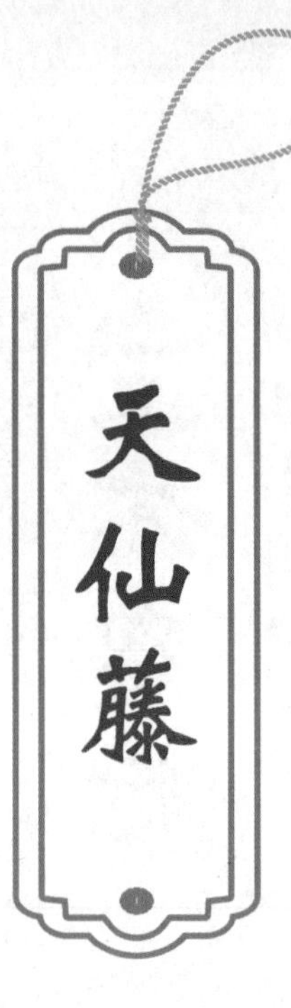

天仙藤

别名 香藤、都淋藤、兜铃苗、长痧藤、马兜铃藤、青木香藤、三百两银。

性味归经

苦，温。归肝、脾、肾经。

功能主治

行气活血，通络止痛。用于脘腹刺痛，疝气疼痛，风湿痹痛，产后腹痛。

形态特征

草质藤本。根圆柱形。茎柔弱，无毛。叶互生；叶柄长1～2厘米，柔弱；叶片卵状三角形、长圆状卵形或戟形，长3～6厘米，基部宽1.5～3.5厘米，先端钝圆或短渐尖，基部心形，两侧裂片圆形，下垂或稍扩展；基出脉5～7条，各级叶脉在两面均明显。花单生或2朵聚生长于叶腋；花梗长1～1.5厘米；小苞片三角形，易脱落；花被长3～5.5厘米，基部膨大呈球形，向上收狭成一长管，管口扩大呈漏斗状，黄绿色，口部有紫斑，内面有腺体状毛；檐部一侧极短，另一侧渐延伸成舌片；合蕊柱先端6裂，稍具乳头状凸起，裂片先端钝，向下延伸形成波状圆环。

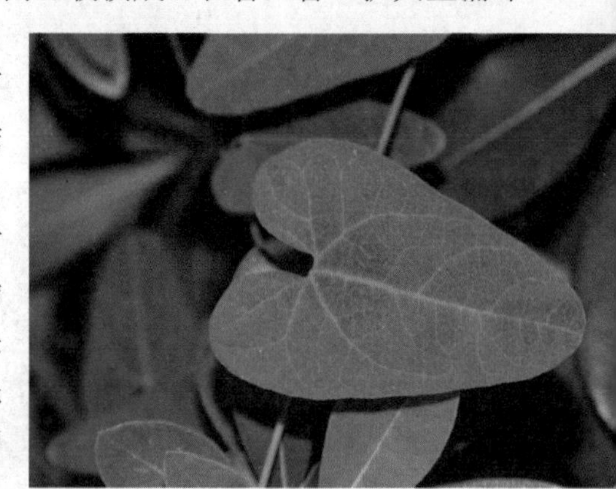

蒴果近球形，先端圆形而微凹，具6棱；果梗长2.5～5厘米，常撕裂成6条。花期7～8月，果期9～10月。

生境分布

生长于山野林绿，溪流两岸，沟边阴湿处，路旁及山坡灌丛中。分布于东北、华北及陕西、湖北等地。

名方验方

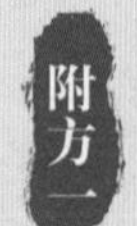

附方一

疝气作痛

天仙藤50克，好酒1碗。煮至半碗服用即可。

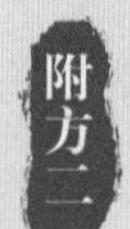

附方二

产后腹痛不止及一切血气腹痛

天仙藤250克。炒焦，研为细末，每服10克。腹痛，炒生姜、小便和酒调下；血气，温酒调服。

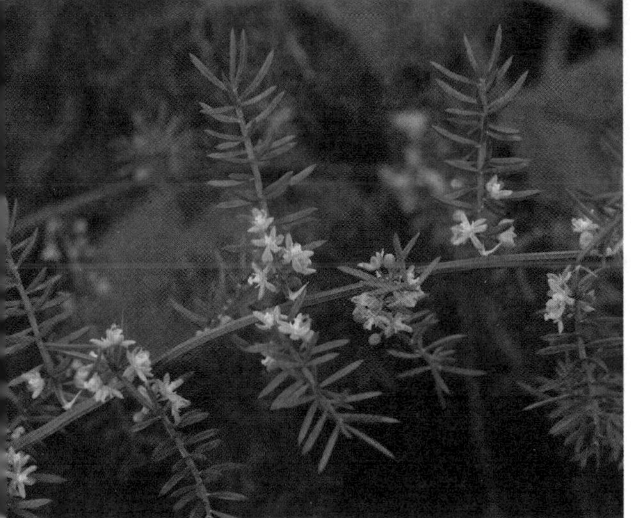

天冬

别名 天门冬、天文冬、肥天冬、大天冬、润天冬、鲜天冬、朱天冬。

性味归经 甘、苦，寒。归肺、肾经。

功能主治 养阴润燥，清肺生津。用于肺燥干咳，虚劳咳嗽，腰膝酸痛，骨蒸潮热，内热消渴，热病津伤，咽干口渴，肠燥便秘，心烦失眠。

形态特征

攀援状多年生草本。块根肉质，簇生，长椭圆形或纺锤形，灰黄色。茎细，常扭曲多分枝，有纵槽纹。主茎鳞片状叶，顶端尖长，叶基部伸长为 2.5 ～ 3 厘米飞硬刺，在分枝上的刺较短或不明显，叶状枝 2 ～ 3 枚簇生叶腋，扁平有棱，镰刀状。花通常 2 朵腋生，淡绿色，单性，雌雄异株，雄花花被 6，雄蕊 6 枚，雌花与雄花大小相似，具 6 枚退化雄蕊。浆果球形，熟时红色，有种子 1 粒。

生境分布

生长于阴湿的山野林边、山坡草丛或丘陵地带灌木丛中。主产贵州、四川、广西、浙江、云南等地。陕西、甘肃、湖北、安徽、河南、江西等地也产。

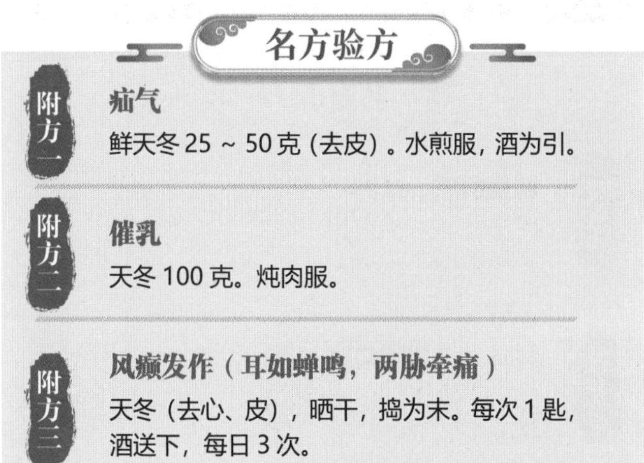

名方验方

附方一 疝气

鲜天冬 25 ~ 50 克（去皮）。水煎服，酒为引。

附方二 催乳

天冬 100 克。炖肉服。

附方三 风癫发作（耳如蝉鸣，两胁牵痛）

天冬（去心、皮），晒干，捣为末。每次 1 匙，酒送下，每日 3 次。

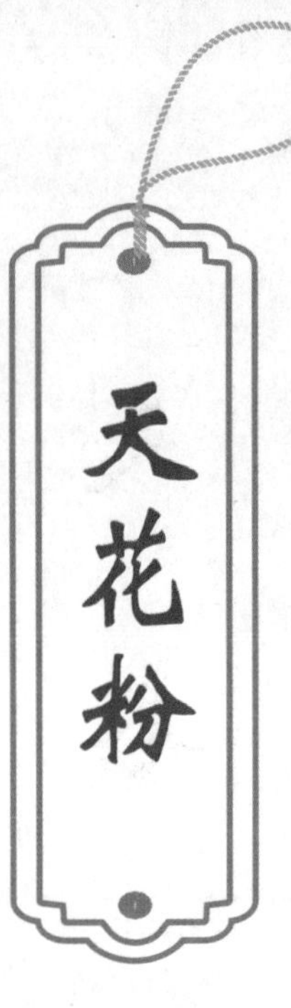

天花粉

别名 花粉、楼根、蒌粉、白药、瑞雪、栝楼根、天瓜粉、屎瓜根、栝蒌粉。

性味归经

甘、微苦，微寒。归肺、胃经。

功能主治

清热泻火，生津止渴，消肿排脓。用于热病烦渴，肺热燥咳，内热消渴，疔疮肿毒。

形态特征

多年生草质藤本，根肥厚。叶互生，卵状心形，常掌状 3 ～ 5 裂，裂片再分裂，基部心形，两面被毛，花单性雌雄异株，雄花 3 ～ 8 排，成总状花序，花冠白色，5 深裂，裂片先端流苏状，雌花单生，子房卵形，果实圆球形，成熟时橙红色。

生境分布

生长于向阳山坡、石缝、山脚、田野草丛中。产于我国南北各地。

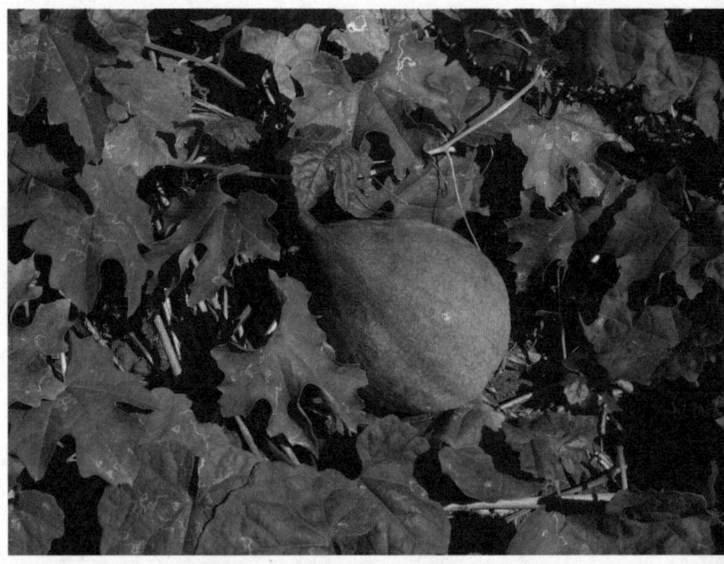

名方验方

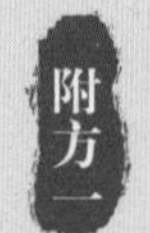

附方一

肺燥咳嗽，口渴

天花粉、天门冬、麦门冬、生地黄、白芍、秦艽各等份。水煎服。

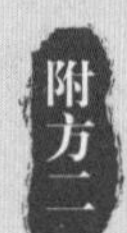

附方二

胃及十二指肠溃疡

天花粉 10 克，贝母 6 克，鸡蛋壳 5 个。共研粉，每服 6 克，每日 3 次。

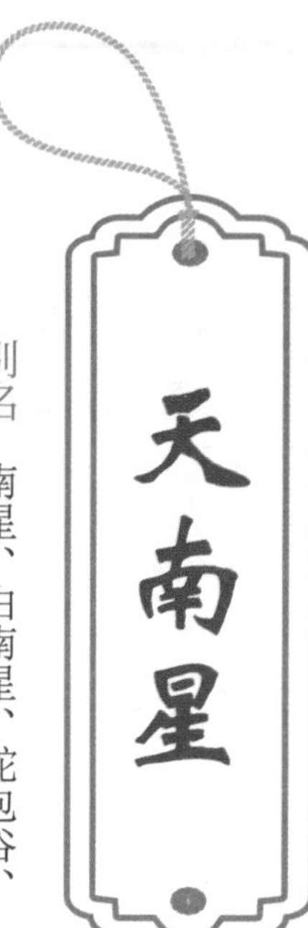

别名 南星、白南星、蛇包谷、山苞米、山棒子。

性味归经 苦、辛，温；有毒。归肺、肝、脾经。

功能主治 散结消肿。外用治痈疮肿毒，蛇虫咬伤。

形态特征

株高40～90厘米。叶一枚基生，叶片放射状分裂，披针形至椭圆形，顶端具线形长尾尖，全缘，叶柄长，圆柱形，肉质，下部成鞘，具白色和散生紫色纹斑。总花梗比叶柄短，佛焰苞绿色和紫色，肉穗花序单性，雌雄异株，雌花序具棒状附属器、下具多数中性花，无花被，子房卵圆形雄花序的附属器下部光滑和有少数中性花。浆果红色、球形。

生境分布

生长于丛林之下或山野阴湿处。天南星分布于河南、河北、四川等地；异叶天南星分布于江苏、浙江等地；东北天南星分布于辽宁、吉林等地。

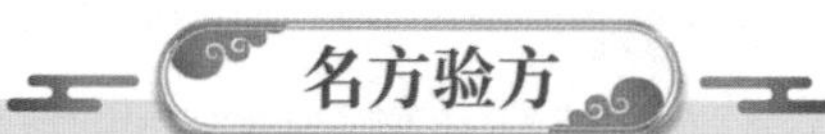

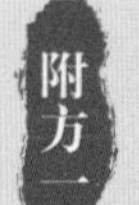

风痫

天南星（九蒸九晒）为末，姜汁糊丸，如梧桐子大，煎人参、菖蒲汤或麦冬汤下20丸。

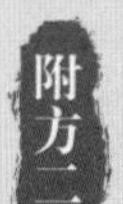

诸风口噤

天南星（炮，锉），大人15克，小儿5克，生姜5片，紫苏叶5克，水煎减半，入雄猪胆汁少许，温服。

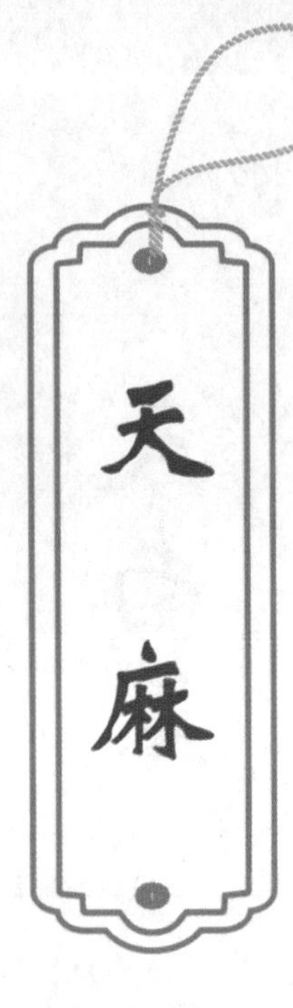

别名

神草、赤箭、离母、木浦、赤箭芝、独摇芝、鬼督邮、定风草。

性味归经

甘，平。归肝经。

功能主治

息风止痉，平抑肝阳，祛风通络。用于小儿惊风，癫痫，破伤风，头痛头晕，眩晕耳鸣，手足不利，肢体麻木，风湿痹痛。

形态特征

多年生寄生植物。寄主为密环菌，以密环菌的菌丝或菌丝的分泌物为营养源。块茎横生，椭圆形或卵圆形，肉质。茎单一，直立，黄红色。叶退化成膜质鳞片状，互生，

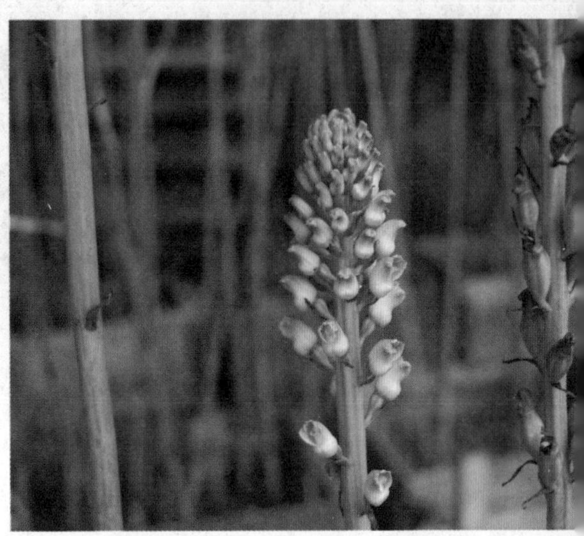

下部鞘状抱茎。总状花序顶生；苞片膜质，披针形或狭叶披针形，膜质，具细脉。花淡绿黄色或橙红色，花被下部合生呈歪壶状，顶端5裂；唇瓣高于花被管2/3，能育冠状雄蕊1枚，着生长于雄蕊上端子房柄扭转。蒴果长圆形或倒卵形。种子多而极小，呈粉末状。

生境分布

生长于腐殖质较多而湿润的林下，向阳灌木丛及草坡也有。分布于四川、云南、贵州等地。

名方验方

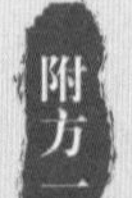

头晕，肢体疼痛，皮肤瘙痒，偏头痛等

天麻9克，川芎6克。水煎2次，药液混合，早晚服用，每日1次。

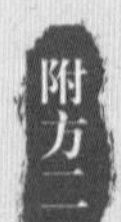

风湿痹，四肢拘挛

天麻25克，川芎100克。共研为末，炼蜜做成丸子，如芡子大，每次嚼服1丸，饭后茶或酒送下。

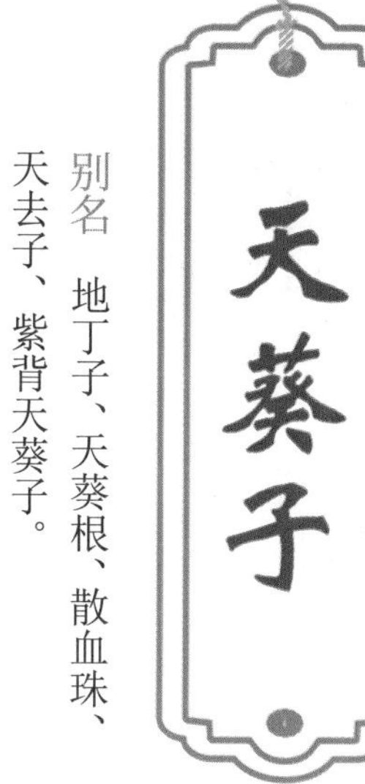

天葵子

别名 地丁子、天葵根、散血珠、天去子、紫背天葵子。

性味归经 甘、苦，寒。归肝、胃经。

功能主治 清热解毒，消肿散结。用于痈肿疔疮，乳痈，瘰疬，蛇虫咬伤。

形态特征

多年生草本，高达40厘米。茎纤细，疏生短柔毛。基生叶有长柄，为三出复叶，小叶广楔形，3深裂，裂片疏生粗齿，下面带紫色；茎生叶较小，夏末茎叶枯萎。花小，单生长于叶腋或茎顶，白色微带淡红，萼片5，花瓣状；花瓣5，匙形，基部囊状；雄蕊8～14；心皮3～5。种子黑色。花期3～4月，立夏前果实成熟。

生境分布

生长于丘陵或低山林下、草丛、沟边等阴湿处。主产江苏、湖南、湖北等地。

名方验方

附方一 **小儿惊风**

天葵子5克。研末，开水吞服。

附方二 **胃热气痛**

天葵子6克。捣烂，开水吞服。

附方三 **虚咳，化痰**

天葵子9克。炖肉吃。

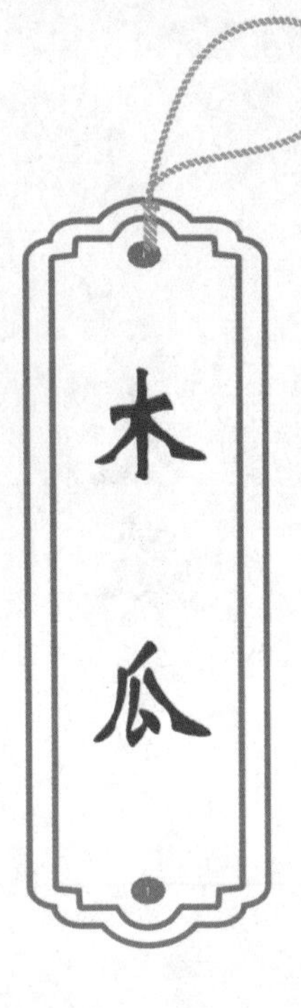

木瓜

别名 木梨、木李、木瓜海棠、光皮木瓜。

形态特征

落叶灌木，高达 2 米，小枝无毛，有刺。叶片卵形至椭圆形，边缘有尖锐重锯齿；托叶大，肾形或半圆形，有重锯齿。花 3 ～ 5 朵簇生长于两年生枝上，先叶开放，绯红色稀淡红色或白色；萼筒钟状，基部合生，无毛。梨果球形或长圆形，木质，黄色或带黄绿色，干后果皮皱缩。

生境分布

生长于山坡地、田边地角、房前屋后。主产于山东、河南、陕西、安徽、江苏、湖北、四川、浙江、江西、广东、广西等地。

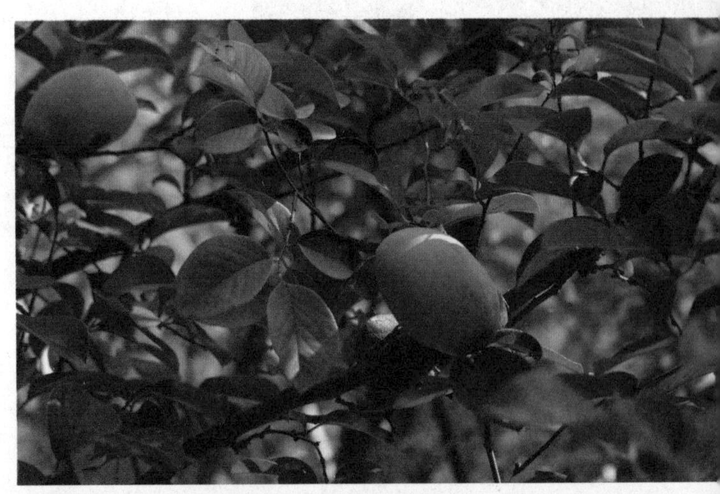

性味归经

酸，温。归肝、脾经。

功能主治

舒筋活络，和胃化湿。用于湿痹拘挛，腰膝酸软，关节酸重疼痛，暑湿吐泻，转筋挛痛，脚气水肿。

名方验方

附方一

消化不良

木瓜10克，麦谷芽各15克，木香3克。水煎服。

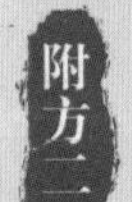

附方二

风湿性关节炎

木瓜、豨莶草、老鹳草各 15 克。水煎服。

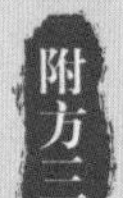

附方三

脚气

干木瓜 1 个，明矾 50 克。煎水，趁热熏洗。

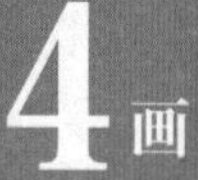

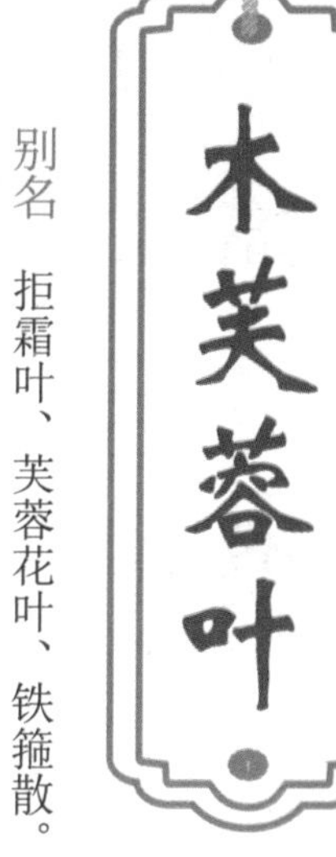

木芙蓉叶

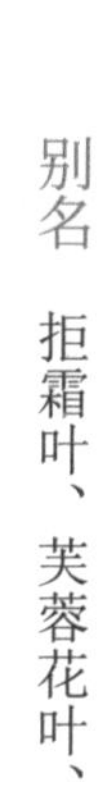

别名 拒霜叶、芙蓉花叶、铁箍散。

性味归经

辛，平。归肺、肝经。

功能主治

凉血，解毒，消肿，止痛。用于痈疽焮肿，缠身蛇丹，烫伤，目赤肿痛，跌打损伤。

形态特征

落叶灌木或小乔木，高 6 米，密被灰色星状短柔毛。单叶互生；具长柄，叶柄长达 20 厘米；叶片大，卵圆状心形，直径 10 ～ 18 厘米，掌状 3 ～ 7 裂，基部心形，裂片卵状三角形，边缘有钝齿，两面均被星状毛。花单生叶腋或簇生枝端，初放时白色，逐渐变为粉红色以至深红色，副萼 10 裂，裂片条形；花冠直径约 9 厘米，花瓣 5 或为重瓣，宽倒卵圆形，先端浑圆，边缘稍有波状弯曲，基部与雄蕊柱合生；花药多数，生于柱顶；雌蕊 1 枚，柱头 5 裂。蒴果近球形，径约 3 厘米，密生淡黄色刚毛及绵毛。种子肾形，被毛。花期夏秋。

生境分布

生于山坡、路旁或水边砂质土壤上。分布于陕西、江苏、安徽、浙江、江西、福建、河南、湖北、湖南、广西、广东、四川和贵州等省区。

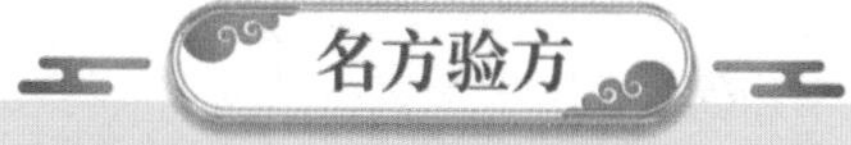

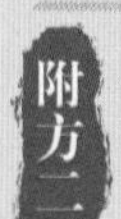

阳疮红焮，收根束毒

木芙蓉叶（秋采）30 克，榆面 100 克，生大黄 25 克，皮硝 50 克。研细，葱汁、童便调敷，留顶。

附方二

带状疱疹

木芙蓉鲜叶，阴干研末，调米浆外涂患处。

4画

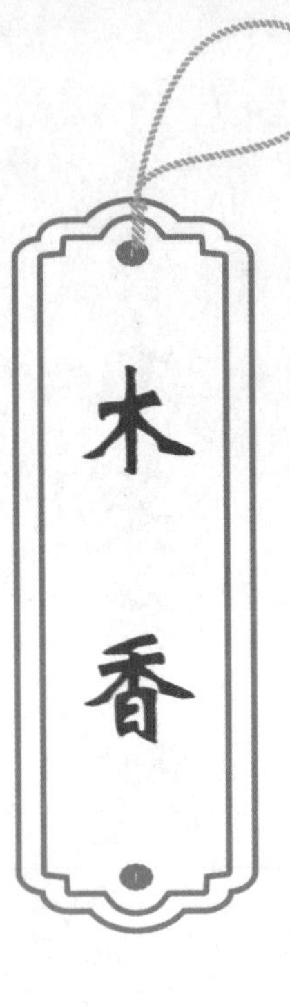

别名　蜜香、五香、青木香、五木香。

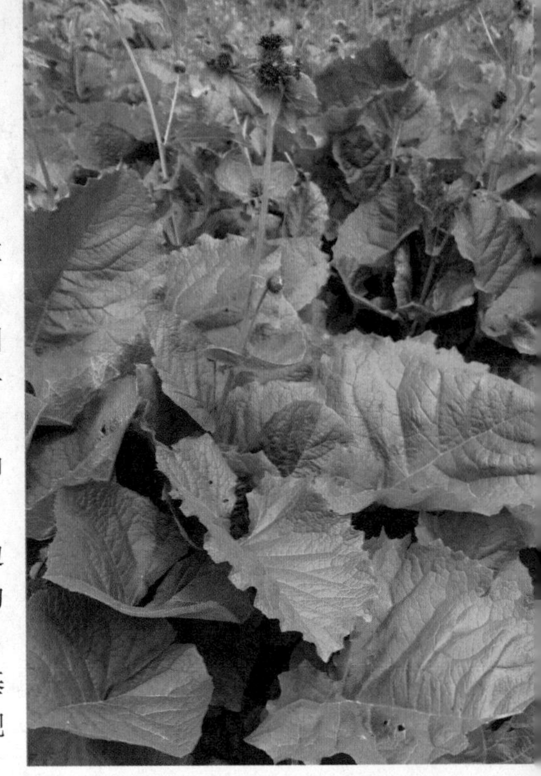

形态特征

多年生草本，高1～2米。主根粗壮，圆柱形。基生叶大型，具长柄，叶片三角状卵形或长三角形，基部心形，边缘具不规则的浅裂或呈波状，疏生短刺；基部下延成不规则分裂的翼，叶面被短柔毛；茎生叶较小呈广椭圆形。头状花序2～3个丛生长于茎顶，叶生者单一，总苞由10余层线状披针形的薄片组成，先端刺状；花全为管状花。瘦果线形，有棱，上端着生一轮黄色直立的羽状冠毛。

生境分布

生长于高山草地和灌木丛中。木香产于云南、广西者，称为云木香，产于印度、缅甸者，称为广木香。川木香主产四川、西藏等地。

性味归经

辛、苦，温。归脾、胃、大肠、三焦、胆经。

功能主治

行气止痛，健脾消食。用于胸胁、脘腹胀痛，泻痢后重，食积不消，呃逆呕吐，不思饮食。煨木香实肠止泻。用于泄泻腹痛。

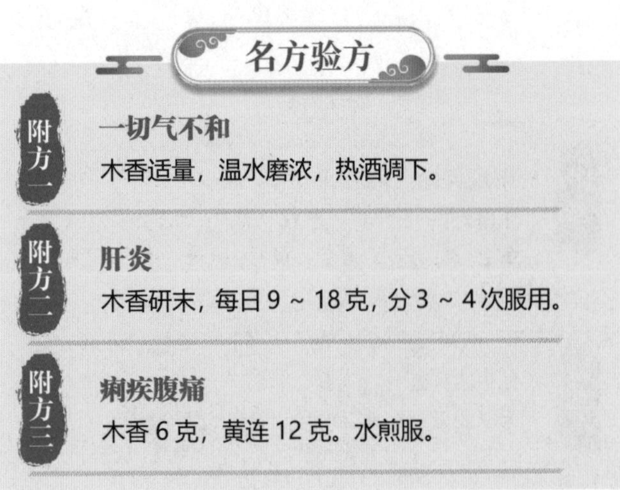

名方验方

附方一　**一切气不和**

木香适量，温水磨浓，热酒调下。

附方二　**肝炎**

木香研末，每日9～18克，分3～4次服用。

附方三　**痢疾腹痛**

木香6克，黄连12克。水煎服。

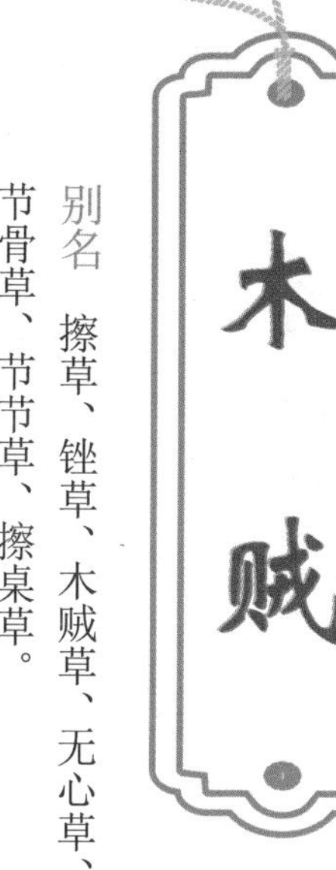

形态特征

一年或多年生草本蕨类植物，根茎短，棕黑色，匍匐丛生；植株高达 100 厘米。枝端产生孢子叶球，矩形，顶端尖，形如毛笔头。地上茎单一枝不分枝，中空，有纵列的脊，脊上有疣状突起 2 行，极粗糙。叶成鞘状，紧包节上，顶部及基部各有一黑圈，鞘上的齿极易脱落。孢子囊生长于茎顶，长圆形，无柄，具小尖头。

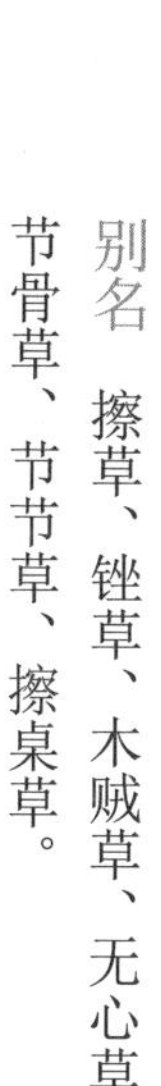

别名　擦草、锉草、木贼草、无心草、节骨草、节节草、擦桌草。

生境分布

生长于河岸湿地、坡林下阴湿处、溪边等阴湿的环境。产于东北、华北和长江流域各省。

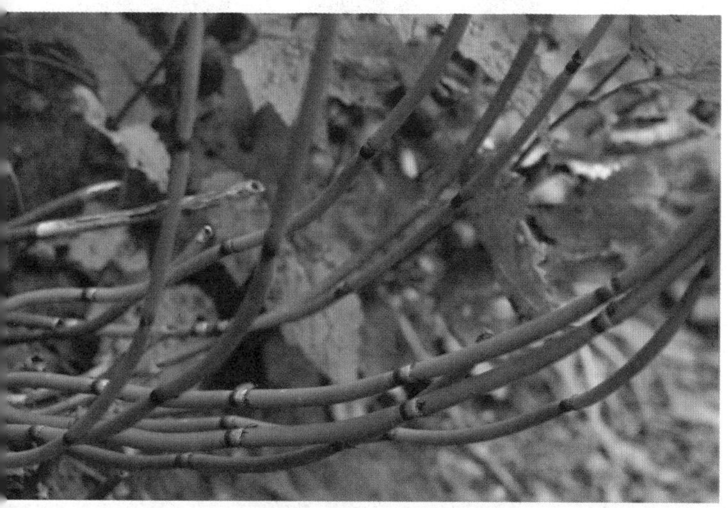

性味归经　甘，苦，平。归肺、肝经。

功能主治　疏散风热，明目退翳。用于风热目赤，迎风流泪，目生云翳。

名方验方

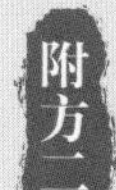

附方一　**翳膜遮睛**

木贼 6 克，蝉蜕、谷精草、黄芩、苍术各 9 克，蛇蜕、甘草各 3 克。水煎服。

附方二　**目昏多泪**

木贼、苍术各等份。共为末，温开水调服，每次 6 克，或为蜜丸服。

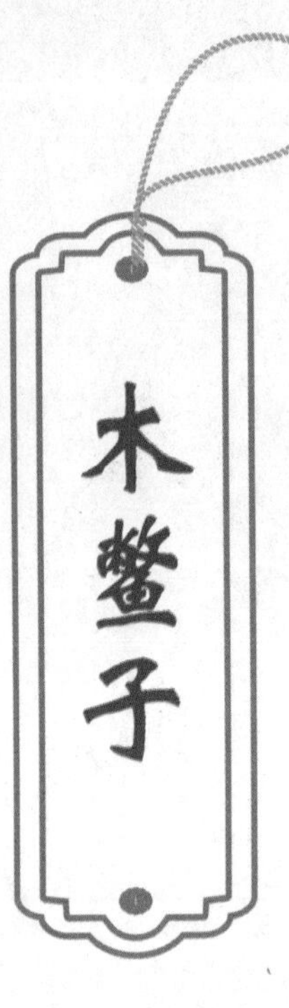

木鳖子

别名　木鳖、漏苓子、糯饭果、藤桐子、番木鳖。

形态特征

叶互生，圆形至阔卵形，长7～14厘米，通常3浅裂或深裂，裂片略呈卵形或长卵形，全缘或具微齿，基部近心形，先端急尖，上面光滑，下面密生小乳突，3出掌状网脉；叶柄长5～10厘米，具纵棱，在中部或近叶片处具2～5腺体。花单性，雌雄同株，单生叶腋，花梗细长，每花具1片大型苞片，黄绿色；雄花：萼片5，革质，粗糙，卵状披针形，基部连合，花瓣5，浅黄色，基部连合，雄蕊5，愈合成3体。瓠果椭圆形，成熟后红色，肉质，外被软质刺灾，边缘四周具不规则的突起，呈龟甲状，灰棕色。

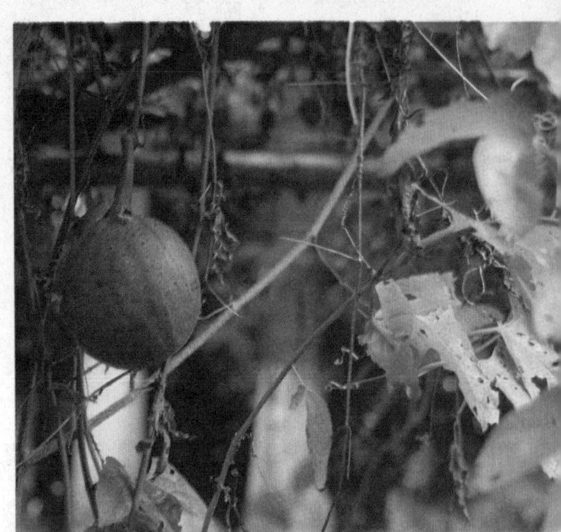

生境分布

生长于山坡、林缘，土层较深厚的地方。分布于广西、四川、湖北、河南、安徽、浙江、云南等地。

性味归经

苦、微甘，凉；有毒。归肝、脾、胃经。

功能主治

散结消肿，攻毒疗疮。用于疮疡肿毒，乳痈，瘰疬，痔瘘，干癣，秃疮，风湿痹痛，筋脉拘挛。

名方验方

附方一

痔疮

木鳖子、荆芥、朴硝各等份。上药煎汤，放入瓶内，熏后，汤温洗之。

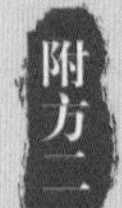

附方二

血管瘤

鲜木鳖子适量。去壳研如泥，以醋调敷患处，每日3～5次。

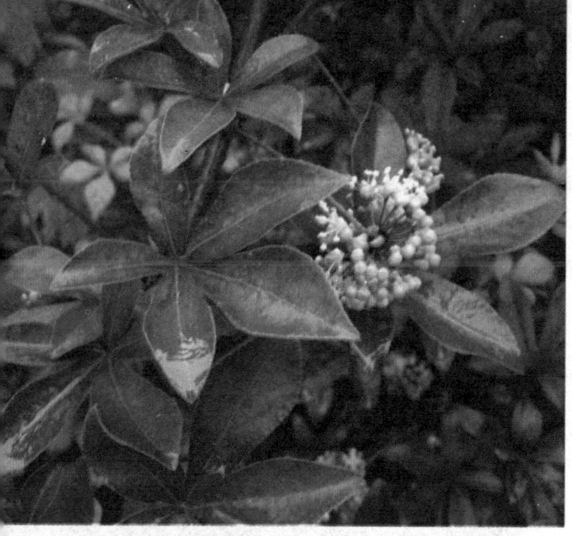

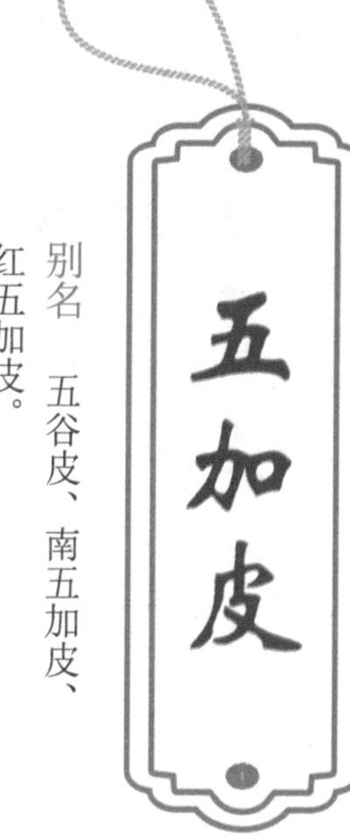

五加皮

别名　五谷皮、南五加皮、红五加皮。

性味归经

辛、苦，温。归肝、肾经。

功能主治

祛风除湿，补益肝肾，强筋壮骨，利水消肿。用于风湿痹病，筋骨痿软，腰膝疼痛，小儿行迟，体虚乏力，水肿，脚气，跌打损伤，阴下湿痒。

形态特征

落叶灌木，高 2 ～ 3 米，枝呈灰褐色，无刺或在叶柄部单生扁平刺。掌状复叶互生，在短枝上簇生，小叶 5，稀 3 ～ 4，中央一片最大，倒卵形或披针形，长 3 ～ 8 厘米，宽 1 ～ 3.5 厘米，边缘有钝细锯齿，上面无毛或沿脉被疏毛，下面腋腑有簇毛。伞形花序单生长于叶腋或短枝上，总花梗长 2 ～ 6 厘米，花小，黄绿色，萼齿，花瓣及雄蕊均为 5 数。子房下位，2 室，花柱 2，丝状分离。浆果近球形，侧扁，熟时黑色。

生境分布

生长于路边、林缘或灌丛中。主产于湖北、河南、辽宁、安徽等地。

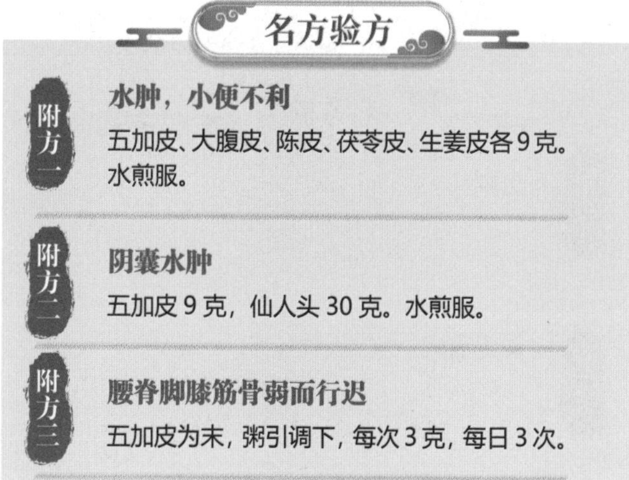

名方验方

附方一　水肿，小便不利

五加皮、大腹皮、陈皮、茯苓皮、生姜皮各 9 克。水煎服。

附方二　阴囊水肿

五加皮 9 克，仙人头 30 克。水煎服。

附方三　腰脊脚膝筋骨弱而行迟

五加皮为末，粥引调下，每次 3 克，每日 3 次。

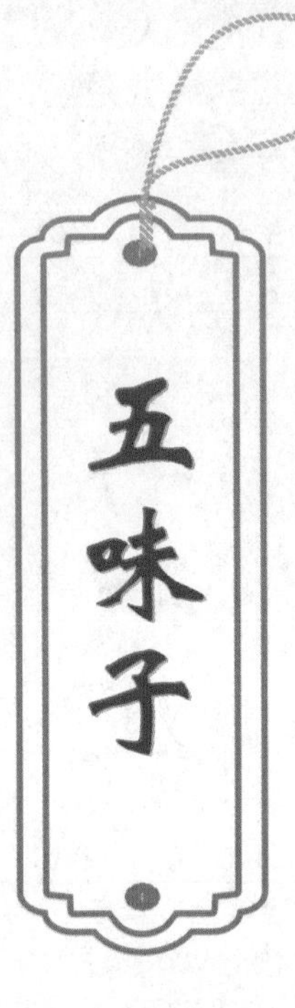

别名 玄及、会及、五味、五梅子、北五味、南五味、南五味子、北五味子、华中五味子。

性味归经 酸、甘，温。归肺、心、肾经。

功能主治 收敛固涩，益气生津，补肾宁心。用于久嗽虚喘，久泻不止，梦遗滑精，遗尿尿频，自汗盗汗，津伤口渴，内热消渴，胸中烦热，心悸失眠。

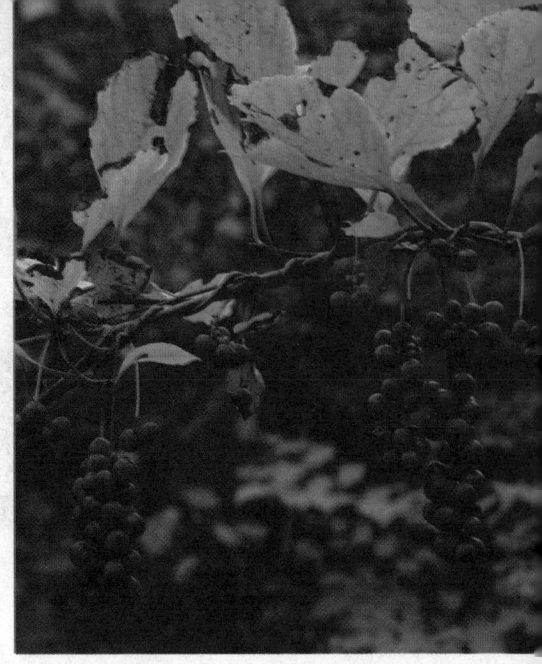

形态特征

落叶木质藤本，长达8米。茎皮灰褐色，皮孔明显，小枝褐色，稍具棱角。叶互生，柄细长；叶片薄而带膜质；卵形、阔倒卵形以至阔椭圆形，长5～11厘米，宽3～7厘米，先端尖，基部楔形、阔楔形至圆形，边缘有小齿牙，上面绿色，下面淡黄色，有芳香。花单性，雌雄异株；雄花具长梗，花被6～9，椭圆形，雄蕊5，基部合生；雌花花被6～9，雌蕊多数，螺旋状排列在花托上，子房倒梨形，无花柱，受粉后花托逐渐延长呈穗状。浆果球形，直径5～7毫米，成熟时呈深红色，内含种子1～2枚。花期5～7月，果期8～9月。

生境分布

生长于半阴或阴湿的山沟、灌木丛中。北五味子为传统使用的正品。分布于东北、内蒙古、河北、山西等地。南五味子多产于长江流域以南及西南地区。

名方验方

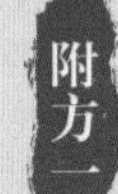

失眠

五味子6克，丹参15克，远志3克。水煎服，午休及晚上睡前各服1次。

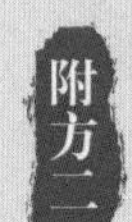

神经衰弱

五味子15～25克，水煎服；或五味子50克，用300毫升白酒浸7天，每次饮酒1酒盅。

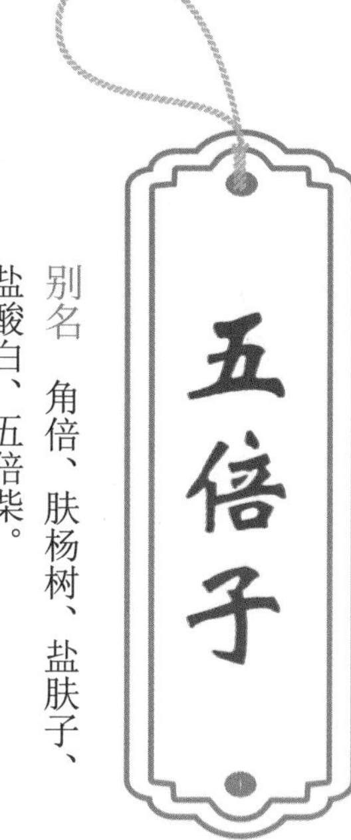

别名 角倍、肤杨树、盐肤子、盐酸白、五倍柴。

性味归经

酸，涩，寒。归肺、大肠、肾经。

功能主治

敛肺降火，涩肠止泻，敛汗，止血，收湿敛疮。用于肺虚久咳，肺热痰嗽，久泻久痢，自汗盗汗，消渴，便血痔血，脱肛，遗精，白浊，外伤出血，痈肿疮毒，皮肤湿烂。

形态特征

角倍蚜：成虫有有翅型及无翅型两种。有翅成虫均为雌虫，全体灰黑色，长约 2 毫米，头部触角 5 节，第 3 节最长，感觉芽分界明显，缺缘毛。翅 2 对，透明，前翅长约 3 毫米，痣纹长镰状。足 3 对。腹部略呈圆锥形。无翅成虫，雄者色绿，雌者色褐，口器退化。倍蛋蚜：形态及生活史与上种相似，唯秋季迁移蚜的触角，第 3 节较第 5 节略短，感觉芽境界不明；虫瘿蛋形。寄主植物为青麸杨及红麸杨。

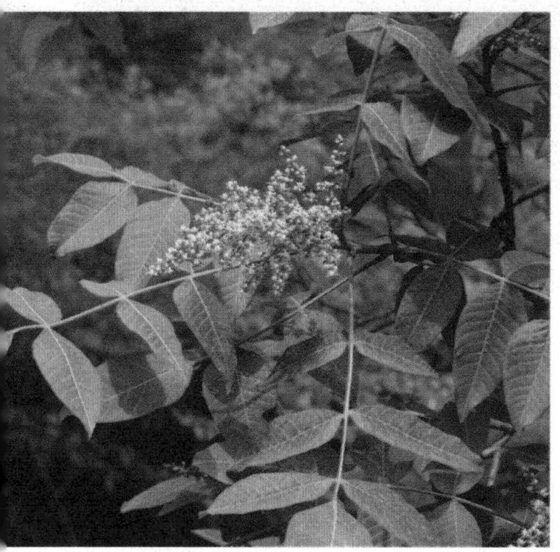

生境分布

生长于向阳的山坡。除东北、西北外，大部分地区均有。

名方验方

附方一

癣疮

五倍子（去虫）、白矾（烧过）各等份。为末，搽之，干则油调。

附方二

行经流涎

五倍子 12 克，麦芽 10 克。水煎服。

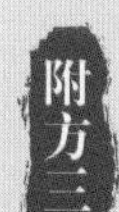

盗汗

五倍子、荞面各适量。共研为末，水和作饼，煨熟，晚上当点心吃 2 ~ 3 个。

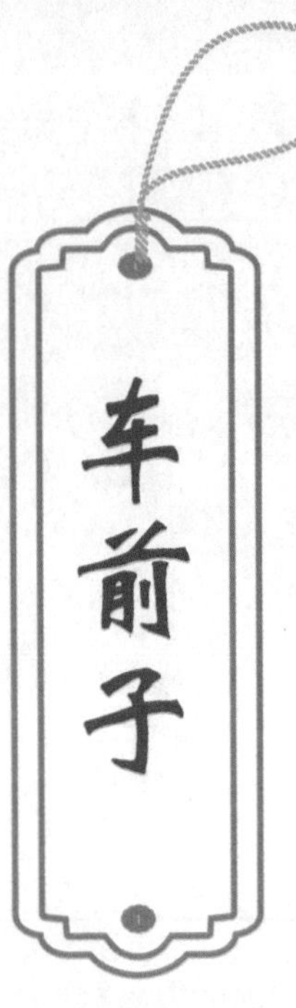

车前子

别名 车前实、虾蟆衣子、凤眼前仁、猪耳朵穗子。

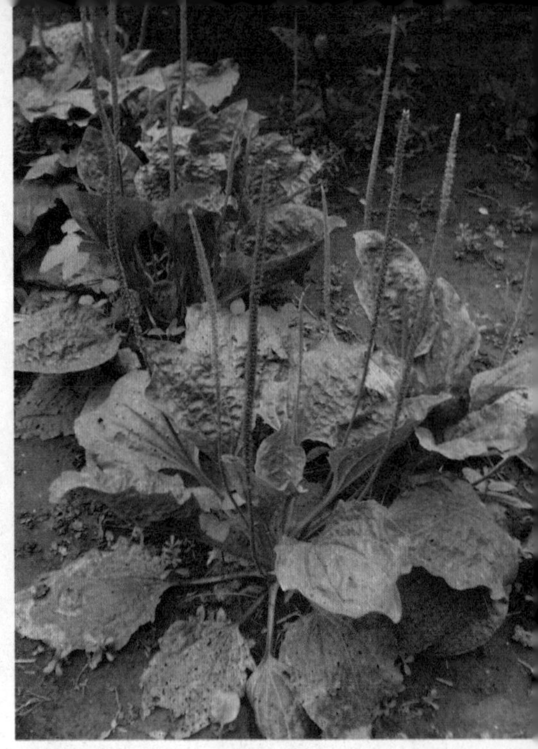

形态特征

叶丛生，直立或展开，方卵形或宽卵形，长 4 ～ 12 厘米，宽 4 ～ 9 厘米，全缘或有不规则波状浅齿，弧形脉。花茎长 20 ～ 45 厘米，顶生穗状花序。蒴果卵状圆锥形，周裂。

生境分布

生长于山野、路旁、沟旁及河边。分布于全国各地。

性味归经

甘，寒。归肝、肾、肺、小肠经。

功能主治

清热利尿通淋，渗湿止泻，明目，祛痰。用于热淋涩痛，淋浊带下，水肿胀满，暑湿泄泻，目赤肿痛，痰热咳嗽。

名方验方

附方一

高血压

车前子 9 ～ 18 克。水煎 2 次，每日当茶饮。

附方二

上消化道出血

车前子 3 克，大黄 120 克。煎为 200 毫升，4 ～ 6 次服，每 4 ～ 6 小时服 1 次，首次量加倍。

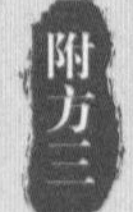

急慢性细菌性痢疾

炒车前子 2 份，焦山楂 1 份。共研细末，每日 3 次，每次 10 克，用温开水送服，服药期间忌油腻及生冷食物。

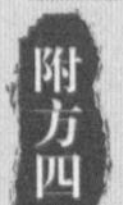

百日咳，急慢性气管炎

车前草 60 克。水煎服。

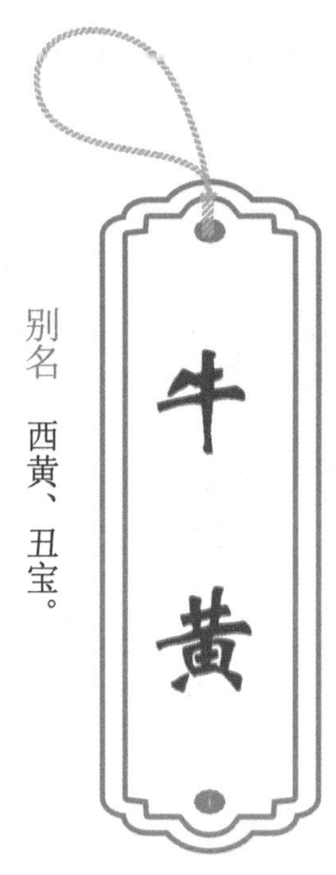

牛黄

别名 西黄、丑宝。

性味归经

甘，凉。归心、肝经。

功能主治

清心，豁痰，开窍，凉肝，息风，解毒。用于热病神昏，中风痰迷，惊痫抽搐，癫痫发狂，咽喉肿痛，口舌生疮，痈肿疔疮。

形态特征

牛：体长1.5～2米，体重一般在250千克左右。体格强壮结实，头大，额广，鼻阔，口大。上唇上部有2个大鼻孔，其间皮肤硬而光滑，无毛，称为鼻镜。眼、耳都很大。头上有角1对，左右分开，角之长短、大小随品种而异，弯曲，无分枝，中空，内有骨质角髓。四肢匀称。4趾，均有蹄甲，其后方2趾不着地，称悬蹄。尾端具丛毛。毛色大部为黄色，无杂毛掺混。

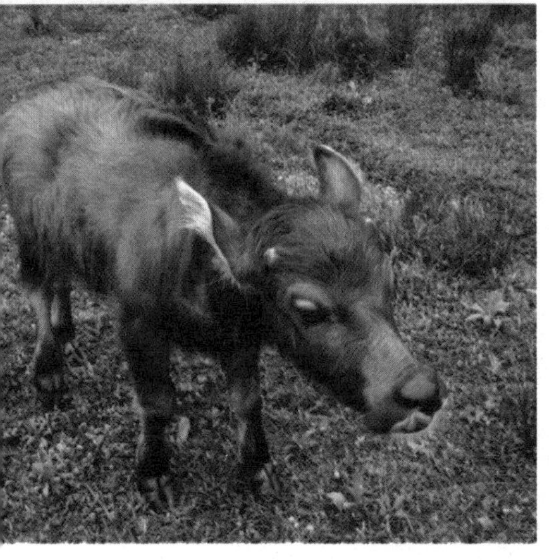

生境分布

主产于我国西北、东北及河北等地。国外产于南美洲（金山牛黄）及印度（印度牛黄）等地。由牛胆汁或猪胆汁经提取加工而制成者称人工牛黄。近年又试对活牛进行手术方法培育天然牛黄，即在牛胆囊内埋置黄核，注入非致病性大肠杆菌，使胆汁中成分在黄核上沉淀附着，形成结石，称人工天然牛黄。

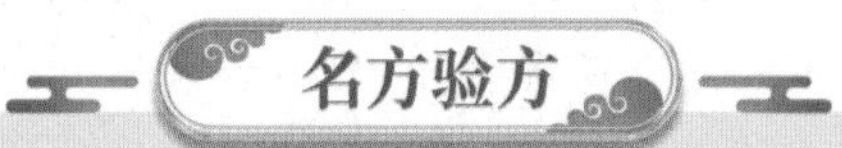

名方验方

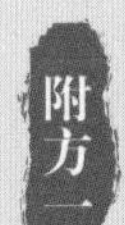

附方一

冠心病

牛黄、熊胆、麝香、珍珠等药组成的活心丸，每次1丸，每日2次，2周为1个疗程。

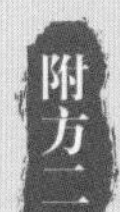

附方二

小儿高热惊厥

以牛黄、麝香为主组成的牛黄千金散，用灯心草、薄荷、金银花煎汤冲服，每次0.3克。

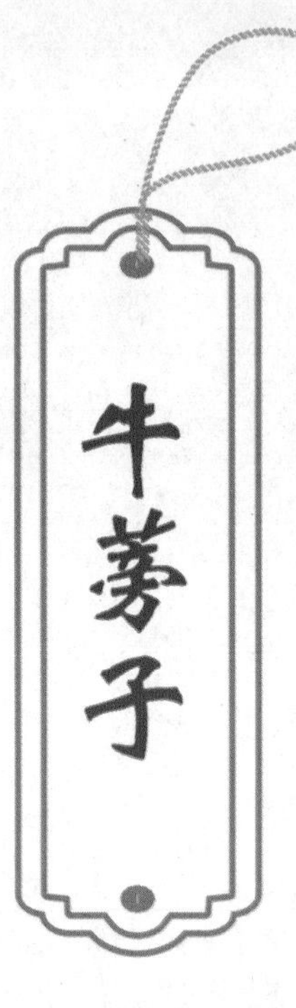

牛蒡子

别名 恶实、鼠粘子、毛然子、黍粘子、黑风子、大力子、毛锥子。

形态特征

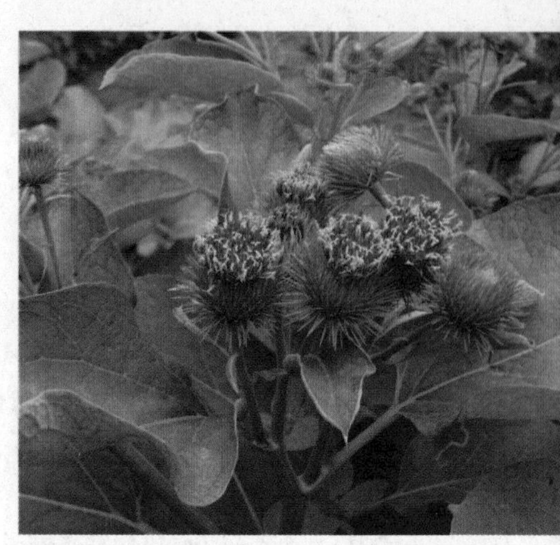

两年生大形草本，高1～2米，上部多分枝，带紫褐色，有纵条棱。根粗壮，肉质，圆锥形。基生叶大形，丛生，有长柄。茎生叶互生，有柄，叶片广卵形或心形，长30～50厘米，宽20～40厘米，边缘微波状或有细齿，基部心形，下面密布白色短柔毛。茎上部的叶逐渐变小。头状花序簇生长于茎顶或排列成伞房状，花序梗长3～7厘米，表面有浅沟，密生细毛；总苞球形，苞片多数，覆瓦状排列，披针形或线状披针形，先端延长呈尖状，末端钩曲。花小，淡红色或红紫色，全为管状花，两性，聚药雄蕊5；子房下位，顶端圆盘状，着生短刚毛状冠毛，花柱细长，柱头2裂。瘦果长圆形，具纵棱，灰褐色，冠毛短刺状，淡黄棕色。

生境分布

生长于沟谷林边、荒山草地中，有栽培。全国各地均产，主产区为河北、吉林、辽宁、黑龙江、浙江，其中尤以东北三省产量为大。

性味归经

辛、苦，寒。归肺、胃经。

功能主治

疏散风热，宣肺透疹，解毒利咽。用于风热咳嗽，咽喉肿痛，麻疹，风疹，痄腮，丹毒，痈肿疮毒。

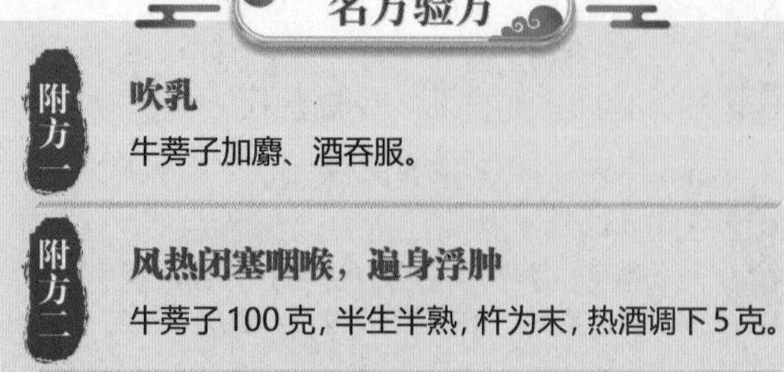

名方验方

附方一 吹乳

牛蒡子加麝、酒吞服。

附方二 风热闭塞咽喉，遍身浮肿

牛蒡子100克，半生半熟，杵为末，热酒调下5克。

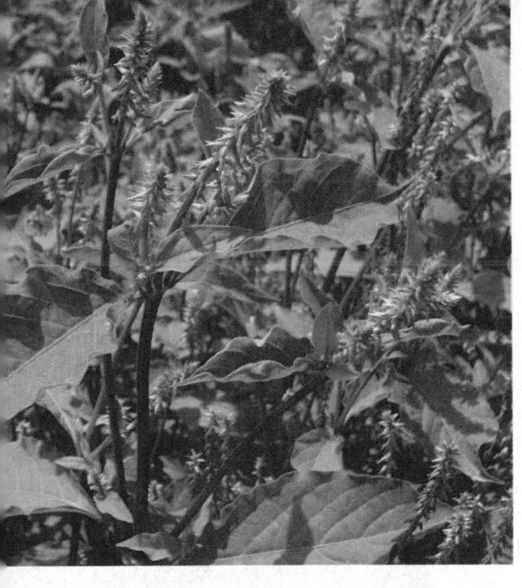

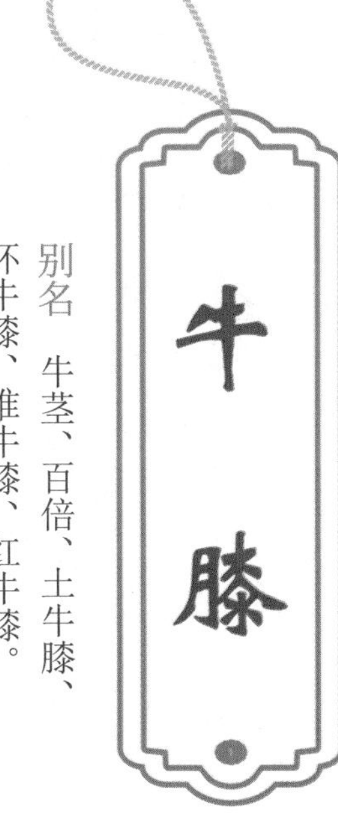

牛膝

别名　牛茎、百倍、土牛膝、怀牛膝、淮牛膝、红牛膝。

性味归经

苦、甘、酸，平。归肝、肾经。

功能主治

逐瘀通经，补肝肾，强筋骨，利尿通淋，引血下行。用于经闭，痛经，产后腹痛，胞衣不下，腰膝酸痛，筋骨无力，下肢痿软，淋证，水肿，头痛，眩晕，牙痛，口疮，吐血，衄血，跌打损伤。

形态特征

一年生草本，高 40 ～ 100 厘米。茎方形有棱角，节处稍膨大如牛的膝盖，节上有对生的分枝，叶为对生，叶片椭圆形或椭圆状披针形，两面有柔毛，全缘。穗状花序腋生兼顶生，花小，绿色，花下折，贴近花梗。果实长圆形，内有种子一枚，黄褐色。根细长，淡黄白色，花期 8 ～ 9 月，果期 10 月。

生境分布

生长于海拔 200 ～ 1750 米的地区，常生长在山坡林下。分布于中国除东北外的地区。

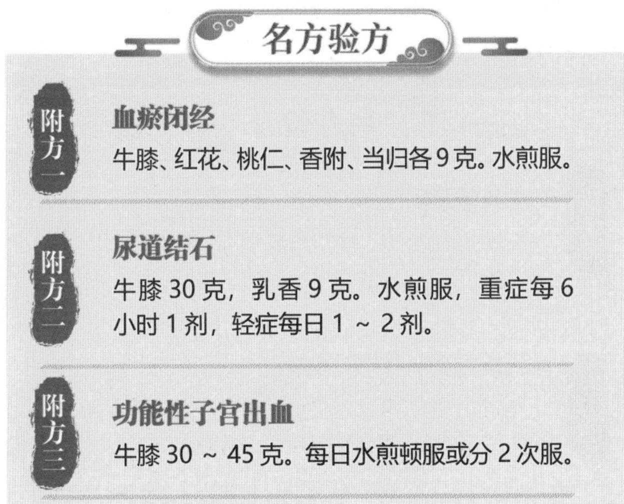

名方验方

附方一　血瘀闭经

牛膝、红花、桃仁、香附、当归各 9 克。水煎服。

附方二　尿道结石

牛膝 30 克，乳香 9 克。水煎服，重症每 6 小时 1 剂，轻症每日 1 ～ 2 剂。

附方三　功能性子宫出血

牛膝 30 ～ 45 克。每日水煎顿服或分 2 次服。

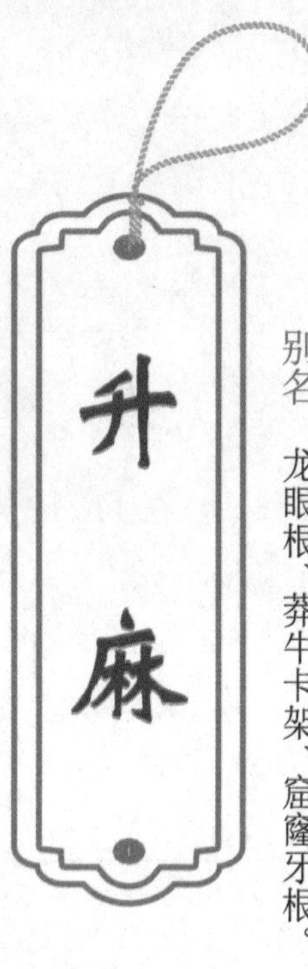

升麻

别名 龙眼根、莽牛卡架、窟窿牙根。

性味归经

辛、微甘，微寒。归肺、脾、胃、大肠经。

功能主治

发表透疹，清热解毒，升举阳气。用于风热感冒，头痛，齿痛，口舌生疮，咽喉肿痛，麻疹不透，阳毒发斑，脱肛，子宫脱垂。

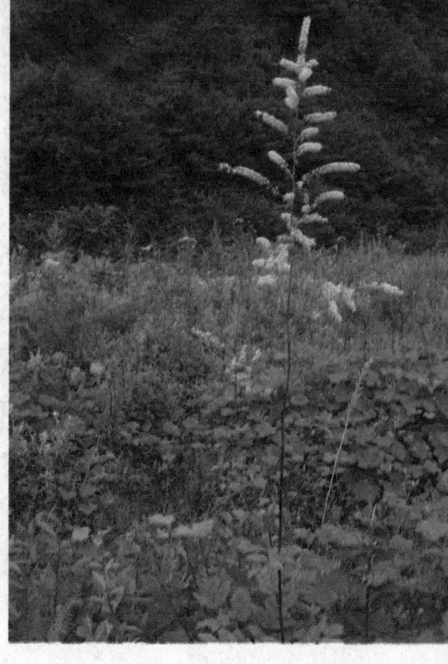

形态特征

大三叶升麻为多年生草木，根茎上生有多数内陷圆洞状的老茎残基。叶互生，2回3出复叶，小叶卵形至广卵形，上部3浅裂，边缘有锯齿。圆锥花序具分枝3～20条，花序轴和花梗密被灰色，或锈色的腺毛及柔毛。花两性，退化雄蕊长卵形，先端不裂；能育雄蕊多数，花丝长短不一，心皮3～5，光滑无毛。蓇葖果无毛。兴安升麻与上种不同点是，花单性，退化雄蕊先端2深裂，裂片顶端常具一明显花药升麻与大三叶升麻不同点为，叶为数回羽状复叶，退化雄蕊先端2裂，不具花药。心皮及蓇葖果有毛。

生境分布

生长在山坡、沙地。植物大三叶升麻的根茎为药材关升麻，分布于辽宁、吉林、黑龙江；植物兴安升麻的根茎为药材北升麻，分布于辽宁、黑龙江、河北、山西；植物升麻的根茎为药材西升麻（或称川升麻），分布于陕西、四川。

名方验方

附方一

子宫脱垂

升麻、柴胡各10克，黄芪60克，党参12克，山药30克。水煎服，连服1～3个月。

附方二

气虚乏力，中气下陷

升麻、人参、柴胡、橘皮、当归、白术各6克，黄芪18克，炙甘草9克。水煎服。

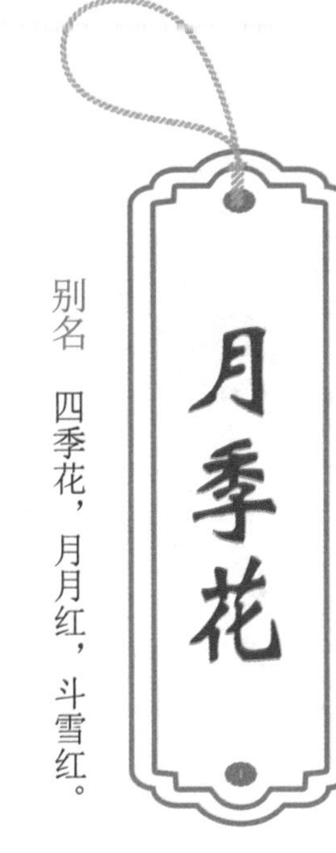

月季花

别名 四季花，月月红，斗雪红。

性味归经

甘，温。归肝经。

功能主治

活血调经，散毒消肿。用于肝郁不舒、经脉阻滞，月经不调，痛经，胸腹胀痛。外用于痈疖肿毒，淋巴结结核（未溃烂）。

形态特征

常绿或半落叶灌木，株高1～2米。小枝具钩状的皮刺，无毛。羽状复叶，小叶3～5，宽卵形或卵状长圆形，长2～6厘米，宽1～3厘米，先端渐尖，基部宽楔形，边缘具锯齿；上面暗绿色，有光泽；下面色较浅；两面无毛。叶柄与叶轴疏生皮刺及腺毛。托叶大部分与叶柄连生，边缘有羽状裂片和腺毛。花单生，或数朵聚生呈伞房状。花直径4～6厘米，有微香或无香。花梗长2～4厘米，常有腺毛。萼片卵形，先端尾尖，羽状裂，边缘具腺毛。花重瓣，各色；花瓣倒卵形。雌蕊多数，包于花托底部，子房上位，有毛，花柱外伸。蔷薇果，卵圆形或梨形，红色，长1.5～2厘米，直径1.2厘米，萼片宿存。花期5～6月，果期9月。

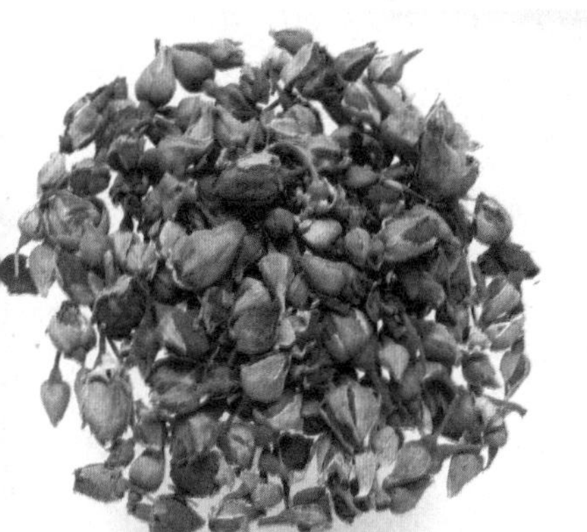

生境分布

生于山坡或路旁。全国各省区普遍栽培。

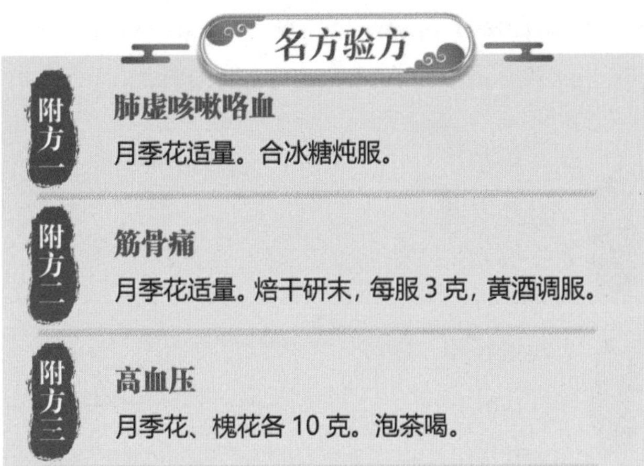

名方验方

附方一 肺虚咳嗽咯血

月季花适量。合冰糖炖服。

附方二 筋骨痛

月季花适量。焙干研末，每服3克，黄酒调服。

附方三 高血压

月季花、槐花各10克。泡茶喝。

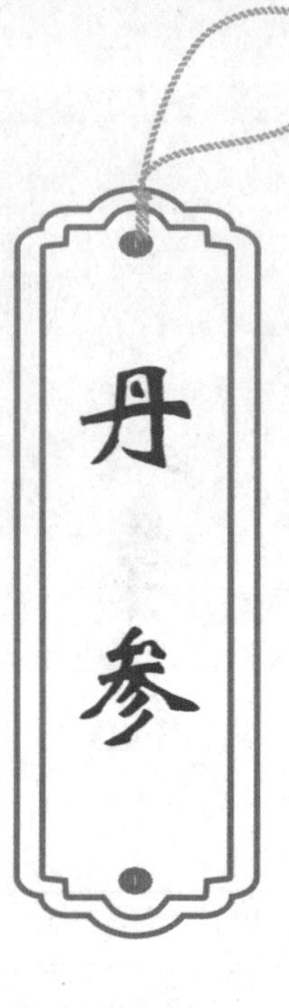

丹参

别名 赤参、山参、红参、郄蝉草、木羊乳、奔马草、紫丹参、活血根。

性味归经

苦，微寒。归心、肝经。

功能主治

活血祛瘀，通经止痛，清心除烦，凉血消痈。用于胸痹心痛，胸胁刺痛，脘腹疼痛，癥瘕积聚，热痹疼痛，心烦不眠，月经不调，痛经经闭，疮疡肿痛。

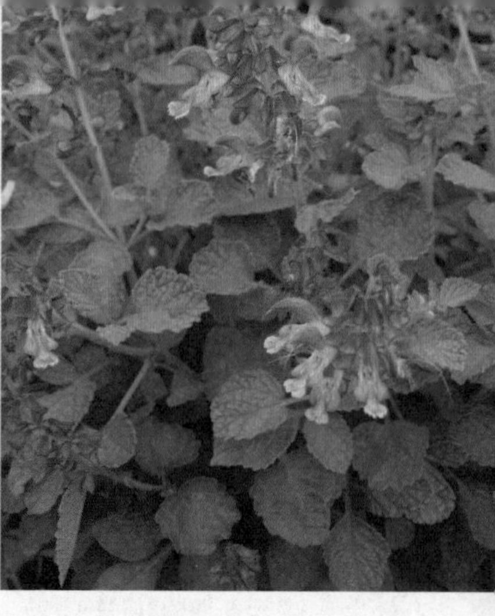

形态特征

多年生草本，高 30 ～ 100 厘米。全株密被淡黄色柔毛及腺毛。茎四棱形，具槽，上部分枝。叶对生，奇数羽状香叶；叶柄长 1 ～ 7 厘米；小叶通常 5，稀 3 或 7 片，顶端小叶最大，侧生小叶较小，小叶片卵圆形至宽卵圆形，长 2 ～ 7 厘米，宽 0.8 ～ 5 厘米，先端急尖或渐尖，基部斜圆形或宽楔形，边具圆锯齿，两面密被白色柔毛。轮伞花序组成顶生或腑生的总状花序，每轮有花 3 ～ 10 朵，下部者疏离，上部者密集；苞片披针形，上面无毛，下面略被毛；花萼近钟状，紫色；花冠二唇形，蓝紫色，长 2 ～ 2.7 厘米，上唇直立，呈镰刀状，先端微裂，下唇较上唇短，先端 3 裂，中央裂片较两侧裂片长且大；发育雄蕊 2，着生长于下唇的中部，伸出花冠外，退化雄蕊 2，线形，着生长于上唇喉部的两侧，花药退化成花瓣状；花盘前方稍膨大；子房上位，4 深裂，花柱细长，柱头 2 裂，裂片不等。小坚果长圆形，熟时棕色或黑色，长约 3.2 厘米，径 1.5 毫米，包于宿萼中。

生境分布

生长于海拔 120 ～ 1300 米的山坡、林下草地或沟边。分布于辽宁、河北、山西、陕西等地。

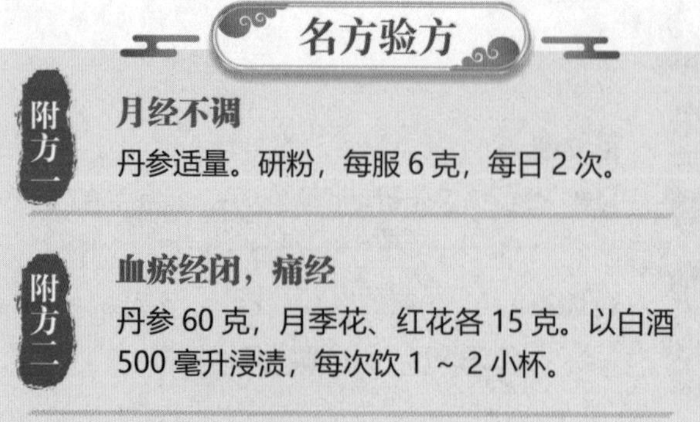

名方验方

附方一

月经不调

丹参适量。研粉，每服 6 克，每日 2 次。

附方二

血瘀经闭，痛经

丹参 60 克，月季花、红花各 15 克。以白酒 500 毫升浸渍，每次饮 1 ～ 2 小杯。

乌梅

别名 梅实、黑梅、熏梅、桔梅肉。

形态特征

落叶小乔木或灌木。叶互生，托叶1对，早落，叶片阔卵形或卵形，先端尾状渐尖。花单生或2朵簇生枝上，先叶开放，白色或红色，花梗极短；花萼5；子房密被柔毛。核果球形，成熟时黄色。

生境分布

喜温暖湿润气候，需阳光充足，花期温度对产量影响极大，全国各地均有栽培。主产于浙江、福建、云南等地。

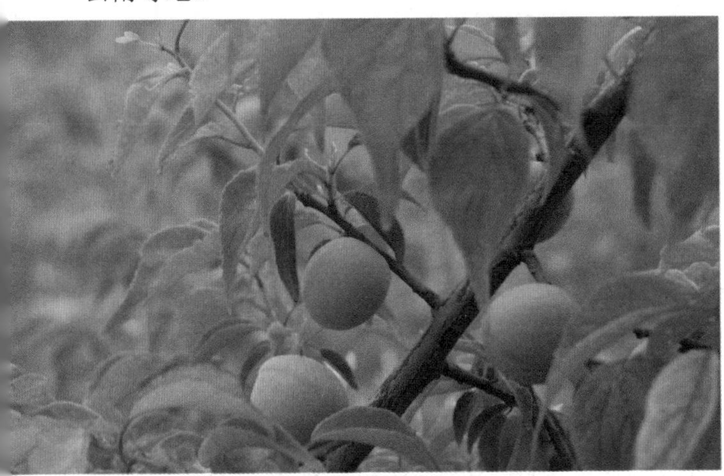

性味归经

酸、涩，平。归肝、脾、肺、大肠经。

功能主治

敛肺，涩肠，生津，安蛔。用于肺虚久咳，久疟久泻，痢疾，便血，尿血，虚热消渴，蛔厥呕吐腹痛。

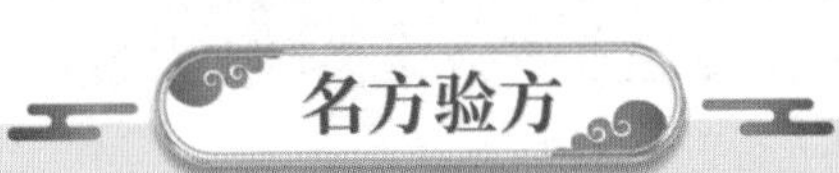

附方一

蛔虫病

乌梅若干。去核捣烂，每次6～9克，每日2次。

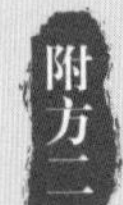

水气满急

乌梅、大枣各3枚。水4000毫升，煮1000克，纳蜜和匀，含咽之。

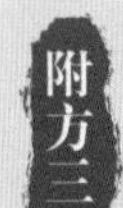

鼻瘜肉

乌梅肉炭、硼砂各15克，冰片0.9克。共研细末，撒患处，或用香油调搽。

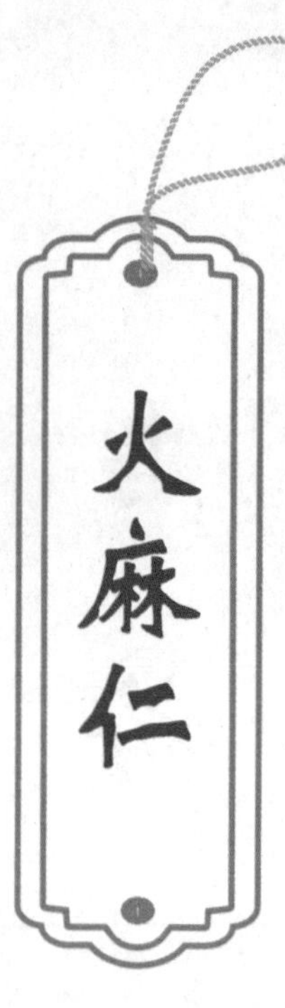

火麻仁

别名　火麻、大麻仁、线麻子。

性味归经

甘，平。归脾、胃、大肠经。

功能主治

润肠通便。用于血虚津亏，肠燥便秘。

形态特征

一年生直立草本，高1～3米。掌状叶互生或下部对生，全裂，裂片3～11枚，披针形至条状披针形，下面密被灰白色毡毛。花单性，雌雄异株；雄花序为疏散的圆锥花序，黄绿色，花被5片；雌花簇生长于叶腋，绿色，每朵花外面有一卵形苞片。瘦果卵圆形，质硬，灰褐色，有细网状纹，为宿存的黄褐色苞片所包裹。

生境分布

生长于土层深厚、疏松肥沃、排水良好的砂质土壤或黏质土壤里。主产于东北、华北、华东、中南等地。

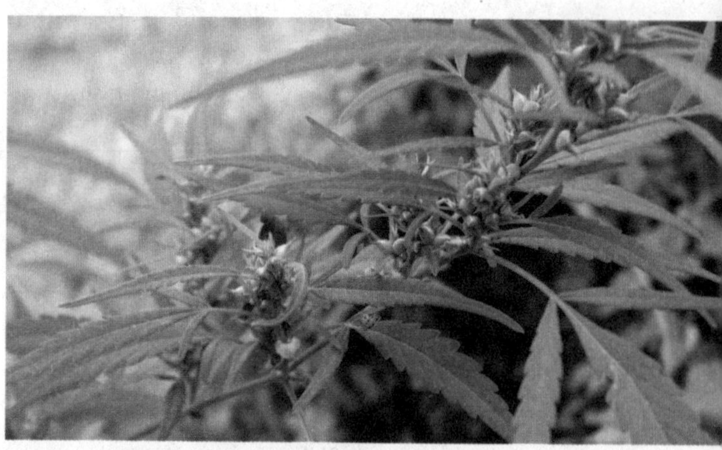

名方验方

附方一

大便不通

火麻仁适量。研末，同米煮粥食用。

附方二

烫伤

火麻仁、黄柏、黄栀子各适量。共研末，调猪油搽。

附方三

跌打损伤

火麻仁200克。煅炭，对黄酒服。

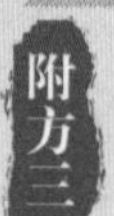

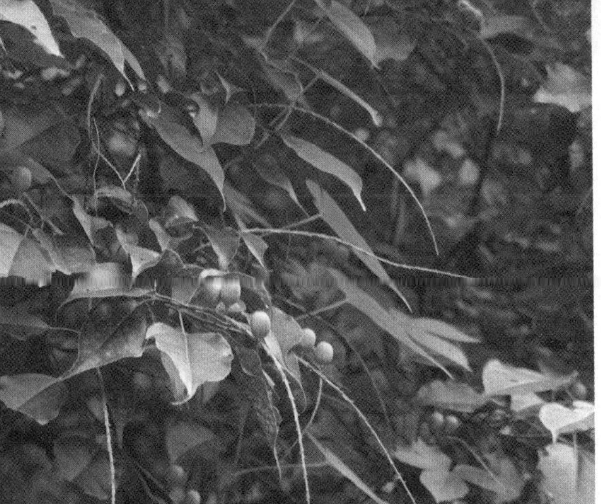

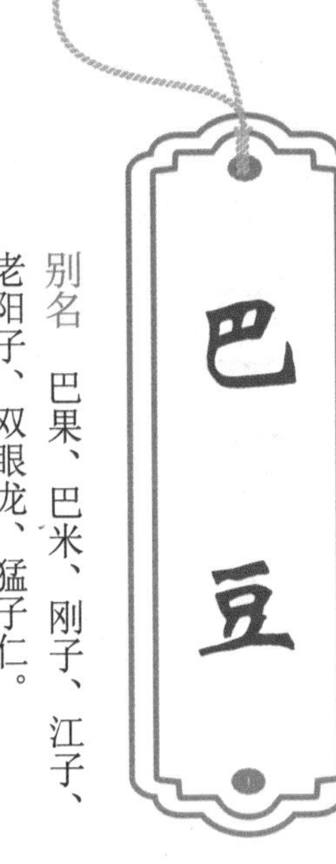

别名 巴果、巴米、刚子、江子、老阳子、双眼龙、猛子仁。

性味归经 辛，热；有大毒。归胃、大肠经。

功能主治 外用蚀疮。用于恶疮疥癣，疣痣。

形态特征

常绿小乔木。叶互生，卵形至矩圆状卵形，顶端渐尖，两面被稀疏的星状毛，近叶柄处有2腺体。花小，成顶生的总状花序，雄花生上，雌花在下；蒴果类圆形，3室，每室内含1粒种子。果实呈卵圆形或类圆形。长1.5～2厘米，直径1.4～1.9厘米。表面黄白色，有6条凹陷的纵棱线。去掉果壳有3室，每室有1枚种子。

生境分布

多为栽培植物，野生长于山谷、溪边、旷野，有时也见于密林中。主产于四川、广西、云南、贵州等地。

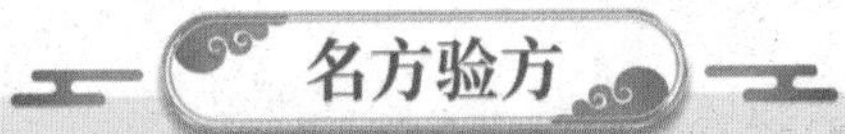

名方验方

附方一

寒癖宿食，久饮不消，大便秘结

巴豆仁1000毫升，清酒5000毫升。煮三日三夜，研末，合酒微火煎，和丸如胡豆大，每服1丸，水送服，欲吐者服2丸。

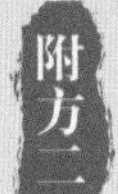

附方二

小儿下痢赤白

巴豆（煨熟，去油）5克，百草霜（研末）10克。飞罗面煮糊为丸，如黍米大，量人用之。红痢用甘草汤送服，白痢用米汤送服，赤白痢用姜汤送服。

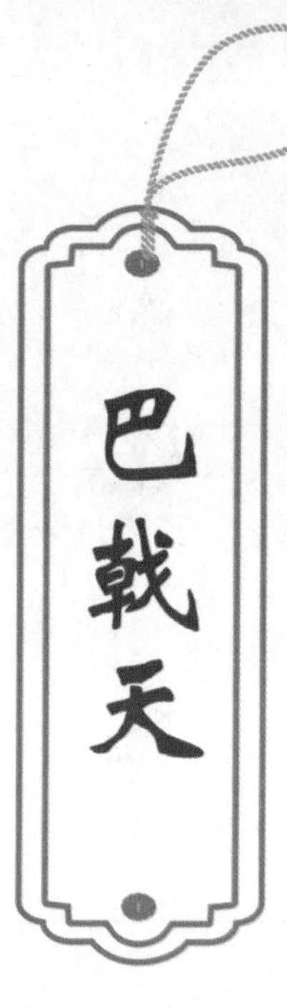

别名 糠藤、黑藤钻、鸡肠风、兔仔肠、鸡眼藤、三角藤。

性味归经 甘、辛，微温。归肾、肝经。

功能主治 补肾阳，强筋骨，祛风湿。用于阳痿遗精，腰膝疼痛，筋骨痿软，宫冷不孕，月经不调，少腹冷痛，风湿痹痛。

形态特征

藤状灌木。根肉质肥厚，圆柱形，呈结节状，茎有纵棱，小枝幼时有褐色粗毛。叶对生，叶片长椭圆形，全缘，叶缘常有稀疏的短睫毛，下面中脉被短粗毛，托叶鞘状。头状花序有花 2 ～ 10 朵，排列于枝端，花序梗被污黄色短粗毛，花萼先端有不规则的齿裂或近平截，花冠白色，肉质。核果近球形，种子 4 粒。

生境分布

生长于山谷、溪边或林下。主产于广东高要、德庆，广西苍梧等地。

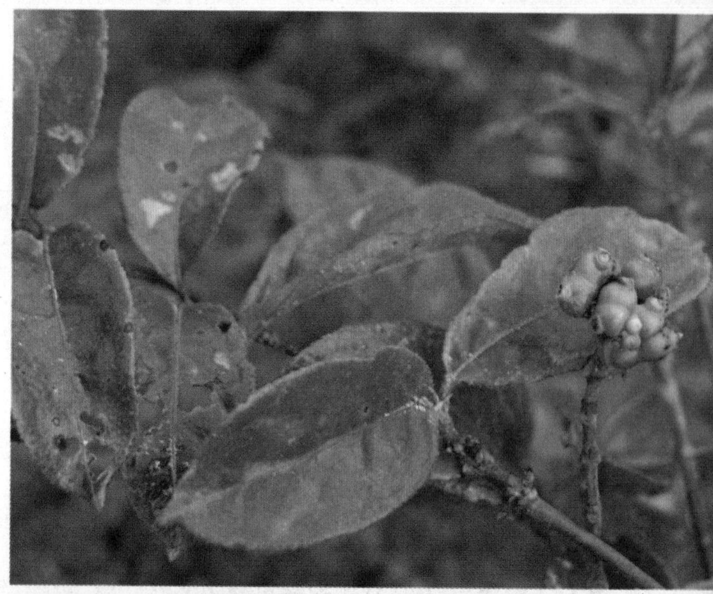

名方验方

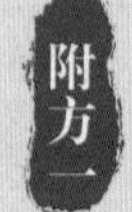

遗尿，小便不禁

巴戟天、覆盆子各 12 克，益智仁 10 克。水煎服，每日 1 剂。

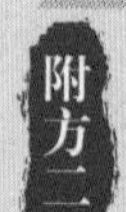

肾病综合征

巴戟天、山茱萸各 30 克。水煎服，每日 1 剂。

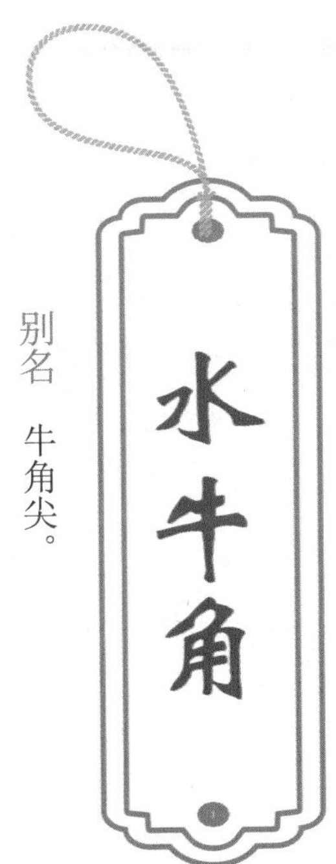
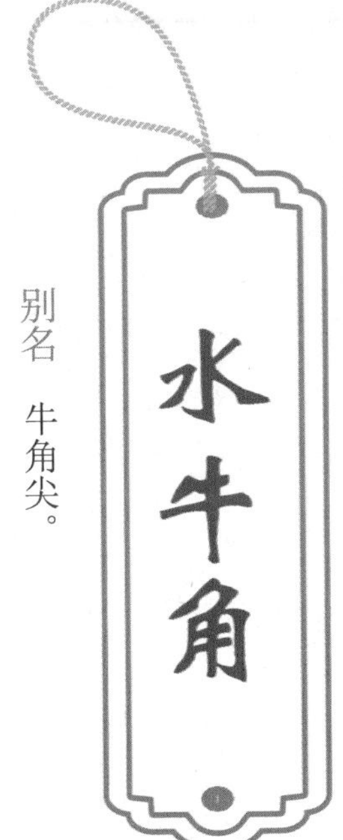

水牛角

别名　牛角尖。

性味归经

苦，寒。归心、肝经。

功能主治

清热凉血，解毒，定惊。用于温病高热，神昏谵语，头痛，喉痹咽肿，发斑发疹，吐血衄血，惊风，癫狂。

形态特征

水牛为大家畜，体壮，蹄大，额方，鼻宽，嘴向前伸，下颏和颈几乎与地面平行。公母牛皆有角，角呈方棱状或呈三角形，弧形对生，角面多带纹。上颚无门齿及犬齿，臼齿皆强大，颈较短。体躯肥满，腰隆凸，四肢强健，肢具四趾，各有蹄，前 2 趾着地，后 2 趾不着地而悬蹄。毛粗硬，稀疏，皮毛黑灰色而有光泽，冬季则为青灰色，品种不多，毛色以灰青、石板青为多，黑色、黄褐色为少，纯白色则较罕见。

生境分布

全国各地均有饲养。主产于华南、华东地区。

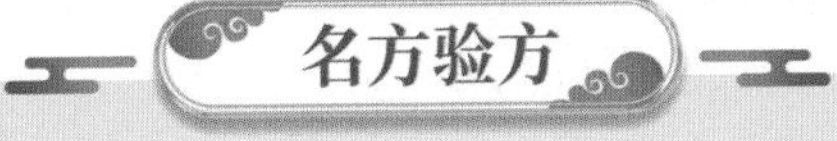

名方验方

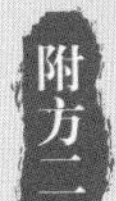

附方一

雀斑

水牛角 60 克，羌活、升麻、生地黄、防风各 30 克，川芎、白附子、红花、白芷、黄芩各 15 克，生甘草 6 克。将各药研成细末，蒸熟，做成小丸，每晚服 10 克，温开水送服。

附方二

过敏性紫癜

水牛角 40 ~ 100 克，生地黄 10 ~ 30 克，赤芍 10 ~ 20 克，牡丹皮 10 ~ 20 克。水牛角煎半小时以上，后下余药，半小时后取汁口服，每日 1 剂，重则 2 剂。

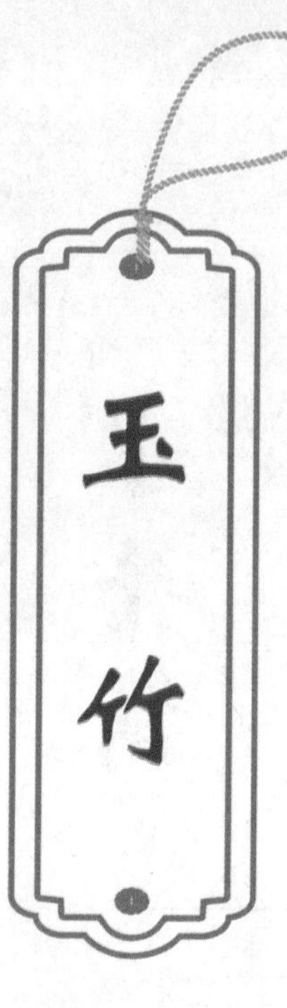

玉竹

别名 玉术、委萎、女萎、葳蕤、节地、乌萎、黄芝、山玉竹。

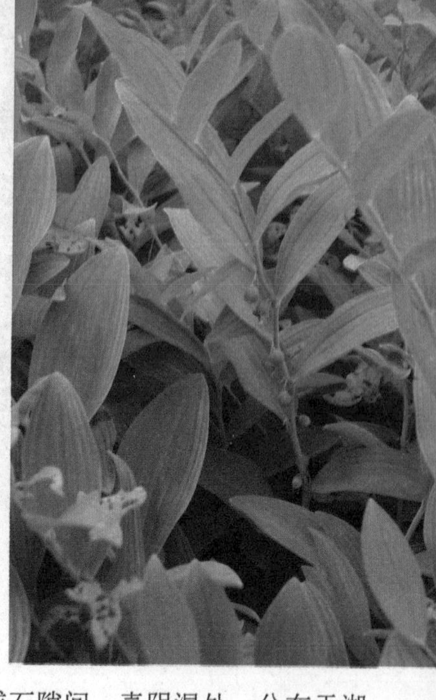

形态特征

多年生草本，根茎横生。茎单一，高20～60厘米。叶互生，无柄，叶片椭圆形至卵状长圆形。花腋生，通常1～3朵，簇生，花被筒状，白色，花丝丝状。浆果球形，成熟时蓝黑色。

生境分布

生长于山野林下或石隙间，喜阴湿处。分布于湖南、河南、江苏、浙江等地。河南产量最大，浙江新昌产质最佳。

性味归经

甘，微寒。归肺、胃经。

功能主治

养阴润燥，生津止渴。用于肺胃阴伤，燥热咳嗽，咽干口渴，内热消渴，阴虚外感，头晕目眩。

名方验方

附方一

虚咳

玉竹25～50克。与猪肉同煮服。

附方二

发热口干，小便涩

玉竹250克。煮汁饮之。

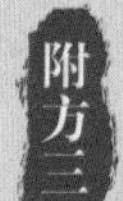

附方三

久咳，痰少，咽干，乏力

玉竹、北沙参各15克，北五味子、麦冬各10克，川贝母5克。水煎服，每日1剂。

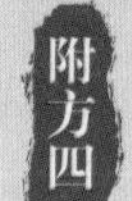

附方四

小便不畅，小便疼痛

玉竹30克，芭蕉120克。水煎取汁，冲入滑石粉10克，分作3次于饭前服。

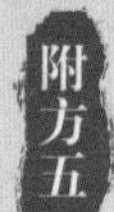

附方五

肢体酸软，自汗，盗汗

玉竹25克，丹参13克。水煎服。

功劳木

别名　土黄柏、黄天竹、鼠不爬、山黄柏、大叶黄连、十大功劳。

形态特征

常绿灌木，高 1 ～ 2 米。茎直立，树皮灰色，多分枝。叶互生；奇数羽状复叶；叶柄基部膨大；叶革质，小叶 5 ～ 13 片，狭披针形至披针形，长 6 ～ 12 厘米，宽 0.7 ～ 1.5 厘米，先端长尖而具锐刺，基部楔形，边缘每边有刺状锯齿 6 ～ 13 个，上面深绿色，有光泽，叶脉不明显，下面黄绿色；叶脉自基部 3 出。总状花序自枝顶牙鳞腋间抽出，长 3 ～ 6 厘米，花梗基部具总苞，苞片卵状三角形。浆果卵圆形，熟果卵圆形，熟时蓝黑色。花期 7 ～ 8 月，果期 8 ～ 10 月。

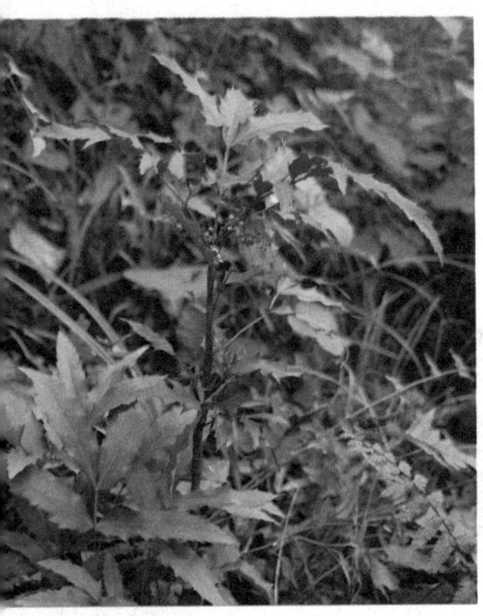

生境分布

生长于向阳山坡的灌丛中，也有栽培。分布于广西、安徽、浙江、江西、四川等地。

性味归经

苦，寒。归肝、胃、大肠经。

功能主治

清热燥湿，泻火解毒。用于湿热泻痢，黄疸尿赤，目赤肿痛，胃火牙痛，疮疖痈肿，湿疹，肺热咳嗽。

名方验方

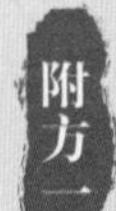

感冒发热口渴

鲜十大功劳叶 30 克，黄荆叶 15 克。水煎服。

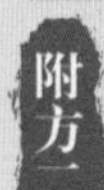

咯血，失眠

十大功劳叶 12 克。水煎服。

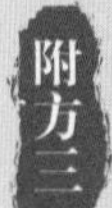

慢性支气管炎

十大功劳叶、虎杖根、枇杷叶各 30 克。水煎服。

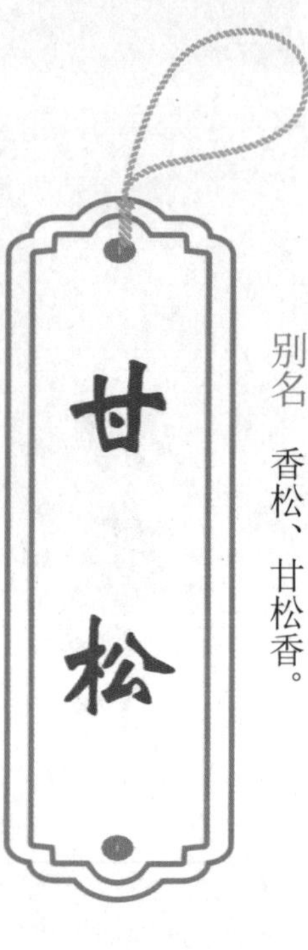

甘松

别名　香松、甘松香。

性味归经

辛、甘，温。归脾、胃经。

功能主治

理气止痛，开郁醒脾，外用祛湿消肿。用于寒凝气滞，脘腹胀满，食欲不振，呕吐，外用治牙痛，脚气肿毒。

形态特征

多年生草本，高 20 ～ 35 厘米。基生叶较少而疏生，通常每丛 6 ～ 9 片，叶片窄线状倒披针形或倒长披针形，先端钝圆，中以下渐窄略成叶柄状，基部稍扩展成鞘，全缘，上面绿色，下面淡绿色；主脉三出。聚伞花序呈紧密圆头状，花萼 5 裂，齿极小，花粉红色，花冠筒状，花柱细长，伸出花冠外，柱头漏斗状。瘦果倒卵形，长约 3 毫米，萼宿存。

生境分布

生长于高山草原地带。分布于四川、甘肃、青海等地。

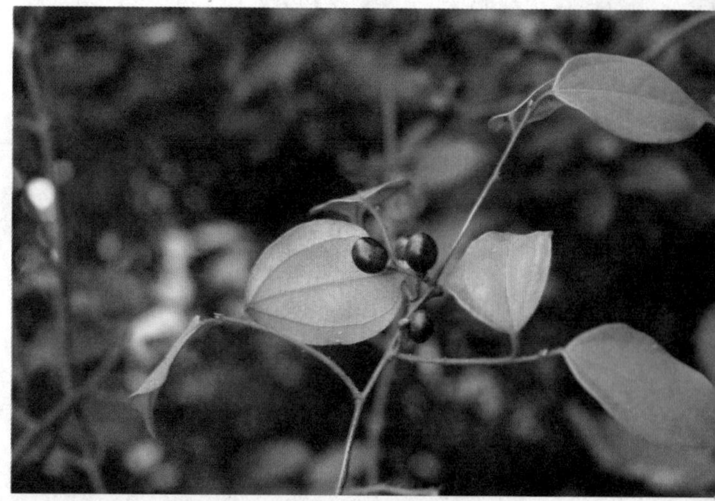

名方验方

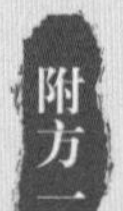

附方一

神经性胃痛

甘松香、香附、沉香各适量。水煎服。

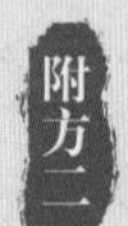

附方二

神经衰弱，癔病，胃肠痉挛

甘松 18 克，广皮 4.5 克。水 500 毫升，浸于沸水 3 小时（每半小时煮沸 1 次），分 12 次服，每日 6 次。

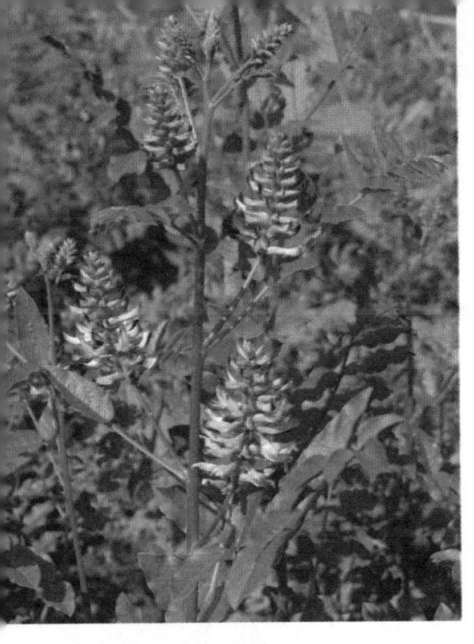

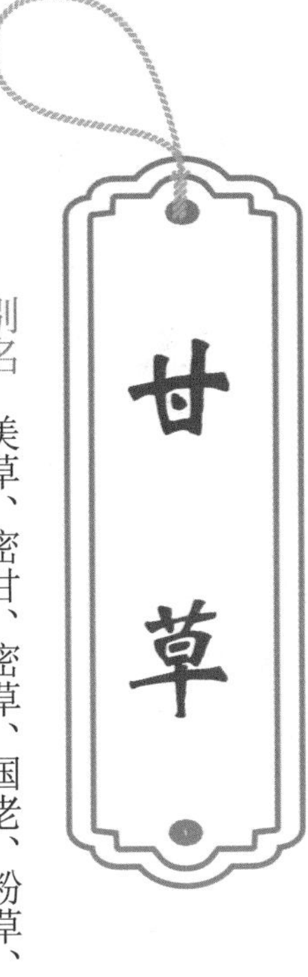

别名 美草、密甘、密草、国老、粉草、甜根子、甜草根、粉甘草、红甘草。

性味归经

甘，平。归心、肺、脾、胃经。

功能主治

补脾益气，清热解毒，祛痰止咳，缓急止痛，调和诸药。用于脾胃虚弱，倦怠乏力，心悸气短，咳嗽痰多，脘腹、四肢挛急疼痛，痈肿疮毒，缓解药物毒性、烈性。

形态特征

多年生草本，高 30 ～ 80 厘米，根茎多横走，主根甚发达。外皮红棕色或暗棕色。茎直立，有白色短毛和刺毛状腺体。奇数羽状复叶互生，小叶 7 ～ 17 对，卵状椭圆形，全缘，两面被短毛及腺体。总状花序腋生，花密集。花萼钟状，外被短毛或刺状腺体，花冠蝶形，紫红色或蓝紫色。荚果扁平，呈镰刀形或环状弯曲，外面密被刺状腺毛，种子扁卵圆形，褐色。

生境分布

生长于干旱、半干旱的荒漠草原、沙漠边缘和黄土丘陵地带。分布于内蒙古、山西、甘肃、新疆等地，以内蒙古杭锦旗所产品质最优。

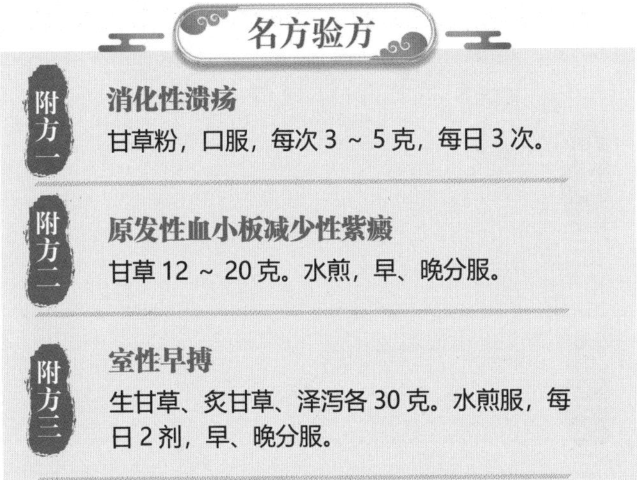

名方验方

附方一 **消化性溃疡**

甘草粉，口服，每次 3 ~ 5 克，每日 3 次。

附方二 **原发性血小板减少性紫癜**

甘草 12 ~ 20 克。水煎，早、晚分服。

附方三 **室性早搏**

生甘草、炙甘草、泽泻各 30 克。水煎服，每日 2 剂，早、晚分服。

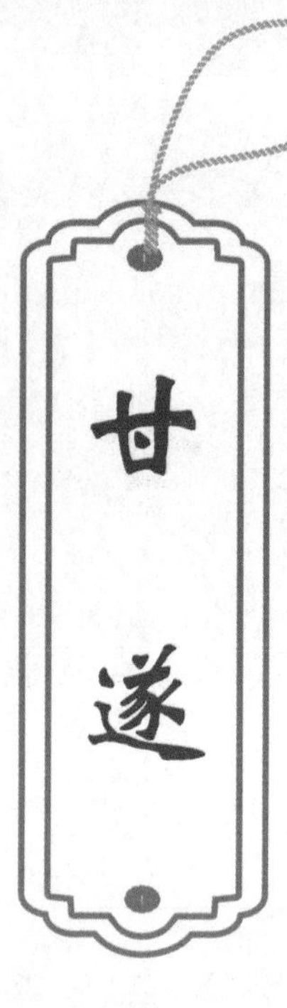

甘遂

别名 甘泽、猫儿眼、化骨丹、肿手花、萱根子。

形态特征

多年生草本，高25～40厘米，全株含白色乳汁。茎直立，下部稍木质化，淡红紫色，下部绿色，叶互生，线状披针形或披针形，先端钝，基部宽楔形或近圆形，下部叶淡红紫色。杯状聚伞花序，顶生，稀腋生；总苞钟状，先端4裂，腺体4；花单性，无花被；雄花雄蕊1枚，雌花花柱3，每个柱头2裂。蒴果近球形。

生境分布

生长于低山坡、沙地、荒坡、田边和路旁等。主产于陕西、河南、山西等地。

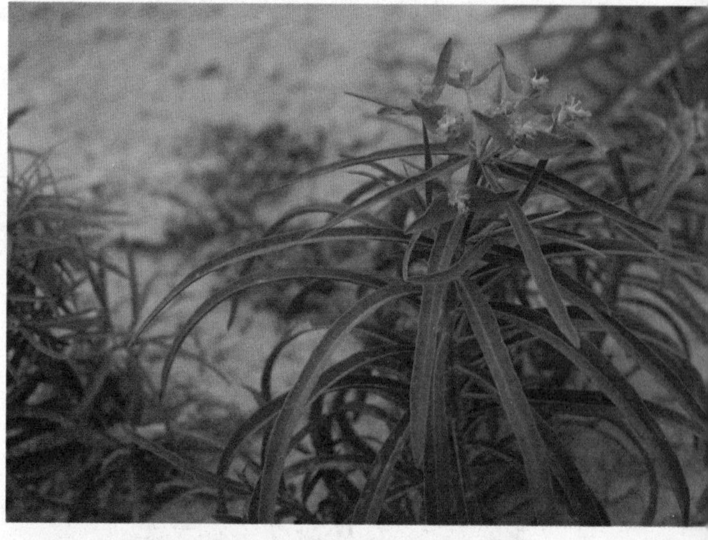

性味归经

苦，寒；有毒。归肺、肾、大肠经。

功能主治

泻水逐饮，消肿散结。用于水肿胀满，胸腹积水，痰饮积聚，气逆咳喘，二便不利，风痰癫痫，痈疮肿毒。

名方验方

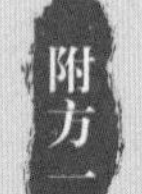

附方一

癫痫

甘遂、朱砂各3克。将甘遂入鲜猪心中，煨熟，取出药，与朱砂研粉和匀，分作4丸，每次1丸，用猪心煎汤送下。

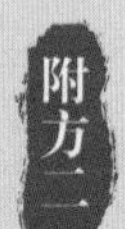

附方二

小儿睾丸鞘膜积液

甘遂、赤芍、枳壳、昆布各10克，甘草5克。水煎服，连用3～7日。

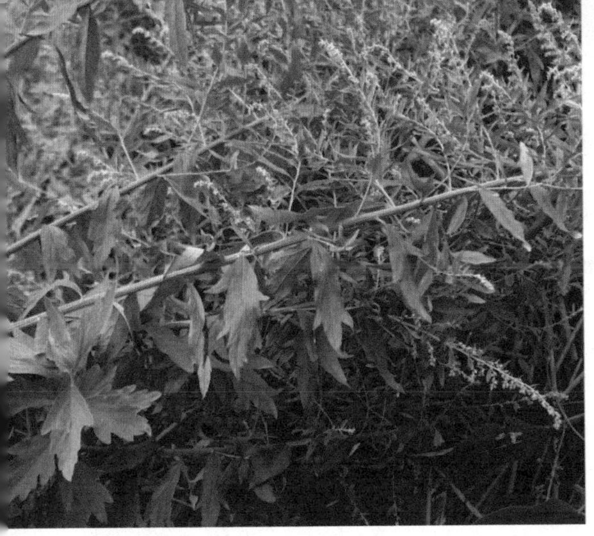

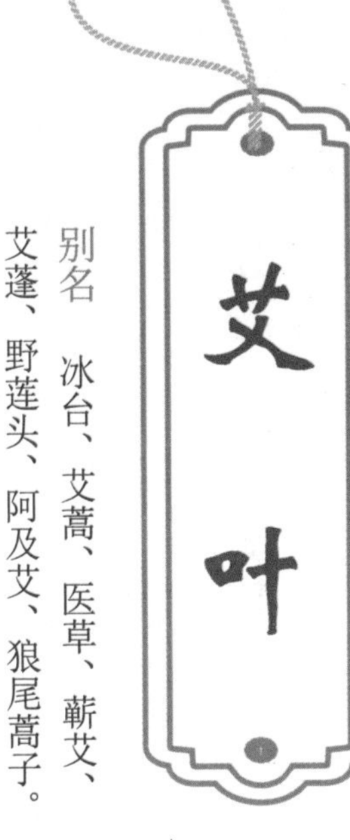

艾叶

别名 冰台、艾蒿、医草、蕲艾、艾蓬、野莲头、阿及艾、狼尾蒿子。

性味归经

辛、苦，温；有小毒。归肝、脾、肾经。

功能主治

温经止血，散寒止痛，外用祛湿止痒。用于吐血，衄血，便血，崩漏，月经过多，胎漏下血，少腹冷痛，经寒不调，痛经，宫冷不孕，心腹冷痛，久泻久痢；外治皮肤瘙痒。醋艾炭温经止血，用于虚寒性出血。

形态特征

多年生草本，高 45 ～ 120 厘米；茎具明显棱条，上部分枝，被白色短绵毛。单叶，互生，茎中部叶卵状三角形或椭圆形，有柄，羽状深裂，两侧 2 对裂片椭圆形至椭圆状披针形，中间又常 3 裂，裂片边缘均具锯齿，上面暗绿色，密布小腺点，稀被白色柔毛，下面灰绿色，密被白色绒毛；茎顶部叶全缘或 3 裂。头状花序排列成复总状，总苞卵形，密被灰白色丝状茸毛；筒状小花带红色，外层雌性花，内层两性花。瘦果长圆形、无冠毛。

生境分布

生长于荒地、林缘，有栽培。全国大部分地区均产，以湖北蕲州产者为佳。

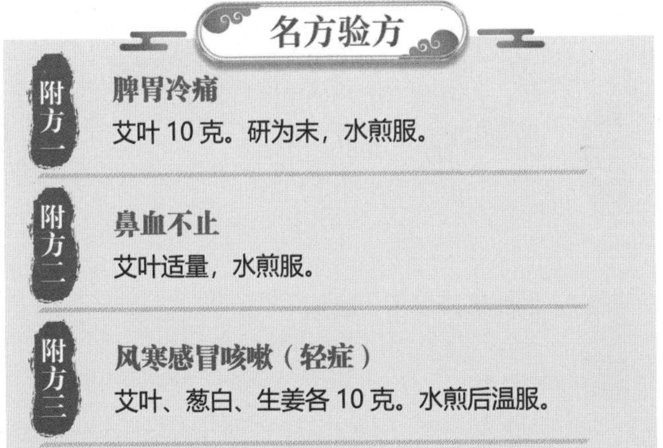

名方验方

附方一　脾胃冷痛

艾叶 10 克。研为末，水煎服。

附方二　鼻血不止

艾叶适量，水煎服。

附方三　风寒感冒咳嗽（轻症）

艾叶、葱白、生姜各 10 克。水煎后温服。

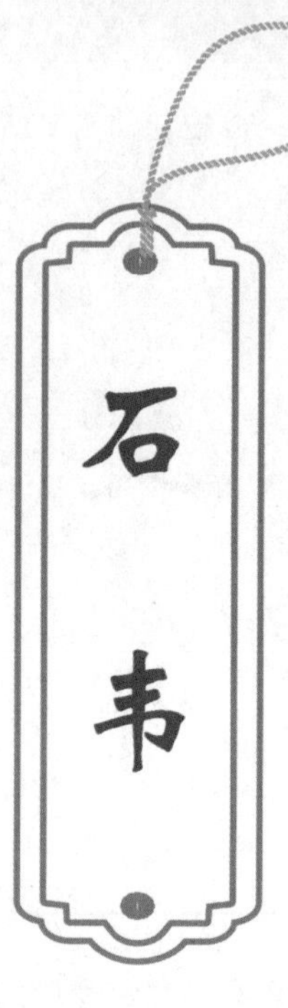

石韦

别名 石皮、石剑、潭剑，金星草、生扯拢、虹霓剑草。

性味归经

甘、苦，微寒。归肺、膀胱经。

功能主治

利尿通淋，清肺止咳，凉血止血。用于热淋，血淋，石淋，小便不通，淋沥涩痛，肺热喘咳，吐血，衄血，尿血，崩漏，金疮，痈疽。

形态特征

株高 10 ～ 30 厘米，根茎如粗铁丝，横走，密生鳞片。叶近两型，不育叶和能育叶同形，叶片披针形或长圆披针形，基部楔形，对称。孢子囊群在侧脉间紧密而整齐地排列，初为星状毛包被，成熟时露出，无盖。

生境分布

生长于山野的岩石上或树上。主产于长江以南各地。

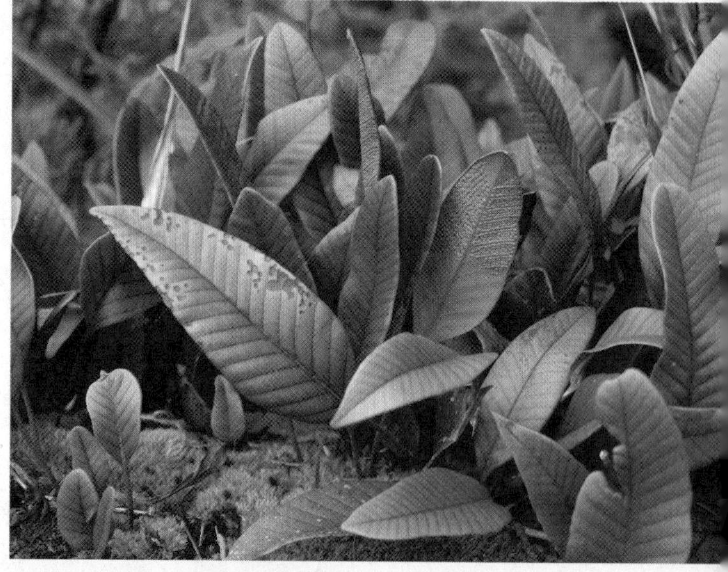

名方验方

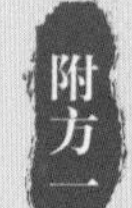

急性膀胱炎，尿路感染

石韦 30 克，车前草 20 克，滑石 18 克，甘草 3 克。水煎服。

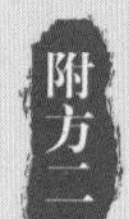

急性结石发作，绞痛

石韦、乌药各 60 克，白芍 90 克，甘草 10 克。水煎服。

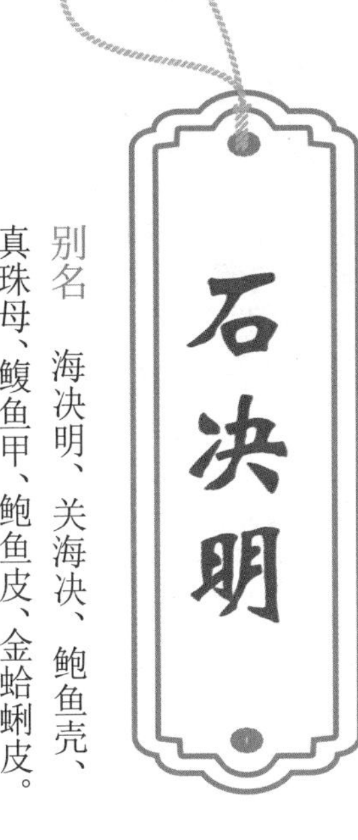

石决明

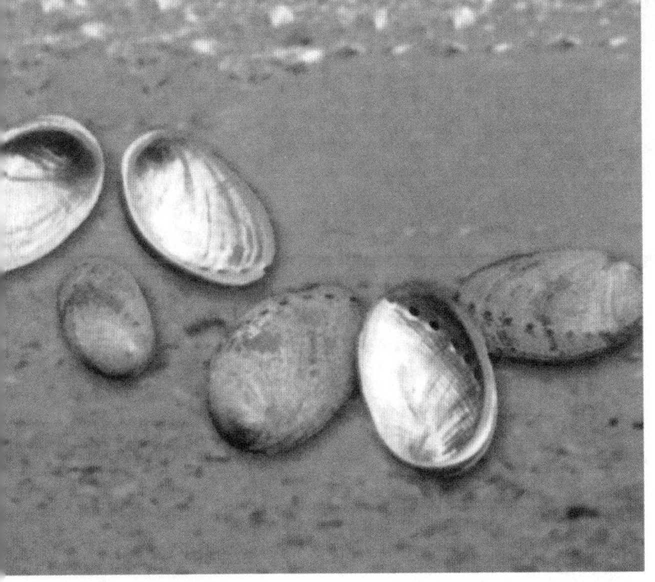

别名 海决明、关海决、鲍鱼壳、真珠母、鳆鱼甲、鲍鱼皮、金蛤蜊皮。

性味归经 咸，寒。归肝经。

功能主治 平肝潜阳，清肝明目。用于肝阳上亢，头痛眩晕，目赤翳障，视物昏花，青盲雀目。

形态特征

体长卵圆形，内面观略呈耳形，长 7 ～ 9 厘米，宽 5 ～ 6 厘米，高约 2 厘米。表面暗红色，有多数不规则的螺肋和细密生长线，螺旋部小，体螺部大，从螺旋部顶端开始向右排列有 20 余个疣状突起，末端 6 ～ 9 个开孔，孔口与壳面平。内面光滑，具珍珠样彩色光泽。壳较厚，稍光滑，质坚硬，不易破碎，断面厚 0.5 ～ 10 毫米，有较明显的层次。无臭，味微咸。

生境分布

分布于暖海地区，如福建平潭、厦门，广东捷胜、平海、宝安、上川岛、匈洲岛、涠洲岛以及海南崖县（三亚）、保平港等地。

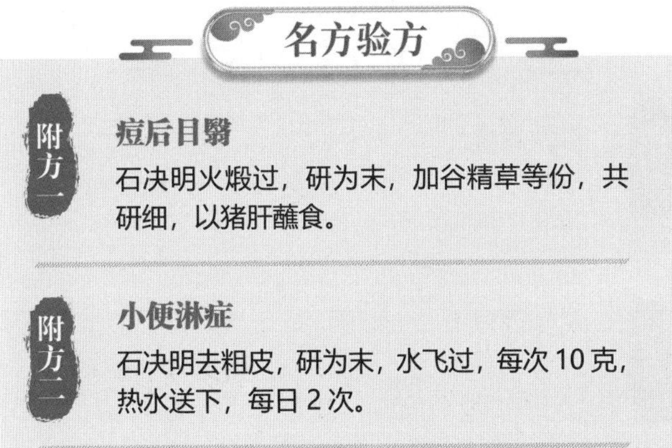

名方验方

附方一 **痘后目翳**

石决明火煅过，研为末，加谷精草等份，共研细，以猪肝蘸食。

附方二 **小便淋症**

石决明去粗皮，研为末，水飞过，每次 10 克，热水送下，每日 2 次。

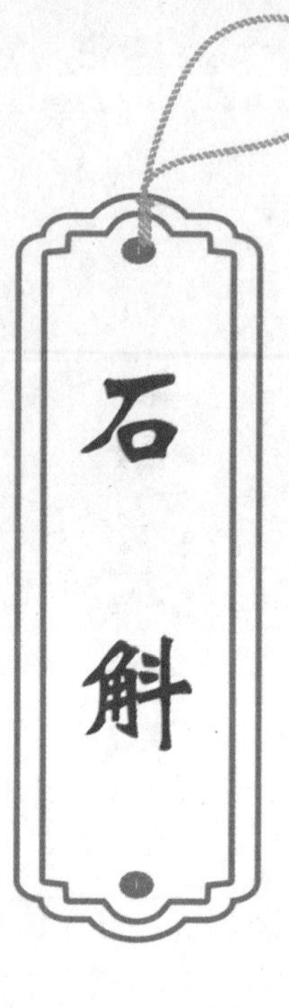

石斛

别名 禁生、林兰、黄草、杜兰、金钗花、千年润、吊兰花。

性味归经

甘，微寒。归胃、肾经。

功能主治

益胃生津，滋阴清热。用于热病津伤，口干烦渴，胃阴不足，食少干呕，病后虚热，虚劳消瘦，阴虚火旺，骨蒸劳热，目暗不明，筋骨痿软。

形态特征

茎丛生，直立，高5～30厘米，径约5毫米，圆柱形，基部稍细，绿色并带紫色；多节，节间长1～2厘米。叶少数，生长于茎上部，无柄；叶片近卵形、卵状长圆形或近长圆形，长5～7厘米，宽1.5～2厘米，先端急尖而有偏斜状的凹缺，带革质；叶鞘膜质，紧抱节间，灰色，似不清洁状，干后深灰色。蒴果长圆形，长约2.5厘米，有三棱。

生境分布

生长于海拔100～3000米，常附生长于树上或岩石上。分布于四川、云南、贵州、广东、广西、湖北等地；陕西、河南、江西等地也产。

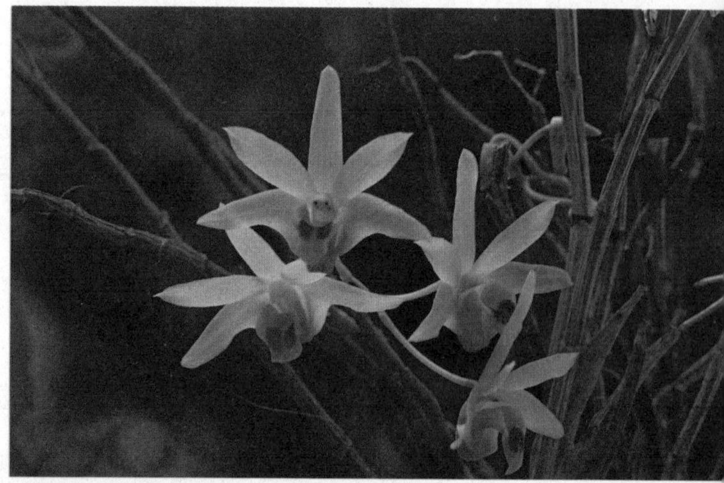

名方验方

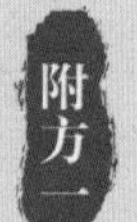

附方一

慢性胃炎

石斛、谷芽各25克，南沙参15克，白蜜30克。每日1剂，水煎，分3次服。

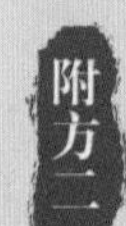

附方二

老年性口干

石斛、黄精、玉竹各15克，山药20克。每日1剂，水煎，分3次服。

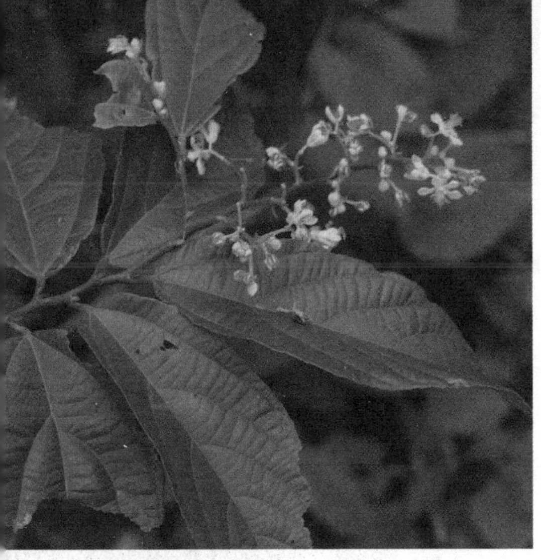

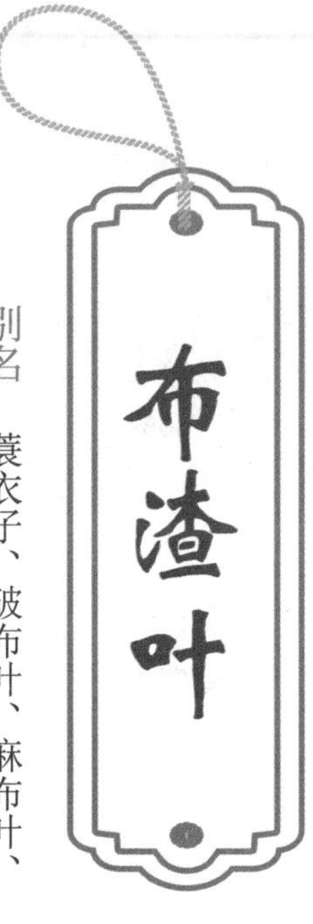

别名 蓑衣子、破布叶、麻布叶、烂布渣、布包木、破布树。

性味归经

微酸，凉。归脾、胃经。

功能主治

消食化滞，清热利湿。用于饮食积滞，感冒发热，湿热黄疸，湿热食滞之脘腹疼痛，食少泄泻。

形态特征

常绿灌木或小乔木。树皮灰黑色。叶互生，叶片常见穿孔，卵状长圆形至倒卵圆形，先端渐尖，基部圆形或稍偏斜，两面仅在脉上有疏毛，边缘有疏细齿，基出脉 3 条，网脉在下面明显凸起。叶柄被星状毛。托叶成对，线状披针形。花序顶生或生长于上部叶腋，由多个具 2 ～ 3 花的小聚伞花序排成圆锥花序，花序分枝，花梗和萼片外面密生星状柔毛。花淡黄色，萼片 5，匙状长圆形；花瓣 5，长为萼片的 1/4 ～ 1/3；雄蕊多数；子房球形，3 室，无毛，花柱锥尖。核果倒卵形，黑褐色。

生境分布

全世界约 60 种，分布于非洲、印度、马来西亚。我国主要分布于广东、海南、广西、云南等地。

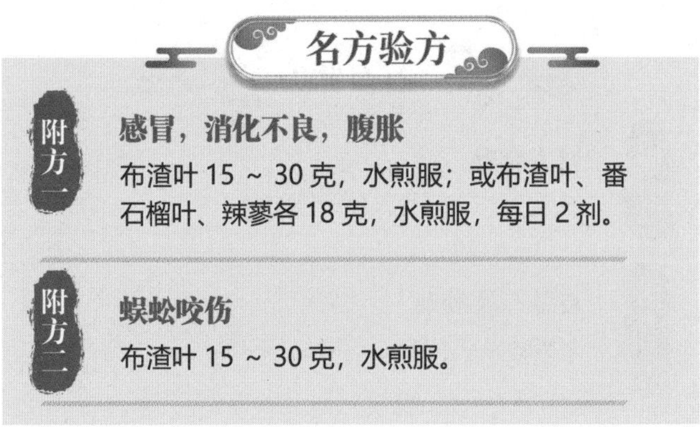

名方验方

附方一　感冒，消化不良，腹胀

布渣叶 15 ~ 30 克，水煎服；或布渣叶、番石榴叶、辣蓼各 18 克，水煎服，每日 2 剂。

附方二　蜈蚣咬伤

布渣叶 15 ~ 30 克，水煎服。

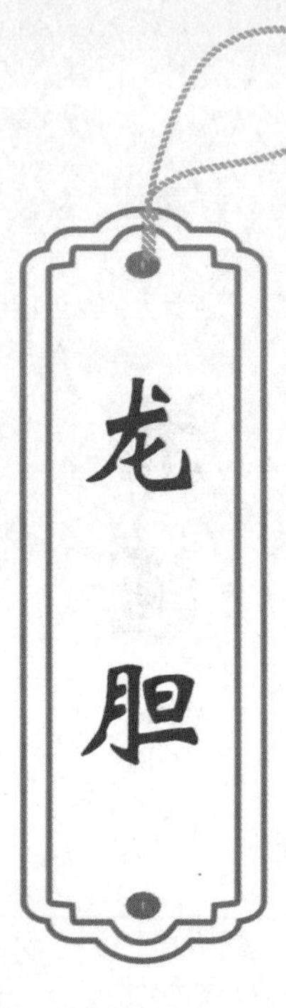

别名 陵游、胆草、草龙胆、龙胆草、地胆草、苦龙胆草。

性味归经

苦，寒。归肝、胆经。

功能主治

清热燥湿，泻肝胆火。用于湿热黄疸，小便淋痛，阴肿阴痒，湿热带下，湿疹瘙痒，肝火目赤，头胀头痛，耳鸣耳聋，胁痛口苦，强中，惊风抽搐。

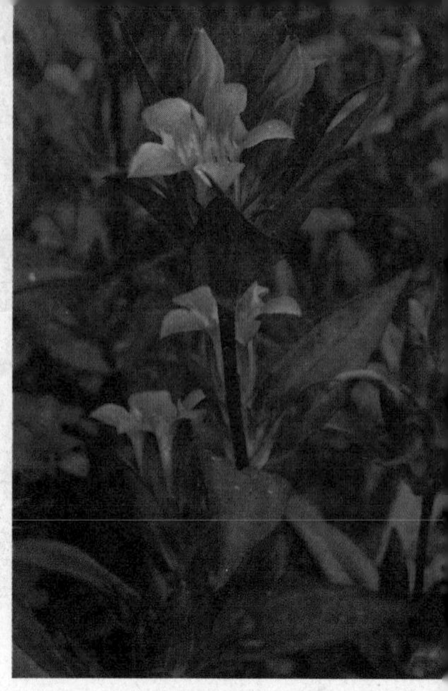

形态特征

多年生草本，高35～60厘米。根茎短，簇生多数细长的根，根长可达25厘米，淡棕黄色。茎直立，粗壮，通常不分枝，粗糙，节间常较叶为短。叶对生，无柄，基部叶2～3对，甚小，鳞片状；中部及上部叶卵形、卵状披针形或狭披针形，长约3～8厘米，宽0.4～4厘米，先端渐尖或急尖，基部连合抱于节上，叶缘及叶脉粗糙，主脉3条基出。花无梗，数朵成束，簇生长于茎顶及上部叶腋；苞片披针形；花萼绿色，钟形，膜质，长约2.5厘米，先端5裂，裂片披针形至线形；花冠深蓝色至蓝色，钟形，长约5厘米，先端5裂，裂片卵形，先端锐尖，裂片间有5褶状三角形副冠片，全缘或偶有2齿；雄蕊5，着生长于花冠管中部的下方；子房长圆形，1室，花柱短，柱头2裂。蒴果长圆形，有短柄，成热时2瓣裂。种子细小，线形而扁，褐色，四周有翅。花期9～10月，果期10月。

生境分布

生长于山坡草丛、灌木丛中及林缘。分布于黑龙江、吉林、辽宁、内蒙古、广西等地。

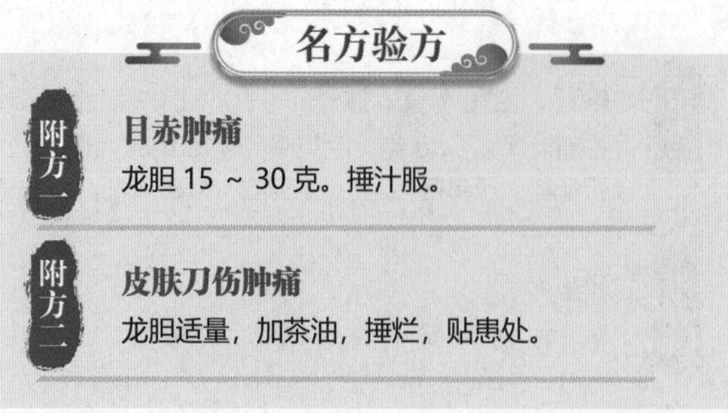

名方验方

附方一　目赤肿痛

龙胆15～30克。捶汁服。

附方二　皮肤刀伤肿痛

龙胆适量，加茶油，捶烂，贴患处。

龙眼肉

别名　元肉、圆眼、龙目、桂圆、比目、龙眼干、桂圆肉、荔枝奴。

形态特征

常绿乔木，高达10米以上。幼枝被锈色柔毛。双数羽状复叶，互生，长15～20厘米；小叶2～5对，通常互生，革质，椭圆形至卵状披针形，长6～15厘米。先端短尖或钝，基部偏斜，全缘或波浪形，暗绿色，嫩时褐色，下面通常粉绿色。花两性，或单性花与两性花共存；为顶生或腋生的圆锥花序；花小，黄白色，直径4～5毫米，被锈色星状小柔毛；花萼5深裂，裂片卵形；花瓣5，匙形，内面有毛；雄蕊通常8；子房2～3室，柱头2裂。核果球形，直径1.5～2厘米，外皮黄褐色，粗糙，假种皮白色肉质，内有黑褐色种子1颗。花期3～4月，果期7～9月。

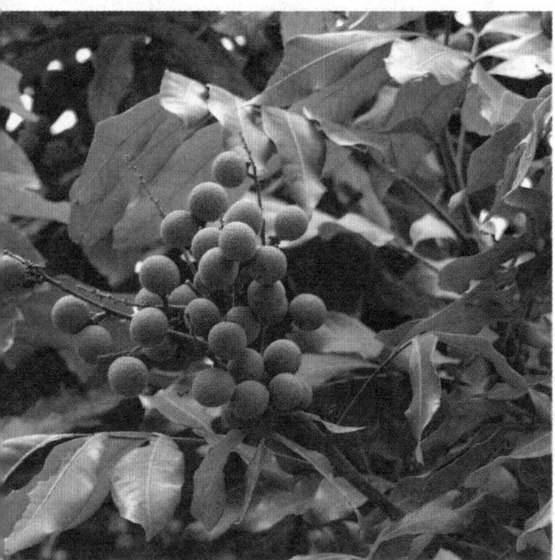

性味归经

甘，温。归心、脾经。

功能主治

补益心脾，养血安神。用于气血不足，心悸怔忡，失眠健忘，血虚萎黄。

生境分布

生长于低山丘陵台地半常绿季雨林。分布于福建、广西、台湾、广东等地，云南、四川等地也有栽培。

名方验方

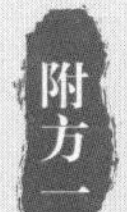

附方一

虚弱衰老

龙眼肉30克，加白糖少许，一同蒸至稠膏状，分2次用沸水冲服。

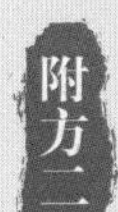

附方二

贫血，神经衰弱，心悸怔忡，自汗盗汗

龙眼肉4～6枚，莲子、芡实各适量。加水炖汤于睡前服。

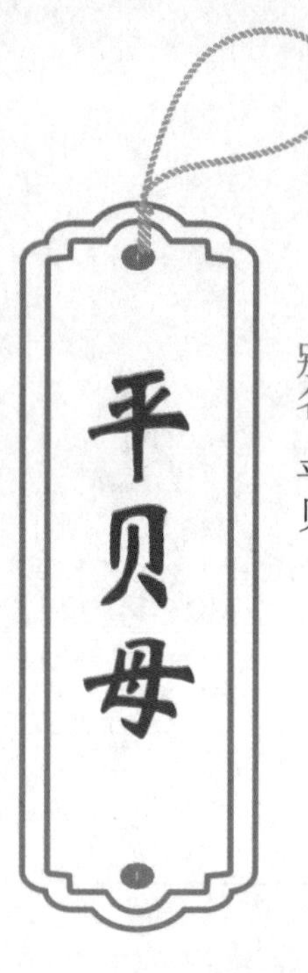

别名　平贝。

性味归经

苦、辛；微寒。归肺经。

功能主治

清热润肺，化痰止咳。用于肺热燥咳，干咳少痰，阴虚劳嗽，咯痰带血，瘰疬，乳痈。

形态特征

多年生草本。地下鳞茎圆而扁平，直径 10 ～ 14 毫米，由 2 ～ 3 瓣鳞片组成。茎直立，光滑，高约 40 厘米。中部的叶轮生，上部的常成对或全为互生；叶条形，长达 15 厘米，宽 2 ～ 6 毫米，较生于上部的叶连同叶状苞片一起先端卷曲成卷须状。单生于叶腋，花梗细，全株有花 1 ～ 3 朵，下垂；花被窄钟形，外面污紫色，内面淡紫色并带有绛红色和散有黄色方格状的斑纹，花被片 6，长圆状倒卵形，长 2 ～ 3 厘米，宽 5 ～ 10 毫米；雄蕊 6 个，比花被片短，稍有毛。蒴果呈广倒卵形，具 6 圆棱。花期 5 月。

生境分布

生于林中湿润肥沃地上，或人工栽培。分布于黑龙江，吉林、辽宁等省。

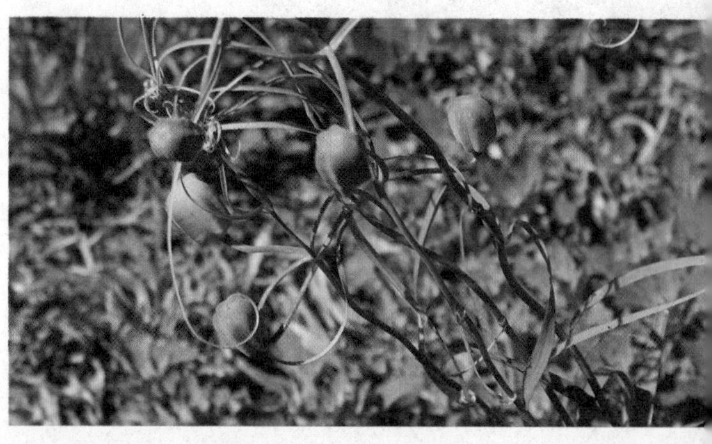

名方验方

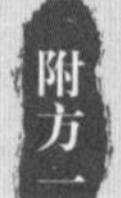

冷泪目昏

平贝母 1 枚，胡椒 7 粒。研为末点之。

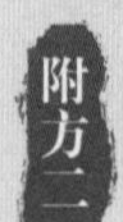

小儿鹅口，满口白烂

平贝母 2.5 克。去心，研为末，水 250 克，蜜少许，煎三沸，缴净抹，1 日 4 ～ 5 次。

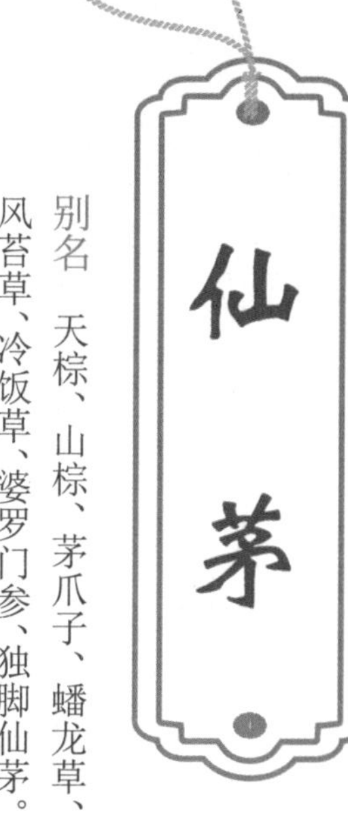

仙茅

别名　天棕、山棕、茅爪子、蟠龙草、风苔草、冷饭草、婆罗门参、独脚仙茅。

性味归经

辛，热；有毒。归肾、肝、脾经。

功能主治

补肾阳，强筋骨，祛寒湿。用于阳痿精冷，筋骨痿软，腰膝冷痛，阳虚冷泻，小便失禁，崩漏。

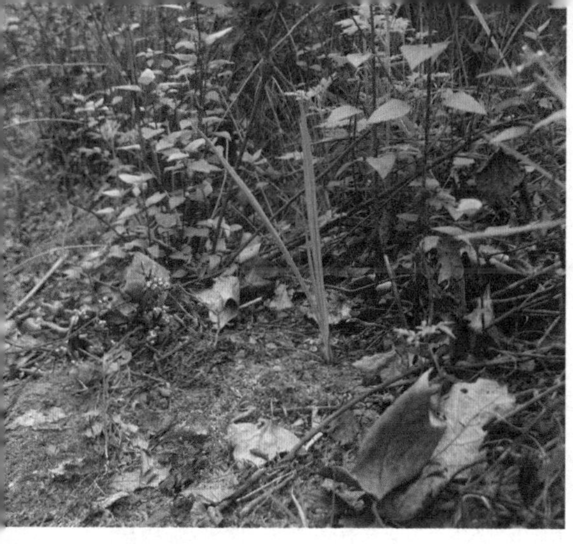

形态特征

多年生草本，根茎延长，长可达30厘米，圆柱状，肉质，外皮褐色；根粗壮，肉质，地上茎不明显。叶3～6片根出，狭披针形，长10～25厘米，先端渐尖，基部下延成柄，再向下扩大呈鞘状，绿白色，边缘膜质，叶脉显明，有中脉，两面疏生长柔毛，后渐光滑。花腋生，藏在叶鞘内，花杂性，上部为雄花，下部为两性花；苞片披针形，绿色，膜质，被长柔毛。

生境分布

生长于平原荒草地阳处或混生在山坡茅草及芒箕骨丛中。主产于四川、云南、贵州；广东、广西、湖南、湖北也产。

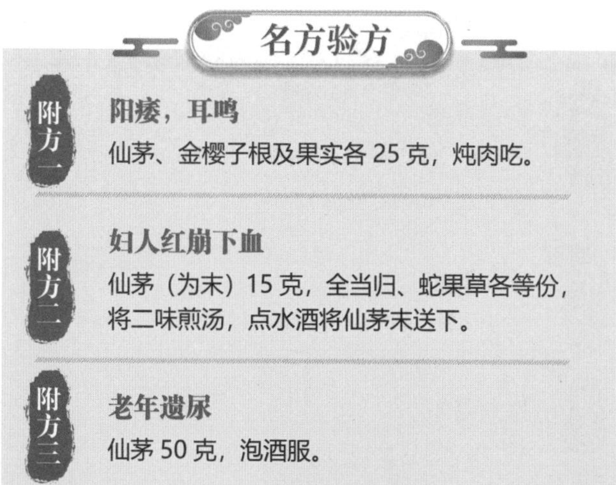

名方验方

附方一

阳痿，耳鸣

仙茅、金樱子根及果实各25克，炖肉吃。

附方二

妇人红崩下血

仙茅（为末）15克，全当归、蛇果草各等份，将二味煎汤，点水酒将仙茅末送下。

附方三

老年遗尿

仙茅50克，泡酒服。

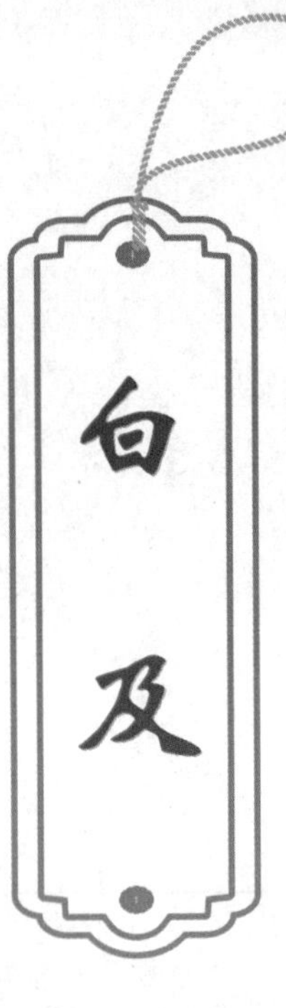

别名　甘根、白给、白根、冰球子、羊角七、白乌儿头。

性味归经

苦、甘、涩，微寒。归肺、肝、胃经。

功能主治

收敛止血，消肿生肌。用于痨嗽咳血，咯血，吐血，外伤出血，疮疡肿毒，皮肤皲裂。

形态特征

多年生草本，高 15 ～ 70 厘米，根茎肥厚，常数个连生。叶 3 ～ 5 片，宽披叶形，长 8 ～ 30 厘米，宽 1.5 ～ 4 厘米。基部下延成长鞘状。总状花序，花紫色或淡红色。蒴果圆柱形，具 6 纵肋。

生境分布

生长于林下阴湿处或山坡草丛中。分布于四川、贵州、湖南、湖北、浙江等地。

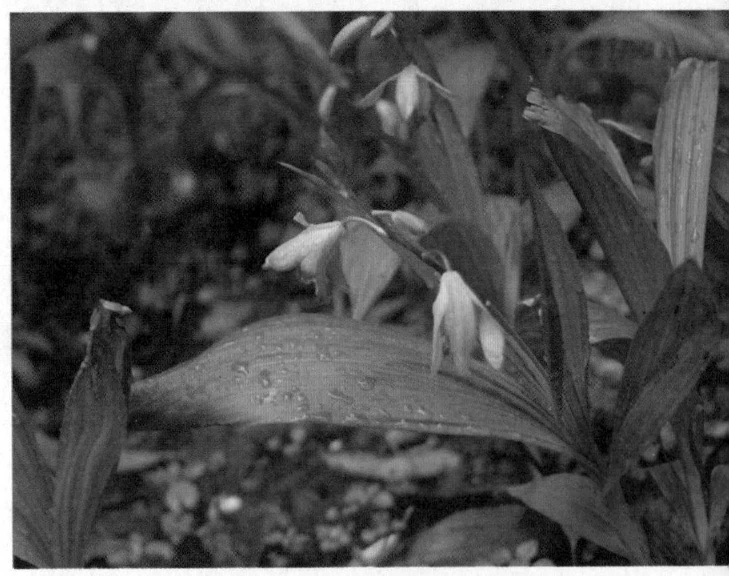

名方验方

附方一　**心气疼痛**

白及、石榴皮各 5 克。为末，炼蜜丸如黄豆大，每次 3 丸，艾醋汤下。

附方二　**手足皲裂**

白及适量。研末，水调覆盖皲裂处，勿进水。

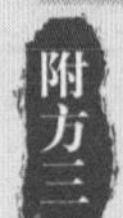

跌打骨折

白及末 10 克。酒调服。

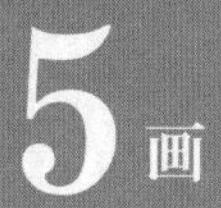

白术

别名 冬术、浙术、种术、白茱、山蓟、天蓟、山姜、乞力伽。

性味归经 苦，甘，温。归脾、胃经。

功能主治 健脾益气，燥湿利水，止汗，安胎。用于脾虚食少，腹胀泄泻，痰饮眩晕，心悸不宁，水肿，自汗，胎动不安。

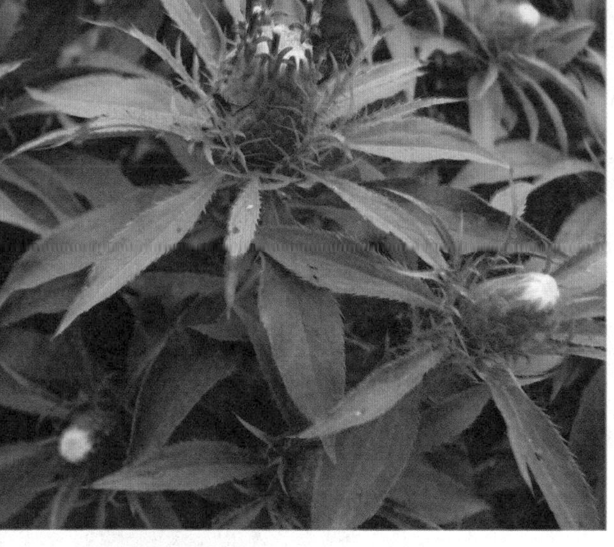

形态特征

多年生草本，高 30 ～ 60 厘米，根状茎肥厚，略呈拳状，茎直立，上部分枝。叶互生，叶片 3，深裂或上部茎的叶片不分裂，裂片椭圆形，边缘有刺。头状花序顶生，总苞钟状，花冠紫红色，瘦果椭圆形，稍扁。

生境分布

原生长于山区丘陵地带，野生种在原产地几已绝迹。现广为栽培，主产于浙江、湖北、湖南等地。以浙江于潜产者最佳，称为“于术”。

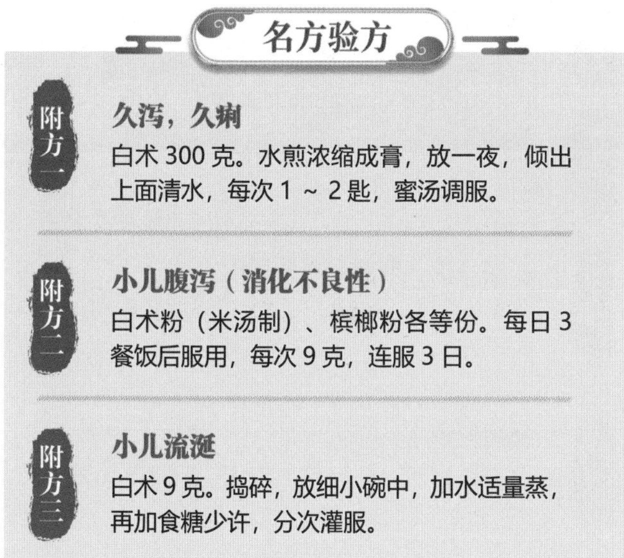

名方验方

附方一

久泻，久痢

白术 300 克。水煎浓缩成膏，放一夜，倾出上面清水，每次 1 ~ 2 匙，蜜汤调服。

附方二

小儿腹泻（消化不良性）

白术粉（米汤制）、槟榔粉各等份。每日 3 餐饭后服用，每次 9 克，连服 3 日。

附方三

小儿流涎

白术 9 克。捣碎，放细小碗中，加水适量蒸，再加食糖少许，分次灌服。

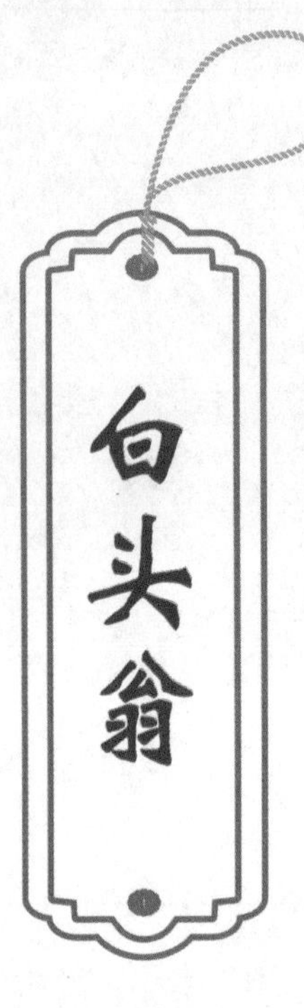

别名 翁草、白头公、野丈人、老翁花、犄角花、胡王使者。

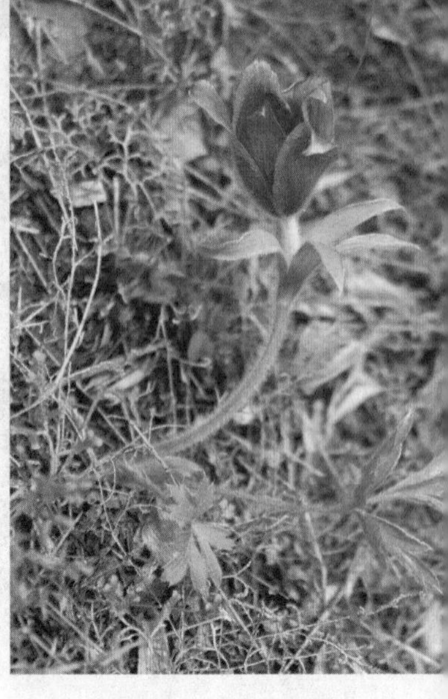

形态特征

多年生草本，高达50厘米，全株密被白色长柔毛。主根粗壮，圆锥形。叶基生，具长柄，叶3全裂，中央裂片具短柄，3深裂，侧生裂片较小，不等3裂，叶上面疏被伏毛，下面密被伏毛。花茎1～2厘米，高10厘米以上，总苞由3小苞片组成，苞片掌状深裂。花单一，顶生，花被6，紫色，2轮，外密被长绵毛。雄蕊多数，雌蕊多数，离生心皮，花柱丝状，果期延长，密被白色长毛。瘦果多数，密集成头状，宿存花柱羽毛状。

生境分布

生长于平原或低山山坡草地、林缘或干旱多岩石的坡地。分布于我国北方各省。

性味归经

苦，寒。归胃、大肠经。

功能主治

清热解毒，凉血止痢。用于热毒血痢，鼻衄，血痔，阴痒带下，痈疮。

名方验方

附方一

气喘

白头翁10克。水煎服。

附方二

外痔

白头翁全草，捣烂贴痔上。

附方三

心烦口渴，发热，里急后重

白头翁9克，川黄连、川黄柏、秦皮各6克。水煎服。

附方四

细菌性痢疾

白头翁15克，马齿苋30克，鸡冠花10克。水煎服。

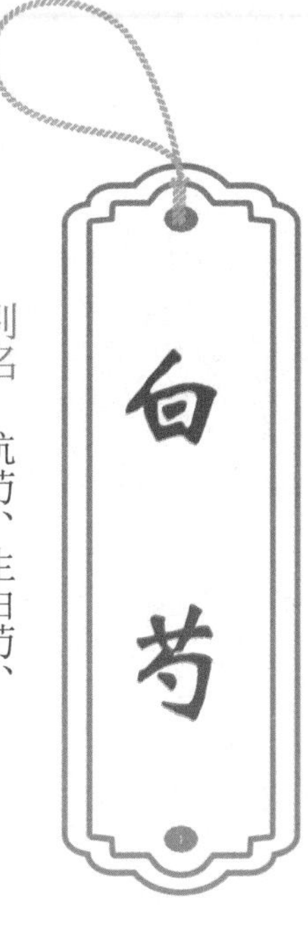

别名 杭芍、生白芍、大白芍、金芍药。

性味归经

苦、酸，微寒。归肝、脾经。

功能主治

养血调经，敛阴止汗，柔肝止痛，平抑肝阳。用于血虚萎黄，月经不调，自汗盗汗，胸胁疼痛，泻痢腹痛，四肢挛痛，头痛眩晕，崩漏带下。

形态特征

多年生草本，根肥大。叶互生，下部叶为二回三出复叶，小叶片长卵圆形至披针形，先端渐尖，基部楔形，叶缘具骨质小齿，上部叶为三出复叶。花大，花瓣白色、粉红色或红色。蓇葖果。

生境分布

生长于山坡、山谷的灌木丛或草丛中。分布于浙江、安徽、四川、山东等地，河南、湖南、陕西等地也有栽培。

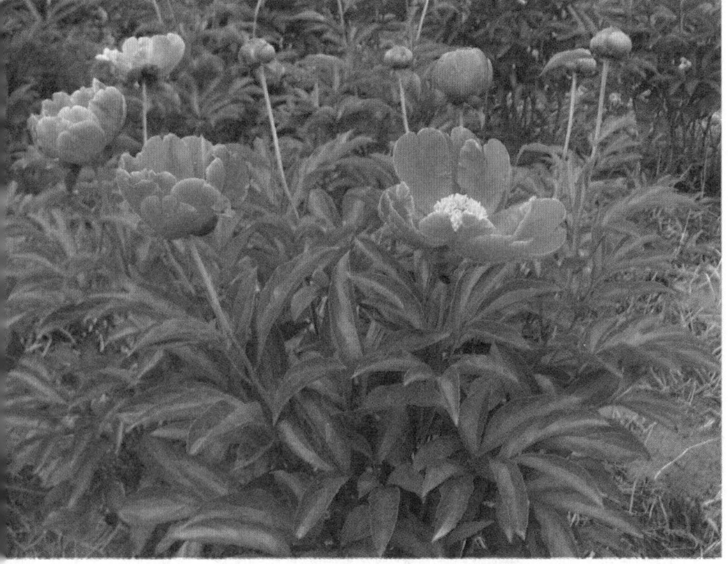

名方验方

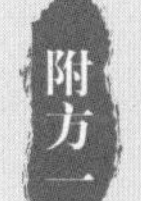

肝癌晚期

白芍12克，炙甘草、柏子仁各6克，瘦肉适量、蜜刺4枚，盐少许。同瘦肉置瓦煲，加清水煲约两小时即成，喝汤吃肉。

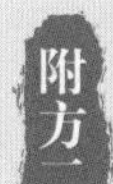

血虚型妊娠下肢抽筋疼痛

白芍30克，炙甘草10克。水煎服，每日1剂，连服2～3剂。

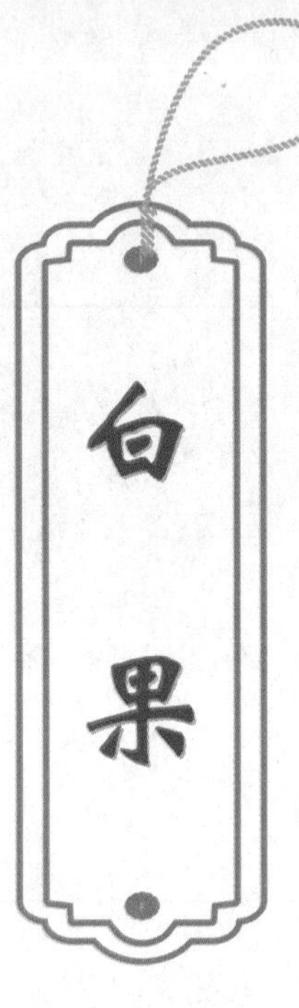

别名 灵眼、银杏核、公孙树子、鸭脚树子。

性味归经

甘、苦、涩，平；有毒。归肺、肾经。

功能主治

敛肺定喘，止带缩尿。用于痰多喘咳，带下，白浊，尿频遗尿。

形态特征

落叶乔木，高至数丈。叶扁圆，鸭脚形，叶脉平行，至秋则变黄色而脱落。夏季开花。结果如杏桃状，生时青色，熟呈淡黄色，核有两棱或三棱，中有绿白色仁肉，霜降后采集。其树质肌理白腻，为雕刻的绝好材料。

生境分布

生长于海拔 500 ～ 1000 米的酸性土壤，排水良好地带的天然林中。全国各地均有栽培，分布于广西、四川、河南、山东等地。以广西产者品质最优。

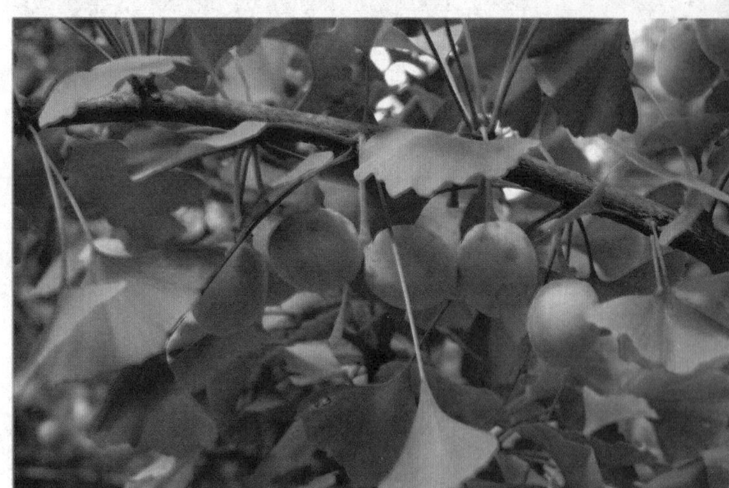

名方验方

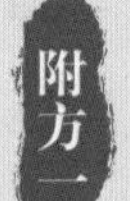

支气管哮喘

炒白果（打碎）、炙桑白皮各 12 克，炙麻黄、全瓜蒌、旋覆花（包煎）各 10 克，炒杏仁 9 克，地龙 30 克，防风、全蝎、制僵蚕各 15 克。水煎服，每日 1 剂。

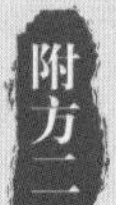

胸膜炎恢复期

白果、黄精、木瓜、紫草各 9 克，青黛 3 克，草豆蔻 6 克。水煎服。

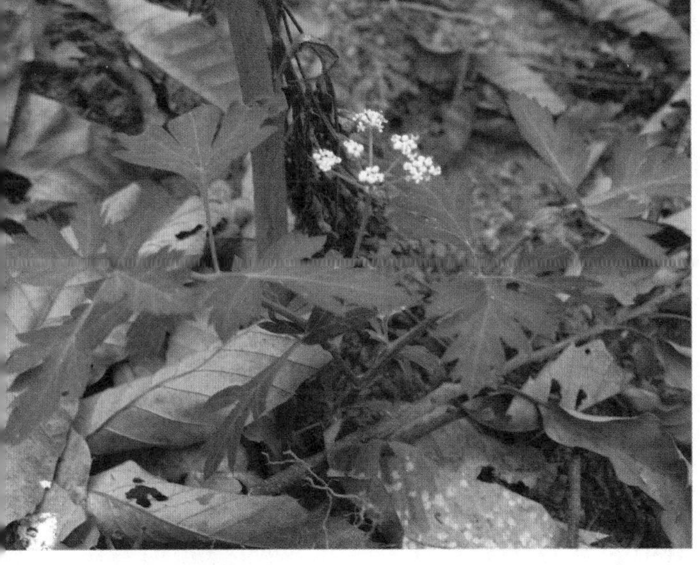

白前

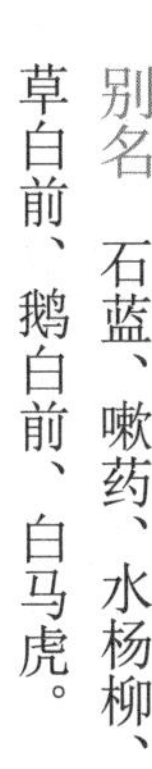
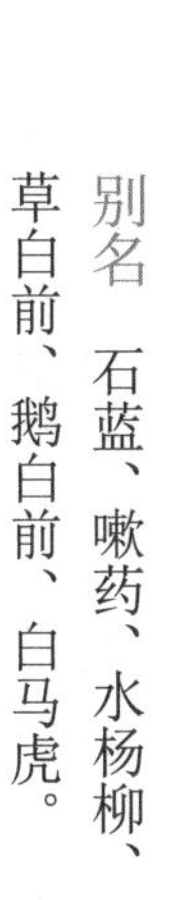

别名 石蓝、嗽药、水杨柳、草白前、鹅白前、白马虎。

性味归经

辛、苦，微温。归肺经。

功能主治

降气，消痰，止咳。用于肺气壅实，咳嗽痰多，胸满喘急。

形态特征

多年生草本，高 30 ～ 60 厘米，根茎匍匐，茎直立，单一，下部木质化。单叶对生，具短柄；叶片披针形至线状披针形，先端渐尖，基部渐狭，边缘反卷，下部的叶较短而宽，顶端的叶渐短而狭。聚伞花序腋生，总花梗长 8 ～ 15 毫米，中部以上着生多数小苞片，花萼绿色，裂片卵状披针形。蓇葖果角状，长约 7 厘米。种子多数，顶端具白色细绒毛。

生境分布

生长于山谷中阴湿处、江边沙碛之上或溪滩。分布于浙江、安徽、江苏等省，湖北、福建、江西、湖南、贵州等地也产。

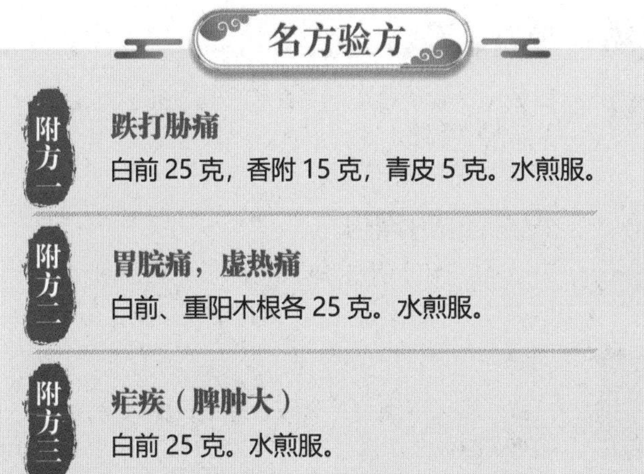

名方验方

附方一

跌打胁痛

白前 25 克，香附 15 克，青皮 5 克。水煎服。

附方二

胃脘痛，虚热痛

白前、重阳木根各 25 克。水煎服。

附方三

疟疾（脾肿大）

白前 25 克。水煎服。

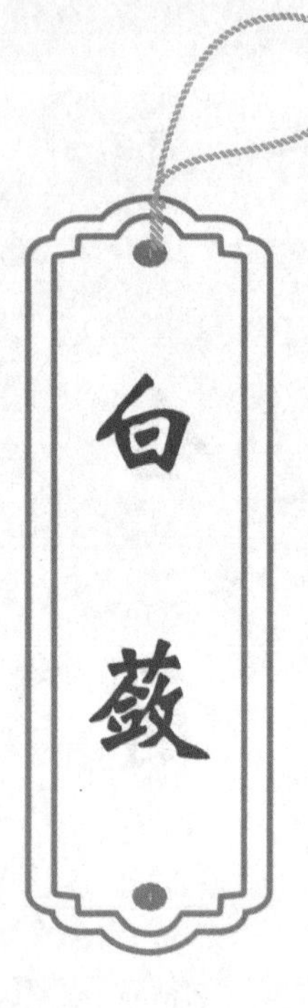

别名 兔核、昆仑、白根、猫儿卵、见肿消、鹅抱蛋、穿山老鼠。

形态特征

木质藤本，茎多分枝，带淡紫色，散生点状皮孔，卷须与叶对生。掌状复叶互生，一部分羽状分裂，一部分羽状缺刻，边缘疏生粗锯齿，叶轴有宽翅，裂片基部有关节，两面无毛。聚伞花序与叶对生，序梗细长而缠绕，花淡黄色，花盘杯状，边缘稍分裂。浆果球形或肾形，熟时蓝色或白色，有针孔状凹点。

生境分布

生长于荒山的灌木丛中。产于东北、华北、华东及河北、陕西、河南、湖北、四川等省（区）。

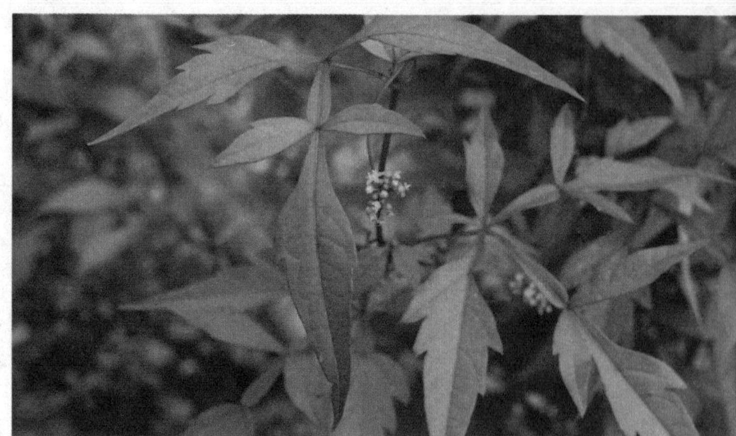

性味归经

苦，微寒。归心、胃经。

功能主治

清热解毒，消痈散结，敛疮生肌。用于痈疽发背，疔疮，瘰疬，烧烫伤，湿疮，肠风，跌打损伤，外伤出血。

名方验方

附方一

水火烫伤

白蔹、地榆各等份。共为末，适量外敷，或麻油调敷患处。

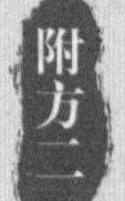
附方二

急慢性细菌性痢疾

白蔹适量。焙干研末，每次1～3克，每日3次。

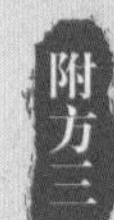
附方三

痈肿

白蔹、乌头（炮）、黄芩各等份。捣末筛，和鸡子白敷上。

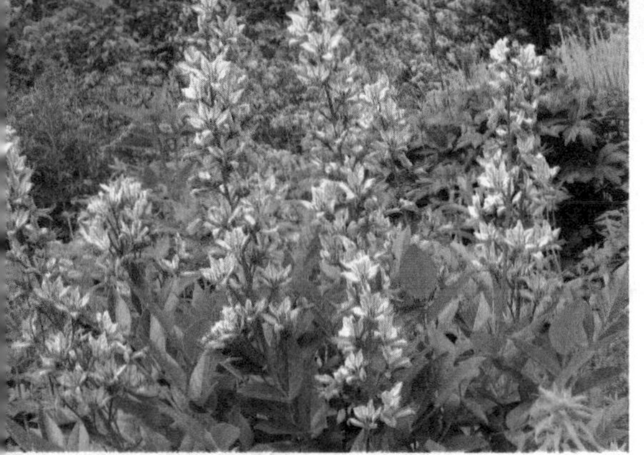

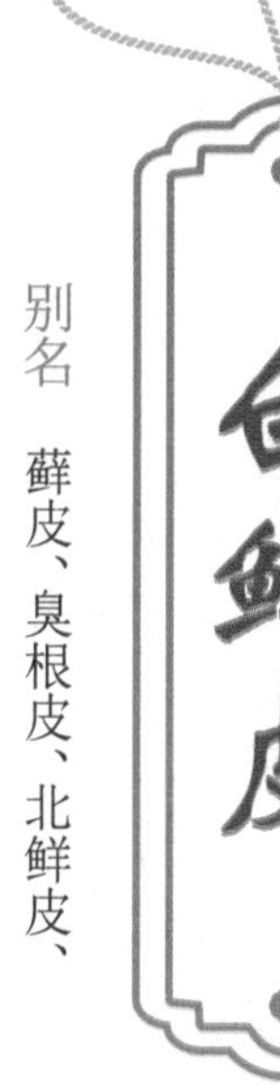

白鲜皮

别名 藓皮、臭根皮、北鲜皮、白膻皮。

性味归经

苦，寒。归脾、胃、膀胱经。

功能主治

清热燥湿，祛风解毒。用于湿热疮毒，黄水淋漓，湿疹，风疹，疥癣疮癞，风湿热痹，关节肿痛，黄疸尿赤。

形态特征

多年生草本，基部木本，高可达 1 米，全株有强烈香气。根肉质，黄白色，多分枝。茎幼嫩部分密被白色的长毛及凸起的腺点。单数羽状复叶互生，小叶 9～13，卵形至卵状披针形，边缘有锯齿，沿脉被柔毛，密布腺点（油室），叶柄及叶轴两侧有狭翅。总状花序顶生，花梗具条形苞片 1 枚，花白色，有淡红色条纹，萼片 5，花瓣 5，雄蕊 10，蒴果 5 裂，密被棕黑色腺点及白色柔毛。皮呈卷筒状，少有双卷筒状，长 5～15 厘米，直径 1～2 厘米，厚 2～5 毫米。外表面灰白色或淡灰黄色，具细纵纹及细根痕，常有突起的颗粒状小点， 内表面类白色，平滑。质松脆，易折断，折断时有白粉飞扬，断面乳白色，略带层片状，迎光可见细小亮点。

生境分布

生长于土坡、灌木丛中、森林下及山坡阳坡。产于辽宁、河北、四川、江苏等地。

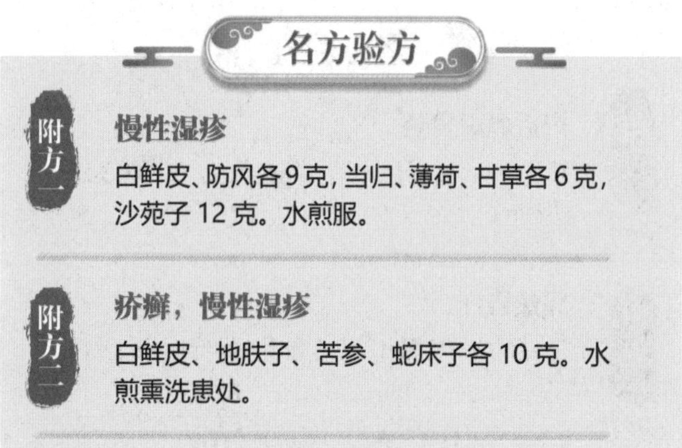

名方验方

附方一

慢性湿疹

白鲜皮、防风各 9 克，当归、薄荷、甘草各 6 克，沙苑子 12 克。水煎服。

附方二

疥癣，慢性湿疹

白鲜皮、地肤子、苦参、蛇床子各 10 克。水煎熏洗患处。

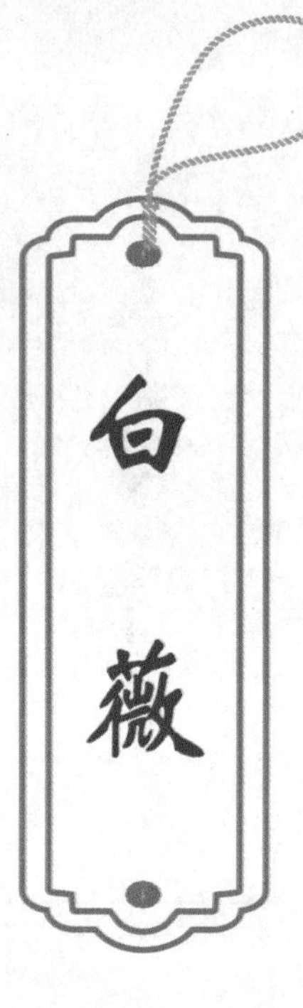

白薇

别名 春草、芒草、白微、白幕、薇草、骨美、龙胆白薇。

性味归经

苦、咸，寒。归胃、肝、肾经。

功能主治

清热凉血，利尿通淋，解毒疗疮。用于温邪伤营发热，阴虚发热，骨蒸劳热，产后血虚发热，热淋，血淋，痈疽肿毒，疔疮。

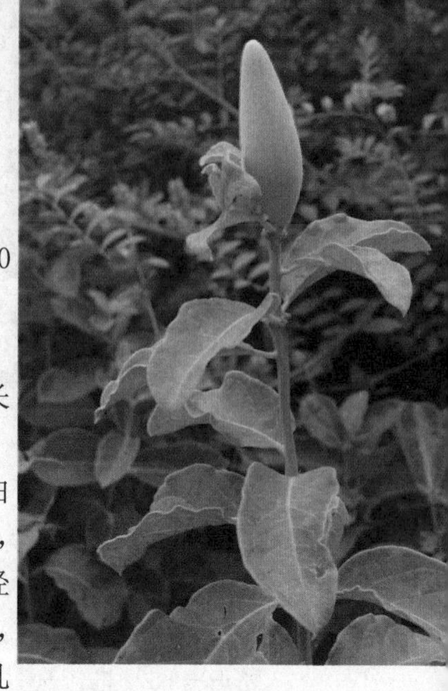

形态特征

多年生草本，高50厘米。茎直立，常单一，被短柔毛，有白色乳汁。叶对生，宽卵形或卵状长圆形，长5～10厘米，宽3～7厘米。两面被白色短柔毛。伞状聚伞花序，腋生，花深紫色，直径1～1.5厘米，花冠5深裂，副花冠裂片5，与蕊柱几等长。雄蕊5，花粉块每室1个，下垂。蓇葖果单生，先端尖，基部钝形。种子多数，有狭翼，有白色绢毛。蔓生白薇与上种不同点：半灌木状，茎下部直立，上部蔓生，全株被绒毛，花被小，直径约1毫米，初开为黄色，后渐变为黑紫色，副花冠小，较蕊柱短。白薇根茎呈类圆柱形，有结节，长1.5～5厘米，直径0.5～1.2厘米。上面可见数个圆形凹陷的茎痕，直径2～8毫米，有时尚可见茎基，直径在5毫米以上，下面及两侧簇生多数细长的根似马尾状。

生境分布

生长于树林边缘或山坡。主产于山东、安徽、辽宁、四川、江苏、浙江、福建、甘肃、河北、陕西等地。

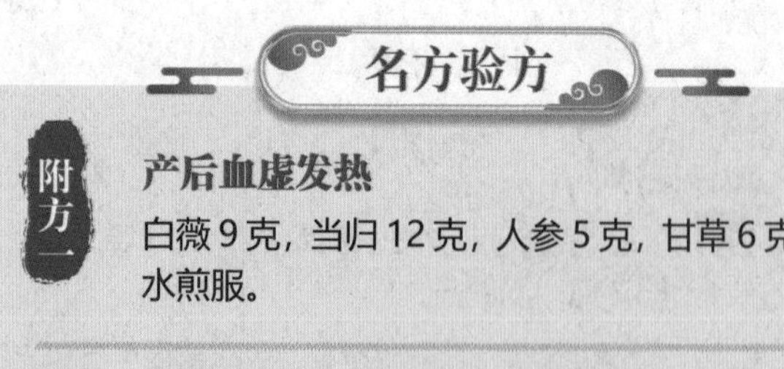

名方验方

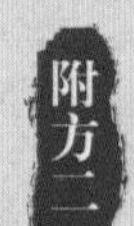

附方一 **产后血虚发热**

白薇9克，当归12克，人参5克，甘草6克。水煎服。

附方二 **虚热盗汗**

白薇、地骨皮各12克，鳖甲、银柴胡各9克。水煎服。

冬凌草

别名 冰凌花、冰凌草、六月令、彩花草、山香草、雪花草。

性味归经

苦、甘，微寒。归肺、胃、肝经。

功能主治

清热解毒，活血止痛。用于咽喉肿痛，癥瘕腹痛，蛇虫咬伤。

形态特征

多年生草本植物或亚灌木，一般高30～130厘米。叶对生，有柄，叶片皱缩，展平后呈卵形或棱状卵圆形，长2～6厘米，宽1.5～3厘米，先端锐尖或渐尖，基部楔形，骤然下延成假翅，边缘具粗锯齿，齿尖具胼胝体，上表面为棕绿色，有腺点，疏被柔毛，下表面淡绿色。茎直立，茎高30～100厘米，最高150厘米，基部浅褐色，上部浅绿色至浅紫色；无毛纵向剥落，茎上部表面红紫色，有柔毛；质硬脆，断面淡黄色。冬凌草的根系为浅根系，呈水平状纵横交错，构成密集的根网，根长为0.3～0.7米，野外单层根幅25×30厘米，幼根黄白色，老根黑褐色。聚伞花序3～5花。花冠淡蓝色或淡紫红色，二唇形，上唇外反，先端具4圆裂，下唇全缘，通常较上唇长，常呈舟状，花冠基部上方常呈浅囊状。花期8～10月，果期9～11月。

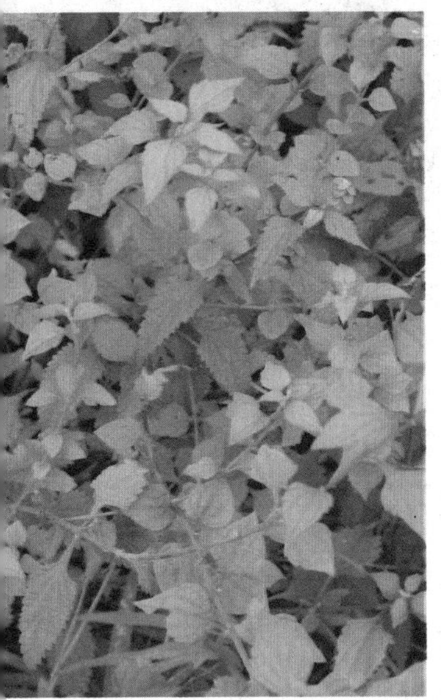

生境分布

生长于山坡、灌木丛、林地及路边向阳处。分布于河北、山西、陕西、甘肃、安徽等地。

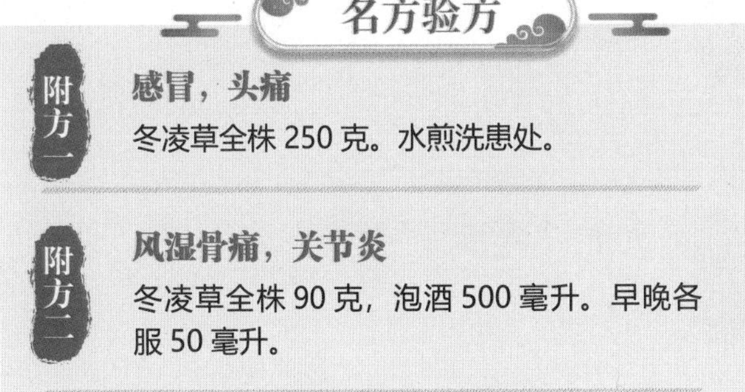

名方验方

附方一

感冒，头痛

冬凌草全株250克。水煎洗患处。

附方二

风湿骨痛，关节炎

冬凌草全株90克，泡酒500毫升。早晚各服50毫升。

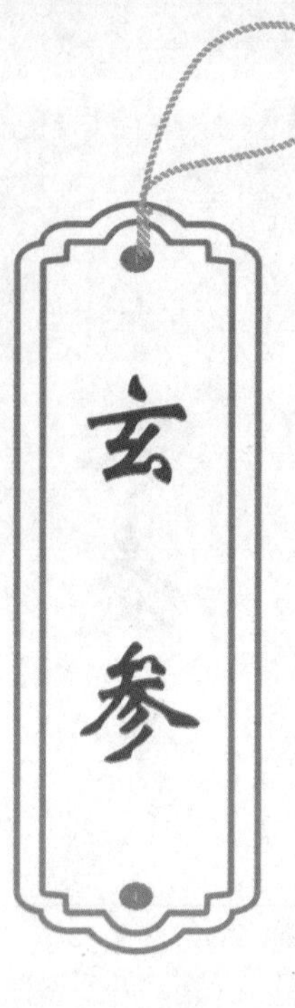

别名：元参、黑参、鹿肠、玄台、逐马、浙玄参、乌元参、野脂麻。

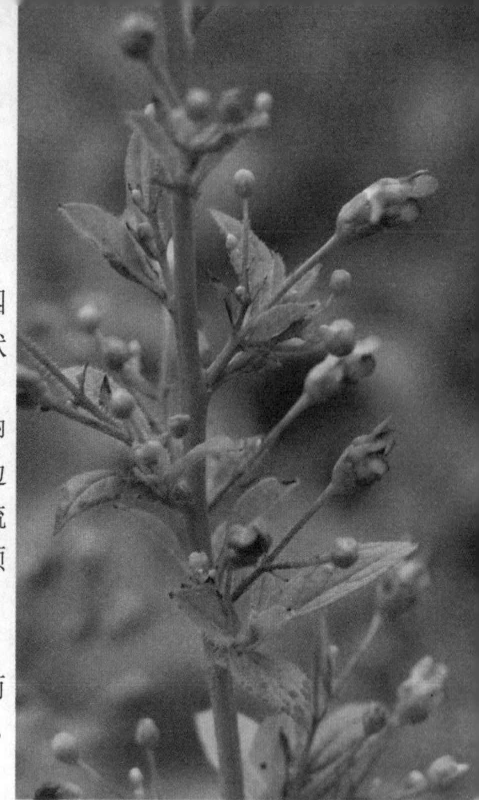

形态特征

多年生草本，根肥大。茎直立，四棱形，光滑或有腺状毛。茎下部叶对生，近茎顶互生，叶片卵形或卵状长圆形，边缘有细锯齿，下面疏生细毛。聚伞花序顶生，开展成圆锥状，花冠暗紫色，5裂，上面2裂片较长而大，侧面2裂片次之，最下1片裂片最小，蒴果卵圆形，萼宿存。

生境分布

生长于溪边、山坡林下及草丛中。产于我国长江流域及陕西、福建等省，野生、家种均有。

性味归经

甘、苦、咸，微寒。归肺、胃、肾经。

功能主治

清热凉血，滋阴降火，解毒散结。用于温邪入营，内陷心包，温毒发斑，热病伤阴，舌绛烦渴，津伤便秘，骨蒸劳嗽，目赤，咽痛，白喉，瘰疬，痈肿疮毒。

名方验方

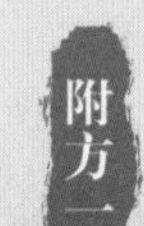

慢性咽喉肿痛

玄参、生地黄各 15 克，连翘、麦冬各 10 克。水煎服。

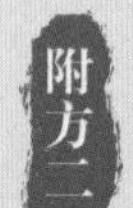

热毒壅盛，气血两燔，高热神昏，发斑发疹

玄参、甘草各 10 克，石膏 30 克，知母 12 克，水牛角 60 克，粳米 9 克。水煎服。

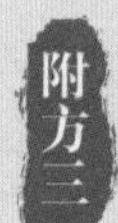

瘰疬，颈部淋巴结肿大

玄参、牡蛎、贝母各等份。研粉，炼蜜为丸，每服 9 克，每日 2 次。

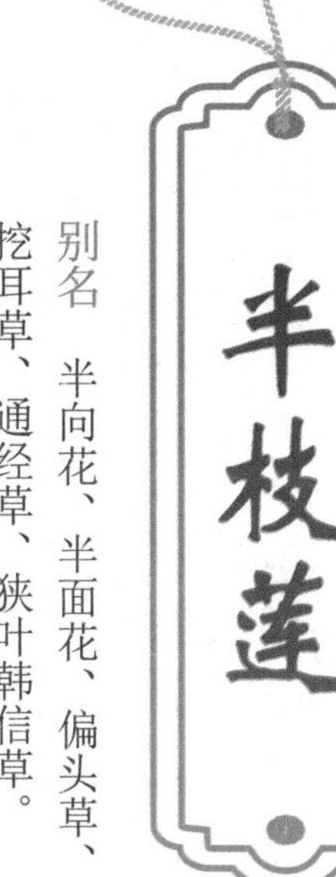

半枝莲

别名 半向花、半面花、偏头草、挖耳草、通经草、狭叶韩信草。

性味归经 辛、苦，寒。归肺、肝、肾经。

功能主治 清热解毒，化瘀利尿。用于疔疮肿毒，咽喉肿痛，毒蛇咬伤，跌仆伤痛，水肿，黄疸。

形态特征

一二年生草本花卉，株高 30 ～ 40 厘米。茎下部匍匐生根，上部直立，茎方形、绿色。叶对生，叶片三角状卵形或卵圆形，边缘有波状钝齿，下部叶片较大，叶柄极短。花小，2 朵对生，排列成偏侧的总状花序，顶生；花梗被黏性短毛；苞片叶状，向上渐变小，被毛。花萼钟状，外面有短柔毛，二唇形，上唇具盾片。花冠唇形，蓝紫色，外面密被柔毛；雄蕊 4，2 强；子房 4 裂，柱头完全着生在子房底部，顶端 2 裂。小坚果卵圆形，棕褐色。花期 5 ～ 6 月，果期 6 ～ 8 月。

生境分布

多见于沟旁、田边及路旁潮湿处。分布于江苏、江西、福建、广东、广西等省区。

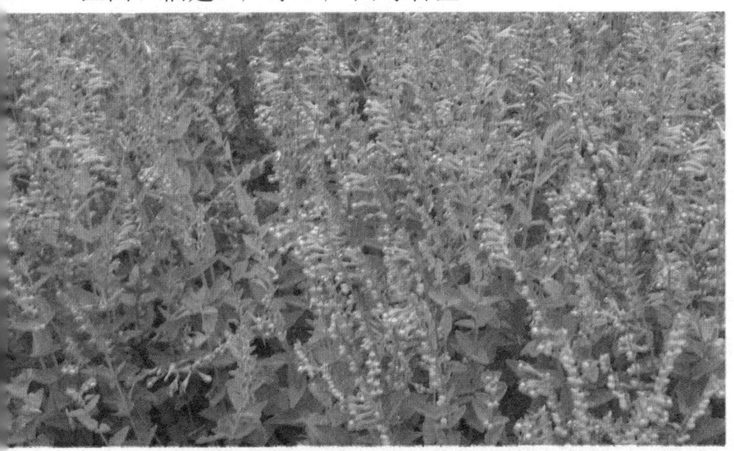

名方验方

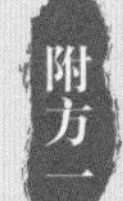

各种癌症

半枝莲、石见穿各 50 克。煎汤代茶，每日 1 剂，长期服用。

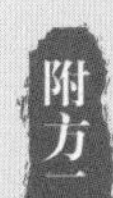

痈肿疮疔初起

鲜半枝莲、生南星适量打烂，加雄黄少许，调敷患处，1 日 2 ～ 3 次。

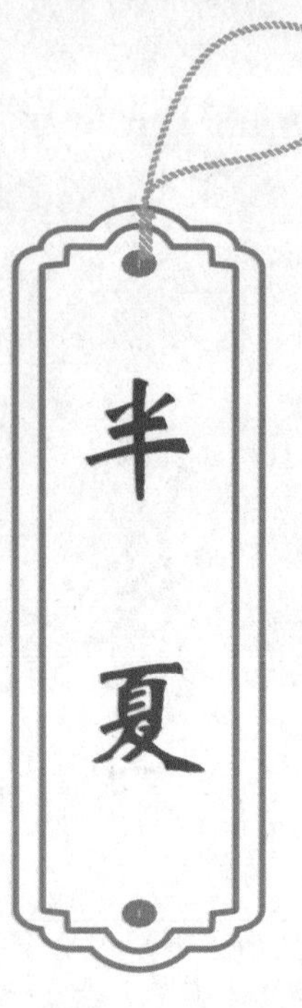

半夏

别名 地文、示姑、水玉、守田、地茨菇、老黄嘴、野芋头。

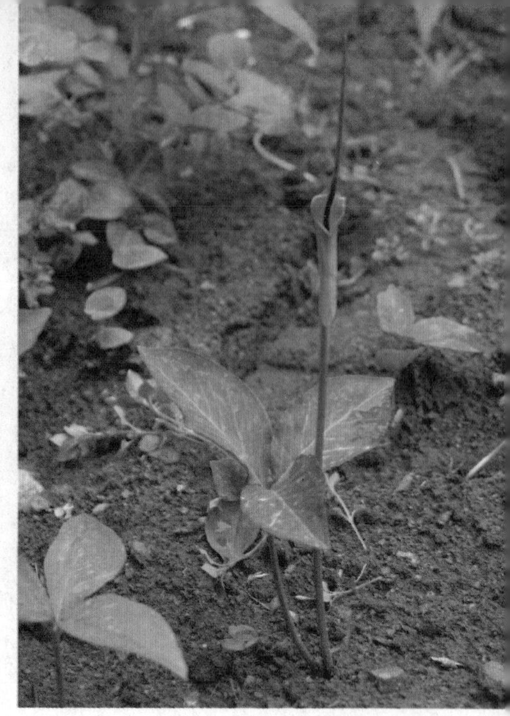

形态特征

多年生小草本，高15～30厘米。块茎近球形。叶基生，一年生的叶为单叶，卵状心形；2～3年后，叶为3小叶的复叶，小叶椭圆形至披针形，中间小叶较大，全缘，两面光滑无毛。叶柄长10～20厘米，下部有1株芽。花单性同株，肉穗花序，花序下部为雌花，贴生长于佛焰苞，中部不育，上部为雄花，花序中轴先端附属物延伸呈鼠尾状，伸出在佛焰苞外。浆果卵状椭圆形，绿色，成熟时呈红色。

生境分布

生长于山坡、溪边阴湿的草丛中或林下。我国大部分地区均有。分布于四川、湖北、江苏、安徽等地。以四川、浙江产者量大质优。

性味归经

辛、温；有毒。归脾、胃、肺经。

功能主治

燥湿化痰，降逆止呕，消痞散结。用于湿痰寒痰，咳喘痰多，痰饮眩晕，心悸不宁，痰厥头痛，呕吐反胃，胸脘痞闷，梅核气；外治痈肿痰核。

名方验方

附方一

湿痰喘急，止心痛

半夏适量。香油炒，研末，作丸梧桐子大，每次30～50丸，姜汤下。

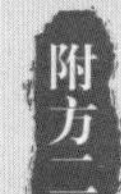

时气呕逆不下，吐呕

半夏15克，生姜、茯苓各10克。水煎服。

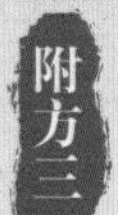

癫狂痫证

半夏15克，秫米30克，蜂蜜20克。水煎服。

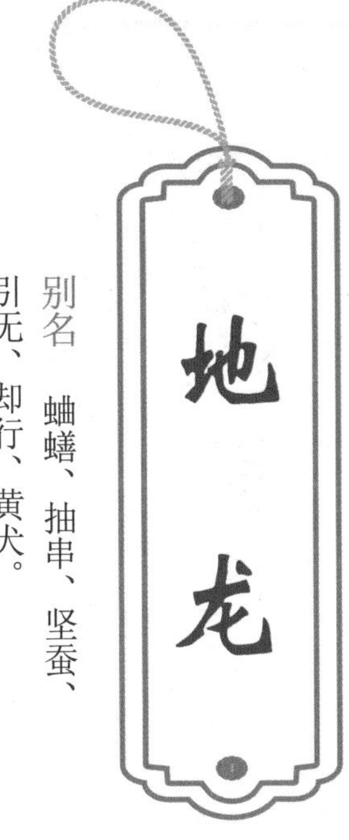

地龙

别名 蛐蟮、抽串、坚蚕、引无、却行、黄犬。

性味归经

咸，寒。归肝、脾、膀胱经。

功能主治

清热定惊，通络，平喘，利尿。用于高热神昏，惊厥抽搐，癫痫，关节痹痛，肢体麻木，半身不遂，肺热喘咳，水肿尿少。

形态特征

参环毛蚓：体较大，长110～380毫米，宽5～12毫米。体背部灰紫色，腹面稍淡。前端较尖，后端较圆，长圆柱形。头部退化，口位在体前端。全体由100多个体节组成。每节有一环刚毛，刚毛圈稍白。第14～16节结构特殊，形成环带，无刚毛。雌性生殖孔1个位于第14节腹面正中，雄性生殖孔也1对位于第18节腹面两侧，受精囊孔3对位于6～7、7～8、8～9节间。通俗环毛蚓：本种身体大小、色泽及内部构造与威廉环毛蚓相似。唯受精囊腔较深广，前后缘均隆肿，外面可见腔内大小乳突各一。雄交配腔也深广，内壁多皱纹，有平顶乳突3个，位置在腔底，有一突为雄孔所在处，能全部翻出。

生境分布

广地龙生长于潮湿、疏松之泥土中，行动迟缓，主产于广东、广西、福建等地；沪地龙生活于潮湿多有机物处，主产于上海一带。

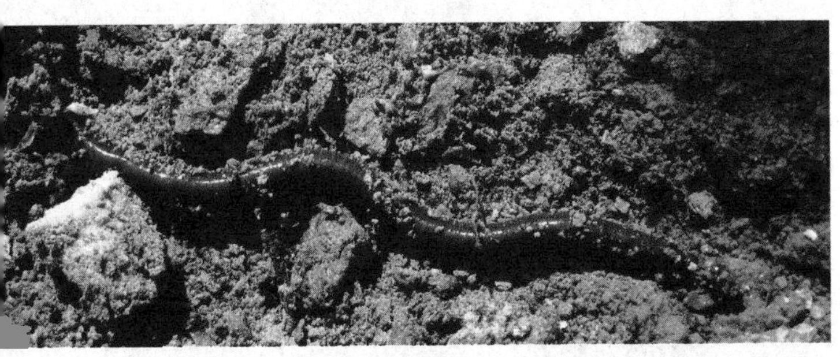

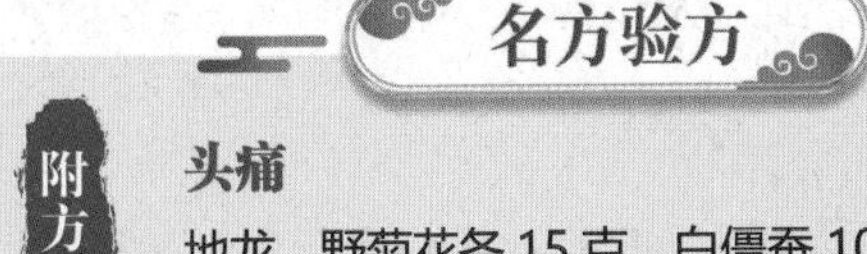

附方一 **头痛**

地龙、野菊花各15克，白僵蚕10克。水煎服，每日2次。

附方二 **婴幼儿抽搐**

地龙5～10条。捣烂如泥，加少许食盐，搽囟门。

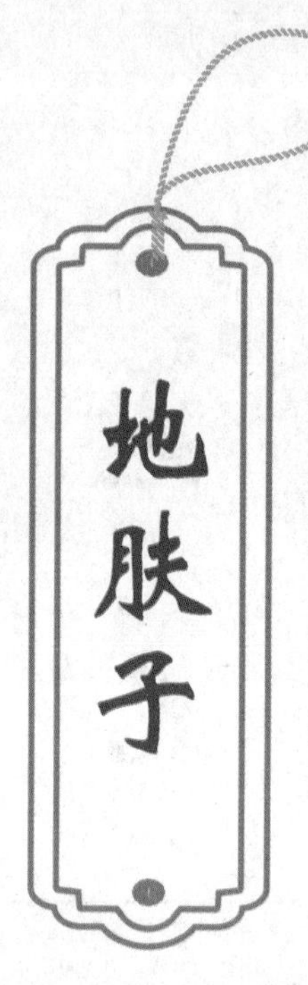

地肤子

别名　扫帚子、扫帚菜子。

性味归经

辛、苦，寒。归肾、膀胱经。

功能主治

清热利湿，祛风止痒。用于小便淋漓涩痛，阴痒，带下，风疹，湿疹，皮肤瘙痒。

形态特征

一年生草本，茎直立，秋后常变为红色。叶互生，线形或披针形，长 2 ～ 5 厘米，宽 0.3 ～ 0.7 厘米，无毛或被短柔毛，全缘，边缘常具少数白色长毛。花两性或雌性，单生或 2 朵生长于叶腋，集成稀疏的穗状花序。种子横生，扁平。

生境分布

生长于山野荒地、田野、路旁，栽培于庭园。全国大部分地区有产。

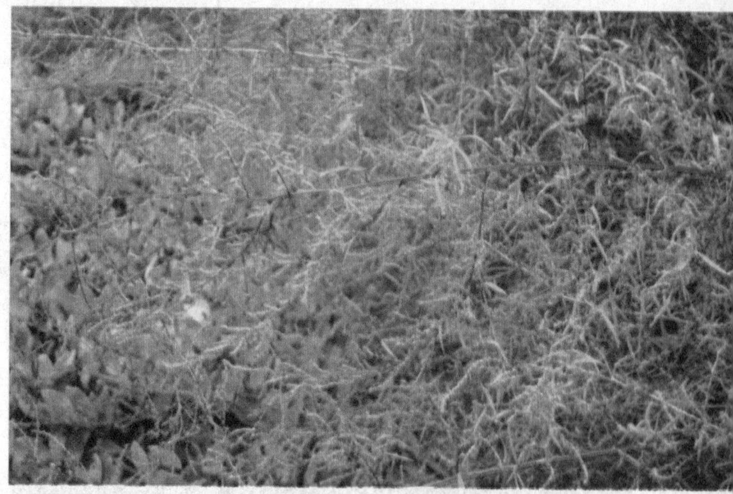

名方验方

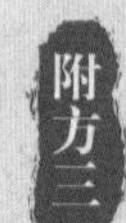

附方一　**孕期尿路感染**

地肤子 12 克。水煎服。

附方二　**疝气**

地肤子炒香，研末，每次 3 克，酒送服。

附方三　**风疹瘙痒**

地肤子、荆芥各 15 克，蝉蜕 6 克，生地黄 20 克。水煎服。

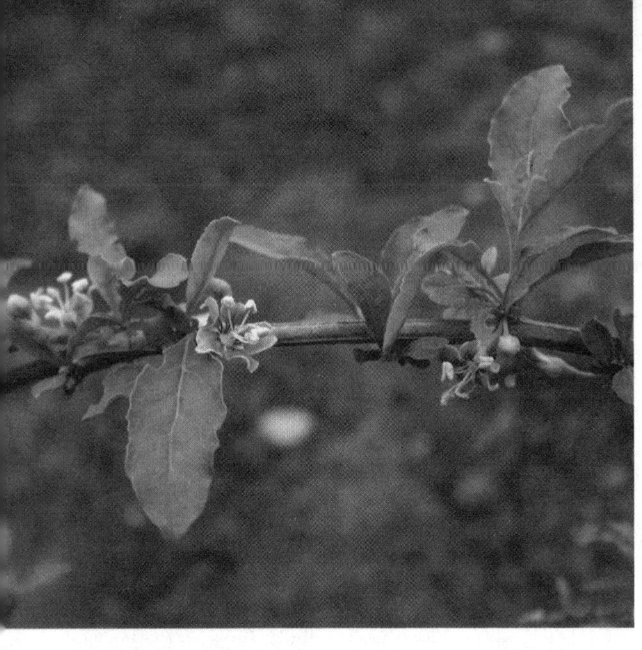

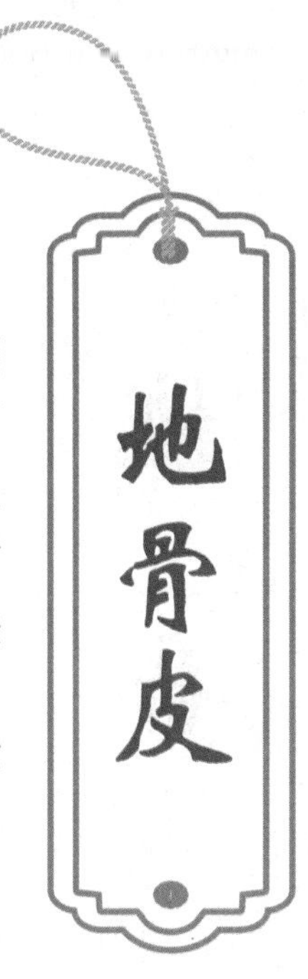

地骨皮

别名 杞根、地辅、地骨、地节、枸杞根、枸杞根皮。

性味归经 甘，寒。归肺、肝、肾经。

功能主治 凉血除蒸，清肺降火。用于阴虚潮热，骨蒸盗汗，肺热咳嗽，痰中带血，咯血，衄血，内热消渴。

形态特征

灌木，高 1 ～ 2 米。枝细长，常弯曲下垂，有棘刺。叶互生或簇生长于短枝上，叶片长卵形或卵状披针形，长 2 ～ 5 厘米，宽 0.5 ～ 1.7 厘米，全缘，叶柄长 2 ～ 10 毫米。花 1 ～ 4 朵簇生长于叶腋，花梗细；花萼钟状，3 ～ 5 裂；花冠漏斗状，淡紫色，5 裂，裂片与筒部几等长，裂片有缘毛；雄蕊 5，子房 2 室。浆果卵形或椭圆状卵形，长 0.5 ～ 1.5 厘米，红色，内有多数种子，肾形，黄包。

生境分布

生长于田野或山坡向阳干燥处，有栽培。主产于河北、河南、陕西、四川、江苏、浙江等地。

名方验方

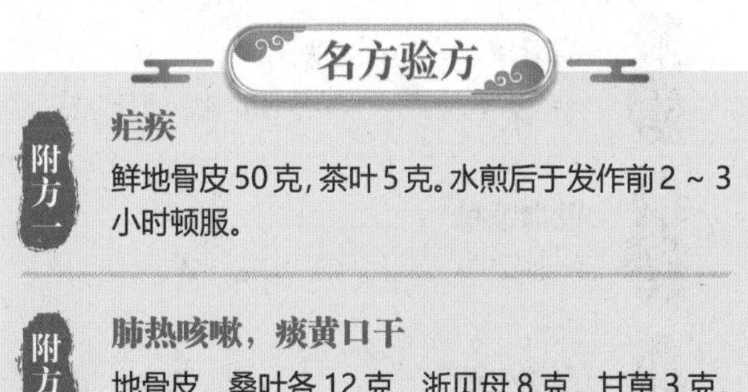

附方一

疟疾

鲜地骨皮 50 克，茶叶 5 克。水煎后于发作前 2 ~ 3 小时顿服。

附方二

肺热咳嗽，痰黄口干

地骨皮、桑叶各 12 克，浙贝母 8 克，甘草 3 克。水煎服。

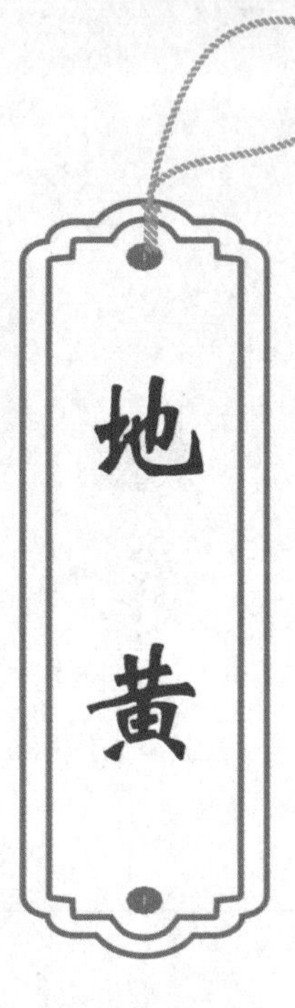

地黄

别名 生地黄、鲜生地、山菸根。

形态特征

多年生草本，全株有白色长柔毛和腺毛。叶基生成丛，倒卵状披针形，基部渐狭成柄，边缘有不整齐钝齿，叶面皱缩，下面略带紫色。花茎由叶丛抽出，花序总状；萼5浅裂；花冠钟形，紫红色，内面常有黄色带紫的条纹。蒴果球形或卵圆形，具宿萼和花柱。花期4～6月，果期7～8月。

生境分布

喜温和气候及阳光充足之地，分布于我国河南、河北、东北及内蒙古，大部分地区有栽培。尤以河南产怀地黄为地道药材。

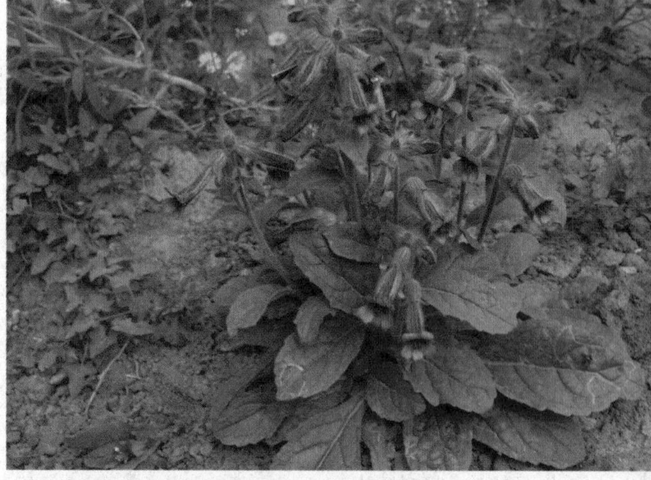

性味归经

鲜地黄甘、苦，寒。归心、肝、肾经。生地黄甘，寒。归心、肝、肾经。

功能主治

鲜地黄清热生津，凉血，止血。用于热病伤阴，舌绛烦渴，温毒发斑，吐血，衄血，喉痹，咽痛。生地黄清热凉血，养阴生津。用于热入营血，温毒发斑，吐血衄血，热病伤阴，舌绛烦渴，津伤便秘，阴虚发热，五心烦热，骨蒸劳热，内热消渴。

名方验方

附方一 **病后虚汗，口干心躁**

熟地黄 250 克，水煎分 3 次服，1 日服完。

附方二 **吐血咳嗽**

熟地黄末，酒服 5 克，每日 3 次。

附方三 **血热生癣**

地黄汁频服之。

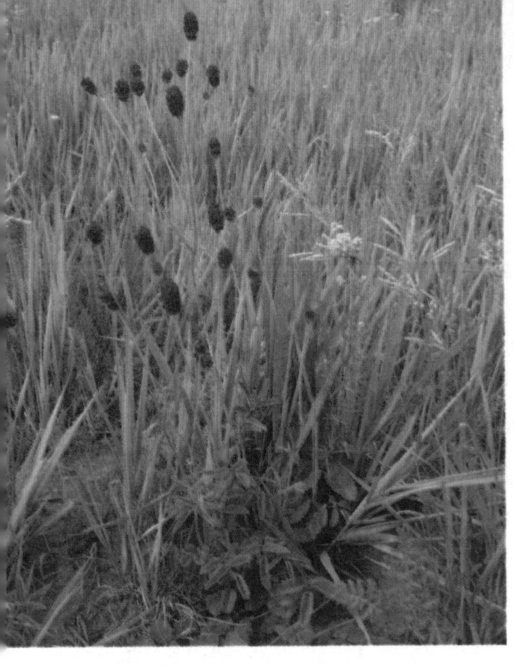

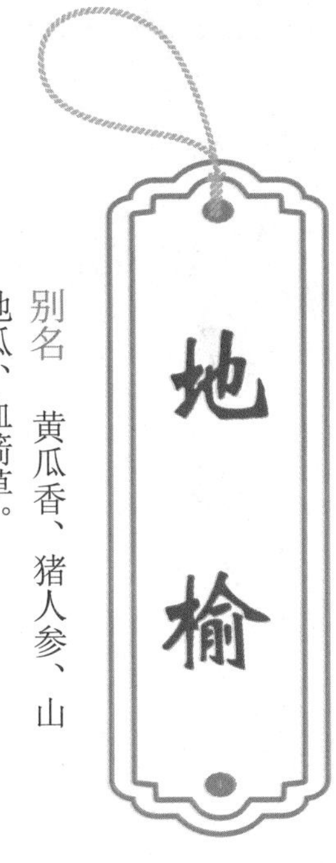

地榆

别名 黄瓜香、猪人参、山地瓜、血箭草。

性味归经

苦、酸、涩，微寒。归肝、大肠经。

功能主治

凉血止血，解毒敛疮。用于便血，痔血，血痢，崩漏，水火烫伤，痈肿疮毒。

形态特征

多年生草本，高 50 ～ 100 厘米，茎直立，有细棱。奇数羽状复叶，基生叶丛生，具长柄，小叶通常 4 ～ 9 对，小叶片卵圆形或长卵圆形，边缘具尖锐的粗锯齿，小叶柄基部常有小托叶；茎生叶有短柄，托叶抱茎，镰刀状，有齿。花小暗紫红色，密集呈长椭圆形穗状花序。瘦果暗棕色，被细毛。

生境分布

生长于山地的灌木丛、山坡、草原或田岸边。全国均产，以浙江、江苏、山东、安徽、河北等地产量多。

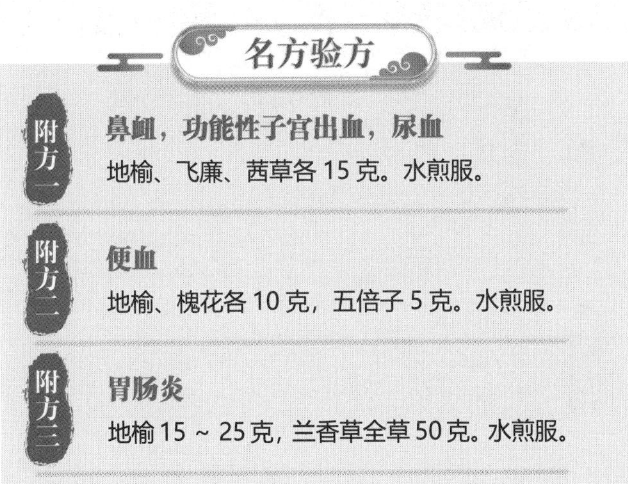

名方验方

附方一

鼻衄，功能性子宫出血，尿血

地榆、飞廉、茜草各 15 克。水煎服。

附方二

便血

地榆、槐花各 10 克，五倍子 5 克。水煎服。

附方三

胃肠炎

地榆 15 ~ 25 克，兰香草全草 50 克。水煎服。

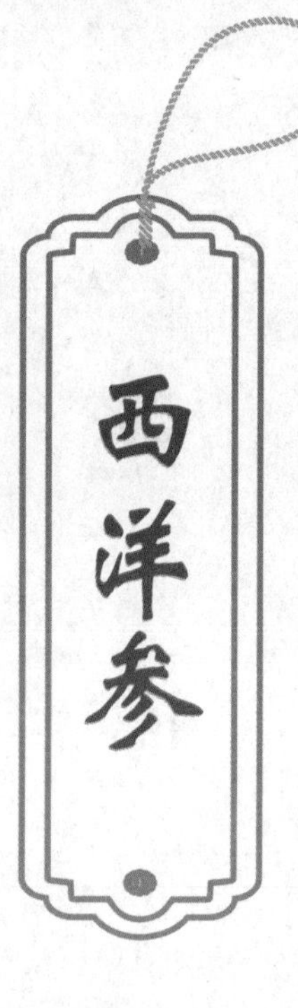

西洋参

别名 洋参、花旗参、美国人参。

性味归经

甘、微苦，凉。归心、肺、肾经。

功能主治

补气养阴，清热生津。用于气虚阴亏，虚热烦倦，咳喘痰血，内热消渴，口燥咽干。

形态特征

多年生草本。茎单一，不分枝。一年生无茎，生三出复叶一枚，二年生有二枚三出或五出复叶；3至5年轮生三五枚掌状复叶，复叶中两侧小叶较小，中间一片小叶较大，小叶倒卵形，边缘具细重锯齿，但小叶下半部边缘的锯齿不明显。总叶柄长4～7厘米。伞状花序顶生，总花梗常较叶柄略长。花6～20朵，花绿色。浆果状核果，扁圆形，熟时鲜红色，种子二枚。

生境分布

均系栽培品，生长于土质疏松、土层较厚、肥沃、富含腐殖质的森林沙质壤上。分布于美国、加拿大及法国，我国也有栽培。

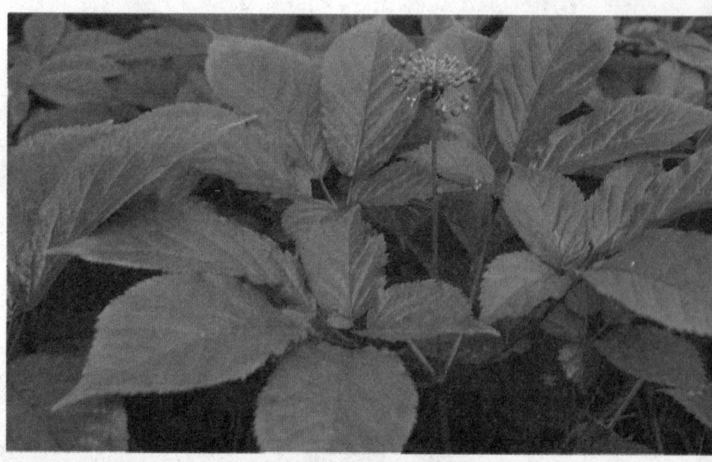

名方验方

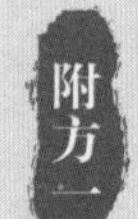

附方一

便秘

西洋参粉1小茶匙（粉干）。用开水在下午14时服下。

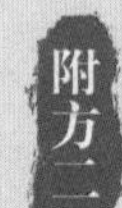

附方二

低血压症

西洋参5克，桂枝15克，制附子12克，生甘草10克。用开水泡服。代茶频饮，每日1剂。血压恢复正常为止。

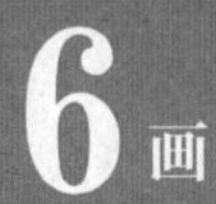

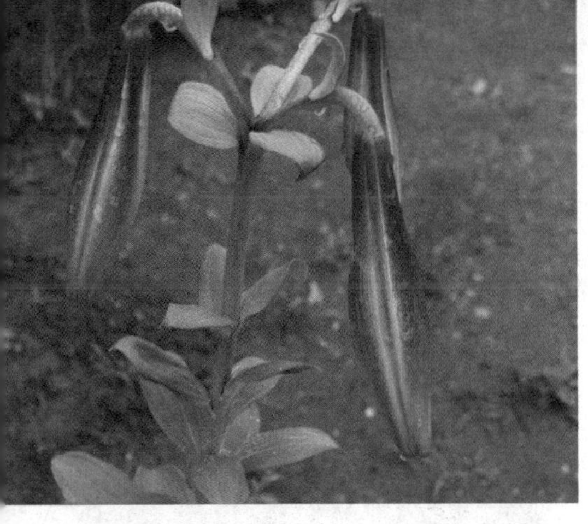

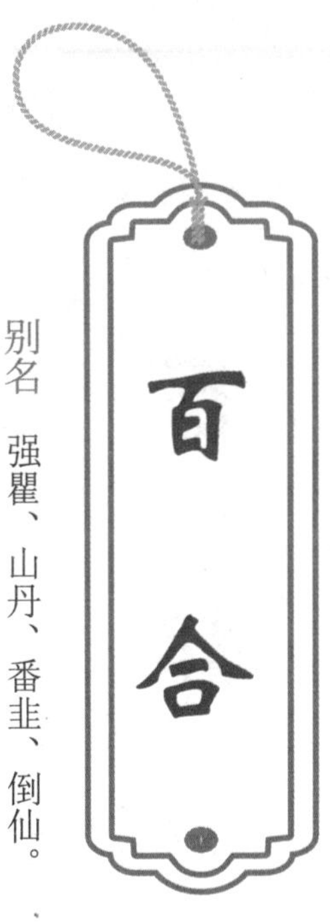

百合

别名 强瞿、山丹、番韭、倒仙。

性味归经

甘，寒。归心、肺经。

功能主治

养阴润肺，清心安神。用于阴虚燥咳，劳嗽咳血，虚烦惊悸，失眠多梦，精神恍惚。

形态特征

多年生球根草本花卉，株高 40 ～ 60 厘米，还有高达 1 米以上的。茎直立，不分枝，草绿色，茎秆基部带红色或紫褐色斑点。地下具鳞茎，鳞茎由阔卵形或披针形，白色或淡黄色，直径由 6 ～ 8 厘米的肉质鳞片抱合成球形，外有膜质层。单叶，互生，狭线形，无叶柄，直接包生长于茎秆上，叶脉平行。花着生长于茎秆顶端，呈总状花序，簇生或单生，花冠较大，花筒较长，呈漏斗形喇叭状，六裂无萼片，因茎秆纤细，花朵大，开放时常下垂或平伸。

生境分布

生长于山野林内及草丛中。全国大部分地区均产，分布于湖南、浙江、江苏、陕西、四川等地。

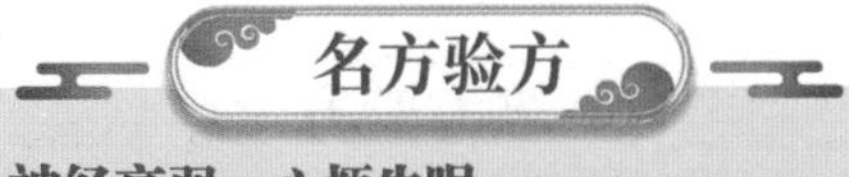

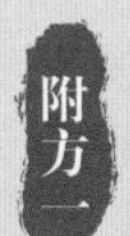

神经衰弱，心烦失眠

百合 25 克，菖蒲 6 克，酸枣仁 12 克。水煎，每日 1 剂。

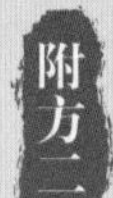

天疱疮

生百合适量。捣烂，敷于患处，每日 1 ~ 2 次。

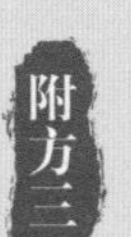

肺脓肿，化脓性肺炎

百合 30 ~ 60 克。捣研绞汁，白酒适量，以温开水饮服。

6画

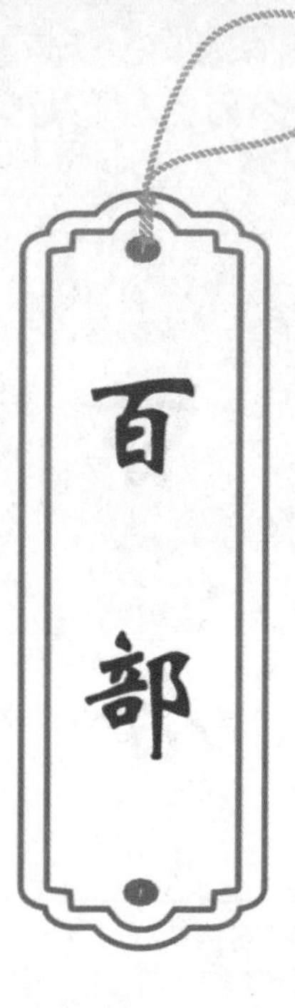

别名　百奶、肥百部、制百部、百条根、九丛根、一窝虎、野天门冬。

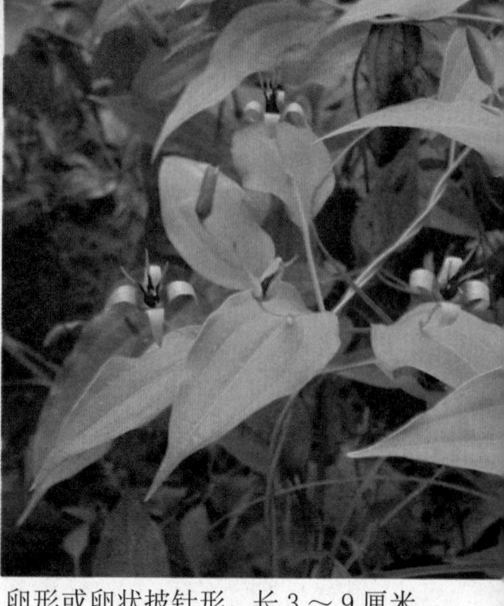

形态特征

多年生草本，高 60 ～ 90 厘米，全体平滑无毛。根肉质，通常作纺锤形，数个至数十个簇生。茎上部蔓状，具纵纹。叶通常 4 片轮生；卵形或卵状披针形，长 3 ～ 9 厘米，宽 1.5 ～ 4 厘米，先端锐尖或渐尖，全缘或带微波状，基部圆形或近于截形，偶为浅心形，中脉 5 ～ 9 条；叶柄线形，长 1.5 ～ 2.5 厘米。花梗丝状，长 1.5 ～ 2.5 厘米，其基部贴生长于叶片中脉上，每梗通常单生 1 花；花被 4 片，淡绿色，卵状披针形至卵形；雄蕊 4，紫色，花丝短，花药内向，线形，顶端有一线形附属体；子房卵形，甚小，无花柱。蒴果广卵形而扁；内有长椭圆形的种子数粒。花期 5 月，果期 7 月。

生境分布

生长于阳坡灌木林下或竹林下。分布于安徽、江苏、湖北、浙江、山东等地。

性味归经

甘、苦，微温。归肺经。

功能主治

润肺下气止咳，杀虫灭虱。用于新久咳嗽，肺痨咳嗽，顿咳；外用于头虱，体虱，蛲虫病，阴痒。蜜百部润肺止咳。用于阴虚劳嗽。

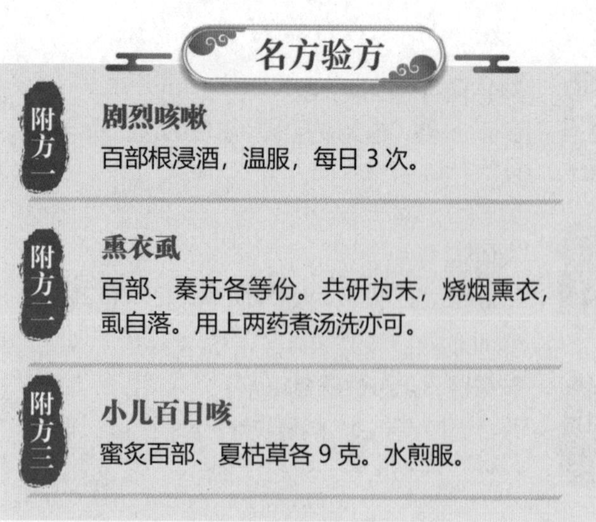

名方验方

附方一

剧烈咳嗽

百部根浸酒，温服，每日 3 次。

附方二

熏衣虱

百部、秦艽各等份。共研为末，烧烟熏衣，虱自落。用上两药煮汤洗亦可。

附方三

小儿百日咳

蜜炙百部、夏枯草各 9 克。水煎服。

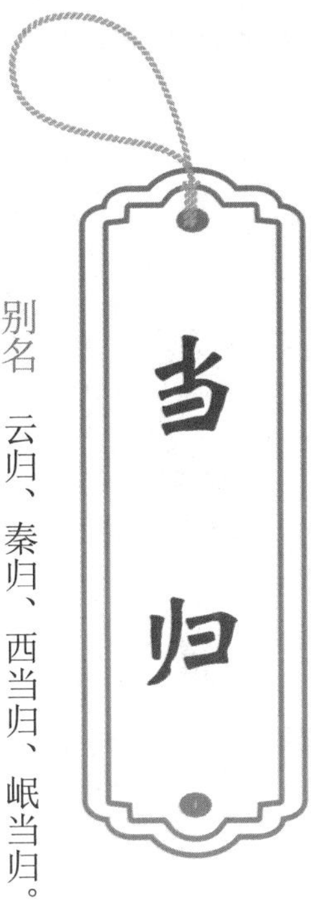

别名　云归、秦归、西当归、岷当归。

性味归经

甘、辛，温。归肝、心、脾经。

功能主治

补血活血，调经止痛，润肠通便。用于血虚萎黄，眩晕心悸，月经不调，经闭痛经，虚寒腹痛，风湿痹痛，跌仆损伤，痈疽疮疡，肠燥便秘。酒当归活血通经。用于经闭痛经，风湿痹痛，跌仆损伤。

形态特征

多年生草本，茎带紫色，有纵直槽纹。叶为二至三回奇数羽状复叶，叶柄基部膨大呈鞘形，叶片卵形，小叶片呈卵形或卵状披针形，近顶端一对无柄，一至二回分裂，裂片边缘有缺刻。复伞形花序顶生，无总苞或有2片。双悬果椭圆形，分果有5棱，侧棱有翅，每个棱槽有1个油管，结合面2个油管。

生境分布

生长于高寒多雨的山区，多栽培。分布于甘肃省岷县（古秦州），产量大质优。其次四川、云南、湖北、陕西、贵州等地也有栽培。

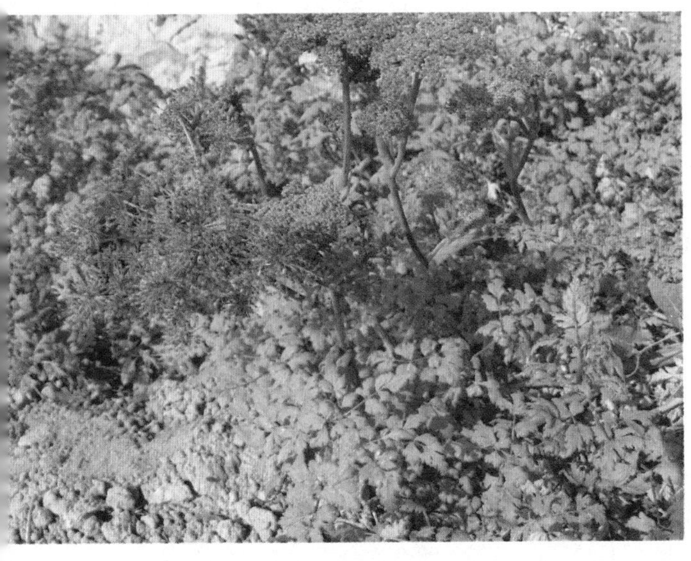

名方验方

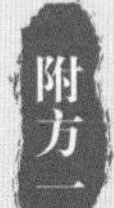

痛经

当归（米醋微炒）、延胡索、红花、没药各等份。为末，每次10克，温酒调下。

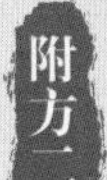

大便不通

当归、白芷各等份。为末，每次10克，米汤下。

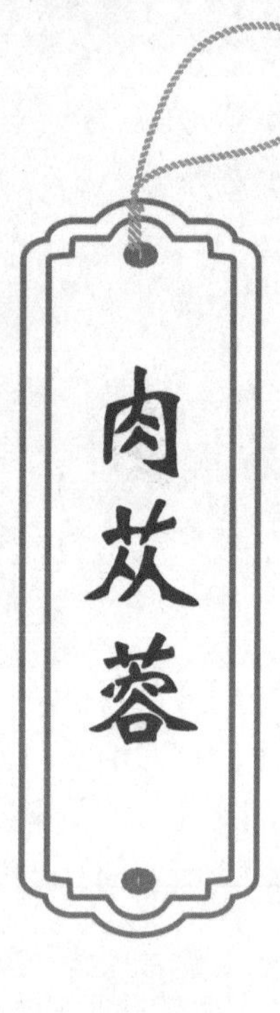

肉苁蓉

别名 大芸（淡大芸）、寸芸、苁蓉（甜苁蓉、淡苁蓉）、地精、查干告亚。

性味归经

甘、咸，温。归肾、大肠经。

功能主治

补肾阳，益精血，润肠通便。用于肾阳不足，精血亏虚，阳痿不孕，腰膝酸软，筋骨无力，肠燥便秘。

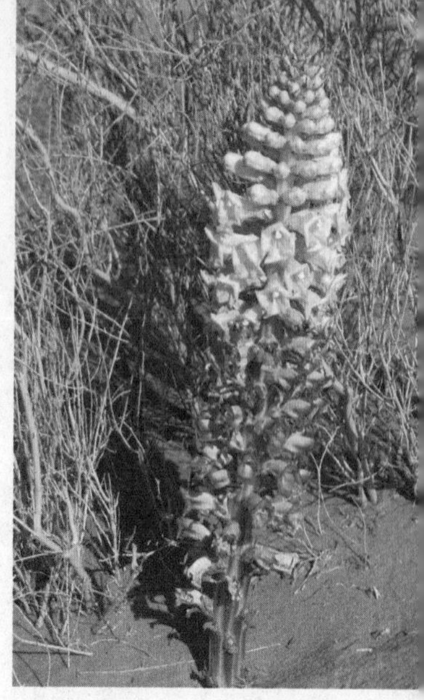

形态特征

多年生寄生草本，高80～100厘米。茎肉质肥厚，不分枝。鳞叶黄色，肉质，覆瓦状排列，披针形或线状披针形。穗状花序顶生长于花茎；每花下有1苞片，小苞片2，基部与花萼合生；背面被毛，花萼5浅裂，有缘毛；花冠管状钟形，黄色，顶端5裂，裂片蓝紫色；雄蕊4。蒴果卵形，褐色。种子极多，细小。花期5～6月。肉苁蓉不分枝，下部较粗。叶肉质，鳞片状，螺旋状排列，淡黄白色，下部叶紧密，宽卵形或三角状卵形，上部叶稀疏，披针形或窄披针形。穗状花序顶生，伸出地面，有多数花；苞片线状披针形或卵状披针形；小苞片卵状披针形或披针形，与花萼近等长；花萼钟状，5浅裂，裂片近圆形；花冠管状钟形，长3～4厘米，淡黄白色。

生境分布

生长于盐碱地、干河沟沙地、戈壁滩一带。寄生在红沙、盐爪爪、着叶盐爪、西伯利亚白刺等植物的根上。分布内蒙古、陕西等地。管花肉苁蓉生长于水分较充足的柽柳丛中及沙丘地，常寄生长于柽柳属植物的根上。

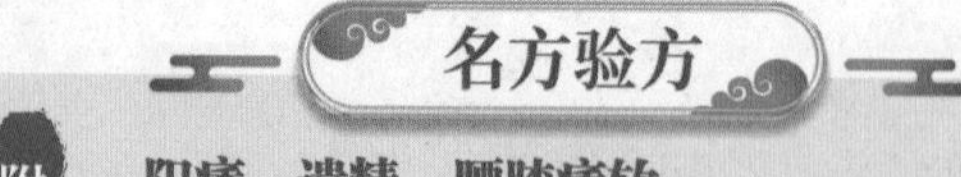

名方验方

附方一

阳痿，遗精，腰膝痠软

肉苁蓉、韭菜子各9克。水煎服。

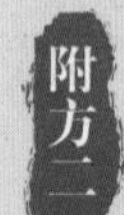

附方二

神经衰弱，健忘，听力减退

肉苁蓉、枸杞子、五味子、麦冬、黄精、玉竹各适量。水煎服。

肉豆蔻

别名 肉叩、肉扣、肉蔻、肉果、玉果。

性味归经

辛，温。归脾、胃、大肠经。

功能主治

温中行气，涩肠止泻。用于脾胃虚寒，久泻不止，脘腹胀痛，食少呕吐。

形态特征

高大乔木，全株无毛。叶互生，革质，叶柄长4～10毫米，叶片椭圆状披针形或椭圆形，长5～15厘米，先端尾状，基部急尖，全缘，上面暗绿色，下面常粉绿色并有红棕色的叶脉。花单性，雌雄异株，总状花序腋生，具苞片。浆果肉质，梨形或近于圆球形，黄棕色，成熟时纵裂成两瓣，露出绯红色肉质的假种皮，内含种子1枚，种皮壳状，木质坚硬。

生境分布

在热带地区广为栽培。分布于马来西亚、印度尼西亚；我国广东、广西、云南等省（区）也有栽培。

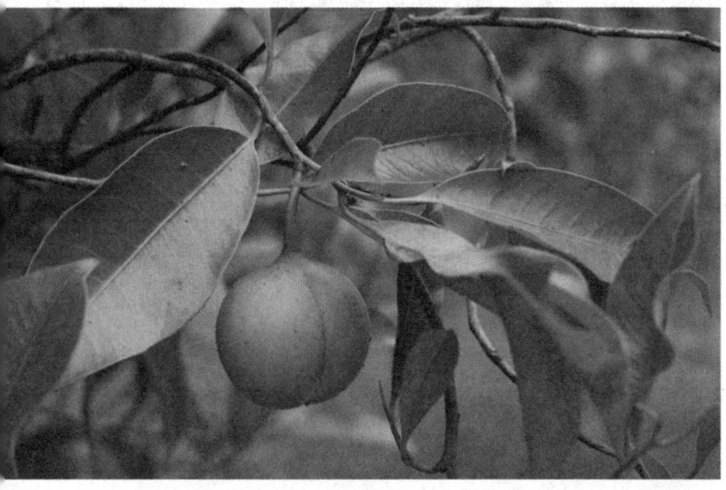

名方验方

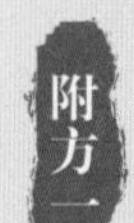

脾虚泄泻，肠鸣不食

肉豆蔻1枚，挖小孔，入乳香3小块在内，以面裹煨，面熟为度，去面，碾为细末。每次5克，米饮送下，小儿0.25克。

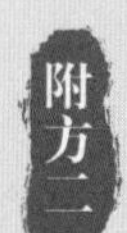

五更泄泻

肉豆蔻10克，吴茱萸、五味子各6克，补骨脂8克。水煎服。

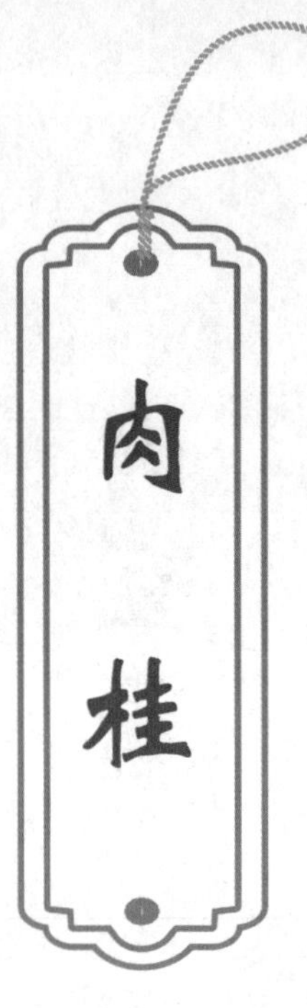

肉桂

别名 玉桂、牡桂、菌桂、筒桂、大桂、辣桂。

性味归经

辛、甘，大热。归肾、脾、心、肝经。

功能主治

补火助阳，引火归元，散寒止痛，温通经脉。用于阳痿宫冷，腰膝冷痛，肾虚作喘，虚阳上浮，眩晕目赤，心腹冷痛，虚寒吐泻，寒疝腹痛，痛经经闭。

形态特征

常绿乔木，树皮灰褐色，幼枝多有 4 棱。叶互生，叶片革质长椭圆形或近披针形，先端尖，基部钝，全缘，3 出脉于背面明显隆起。圆锥花序腋生或近顶生，花小白色，花被 6 片，能育雄蕊 9，子房上位，胚珠 1 枚。浆果椭圆形，长1厘米，黑紫色，基部有浅杯状宿存花被。

生境分布

多为栽培。主产于广东、海南、云南等地。

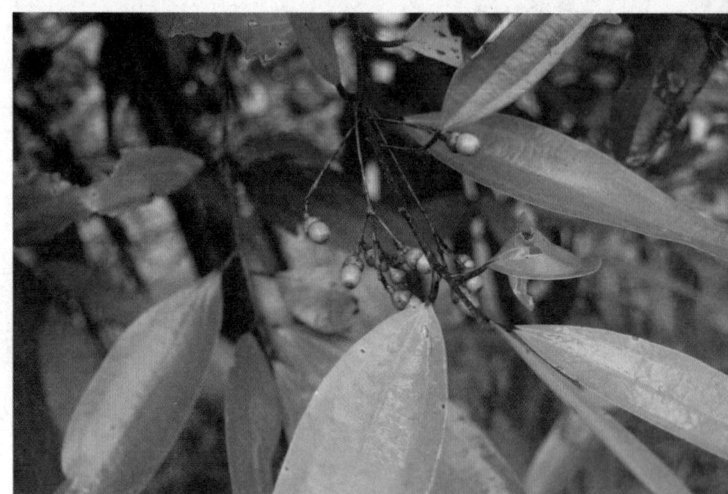

名方验方

附方一

面赤口烂，腰痛足冷

肉桂、细辛各 3 克，玄参、熟地黄、知母各 15 克。水煎服。

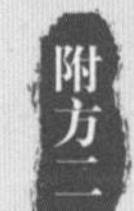

附方二

腹寒腹痛

肉桂、丁香、吴茱萸等量。研细末，水调饼，贴于脐部。

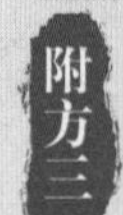

附方三

腰痛

肉桂 5 克，杜仲 15 克，牛膝 12 克。水煎服。

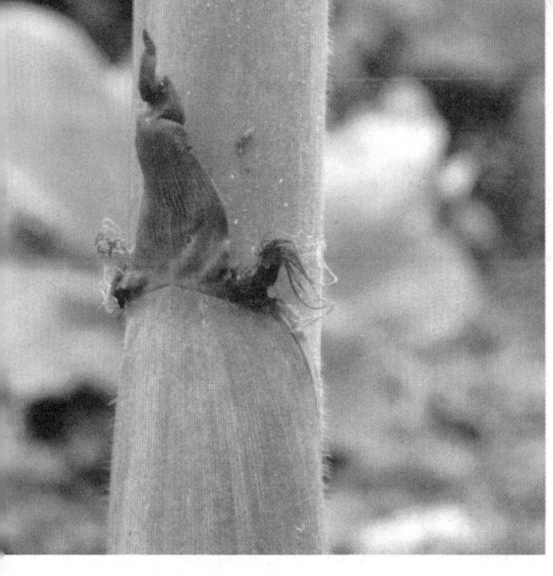

竹茹

别名 竹皮、青竹茹、嫩竹茹、细竹茹、淡竹茹、淡竹皮茹。

性味归经 甘，微寒。归肺、胃、心、胆经。

功能主治 清热化痰，除烦，止呕。用于痰热咳嗽，胆火挟痰，惊悸不宁，心烦失眠，中风痰迷，舌强不语，胃热呕吐，妊娠恶阻，胎动不安。

形态特征

单丛生，秆高 6 ～ 8 米，直径 3 ～ 4.5 厘米。节间壁厚，长 30 ～ 36 厘米，幼时被白粉。节稍隆起。分枝常于秆基部第一节开始分出，数枝簇生节上。秆箨早落。箨鞘背面无毛，干时肋纹稍绳起，先端呈不对称的拱形，外侧一边稍下斜至箨鞘全长的 1/10 ～ 1/8。箨耳稍不等大，靠外侧 1 枚稍大，卵形，略波褶，边缘被波曲状刚毛，小的 1 枚椭圆形。箨舌高 2.5 ～ 3.5 毫米，边缘被短流苏毛，片直，呈不对称三角形或狭三角形，基部两侧与耳相连，连接部分宽约 0.5 毫米。叶披针形至狭披针形，长 10 ～ 18 厘米，宽 11 ～ 17 毫米，背面密生短柔毛。

生境分布

生长于路旁、山坡，有栽培。分布于长江流域和南方各省。

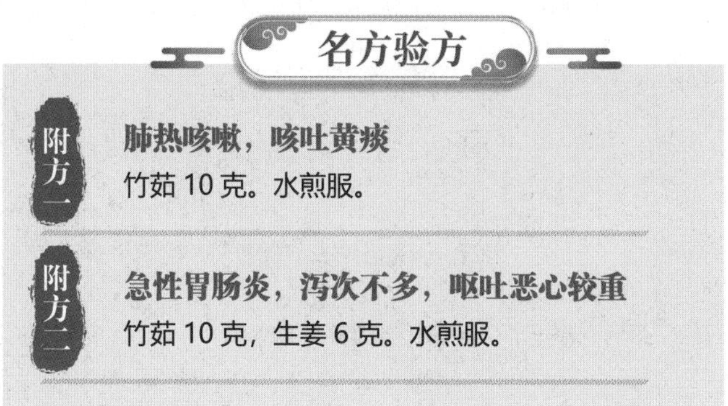

名方验方

附方一 **肺热咳嗽，咳吐黄痰**

竹茹 10 克。水煎服。

附方二 **急性胃肠炎，泻次不多，呕吐恶心较重**

竹茹 10 克，生姜 6 克。水煎服。

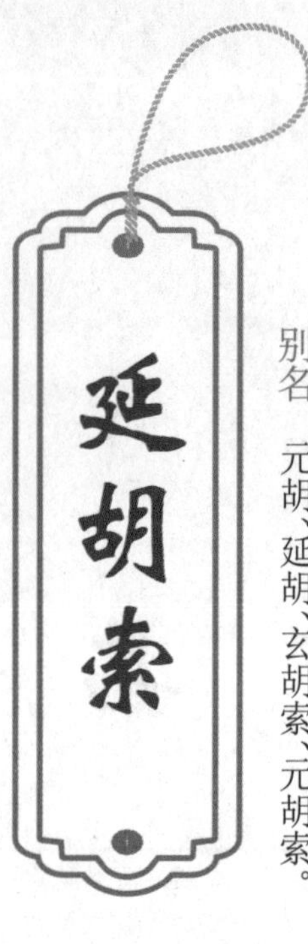

延胡索

别名　元胡、延胡、玄胡索、元胡索。

性味归经

辛、苦，温。归肝、脾经。

功能主治

活血，行气，止痛。用于胸胁、脘腹疼痛，胸痹心痛，经闭痛经，产后瘀阻，跌仆肿痛。

形态特征

多年生草本，高 9 ～ 20 厘米。地下块茎球形，外皮灰棕色，内面浅黄色。茎直立，纤细，单生或于上部分枝，折断后有黄色汁液流出。叶互生，有长柄；为二回三出全裂，末回裂片披针形或窄卵形，长 1.2 ～ 3 厘米，宽 3.5 ～ 8 毫米，先端尖或钝，白色、紫色或绿白色花，总状花序顶生或与叶对生，苞片卵形、窄卵形或窄倒卵形，全缘或有少数牙齿；花萼早落；花瓣 4，大小不等，先端微凹，其中 1 片基部微膨大或有距。雄蕊 6，花丝连合成 2 束，每束具 3 花药；子房扁柱形，花柱细短，柱头 2，似小蝴蝶状。蒴果长圆状椭圆形。花期夏季。

生境分布

生长于稀疏林、山地、树林边缘的草丛中。分布于浙江，江苏、湖北、湖南、安徽、江西等地大面积有栽培。本品为浙江特产，尤以金华地区产品最佳。

名方验方

附方一

尿血（非器质性疾病引起的）

延胡索 50 克，朴硝 37.5 克。共研为末，每次 20 克，水煎服。

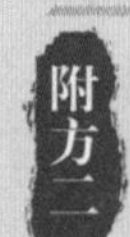

产后恶露下不尽，腹内痛

延胡索末，以温酒调下 5 克。

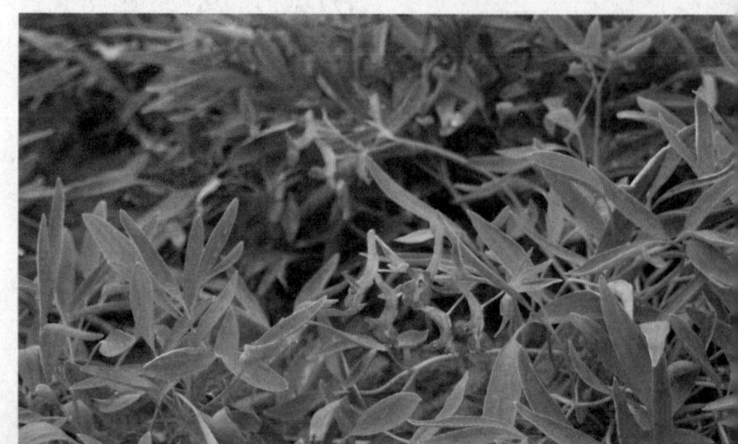

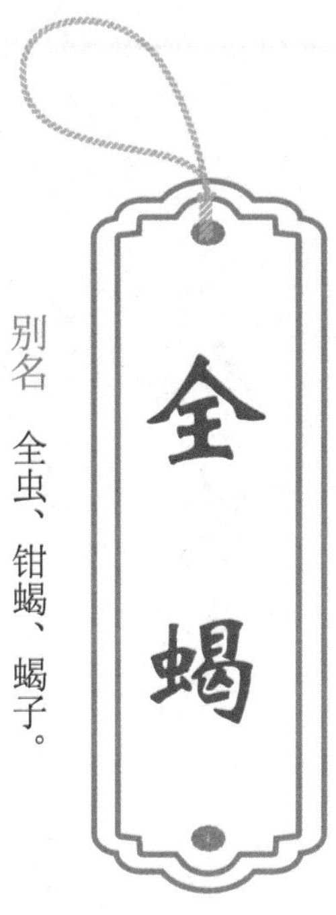

全蝎

别名 全虫、钳蝎、蝎子。

性味归经

辛，平；有毒。归肝经。

功能主治

息风镇痉，通络止痛，攻毒散结。用于肝风内动，痉挛抽搐，小儿惊风，中风口喎，半身不遂，破伤风，风湿顽痹，偏正头痛，疮疡，瘰疬。

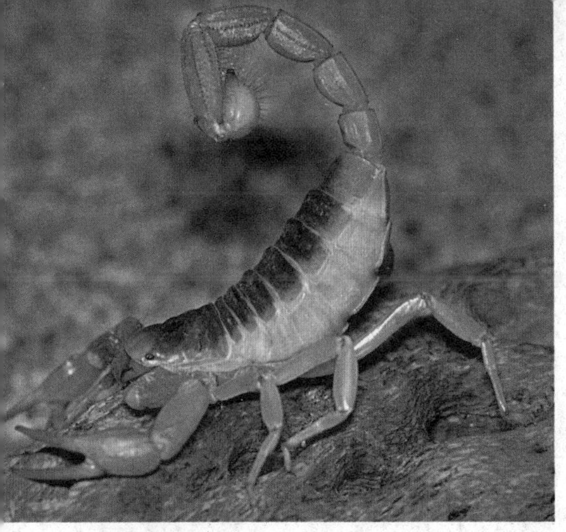

形态特征

全蝎体长约 6 厘米，分为头胸部及腹部 2 部。头胸部较短，7 节，分节不明显，背面覆有头胸甲，前端两侧各有 1 团单眼，头胸甲背部中央处，另有 1 对，如复眼。头部有附肢 2 对，1 对为钳角，甚小；1 对为强大的脚须，形如蟹螯。胸部有步足 4 对，每足分为 7 节，末端各有钩爪 2 枚。腹部甚长，分前腹及后腹两部，前腹部宽广，共有 7 节，第 1 节腹面有一生殖厣，内有生殖孔；第 2 节腹面有 1 对栉板，上有齿 16 ～ 25 个；第 3 ～ 6 节的腹面，各有肺书孔 1 对。后腹部细长，分为 5 节和 1 节尾刺，后腹部各节皆有颗粒排列而成的纵棱数条。尾刺呈钩状，上屈，内有毒腺。卵胎生。

生境分布

生长于阴暗潮湿处。分布于河南、山东、湖北、安徽等地。

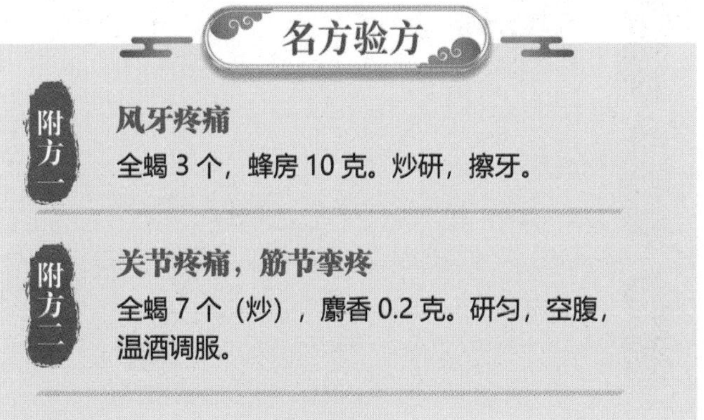

名方验方

附方一

风牙疼痛

全蝎 3 个，蜂房 10 克。炒研，擦牙。

附方二

关节疼痛，筋节挛疼

全蝎 7 个（炒），麝香 0.2 克。研匀，空腹，温酒调服。

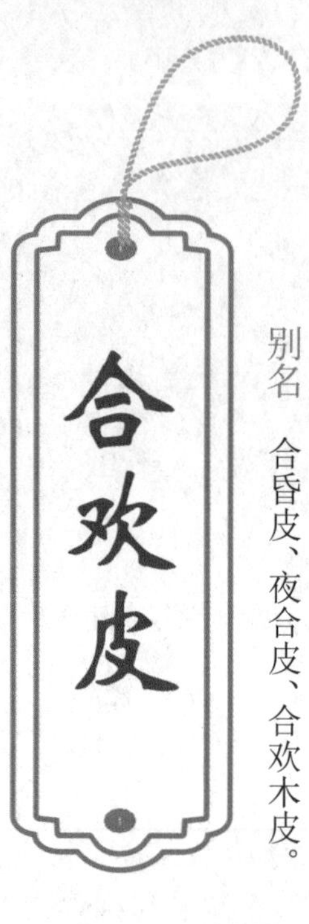

合欢皮

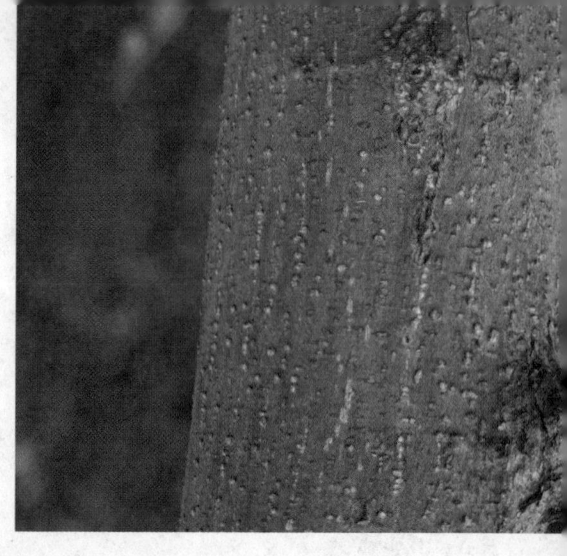

别名 合昏皮、夜合皮、合欢木皮。

性味归经 甘，平。归心、肝、肺经。

功能主治 解郁安神，活血消肿。用于心神不安，忧郁失眠，肺痈，疮肿，跌仆伤痛。

形态特征

落叶乔木，伞形树冠。叶互生，伞房状花序，雄蕊花丝犹如缨状，半白半红，故有“马缨花”“绒花”之称。树干浅灰褐色，树皮轻度纵裂。枝粗而疏生，幼枝带棱角。叶为偶数两面羽状复叶，小叶10～30对，镰刀状圆形，昼开夜合。伞房花序头状，萼及花瓣均为黄绿色，五裂，花丝上部为红色或粉红色丝状，簇结成球，花期6～7月。果实为荚果，成熟期为10月。

生境分布

生长于山谷、林缘、坡地，南北多有栽培。分布于辽宁、河北、陕西、甘肃、宁夏、新疆、山东、江苏、安徽、江西、福建、河南、湖北、湖南、广西、广东、四川、贵州、云南等省区。

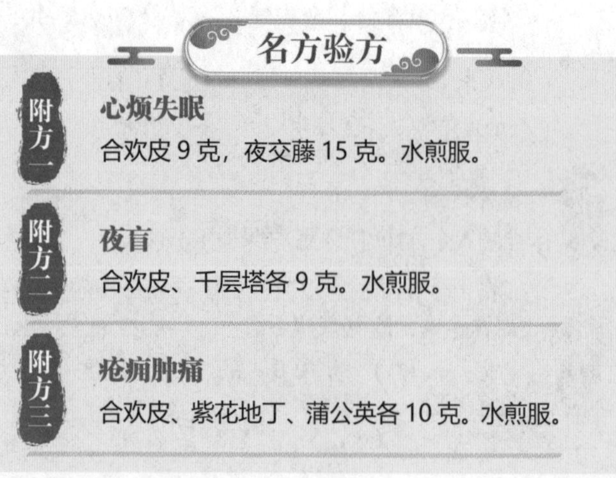

名方验方

附方一

心烦失眠

合欢皮9克，夜交藤15克。水煎服。

附方二

夜盲

合欢皮、千层塔各9克。水煎服。

附方三

疮痈肿痛

合欢皮、紫花地丁、蒲公英各10克。水煎服。

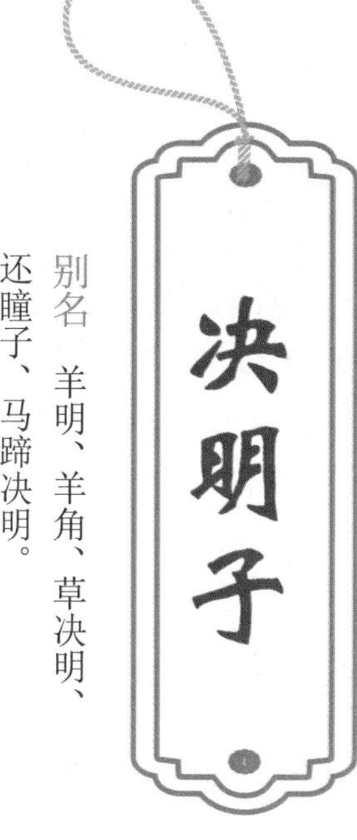

别名 羊明、羊角、草决明、还瞳子、马蹄决明。

性味归经

甘、苦、咸，微寒。归肝、肾、大肠经。

功能主治

清肝明目，润肠通便。本品苦寒可降泄肝经郁热，清肝明目作用好而为眼科常用药；味甘质润而有润肠通便之功。

形态特征

决明子：一年生半灌木状草本；高 1 ～ 2 米，上部多分枝，全体被短柔毛。双数羽状复叶互生，有小叶 2 ～ 4 对，在下面两小叶之间的叶轴上有长形暗红色腺体；小叶片倒卵形或倒卵状短圆形，长 1.5 ～ 6.5 厘米，宽 1 ～ 3 厘米，先端圆形，有小突尖，基部楔形，两侧不对称，全缘。幼时两面疏生柔毛。花成对腋生，小花梗长 1 ～ 2.3 厘米；萼片 5，分离；花瓣 5，黄色，倒卵形，长约 12 毫米，具短爪，最上瓣先端有凹，基部渐窄；发育雄蕊 7，3 枚退化。子房细长弯曲，柱头头状。荚果 4，棱柱状，略扁，稍弯曲。长 15 ～ 24 厘米，果柄长 2 ～ 4 厘米。种子多数，菱状方形，淡褐色或绿棕色，有光泽，两侧面各有一条线形的宽 0.3 ～ 0.5 毫米浅色斜凹纹。

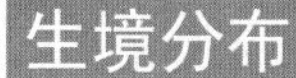

生境分布

生长于村边、路旁和旷野等处。分布于安徽、广西、四川、浙江、广东等省（区），南北各地均有栽培。

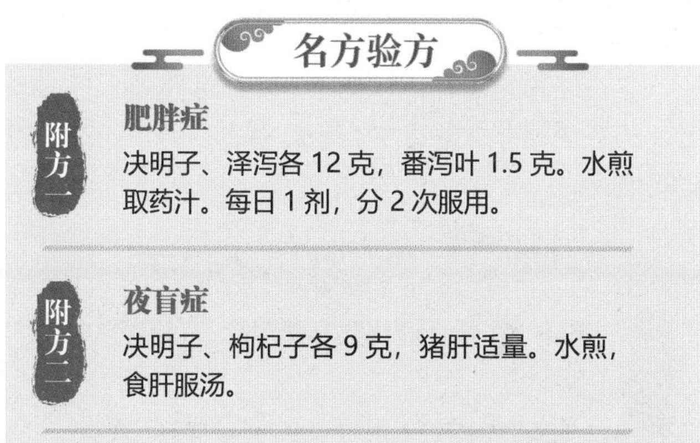

名方验方

附方一

肥胖症

决明子、泽泻各 12 克，番泻叶 1.5 克。水煎取药汁。每日 1 剂，分 2 次服用。

附方二

夜盲症

决明子、枸杞子各 9 克，猪肝适量。水煎，食肝服汤。

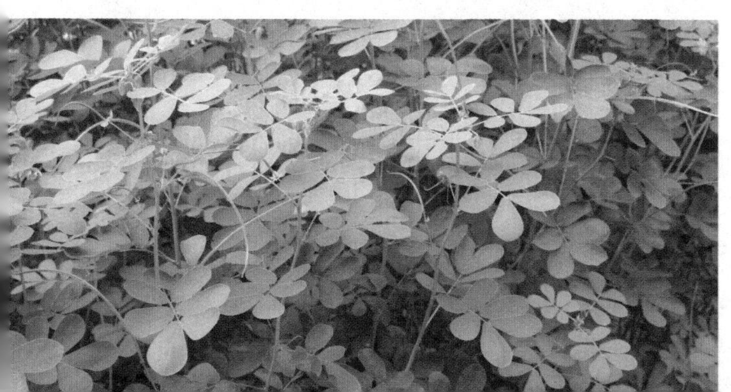

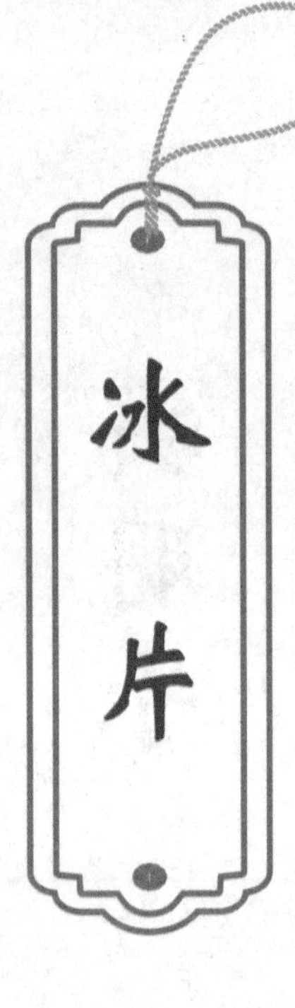

冰片

别名 片脑、桔片、龙脑香、梅花脑、冰片脑、梅花冰片、羯布罗香。

形态特征

常绿乔木，高达5米，光滑无毛，树皮有凹入的裂缝，外有坚硬的龙脑结晶。叶互生，革质；叶柄粗壮；叶片卵圆形，先端尖：基部钝圆形或阔楔形，全缘，两面无毛，有光泽，主脉明显，侧脉羽状，先端在近叶缘处相连。圆锥状花序，着生长于枝上部的叶腋间，花两性，整齐；花托肉质，微凹；花萼5，覆瓦状排列，花后继续生长；花瓣5，白色；雄蕊多数，离生，略呈周位状，花药线状，药室内向，边缘开裂，药隔延长呈尖尾状，花丝短；雌蕊1，由3心皮组成，子房上位，中轴胎座，3室，每室有胚珠2枚，花柱丝状。干果卵圆形，果皮革质，不裂，花托呈壳斗状，边缘有5片翼状宿存花萼。种子1～2枚，具胚乳。

生境分布

生长于热带雨林。龙脑香分布于东南亚地区，我国台湾有引种；艾纳香分布于广东、广西、云南、贵州等地。

性味归经

辛、苦，微寒。归心、脾、肺经。

功能主治

开窍醒神，清热止痛。用于热病神昏、惊厥，中风痰厥，气郁暴厥，中恶昏迷，胸痹心痛，目赤，口疮，咽喉肿痛，耳道流脓。

名方验方

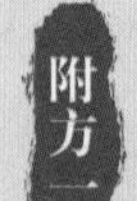

中耳炎，外耳道炎和耳部湿疹，耳道流脓，流水者

冰片1份，枯矾10份，或再加入硼砂，拭净耳脓后吹入耳内。

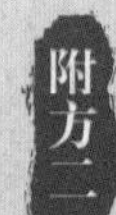

过敏性鼻炎

冰片2克，氯苯那敏0.4克，共研极细末，取少许，用一侧鼻孔猛吸一下，另一鼻再吸入等量，每日2～3次。

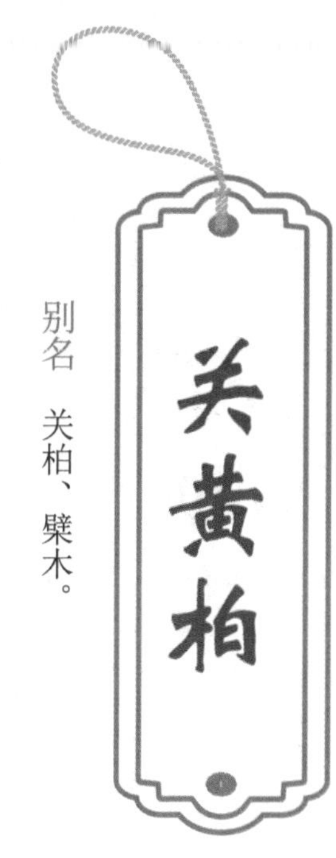

关黄柏

别名　关柏、檗木。

形态特征

乔木，高10～25米。树皮淡黄褐色或淡灰色，木栓层厚而软，有规则深纵沟裂。叶对生，羽状复叶，小叶5～13厘米，卵形或卵状披针形，长5～12厘米，宽3～4.5厘米，边缘具细锯齿或波状，有缘毛，上面暗绿色，下面苍白色。圆锥花序顶生，雌雄异株，花小而多，黄绿色。浆果状核果球形，紫黑色，有香气。

生境分布

生长于深山、河边、溪旁林中。主产于辽宁、吉林、河北。

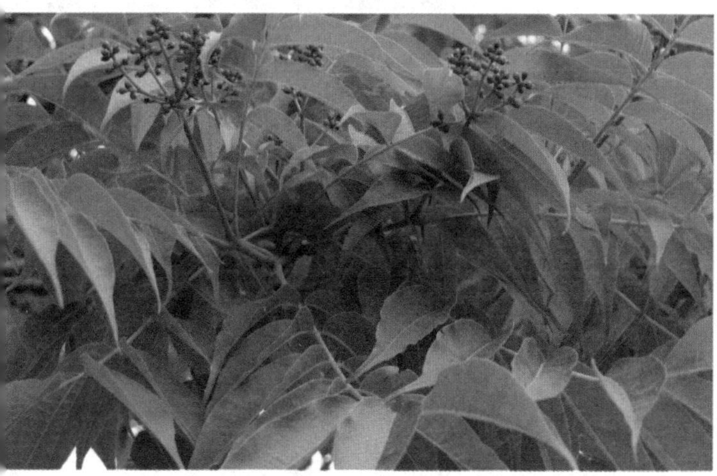

性味归经

苦，寒。归肾、膀胱经。

功能主治

清热燥湿，泻火除蒸，解毒疗疮。用于湿热泻痢，黄疸尿赤，带下阴痒，热淋涩痛，脚气痿躄，骨蒸劳热，盗汗，遗精，疮疡肿毒，湿疹湿疮。盐关黄柏滋阴降火。用于阴虚火旺，盗汗骨蒸。

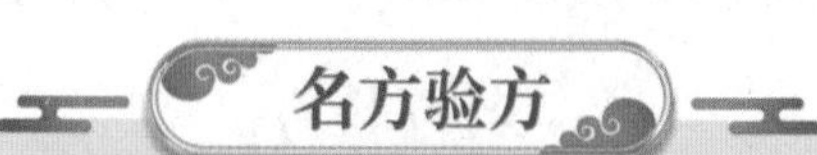

名方验方

附方一

足癣

关黄柏适量研粉，撒于患处。趾间湿烂严重者用黄柏、地肤子、白鲜皮各20克，苦参30克，枯矾15克，水煎，去渣放温后浸泡患处，每日数次，每次30分钟。

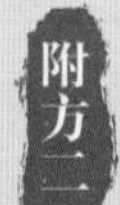

附方二

耳部湿疹

关黄柏粉1份，香油1.2份调成糊状，每日搽药1次，一般用药1～2次后，湿烂面开始干燥结痂，5～7日后基本好转或痊愈。

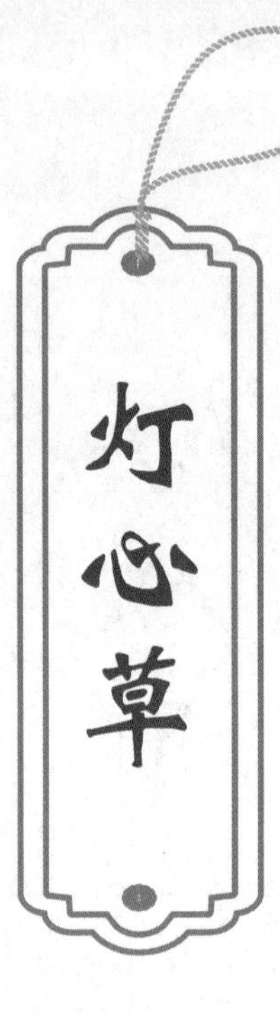

别名 蔺草、灯芯草、龙须草、野席草、马棕根、野马棕。

性味归经

甘、淡，微寒。归心、肺、小肠经。

功能主治

清心火，利小便。用于心烦失眠，尿少涩痛，口舌生疮。

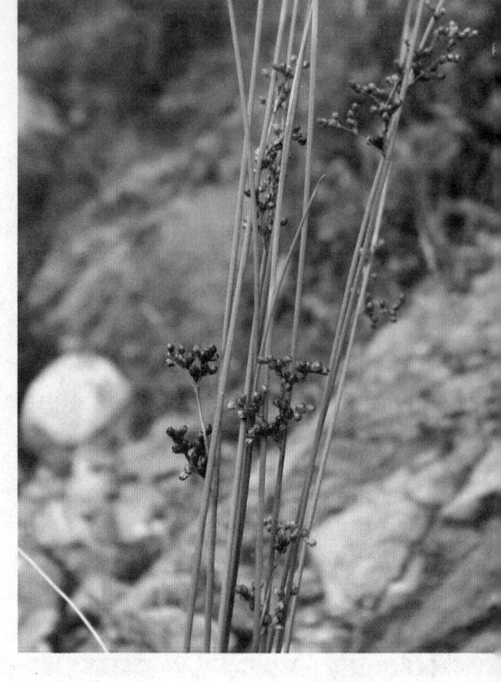

形态特征

多年生草本，高 40 ～ 100 厘米，根茎横走，密生须根，茎簇生，直立，细柱形。叶鞘红褐色或淡黄色，叶片退化呈刺芒状。花序假侧生，聚伞状，多花，密集或疏散，花淡绿色，具短柄。蒴果长圆状，先端钝或微凹，长约与花被等长或稍长，内有3个完整的隔膜。

生境分布

生长于池旁、河边、稻田旁、水沟边、草地上或沼泽湿处。分布于江苏、四川、云南等地。

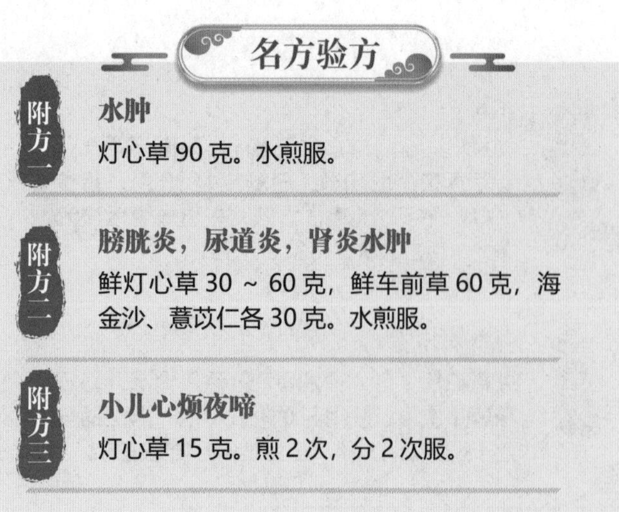

名方验方

附方一

水肿

灯心草 90 克。水煎服。

附方二

膀胱炎，尿道炎，肾炎水肿

鲜灯心草 30 ～ 60 克，鲜车前草 60 克，海金沙、薏苡仁各 30 克。水煎服。

附方三

小儿心烦夜啼

灯心草 15 克。煎 2 次，分 2 次服。

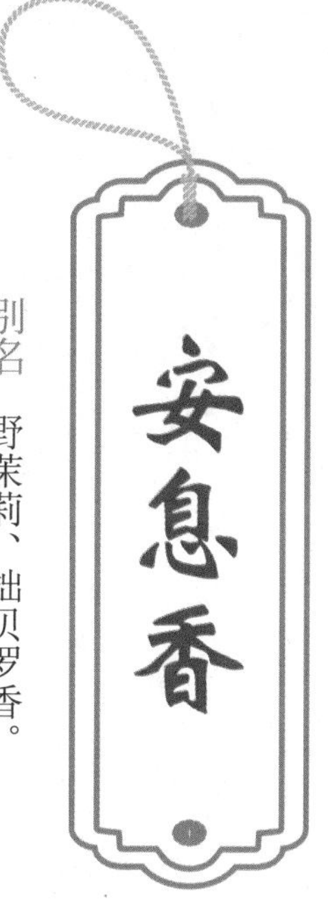

安息香

别名 野茉莉、拙贝罗香。

形态特征

乔木，高5～20米。树皮灰褐色，有不规则纵裂纹；枝稍扁，被褐色长绒毛，后变为无毛。叶互生；柄长8～15毫米，密被褐色星状毛；叶片椭圆形、椭圆状卵形至卵形，长5～18厘米，宽4～10厘米，先端短渐尖，基部圆形或楔形，上面无毛或嫩叶脉上被星状毛，下面密被灰色至粉绿色星状绒毛，边全缘，幼叶有时具2～3个齿裂，侧脉5～6对。顶生圆锥花序较大，长5～15厘米，下部的总状花序较短，花梗和花序梗密被黄褐色星状短柔毛；萼杯状，5齿裂；花白色，长1.2～2.5厘米，5裂，裂片卵状披针形；花萼及花冠均密被白色星状毛；雄蕊10，等长，花丝扁平，疏被白色星状毛，下部联合成筒；花柱长约1.5厘米。果实近球形，直径约1厘米，外面密被星状绒毛。种子卵形，栗褐色，密被小瘤状突起和星状毛。花期4～6月，果期8～10月。

生境分布

分布于越南、老挝及泰国等地，我国云南、广西也产。

性味归经

辛、苦，平。归心、脾经。

功能主治

开窍醒神，行气活血，止痛。用于中风痰厥，气郁暴厥，中恶昏迷，心腹疼痛，产后血晕，小儿惊风。

名方验方

附方一

小儿肚痛

安息香酒蒸成膏，沉香、丁香、木香、藿香、八角茴香各15克，缩砂仁、香附子、炙甘草各25克。为末，以膏和炼蜜丸，如芡子大，每次5克，紫苏汤送下。

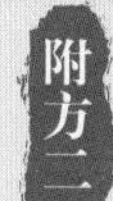

附方二

妇人产后血晕，血胀

安息香5克，五灵脂（水飞净末）25克。共和匀，每次5克，炒姜汤调下。

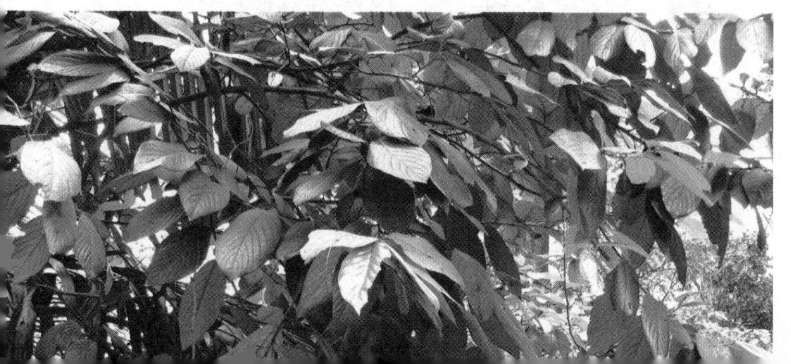

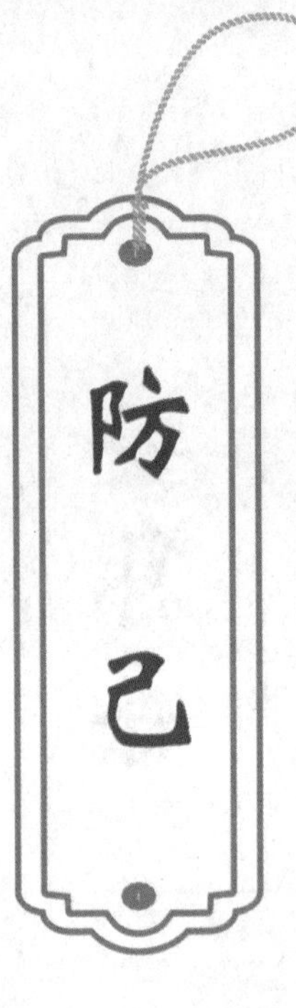

防己

别名 解离、石解、石蟾蜍、粉防己、倒地拱、载君行。

性味归经

苦，寒。归膀胱、肺经。

功能主治

祛风止痛，利水消肿。用于风湿痹痛，水肿脚气，小便不利，湿疹疮毒。

形态特征

木质藤本，主根为圆柱形。单叶互生，长椭圆形或卵状披针形，先端短尖，基部圆形，全缘，下面密被褐色短柔毛总状花序，有花 1 ～ 3 朵，被毛花被下部呈弯曲的筒状，长约 5 厘米，上部扩大，三浅裂，紫色带黄色斑纹，子房下位。蒴果长圆形，具 6 棱，种子多数。根呈圆柱形或半圆柱形，直径 1.5 ～ 4.5 厘米，略弯曲，弯曲处有横沟。表面粗糙，灰棕色或淡黄色质坚硬不易折断，断面粉性，可见放射状的木质部（俗称车轮纹）。

生境分布

生长于山野丘陵地、草丛或矮林边缘。主产于安徽、浙江、江西、福建等地。

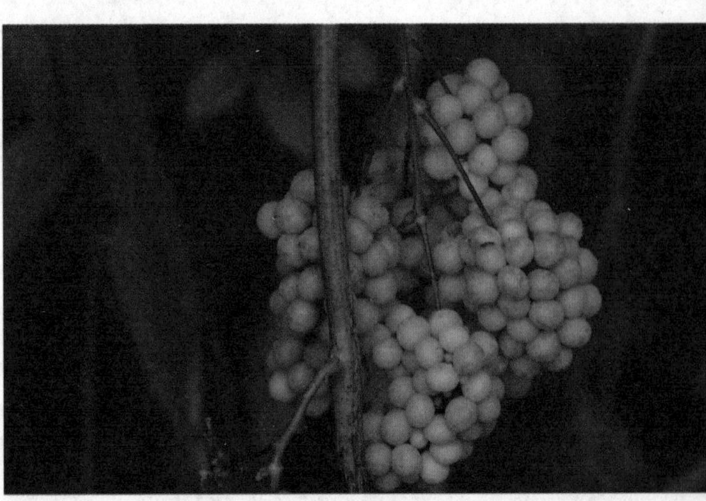

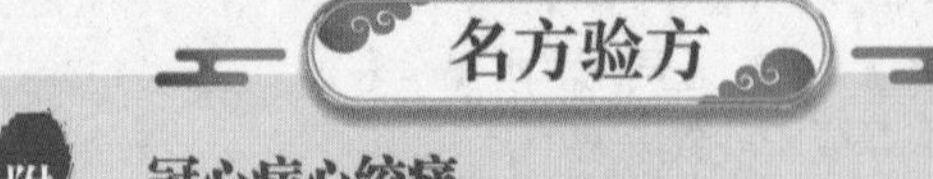

名方验方

附方一

冠心病心绞痛

粉防己碱 120 毫克 / 20 毫升生理盐水静注，每日 2 次，2 周为 1 个疗程。

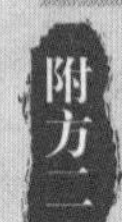

附方二

高血压

汉防己 6 ~ 12 克，常与其他降压药配用。

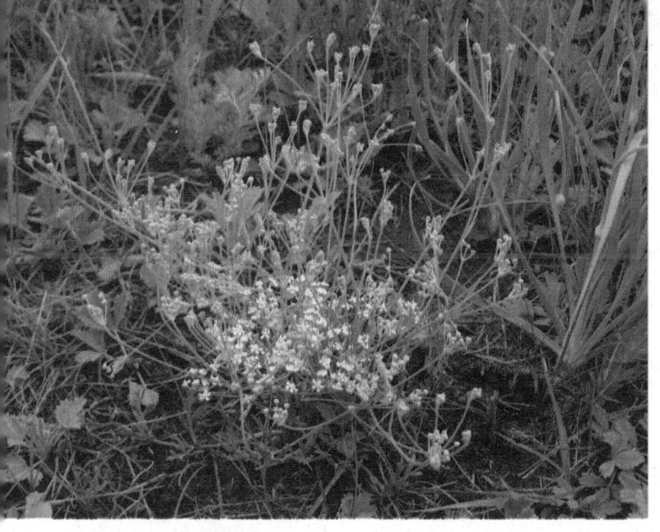

防风

别名 屏风、铜芸、百种、回云、百枝、回草、风肉。

性味归经

辛，甘，微温。归膀胱、肝、脾经。

功能主治

祛风解表，胜湿止痛，止痉。用于感冒头痛，风湿痹痛，风疹瘙痒，破伤风。

形态特征

多年生草本，高达 80 厘米，茎基密生褐色纤维状的叶柄残基。茎单生，二歧分枝。基生叶有长柄，2～3 回羽裂，裂片楔形，有 3～4 缺刻，具扩展叶鞘。复伞形花序，总苞缺如，或少有 1 片；花小，白色。双悬果椭圆状卵形，分果有 5 棱，棱槽间，有油管 1，结合面有油管 2，幼果有海绵质瘤状突起。

生境分布

生长于丘陵地带山坡草丛中或田边、路旁，高山中、下部。分布于黑龙江、吉林、辽宁、内蒙古、河北、山西、河南等省（区）。

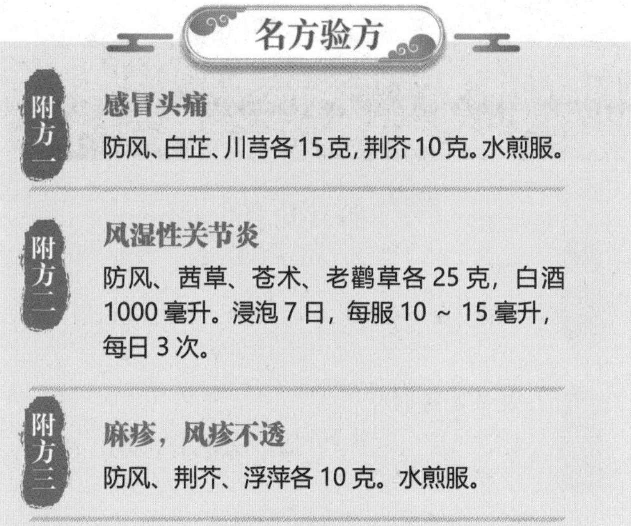

名方验方

附方一　感冒头痛

防风、白芷、川芎各 15 克，荆芥 10 克。水煎服。

附方二　风湿性关节炎

防风、茜草、苍术、老鹳草各 25 克，白酒 1000 毫升。浸泡 7 日，每服 10 ~ 15 毫升，每日 3 次。

附方三　麻疹，风疹不透

防风、荆芥、浮萍各 10 克。水煎服。

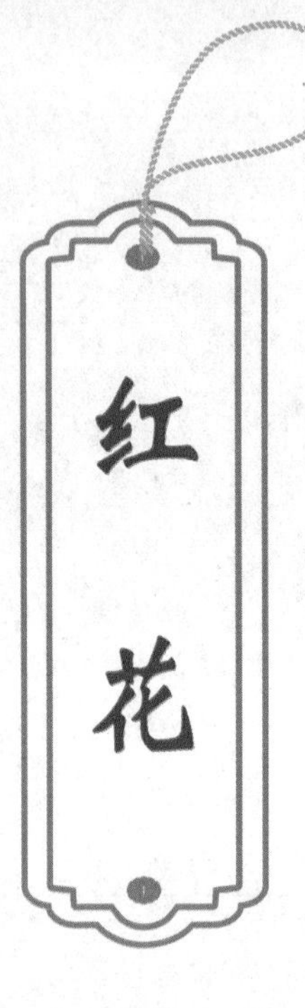

红花

别名　草红、杜红花、刺红花、金红花。

性味归经

辛，温。归心、肝经。

功能主治

活血通经，散瘀止痛。用于经闭，痛经，恶露不行，癥瘕痞块，胸痹心痛，瘀滞腹痛，胸胁刺痛，跌仆损伤，疮疡肿痛。

形态特征

一年生草本，高30～90厘米，全体光滑无毛。茎直立，基部木质化，上部多分枝。叶互生，质硬，近于无柄而抱茎；卵形或卵状披针形，长3.5～9厘米，宽1～3.5厘米，基部渐狭，先端尖锐，边缘具刺齿；上部叶逐渐变小，呈苞片状，围绕头状花序。花序大，顶生，总苞片多列，外面2～3列呈叶状，披针形，边缘有针刺；内列呈卵形，边缘无刺而呈白色膜质；花托扁平；管状花多数，通常两性，橘红色，先端5裂，裂片线形；雄蕊5，花药聚合；雌蕊1，花柱细长，伸出花药管外面，柱头2裂，裂片短，舌状。瘦果椭圆形或倒卵形，长约5毫米，基部稍歪斜，白色，具4肋。花期6～7月，果期8～9月。

生境分布

全国各地多有栽培。

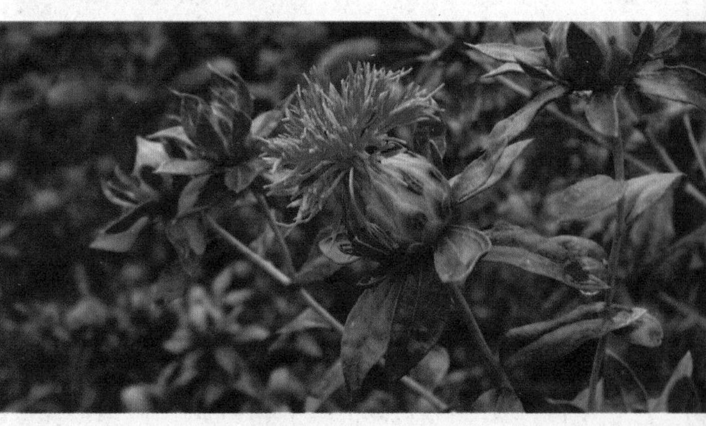

名方验方

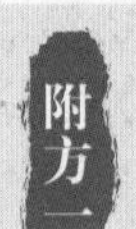

附方一

痛经

红花6克，鸡血藤24克。水煎，调黄酒适量服。

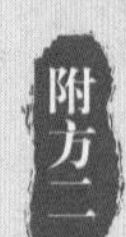

附方二

关节炎肿痛

红花炒后研末适量，加入等量的地瓜粉，盐水或烧酒调敷患处。

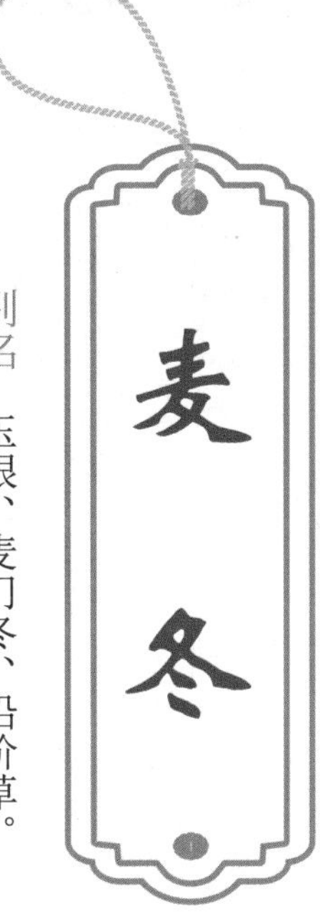

麦冬

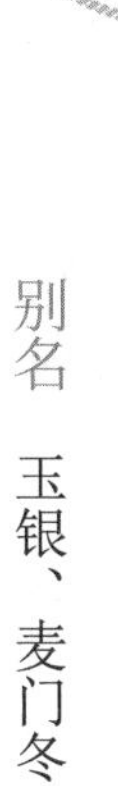

别名　玉银、麦门冬、沿阶草。

性味归经

甘、微苦，微寒。归心、肺、胃经。

功能主治

养阴生津，润肺清心。用于肺燥干咳，阴虚痨嗽，喉痹咽痛，津伤口渴，内热消渴，心烦失眠，肠燥便秘。

形态特征

多年生草本，地上匍匐茎细长。叶丛生，狭线形，草质，深绿色，平行脉明显，基部绿白色并稍扩大。花葶常比叶短，总状花序轴长2～5厘米，花1～2朵，生长于苞片腋内，花梗长2～4毫米，关节位于近中部或中部以上，花微下垂，花被片6枚，披针形，白色或淡紫色。浆果球形，成熟时深绿色或蓝黑色。

生境分布

生长于土质疏松、肥沃、排水良好的壤土和沙质土壤。分布于浙江、四川等地。

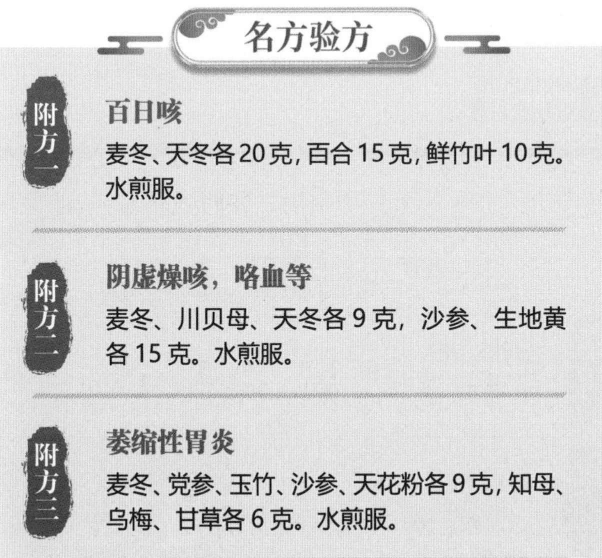

名方验方

附方一

百日咳

麦冬、天冬各20克，百合15克，鲜竹叶10克。水煎服。

附方二

阴虚燥咳，咯血等

麦冬、川贝母、天冬各9克，沙参、生地黄各15克。水煎服。

附方三

萎缩性胃炎

麦冬、党参、玉竹、沙参、天花粉各9克，知母、乌梅、甘草各6克。水煎服。

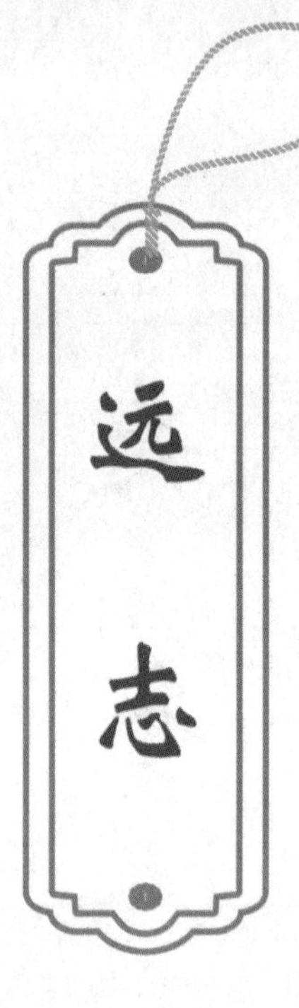

远志

别名 葽绕、棘菀、蕀蒬、细草、小鸡腿、小鸡眼、小草根。

性味归经 苦、辛，温。归心、肾、肺经。

功能主治 安神益智，交通心肾，祛痰，消肿。用于心肾不交引起的失眠多梦、健忘惊悸、神志恍惚，咳痰不爽，疮疡肿毒，乳房肿痛。

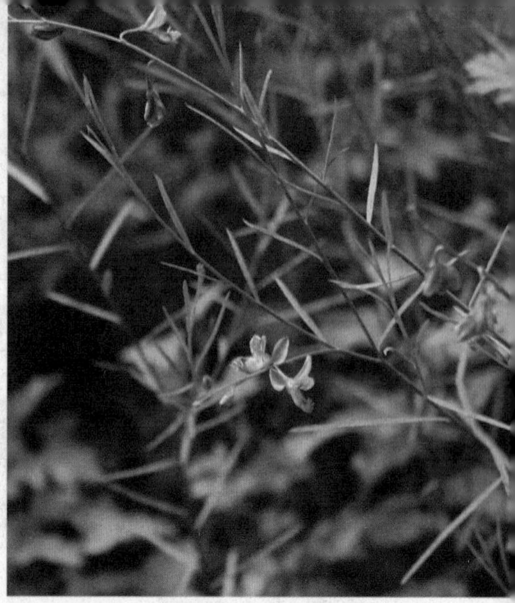

形态特征

多年生草本，高20～40厘米。根圆柱形，长达40厘米，肥厚，淡黄白色，具少数侧根。茎直立或斜上，丛生，上部多分枝。叶互生，狭线形或线状披针形，长1～4厘米，宽1～3毫米，先端渐尖，基部渐窄，全缘，无柄或近无柄。总状花序长约2～14厘米，偏侧生与小枝顶端，细弱，通常稍弯曲；花淡蓝紫色，长6毫米；花梗细弱，长3～6毫米；苞片3，极小，易脱落；萼片的外轮3片比较小，线状披针形，长约2毫米，内轮2片呈花瓣状，呈稍弯些的长圆状倒卵形，长5～6毫米，宽2～3毫米；花瓣的2侧瓣倒卵形，长约4毫米，中央花瓣较大，呈龙骨瓣状，背面顶端有撕裂成条的鸡冠状附属物。蒴果扁平，卵圆形，边有狭翅，长宽均约4～5毫米，绿色，光滑。花期5～7月，果期7～9月。

生境分布

秦岭南北坡均产，生长于海拔400～1000米的山坡草地或路旁。分布于山西、陕西等地。

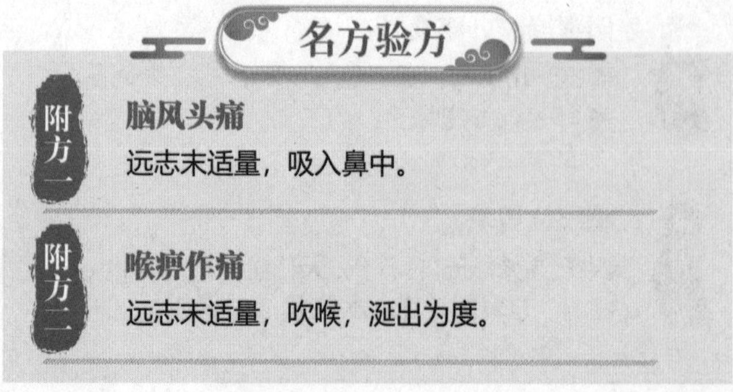
名方验方

附方一

脑风头痛

远志末适量，吸入鼻中。

附方二

喉痹作痛

远志末适量，吹喉，涎出为度。

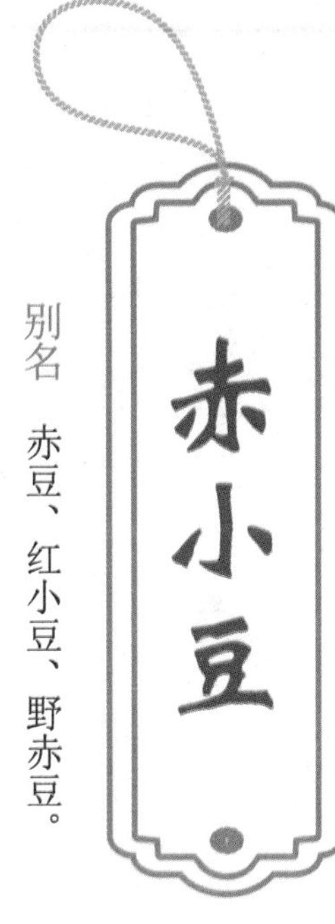

别名 赤豆、红小豆、野赤豆。

性味归经

甘、酸，平。归心、小肠经。

功能主治

利水消肿，解毒排脓。用于水肿胀满，脚气浮肿，黄疸尿赤，风湿热痹，痈肿疮毒，肠痈腹痛。

形态特征

红小豆属豆科，菜豆属，一年生草本植物。主根不发达，侧根细长，株高80～100厘米，有直立丛生型、半蔓生型及蔓生缠绕型。叶为3小叶组成的复叶。小叶圆头型或剑头型。花梗自叶腋生出，梗的先端，着生数花，为自花授粉作物，花小，开黄花或淡灰色花，龙骨瓣呈螺旋形，每花梗上结荚1～5个，荚长7～16厘米，果荚内包着4～18粒椭圆或长椭圆形种子。种子多为赤褐色，也有黑、灰、白、绿杂、浅黄色等。种子千粒重50～210克，大多在130克左右。

生境分布

全国各地普遍栽培。主产于吉林、北京、天津、河北、陕西、山东、安徽、江苏、浙江、江西、广东、四川。

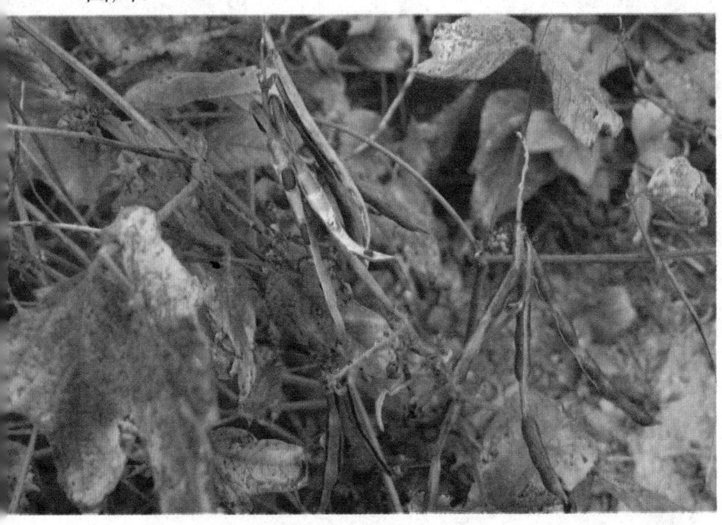

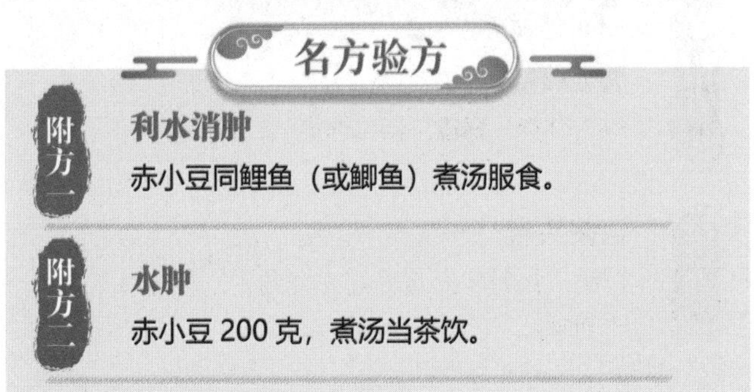

名方验方

附方一 利水消肿

赤小豆同鲤鱼（或鲫鱼）煮汤服食。

附方二 水肿

赤小豆200克，煮汤当茶饮。

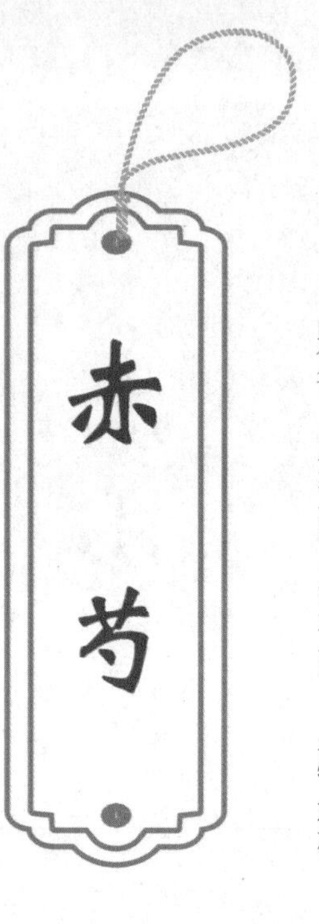

别名 木芍药、红芍药、臭牡丹根。

性味归经

苦，微寒。归肝经。

功能主治

清热凉血，散瘀止痛。用于热入营血，温毒发斑，吐血衄血，目赤肿痛，肝郁胁痛，经闭痛经，癥瘕腹痛，跌仆损伤，痈肿疮疡。

形态特征

川赤芍为多年生草本。茎直立。茎下部叶为2回3出复叶，小叶通常2回深裂，小裂片宽0.5～1.8厘米。花2～4朵生茎顶端和其下的叶腋；花瓣6～9，紫红色或粉红色；雄蕊多数；心皮2～5。果密被黄色绒毛。表面暗褐色或暗棕色，粗糙，有横向突起的皮孔，手搓则外皮易破而脱落（俗称糟皮）。

生境分布

生长于山坡林下草丛中及路旁。分布于内蒙古、四川及东北各地。

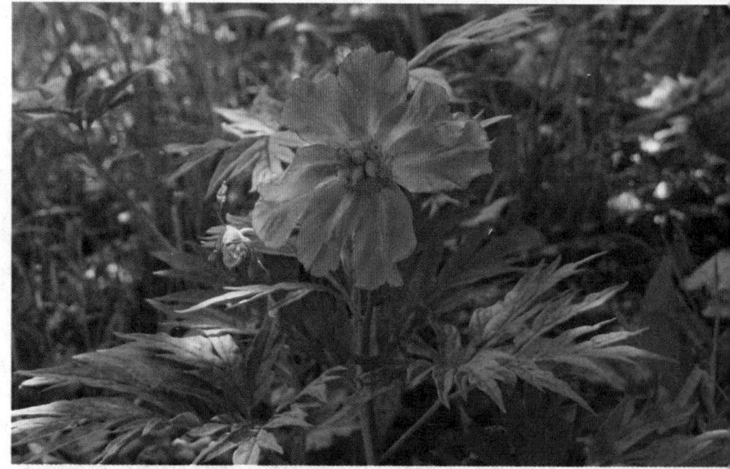

名方验方

附方一 **血瘀疼痛，血瘀痛经**

赤芍、延胡索、香附、乌药、当归各6克。水煎服。

附方二 **胁肋瘀痛**

赤芍9克，青皮、郁金各6克。水煎服。

附方三 **血瘀头痛**

赤芍、川芎各9克，当归、白芷、羌活各6克。水煎服。

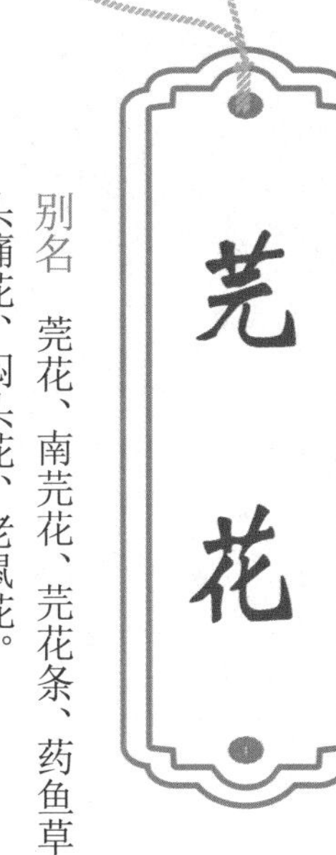

芫花

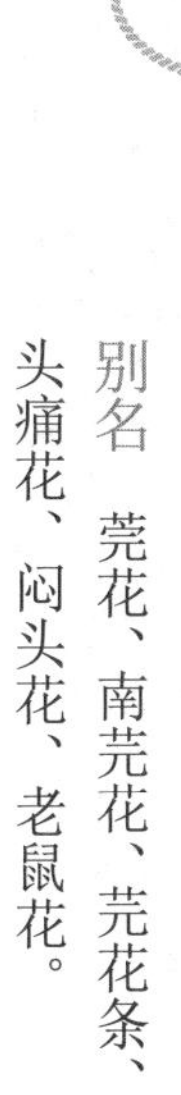

别名 莞花、南芫花、芫花条、药鱼草、头痛花、闷头花、老鼠花。

性味归经 苦、辛，温；有毒。归肺、脾、肾经。

功能主治 泻水逐饮；外用杀虫疗疮。用于水肿胀满，胸腹积水，痰饮积聚，气逆咳喘，二便不利；外治疥癣秃疮，痈肿，冻疮。

形态特征

落叶灌木，幼枝密被淡黄色绢毛，柔韧。单叶对生，稀互生，具短柄或近无柄。叶片长椭圆形或卵状披针形，长2.5～5厘米，宽0.5～2厘米，先端急尖，基部楔形，幼叶下面密被淡黄色绢状毛。花先叶开放，淡紫色或淡紫红色，3～7朵排成聚伞花丛，顶生及腋生，通常集于枝顶；花被筒状，长1.5厘米，外被绢毛，裂片4，卵形，约为花全长的1/3；雄蕊8枚，2轮，分别着生长于花被筒中部及上部；子房密被淡黄色柔毛。核果长圆形，白色。

生境分布

生长于路旁及山坡林间。分布于长江流域以南及山东、河南、陕西等地。

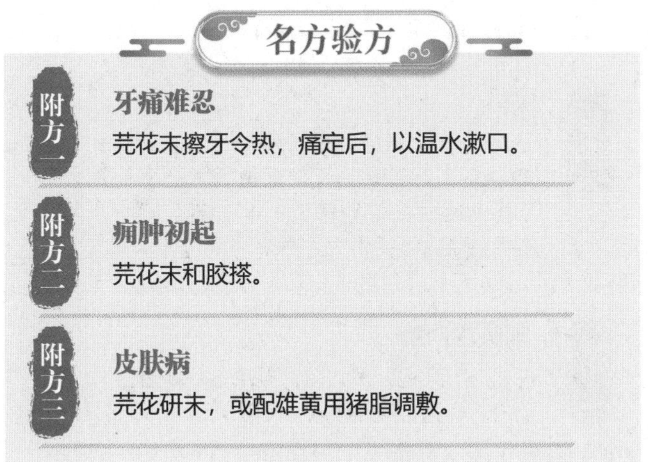

名方验方

附方一

牙痛难忍

芫花末擦牙令热，痛定后，以温水漱口。

附方二

痈肿初起

芫花末和胶搽。

附方三

皮肤病

芫花研末，或配雄黄用猪脂调敷。

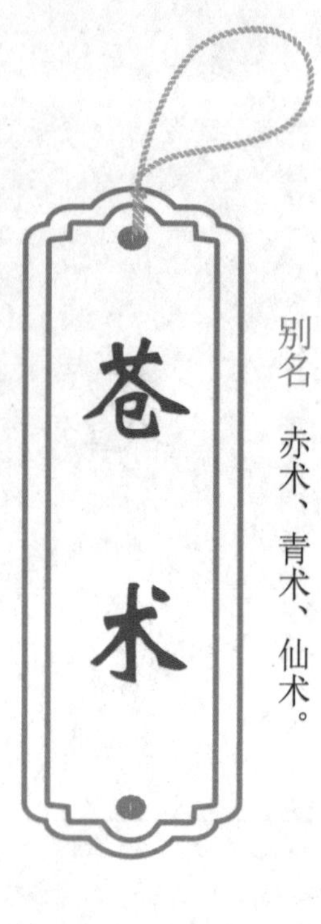

苍术

别名 赤术、青术、仙术。

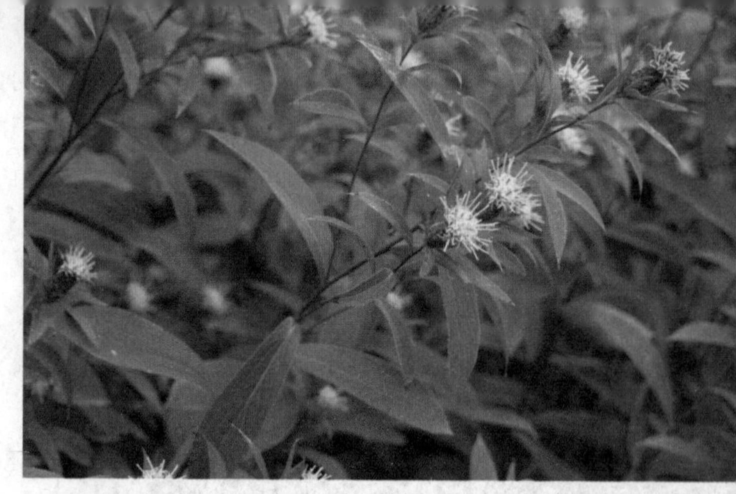

形态特征

为多年生草本，高达80厘米；根茎结节状圆柱形。叶互生，革质，上部叶一般不分裂，无柄，卵状披针形至椭圆形，长3～8厘米，宽1～3厘米，边缘有刺状锯齿，下部叶多为3～5深裂，顶端裂片较大，侧裂片1～2对，椭圆形。头状花序顶生，叶状苞片1列，羽状深裂，裂片刺状；总苞圆柱形，总苞片6～8层，卵形至披针形；花多数，两性，白色或淡紫色；两性花有多数羽毛状长冠毛，单性花一般为雌花，具退化雄蕊5枚，瘦果有羽状冠毛。

生境分布

生长于山坡、林下及草地。分布于江苏、湖北、河南等地，以产于江苏茅山一带者质量最好。北苍术分布于河北、山西、陕西等地。

性味归经

辛、苦，温。归脾、胃、肝经。

功能主治

燥湿健脾，祛风散寒，明目。用于湿阻中焦，脘腹胀满，泄泻，水肿，脚气痿躄，风湿痹痛，风寒感冒，夜盲，眼目昏涩。

名方验方

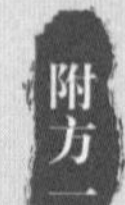

附方一

烫伤

苍术适量。研成细末，用时与白芝麻油调成稀糊状后，涂在烧、烫伤部位，每日1～2次，直至愈合为止。轻者3～4日结痂，7～10日结痂愈合，重者疗程稍长。不必包扎。

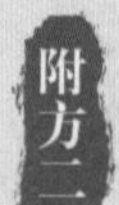

附方二

细菌性痢疾

炒苍术90克，炙大黄、炙草乌、炒杏仁、川羌活各30克。共为细末，每服1.5克，每日2次。

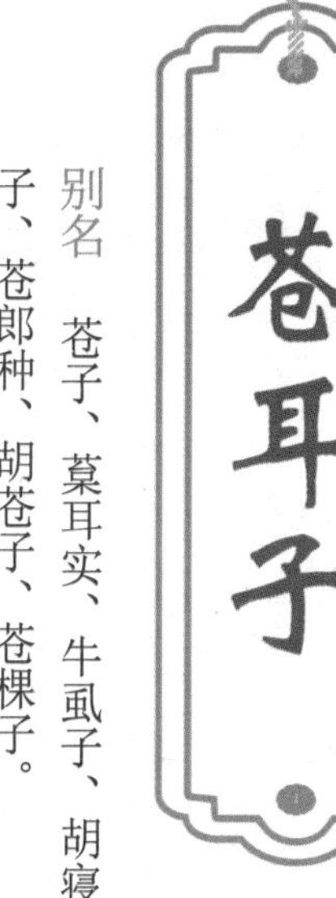

苍耳子

别名 苍子、葈耳实、牛虱子、胡寝子、苍郎种、胡苍子、苍棵子。

性味归经

辛、苦，温；有毒。归肺经。

功能主治

散风寒，通鼻窍，祛风湿。用于风寒头痛，鼻塞流涕，鼻鼽，鼻渊，风疹瘙痒，湿痹拘挛。

形态特征

一年生草本，高30～90厘米，全体密被白色短毛。茎直立。单叶互生，具长柄；叶片三角状卵形或心形，通常3浅裂，两面均有短毛。头状花序顶生或腋生。瘦果，纺锤形，包在有刺的总苞内。

生境分布

生长于荒地、山坡等干燥向阳处。分布于全国各地。

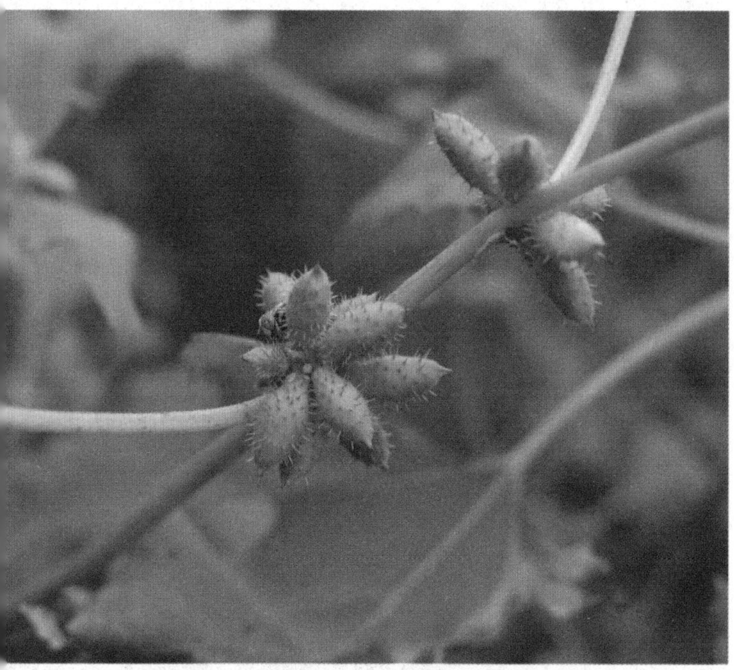

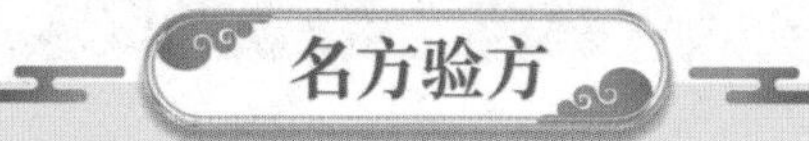

名方验方

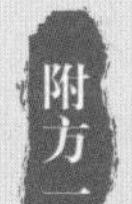

附方一

深部脓肿

苍耳草100克，水煎服。如发热加鸭跖草50克。

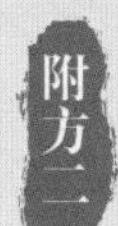

附方二

疟疾

鲜苍耳150克，洗净捣烂，加水煎15分钟去渣，打鸡蛋2～3个于药液中，煮成溏心蛋（蛋黄未全熟），于发作前吃蛋，1次未愈，可继续服用。

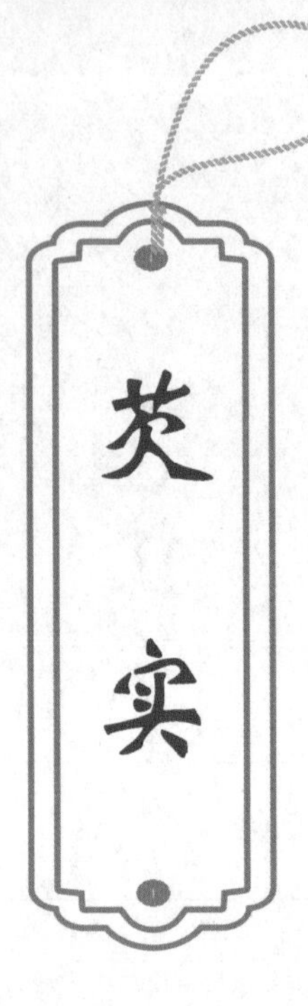

芡实

别名 肇实、鸡头米、鸡头苞、鸡头莲、刺莲藕。

形态特征

一年生水生草本，具白色须根及不明显的茎。初生叶沉水，箭形；后生叶浮于水面，叶柄长，圆柱形中空，表面生多数刺，叶片椭圆状肾形或圆状盾形，直径65～130厘米，表面深绿色，有蜡被，具多数隆起，叶脉分歧点有尖刺，背面深紫色，叶脉凸起，有茸毛。花单生；花梗粗长，多刺，伸出水面；萼片4，直立，披针形，肉质，外面绿色，有刺，内面带紫色；花瓣多数，分3轮排列，带紫色；雄蕊多数；子房半下位，8室，无花柱，柱头红色。浆果球形，海绵质，污紫红色，外被皮刺，上有宿存萼片。种子球形，黑色，坚硬，具假种皮。花期6～9月，果期7～10月。

生境分布

生长于池沼湖泊中。主产湖南、江苏、安徽、山东等地。

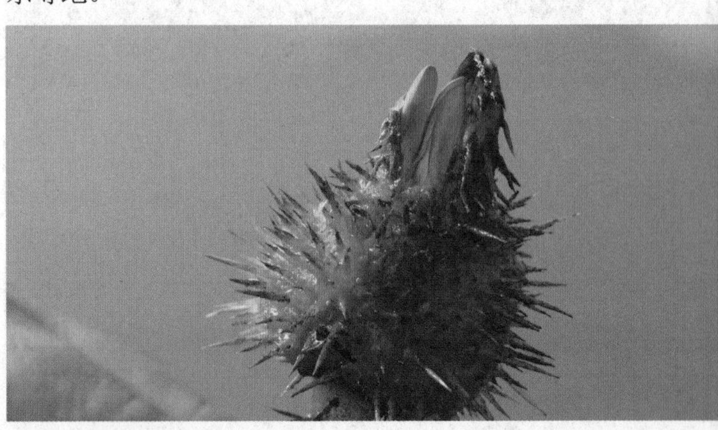

性味归经

甘、涩，平。归脾、肾经。

功能主治

益肾固精，补脾止泻，除湿止带。用于遗精滑精，遗尿尿频，脾虚久泻，白浊，带下。

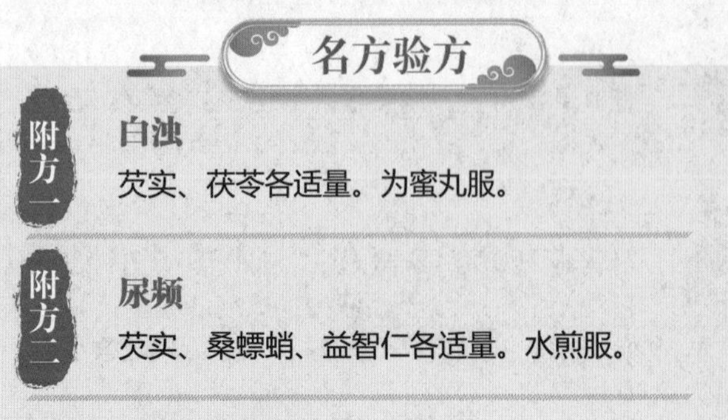

名方验方

附方一 **白浊**

芡实、茯苓各适量。为蜜丸服。

附方二 **尿频**

芡实、桑螵蛸、益智仁各适量。水煎服。

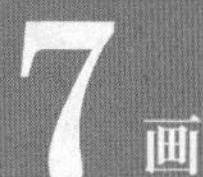

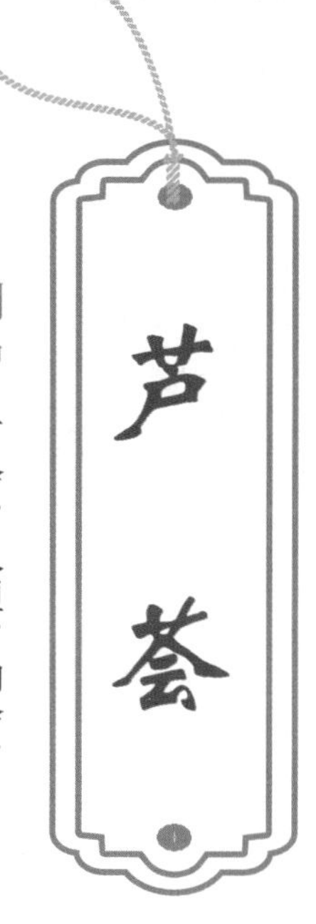

芦荟

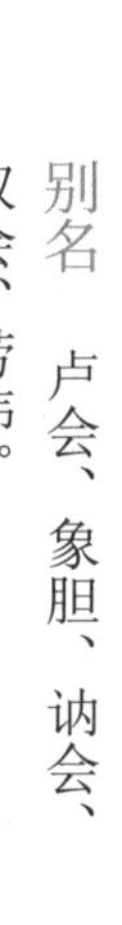

别名　卢会、象胆、讷会、奴会、劳伟。

性味归经

苦，寒。归肝、胃、大肠经。

功能主治

泻下通便，清肝泻火，杀虫疗疳。用于热结便秘，惊痫抽搐，小儿疳积；外治癣疮。

形态特征

多年生草本。茎极短。叶簇生长于茎顶，直立或近于直立，肥厚多汁；呈狭披针形，长 15 ～ 36 厘米，宽 2 ～ 6 厘米，先端长渐尖，基部宽阔，粉绿色，边缘有刺状小齿。花茎单生或稍分枝，高 60 ～ 90 厘米；总状花序疏散；花点垂，长约 2.5 厘米，黄色或有赤色斑点；花被管状，6 裂，裂片稍外弯；雄蕊 6，花药丁字着生；雌蕊 1，3 室，每室有多数胚珠。蒴果，三角形，室背开裂。花期 2 ～ 3 月。

生境分布

生长于排水性能良好、不易板结的疏松土质中。我国福建、台湾、广东、广西、四川、云南等地有栽培。

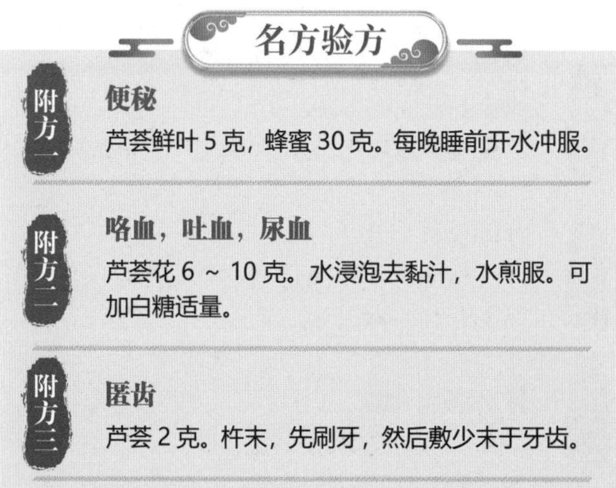

名方验方

附方一

便秘

芦荟鲜叶 5 克，蜂蜜 30 克。每晚睡前开水冲服。

附方二

咯血，吐血，尿血

芦荟花 6 ～ 10 克。水浸泡去黏汁，水煎服。可加白糖适量。

附方三

匿齿

芦荟 2 克。杵末，先刷牙，然后敷少末于牙齿。

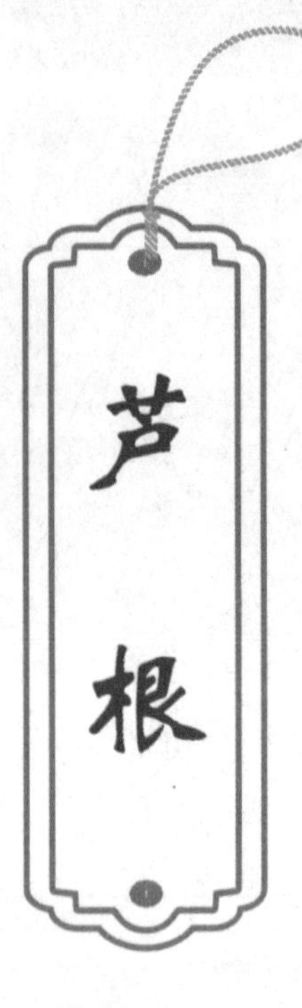

芦根

别名 苇根、芦头、芦柴根、芦菇根、芦茅根、苇子根、芦芽根、甜梗子。

性味归经 甘，寒。归肺、胃经。

功能主治 清热泻火，生津止渴，除烦，止呕，利尿。用于热病烦渴，肺热咳嗽，肺痈吐脓，胃热呕哕，热淋涩痛。

形态特征

多年生高大草本，具有匍匐状地下茎，粗壮，横走，节间中空，每节上具芽。茎高2～5米，节下通常具白粉。叶2列式排列，具叶鞘；叶鞘抱茎，无毛或具细毛；叶灰绿色或蓝绿色，较宽，线状披针形，粗糙，先端渐尖。圆锥花序大形，顶生，直立，有时稍弯曲，暗紫色或褐紫色，稀淡黄色。

生境分布

生长于池沼地、河溪地、湖边及河流两岸沙地及湿地等处，多为野生。全国各地均有分布。

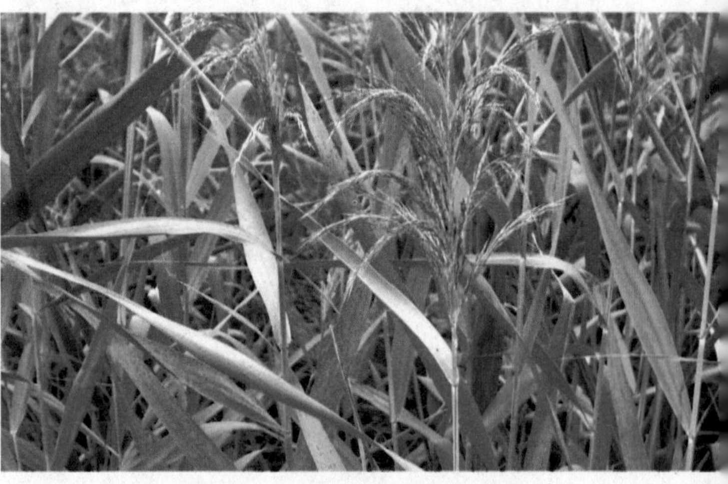

名方验方

附方一　风疹不透

芦根、柽柳各30克，胡荽10克。煎汤内服或外洗。

附方二　胃热呕吐

芦根15克，竹茹、葛根各10克，生姜、甘草各3克。水煎服。

附方三　胃热呃逆，呕吐

芦根汁、姜汁各适量。口服。

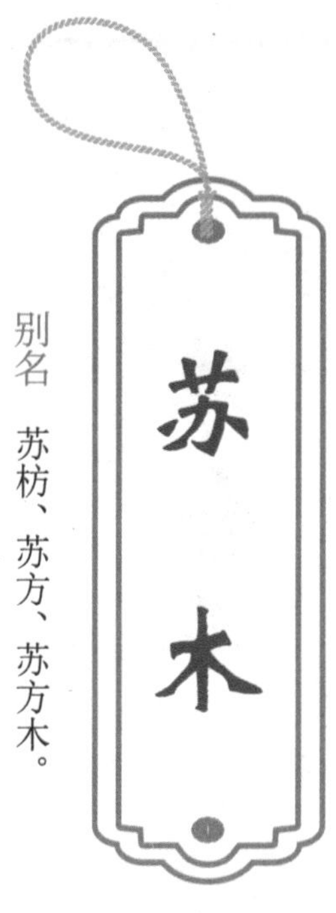

别名 苏枋、苏方、苏方木。

性味归经

甘、咸、辛，平。归心、肝、脾经。

功能主治

活血祛瘀，消肿止痛。用于跌打损伤，骨折筋伤，瘀滞肿痛，经闭痛经，产后瘀阻，胸腹刺痛，痈疽肿痛。

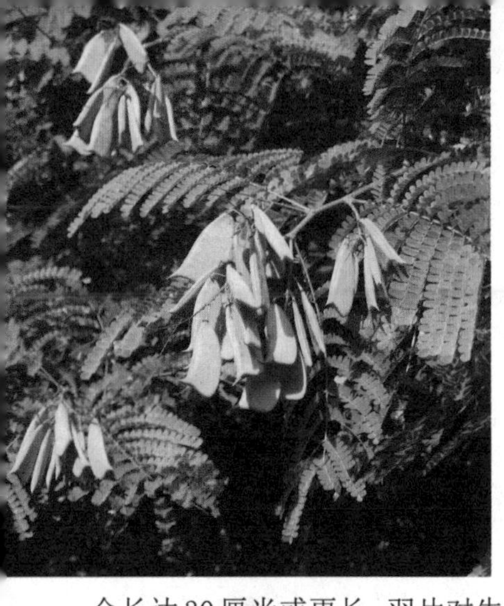

形态特征

常绿小乔木，高可达 5 ～ 10 米。树干有小刺，小枝灰绿色，具圆形凸出的皮孔，新枝被微柔毛，其后脱落。叶为 2 回双数羽状复叶，全长达 30 厘米或更长；羽片对生，9 ～ 13 对，长 6 ～ 15 厘米，叶轴被柔毛；小叶 9 ～ 16 对，长圆形，长约 14 毫米，宽约 6 毫米，先端钝形微凹，全缘，上面绿色无毛，下面具细点，无柄；具锥刺状托叶。圆锥花序，顶生，宽大多花，与叶等长，被短柔毛；花黄色，径 10 ～ 15 毫米；萼基部合生，上部 5 裂，裂片略不整齐；花瓣 5，其中 4 片圆形，等大，最下 1 片较小；雄蕊 10，花丝下部被棉状毛；子房上位，1 室。花期 5 ～ 6 月，果期 9 ～ 10 月。

生境分布

生长于海拔 200 ～ 1050 米的山谷丛林中，或栽培。主产于我国台湾、广东、广西、云南等地。

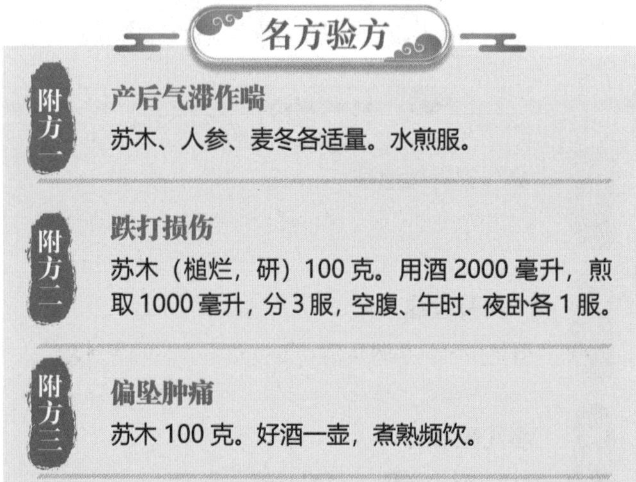

名方验方

附方一

产后气滞作喘

苏木、人参、麦冬各适量。水煎服。

附方二

跌打损伤

苏木（槌烂，研）100 克。用酒 2000 毫升，煎取 1000 毫升，分 3 服，空腹、午时、夜卧各 1 服。

附方三

偏坠肿痛

苏木 100 克。好酒一壶，煮熟频饮。

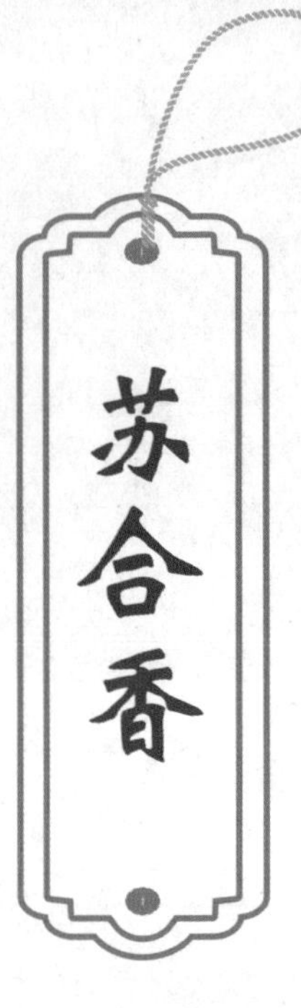

苏合香

别名　苏合油、帝油流、苏合香油、流动苏合香。

性味归经

辛，温。归心、脾经。

功能主治

开窍，辟秽，止痛。用于中风痰厥，猝然昏倒，胸痹心痛，胸腹冷痛，惊痫。

形态特征

苏合香树为乔木，高10～15米。叶互生，具长柄，叶片掌状，多为3～5裂，裂片卵形或长方卵形，边缘有锯齿；花单性，雌雄花序常并生长于叶腋，小花多数集成圆头状花序，黄绿色；雄花的圆头状花序成总状排列，花有小苞片，无花被，雄蕊多数，花丝短；雌花序单生，总花梗下垂，花被细小，雌蕊由2个心皮合成，子房半下位，2室。果序球形，直径约2.5厘米，由多数蒴果聚生，蒴果先端喙状，熟时顶端开裂。

生境分布

喜生长于湿润肥沃的土壤。分布于非洲、印度及土耳其等地，我国广西有栽培。

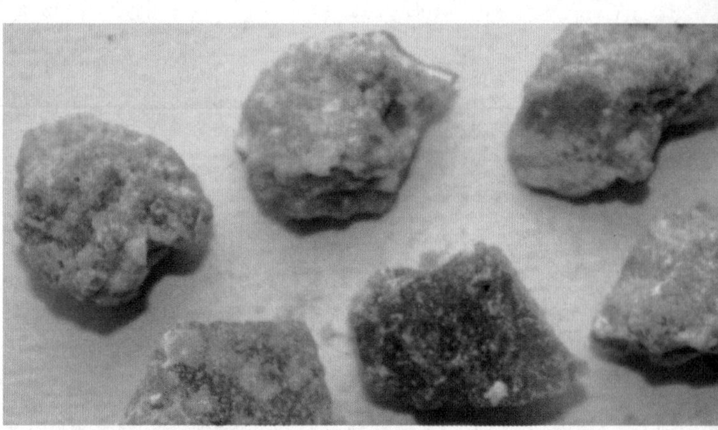

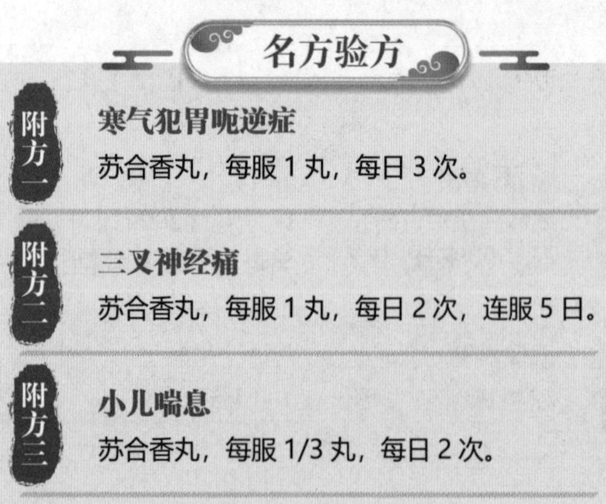

名方验方

附方一　寒气犯胃呃逆症

苏合香丸，每服1丸，每日3次。

附方二　三叉神经痛

苏合香丸，每服1丸，每日2次，连服5日。

附方三　小儿喘息

苏合香丸，每服1/3丸，每日2次。

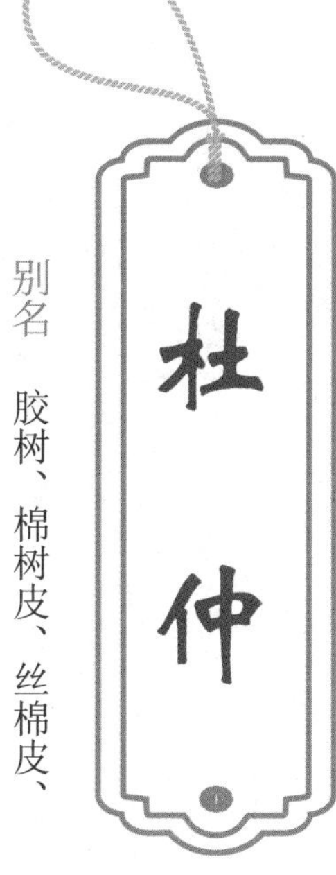

杜仲

别名 胶树、棉树皮、丝棉皮、丝楝树皮。

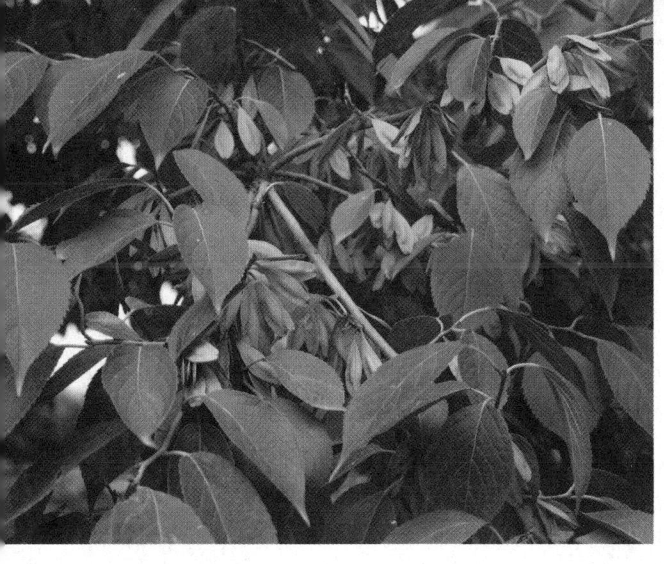

形态特征

落叶乔木，高达 20 米。树皮和叶折断后均有银白色细丝。叶椭圆形或椭圆状卵形，先端长渐尖，基部圆形或宽楔形，边缘有锯齿。花单性，雌雄异株，无花被，单生长于小枝基部。翅果长椭圆形而扁。长约 3.5 厘米，先端凹陷，种子 1 粒。

生境分布

生长于山地林中或栽培。分布于四川大巴山区、陕西、贵州、河南伏牛山区、湖南湘西苗族自治州、常德、湖北恩施等地。此外，广西、浙江、甘肃也产。

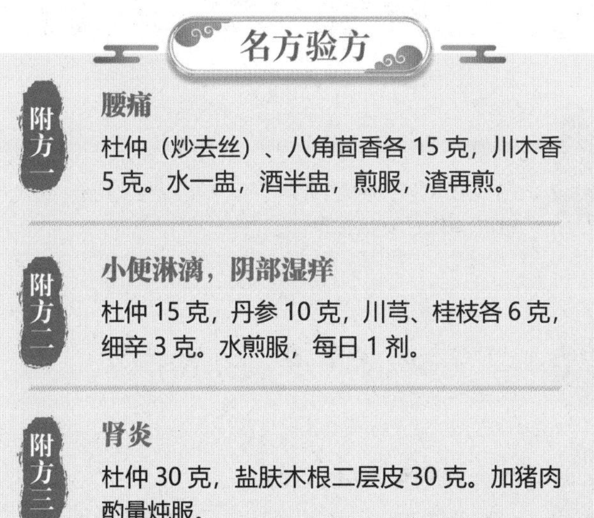

名方验方

附方一

腰痛

杜仲（炒去丝）、八角茴香各 15 克，川木香 5 克。水一盅，酒半盅，煎服，渣再煎。

附方二

小便淋漓，阴部湿痒

杜仲 15 克，丹参 10 克，川芎、桂枝各 6 克，细辛 3 克。水煎服，每日 1 剂。

附方三

肾炎

杜仲 30 克，盐肤木根二层皮 30 克。加猪肉酌量炖服。

性味归经

甘，温。归肝、肾经。

功能主治

补肝肾，强筋骨，安胎。用于肝肾不足，腰膝酸痛，筋骨无力，头晕目眩，妊娠漏血，胎动不安。

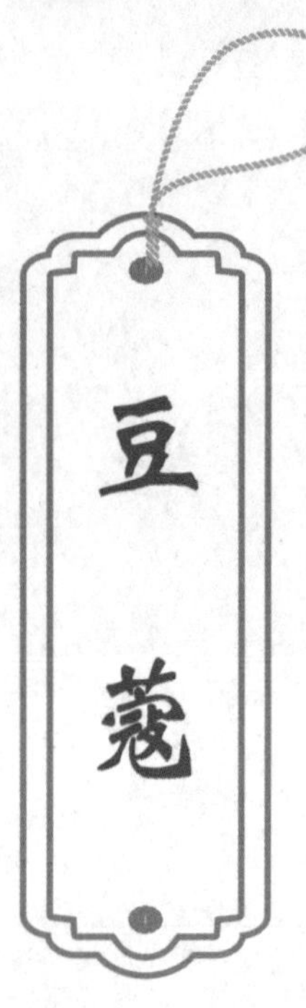

豆蔻

别名 紫蔻、漏蔻、十开蔻、白豆蔻、圆豆蔻、原豆蔻。

形态特征

多年生草本。叶披针形，顶端有长尾尖，除具缘毛外，两面无毛；无叶柄。叶舌初被疏长毛，后脱落而仅有疏缘毛；叶鞘口无毛；穗状花序圆柱形；苞片卵状长圆形；花萼管被毛；花冠白色或稍带淡黄；唇瓣椭圆形，稍凹入，淡黄色，中脉有带紫边的橘红色带；雄蕊1；子房被长柔毛。花期2～5月，果期6～8月。

生境分布

生长于山沟阴湿处，多栽培于树荫下。我国海南、云南、广西有栽培。原产于印度尼西亚。

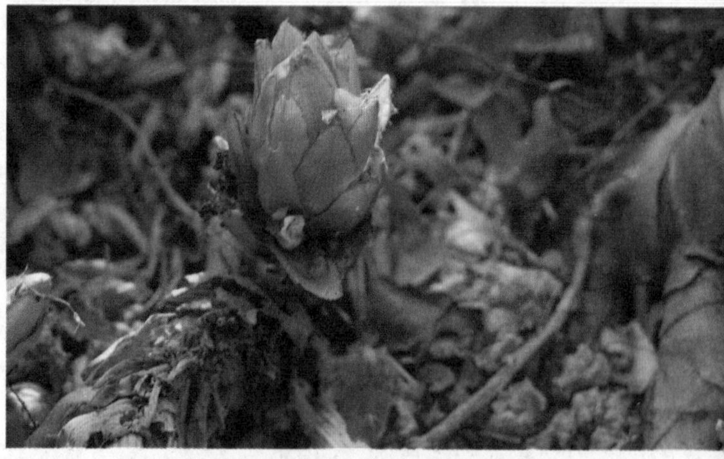

性味归经

辛，温。归肺、脾、胃经。

功能主治

化湿行气，温中止呕，开胃消食。用于湿浊中阻，不思饮食，湿温初起，胸闷不饥，寒湿呕逆，胸腹胀痛，食积不消。

名方验方

附方一　消化不良，口臭

白豆蔻1克。分数次含于口中，缓缓咀嚼，既助消化，又除口臭。

附方二　胃腹胀满，呕吐

白豆蔻3克，藿香、生姜各6克，半夏、陈皮各4.5克。水煎服。

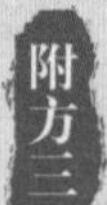

附方三　胃寒作吐及作痛者

白豆蔻仁9克。为末，酒送下。

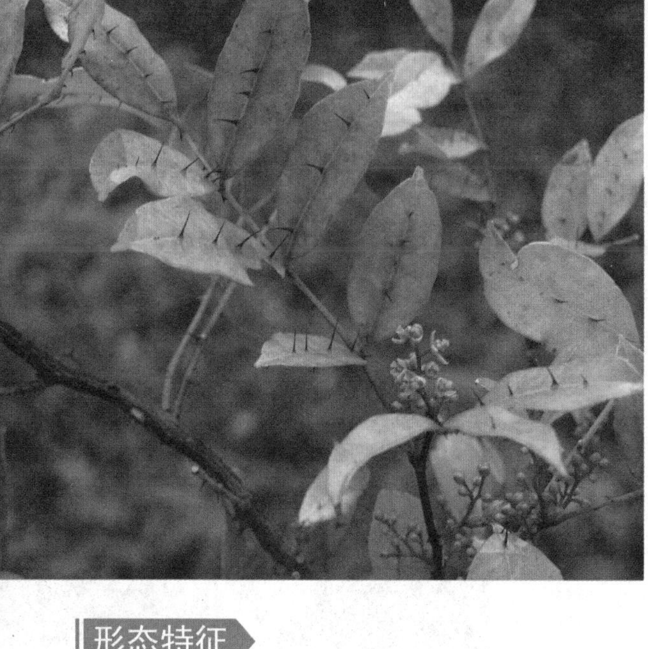

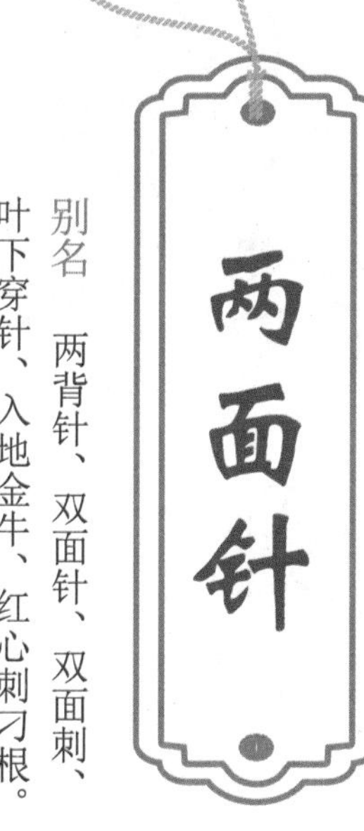

别名 两背针、双面针、双面刺、叶下穿针、入地金牛、红心刺刁根。

性味归经

苦、辛，平；有小毒。归肝、胃经。

功能主治

活血化瘀，行气止痛，祛风通络，解毒消肿。用于跌仆损伤，胃痛，牙痛，风湿痹痛。毒蛇咬伤；外治烧烫伤。

形态特征

木质藤本；茎、枝、叶轴下面和小叶中脉两面均着生钩状皮刺。单数羽状复叶，长 7 ～ 15 厘米；小叶 3 ～ 11，对生，革质，卵形至卵状矩圆形，无毛，上面稍有光泽，伞房状圆锥花序，腋生；花 4 数；萼片宽卵形。果成熟时紫红色，有粗大腺点，顶端正具短喙。

生境分布

生长于山野。产于华南各省及台湾、云南各地。

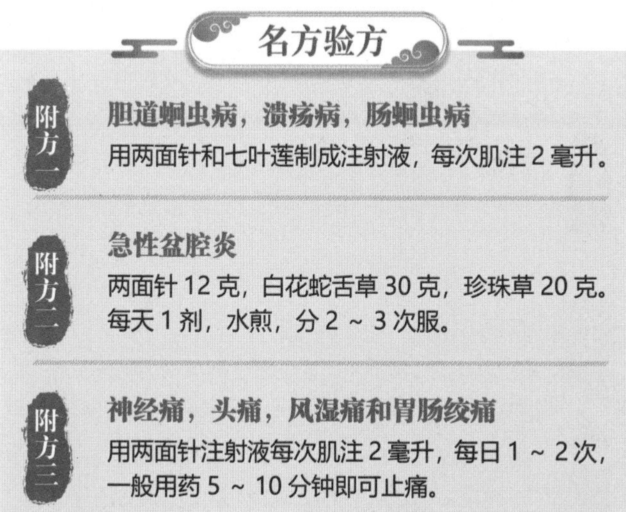

名方验方

附方一 胆道蛔虫病，溃疡病，肠蛔虫病

用两面针和七叶莲制成注射液，每次肌注 2 毫升。

附方二 急性盆腔炎

两面针 12 克，白花蛇舌草 30 克，珍珠草 20 克。每天 1 剂，水煎，分 2 ～ 3 次服。

附方三 神经痛，头痛，风湿痛和胃肠绞痛

用两面针注射液每次肌注 2 毫升，每日 1 ～ 2 次，一般用药 5 ～ 10 分钟即可止痛。

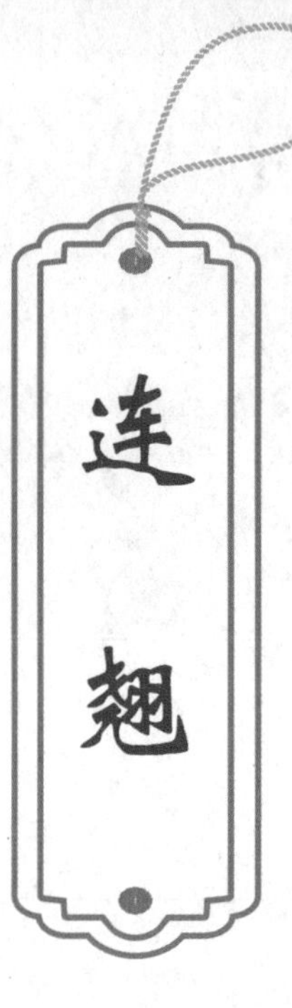

连翘

别名 连壳、青翘、落翘、黄花条、黄奇丹。

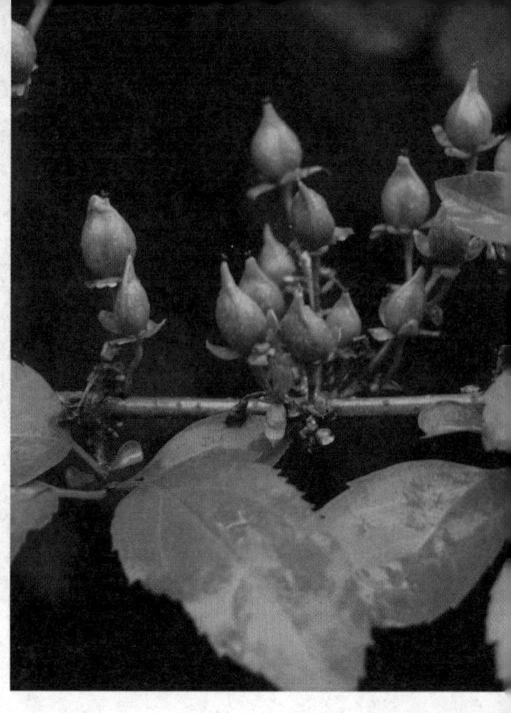

形态特征

落叶灌木，高2～3米。茎丛生，小枝通常下垂，褐色，略呈四棱状，皮孔明显，中空。单叶对生或3小叶丛生，卵形或长圆状卵形，长3～10厘米，宽2～4厘米，无毛，先端锐尖或钝，基部圆形，边缘有不整齐锯齿。花先叶开放。一至数朵，腋生，金黄色，长约2.5厘米。花萼合生，与花冠筒约等长，上部4深裂；花冠基部联合成管状，上部4裂，雄蕊2枚，着生花冠基部，不超出花冠，子房卵圆形，花柱细长，柱头2裂。蒴果狭卵形，稍扁，木质，长约1.5厘米，成熟时2瓣裂。种子多数，棕色、扁平，一侧有薄翅。

性味归经

苦，微寒。归肺、心、小肠经。

功能主治

清热解毒，消肿散结，疏散风热。用于痈疽，瘰疬，乳痈，丹毒，风热感冒，温病初起，温热入营，高热烦渴，神昏发斑，热淋涩痛。

生境分布

生长于山野荒坡或栽培。主产于山西、河南、陕西等地。

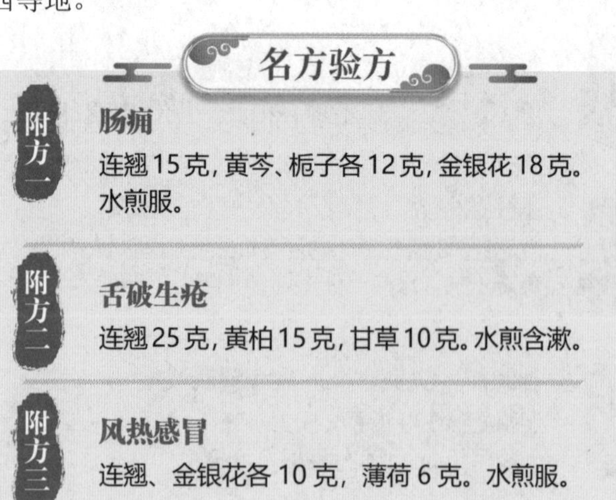

名方验方

附方一 肠痈

连翘15克，黄芩、栀子各12克，金银花18克。水煎服。

附方二 舌破生疮

连翘25克，黄柏15克，甘草10克。水煎含漱。

附方三 风热感冒

连翘、金银花各10克，薄荷6克。水煎服。

吴茱萸

别名 吴萸、茶辣、漆辣子、米辣子、臭辣子树、左力纯幽子。

性味归经 辛、苦，热；有小毒。归肝、脾、胃、肾经。

功能主治 散寒止痛，降逆止呕，助阳止泻。用于厥阴头痛，寒疝腹痛，寒湿脚气，经行腹痛，脘腹胀痛，呕吐吞酸，五更泄泻。

形态特征

灌木或小乔木，全株具臭气，幼枝、叶轴及花序轴均被锈色长柔毛。叶对生，单数羽状复叶，小叶5～9，椭圆形至卵形，全缘或有微小钝锯齿，两面均密被长柔毛，有粗大腺点。花单性，雌雄异株；聚伞状圆锥花序顶生，花白色，5数。蓇葖果，成熟时紫红色，表面有粗大的腺点；每心皮具种子1枚。果实略呈扁球形，直径2～5毫米。表面绿黑色或暗黄绿色，粗糙，有多数凹下细小油点，顶平，中间有凹窝及5条小裂缝，有的裂成5瓣。基部有花萼及短果柄，果柄密生茸毛。

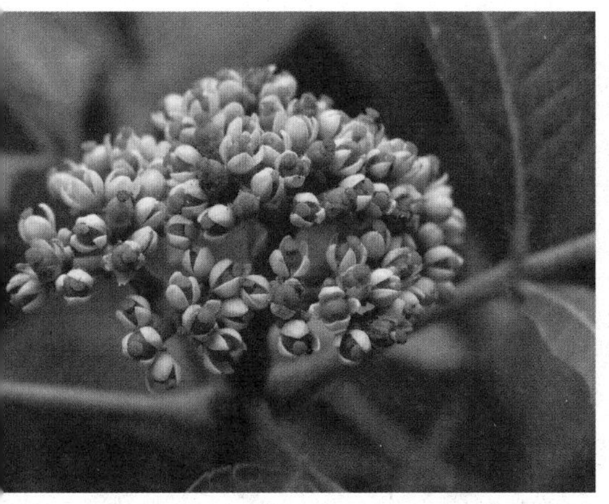

生境分布

生长于温暖地带路旁、山地或疏林下。多为栽培。分布于贵州、广西、湖南、云南、四川、陕西南部及浙江等地。以贵州、广西产量较大，以湖南常德产者质量犹佳。

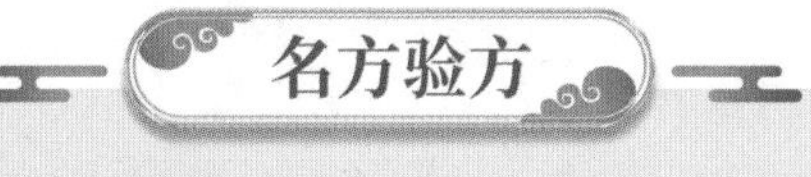

名方验方

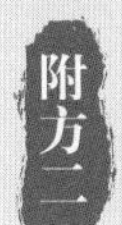

附方一

呕吐，吞酸

吴茱萸6克，黄连2克。水煎少量频服。

附方二

头痛（以下午及夜间剧烈）

吴茱萸16克，生姜31克。将吴茱萸研末，生姜捣烂，共炒热，喷白酒一口在药上，包于足心涌泉穴处。

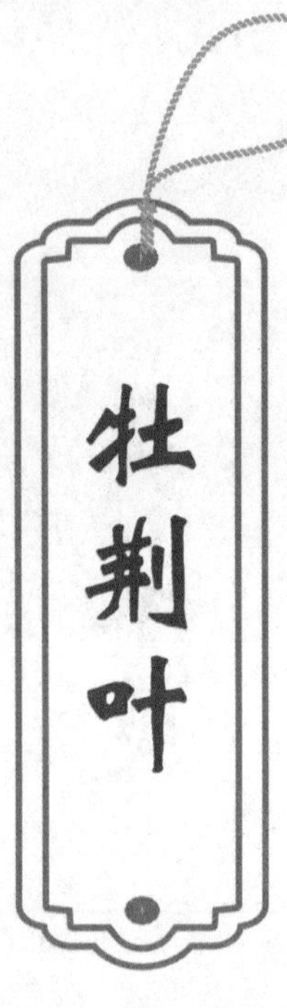

牡荆叶

别名　黄荆柴、黄荆条、荆条棵、五指柑。

性味归经

微苦、辛，平。归肺经。

功能主治

祛痰，止咳，平喘。用于咳嗽痰多。

形态特征

落叶灌木或小乔木，植株高 1 ～ 5 米。多分枝，具香味。小枝四棱形，绿色，被粗毛，老枝褐色，圆形。掌状复叶，对生；小叶 5，稀为 3，中间 1 枚最大；叶片披针形或椭圆状披针形，基部楔形，边缘具粗锯齿形，先端渐尖，表面绿色，背面淡绿色。圆锥花序顶生，长 10 ～ 20 厘米；花萼钟状，先端 5 齿裂；花冠淡紫色，先端 5 裂，二唇形。果实球形，黑色。花、果期 7 ～ 10 月。

生境分布

生长于低山向阳的山坡路边或灌丛中。分布于华东及河北、湖南、湖北、广东、广西、四川、贵州等地。

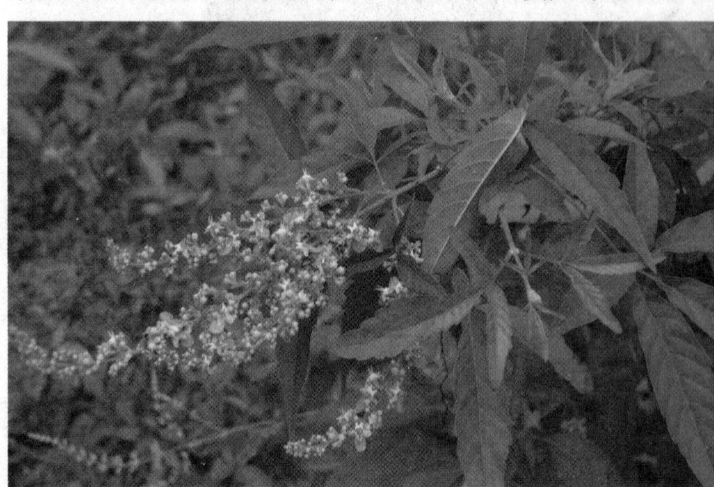

名方验方

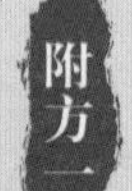

附方一

风寒感冒

鲜牡荆叶 24 克。或加紫苏鲜叶 12 克，水煎服。

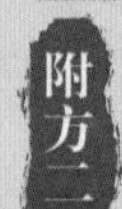

附方二

预防中暑

牡荆干嫩叶 6 ～ 9 克。水煎代茶饮。

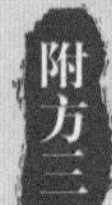

附方三

痧气腹痛及胃痛

鲜牡荆叶 20 片。放口中，嚼烂咽汁。

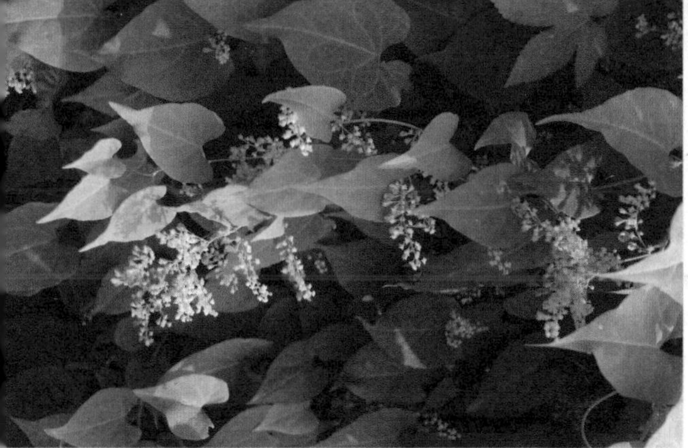

何首乌

别名 交茎、交藤、夜合、多花蓼、紫乌藤、桃柳藤、九真藤。

性味归经 苦、甘、涩，微温。归肝、心、肾经。

功能主治 解毒，消痈，截疟，润肠通便。用于疮痈，瘰疬，风疹瘙痒，久疟体虚，肠燥便秘。

形态特征

多年生缠绕草本。根细长，末端成肥大的块根，外表红褐色至暗褐色。茎基部略呈木质，中空。叶互生，具长柄，叶片狭卵形或心形，长 4～8 厘米，宽 2.5～5 厘米，先端渐尖，基部心形或箭形，全缘或微带波状，上面深绿色，下面浅绿色，两面均光滑无毛。托叶膜质，鞘状，褐色，抱茎，长 5～7 毫米。花小，直径约 2 毫米，多数，密聚成大形圆锥花序，小花梗具节，基部具膜质苞片；花被绿白色，花瓣状，5 裂，裂片倒卵形，大小不等，外面 3 片的背部有翅；雄蕊 8，比花被短；雌蕊 1，子房三角形，花柱短，柱头 3 裂，头状。瘦果椭圆形，有 3 棱，长 2～3.5 毫米，黑色光亮，外包宿存花被，花被成明显的 3 翅，成熟时褐色。花期 10 月，果期 11 月。

生境分布

生长于墙垣、叠石之旁。分布于我国河南、湖北、广西、广东、贵州、四川、江苏等地，其他地区也有栽培。

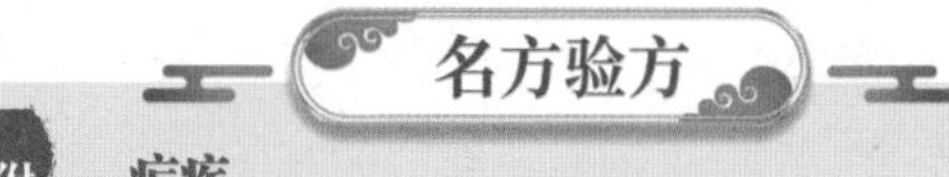

附方一

疟疾

何首乌 20 克，甘草 2 克（小儿酌减）。浓煎 2 小时，分 3 次食前服用，连用 2 日。

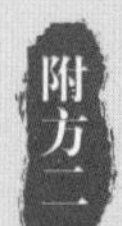

腰膝酸痛，遗精

何首乌 25 克，牛膝、菟丝子、补骨脂、枸杞各 15 克。水煎服。

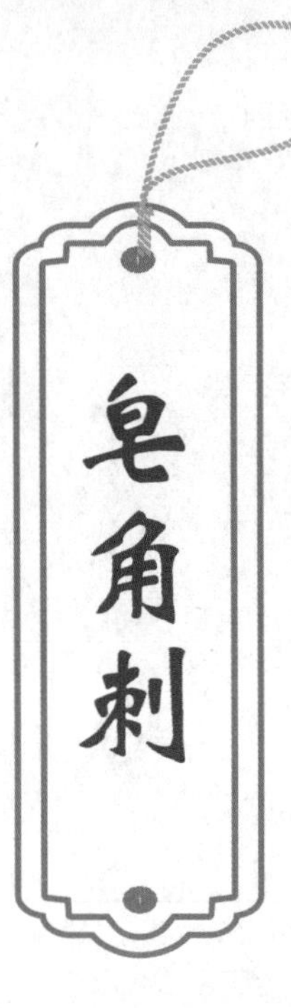

皂角刺

别名 皂刺、天丁、皂针、皂荚刺、皂角针。

性味归经 辛，温。归肝、胃经。

功能主治 消肿托毒，排脓，杀虫。用于痈疽初起或脓成不溃；外治疥癣麻风。

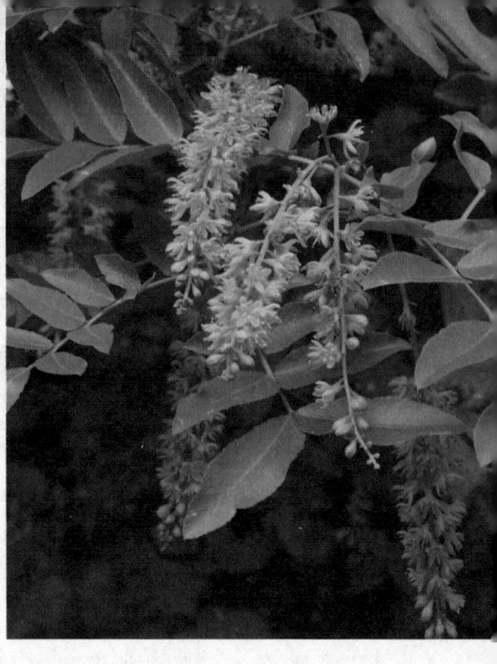

形态特征

高达15厘米。刺粗壮，通常分枝，长可达16厘米，圆柱形。小枝无毛。一回偶数羽状复叶，长12～18厘米；小叶6～14片，长卵形、长椭圆形至卵状披针形，长3～8厘米，宽1.5～3.5厘米，先端钝或渐尖，基部斜圆形或斜楔形，边缘有细锯齿，无毛。花杂性，排成腋生的总状花序；花萼钟状，有4枚披针形裂片；花瓣4，白色；雄蕊6～8；子房条形，沿缝线有毛。荚果条形，不扭转，长12～30厘米，宽2～4厘米，微厚，黑棕色，被白色粉霜。花期4～5月，果期9～10月。

生境分布

生长于路边、沟旁、住宅附近、山地林中。分布于江苏、湖北、河北、山西、河南、山东等地。此外，广东、广西、四川、安徽、浙江、贵州、甘肃等地亦产。

名方验方

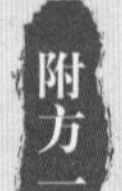

小便淋闭

皂角刺9克，金钱草、车前草各20克，草鞋跟、雷公根、玉米须各15克，王不留行、桃仁各10克。水煎服，每日1剂，连服1～2周。

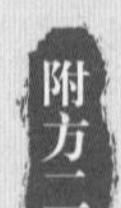

泌尿系结石

皂角刺9克，金钱草30克，海金沙20克，马蹄金、石苇、玉米须、车前草、滑石各15克，桃仁10克。水煎服，每日1剂，分3次服。

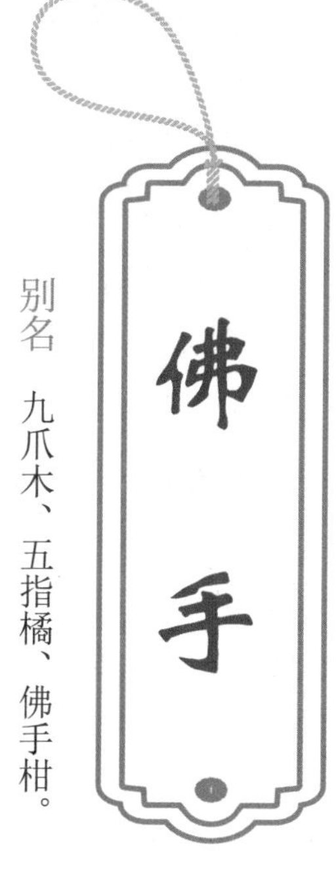

佛手

别名 九爪木、五指橘、佛手柑。

性味归经

辛、苦、酸，温。归肝、脾、胃、肺经。

功能主治

疏肝理气，和胃止痛，燥湿化痰。用于肝胃气滞，胸胁胀痛，胃脘痞满，食少呕吐，咳嗽痰多。

形态特征

常绿小乔木或灌木。老枝灰绿色，幼枝略带紫红色，有短而硬的刺。单叶互生；叶柄短，长3～6毫米，无翼叶，无关节；叶片革质，长椭圆形或倒卵状长圆形，长5～16厘米，宽2.5～7厘米，先端钝，有时微凹，基部近圆形或楔形，边缘有浅波状钝锯齿。花单生，簇生或为总状花序；花萼杯状，5浅裂，裂片三角形；花瓣5，内面白色，外面紫色；雄蕊多数；子房椭圆形，上部窄尖。柑果卵形或长圆形，先端分裂如拳状，或张开似指尖，其裂数代表心皮数，表面橙黄色，粗糙，果肉淡黄色。种子数颗，卵形，先端尖，有时不完全发育。花期4～5月，果期10～12月。

生境分布

生长于果园或庭院中。分布于广东、福建、云南、四川等地。

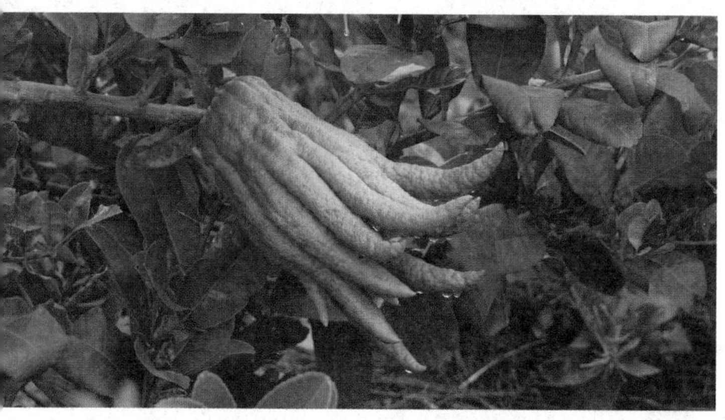

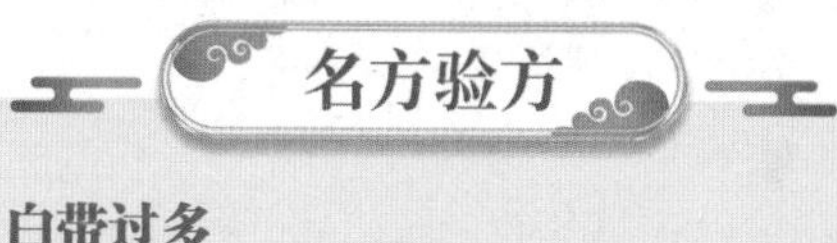

附方一 **白带过多**

佛手20克，猪小肠适量。共炖，食肉饮汤。

附方二 **老年胃弱，消化不良**

佛手30克，粳米100克。共煮粥，早、晚分食。

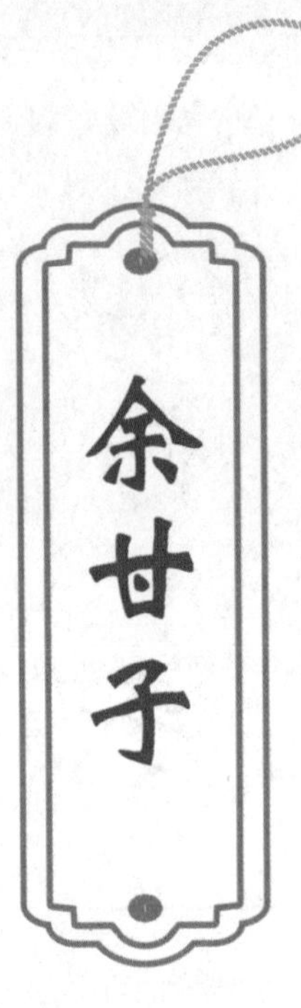

余甘子

别名　油甘、牛甘、余甘果、余柑子、油柑子、油甘果、油甘子。

性味归经

甘、酸、涩，凉。归肺、胃经。

功能主治

清热凉血，消食健胃，生津止咳。用于血热血瘀，消化不良，腹胀，咳嗽，喉痛，口干。

形态特征

小枝被锈色短柔毛。叶互生，二列，条状长圆形，革质，全缘。花小，黄色，有短梗，簇生长于下部的叶腋。蒴果肉质，扁球形。种子稍带红色。花期3～4月。

生境分布

一般在年均温20℃左右生长良好，0℃左右即有受冻现象。我国野生余甘子分布在云南、广西、福建、海南、台湾、海南、四川、贵州等省，其他省部分地区也有分布。

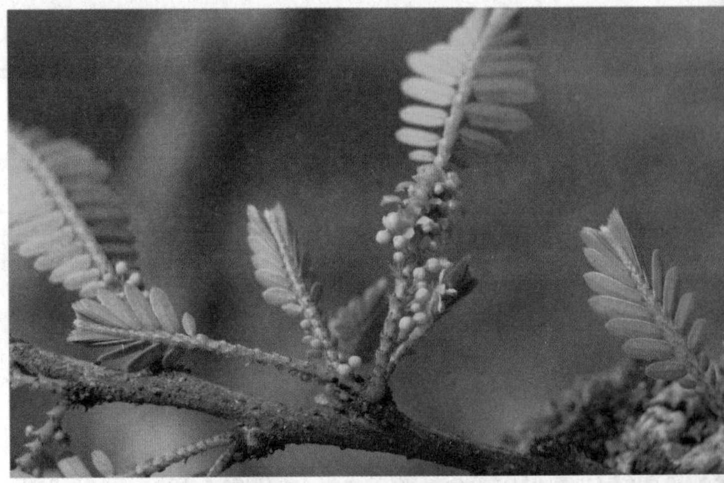

名方验方

附方一

感冒发热，咳嗽，咽喉痛，口干烦渴，维生素C缺乏症

鲜余甘子果10～30个，水煎服。

附方二

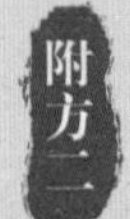

哮喘

余甘子20个，先煮猪心肺，去浮沫再加橄榄煮熟连汤吃。

附方三

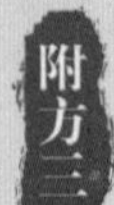

河豚鱼中毒

余甘子生吃吞汁，并可治鱼骨鲠喉。

7画

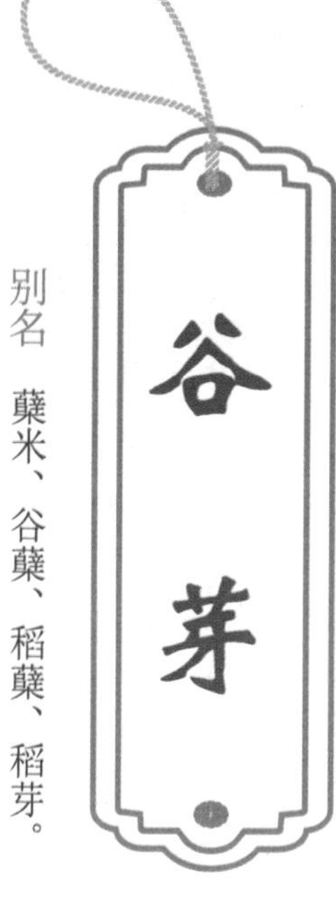

谷芽

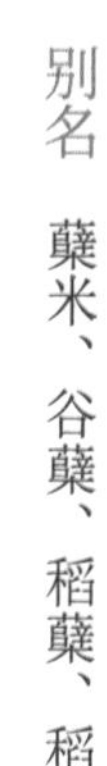

别名 蘖米、谷蘖、稻蘖、稻芽。

性味归经

甘，温。归脾、胃经。

功能主治

消食和中，健脾开胃。用于食积不消，腹胀口臭，脾胃虚弱，不饥食少。炒谷芽偏于消食，用于不饥食少。焦谷芽善化积滞，用于积滞不消。

形态特征

粟茎秆圆柱形，高60～150厘米，基部数节可生出分蘖，少数品种上部的节能生出分枝。每节一叶，叶片条状披针形，长10～60厘米，有明显的中脉。须根系，茎基部的节还可生出气生根支持茎秆。穗状圆锥花序。穗的主轴生出侧枝，因第1级侧枝的长短和分布不同而形成不同的穗形。在第3级分枝顶部簇生小穗和刺毛（刚毛），这是粟种的特征。每个小穗具花2朵，下面的一朵退化，上面的一朵结实。籽粒为颖果，直径1～3毫米，千粒重2～4克。成熟后稃壳呈白、黄、红、杏黄、褐黄或黑色。包在内外稃中的籽实俗称谷子，籽粒去稃壳后称为小米。

生境分布

栽培于水田中。我国各地均产。

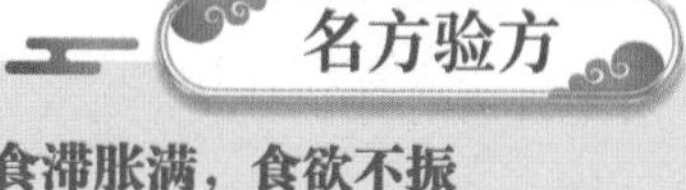

名方验方

附方一

食滞胀满，食欲不振

谷芽适量。水煎服。

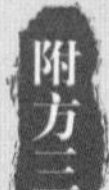

附方二

消化不良

麦谷芽15克，木瓜10克，木香3克。水煎服。

附方三

小儿外感风滞有呕吐，发热

谷芽、紫苏梗各15克，藿香6克，蝉蜕4.5克，防风0.5克，茯苓7克，薄荷3克（后下），黄连2.1克。水煎服。

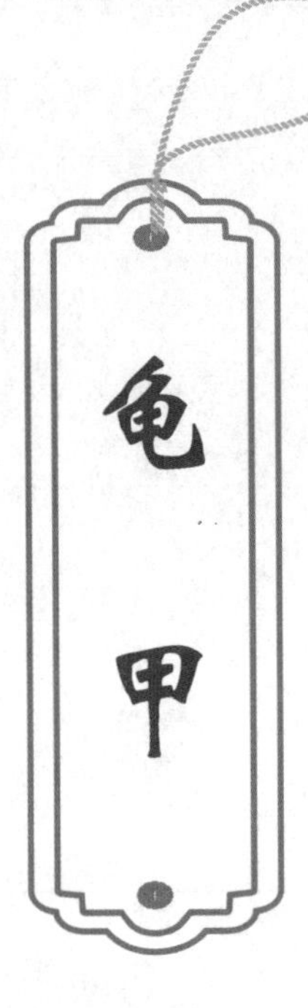

别名 龟板、下甲、血板、烫板、乌龟壳、乌龟板。

性味归经 咸，甘，微寒。归肝、肾、心经。

功能主治 滋阴潜阳，益肾强骨，养血补心，固经止崩。用于阴虚潮热，骨蒸盗汗，头晕目眩，虚风内动，筋骨痿软，心虚健忘，崩漏经多。

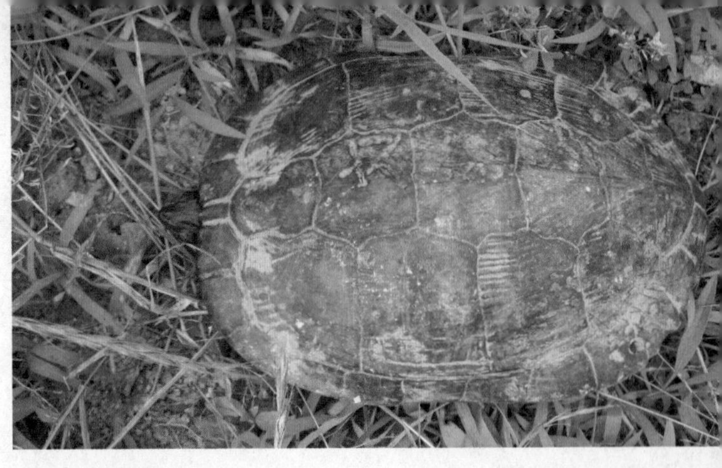

形态特征

乌龟体呈扁圆形，腹背均有坚硬的甲，甲长约12厘米，宽8.5厘米，高5.5厘米。头形略方，头部光滑，后端具小鳞，鼓膜明显。吻端尖圆，颌无齿而形成角质喙；颈能伸缩。甲由真皮形成的骨板组成，骨板外被鳞甲，也称角板；背面鳞甲棕褐色，顶鳞甲后端宽于前端；中央为5枚脊鳞甲，两侧各有4枚肋鳞甲，缘鳞甲每侧11枚，肛鳞甲2枚。腹面鳞甲12枚，淡黄色。背腹鳞甲在体侧相连。尾短而尖细。四肢较扁平，指、趾间具蹼，后肢第5趾无爪，余皆有爪。多群居，常栖息在川泽湖池中，肉食性，常以蠕虫及小鱼等为食。生活力很强，数月断食，可以不死。

生境分布

生长于江河、水库、池塘、湖泊及其他水域。分布于河北、河南、江苏、山东、安徽、广东、广西、湖北、四川、陕西、云南等地。

名方验方

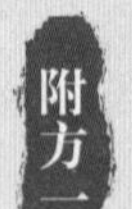

女性不孕症

龟甲（炙）、枸杞子、乌药、菟丝子、益智仁、五味子、车前子、覆盆子各12克。水煎服，每日1剂，日服2次。

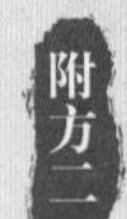

月经过多

龟甲、牡蛎各90克。研末，每次2～3克，酒调服，每日3次。

辛夷

别名 木栏、桂栏、杜兰、木兰、紫玉兰、毛辛夷、辛夷桃。

性味归经 辛，温。归肺、胃经。

功能主治 散风寒，通鼻窍。用于风寒头痛，鼻塞流涕，鼻鼽，鼻渊。

形态特征

望春花：落叶乔木，干直立，小枝除枝梢外均无毛；芽卵形，密被淡黄色柔毛。单叶互生，具短柄；叶片长圆状披针形或卵状披针形，长 10 ～ 18 厘米，宽 3.5 ～ 6.5 厘米，先端渐尖，基部圆形或楔形，全缘，两面均无毛，幼时下面脉上有毛。花先叶开放，单生枝顶，直径 6 ～ 8 厘米，花萼线形，3 枚；花瓣匙形，白色，6 片，每 3 片排成 1 轮；雄蕊多数；心皮多数，分离。武当玉兰：与望春花相似，但叶倒卵形或倒卵状长圆形，长 7 ～ 15 厘米，宽 5 ～ 9 厘米，先端钝或突尖，叶背面中脉两侧和脉腋密被白色长毛。花大，直径 12 ～ 22 厘米，萼片与花瓣共 12 片，二者无明显区别，外面粉红色，内面白色。玉兰：叶片为倒卵形或倒卵状矩圆形，长 10 ～ 18 厘米，宽 6 ～ 10 厘米，先端宽而突尖，基部宽楔形，叶背面及脉上有细柔毛。春季开大形白色花，直径 10 ～ 15 厘米，萼片与花瓣共9片，大小近相等，且无显著区别，矩圆状倒卵形。

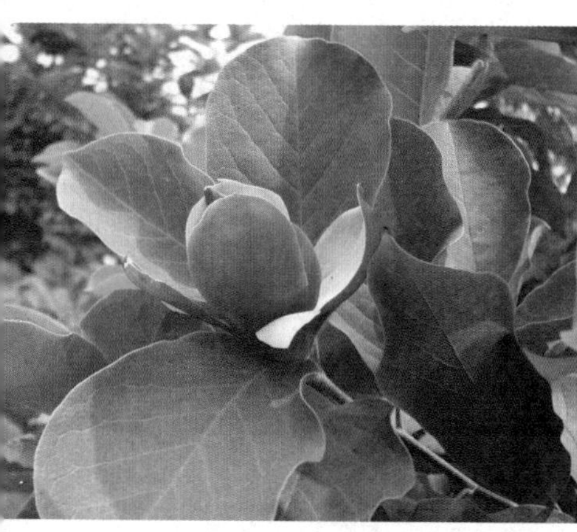

生境分布

生长于较温暖地区，野生较少。分布于河南、四川等省。

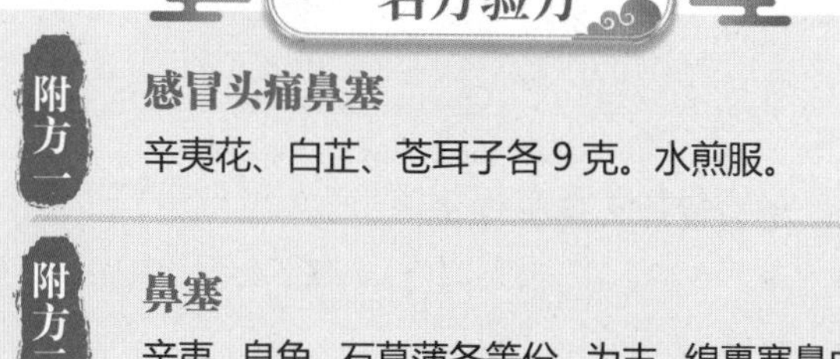

名方验方

附方一 感冒头痛鼻塞

辛夷花、白芷、苍耳子各 9 克。水煎服。

附方二 鼻塞

辛夷、皂角、石菖蒲各等份。为末，绵裹塞鼻中。

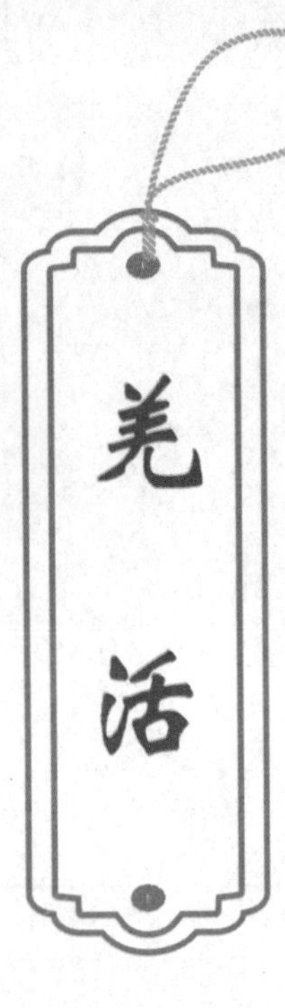

别名　羌青、羌滑、黑药、护羌使者、胡王使者、退风使者。

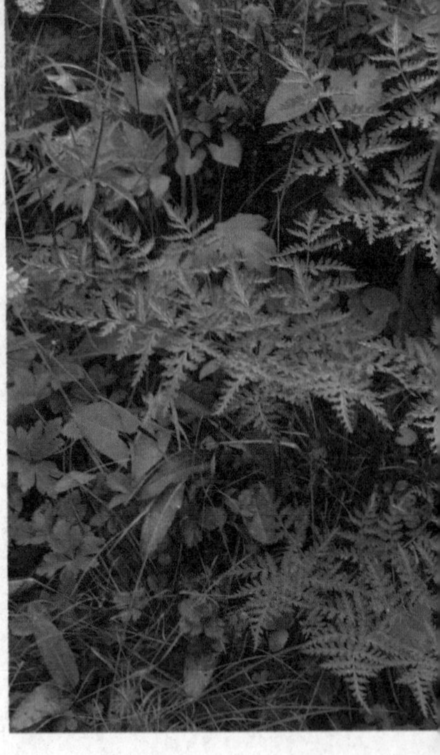

形态特征

多年生草本，高 60 ～ 150 厘米；茎直立，淡紫色，有纵沟纹。基生叶及茎下部叶具柄，基部两侧成膜质鞘状，叶为 2 ～ 3 回羽状复叶，小叶 3 ～ 4 对，卵状披针形，小叶 2 回羽状分裂至深裂，最下一对小叶具柄；茎上部的叶近无柄，叶片薄，无毛。复伞形花序，伞幅 10 ～ 15；小伞形花序约有花 20 ～ 30 朵，花小，白色。双悬果长圆形、主棱均扩展成翅，每棱槽有油管 3 个，合生面有 6 个。宽叶羌活与上种区别点为：小叶长圆状卵形至卵状披针形，边缘具锯齿，叶脉及叶缘具微毛。复伞形花序，伞幅 14 ～ 23；小伞形花序上生多数花，花淡黄色。双悬果近球形，每棱槽有油管 3 ～ 4 个，合生面有 4 个。

性味归经

辛、苦，温。归膀胱、肾经。

功能主治

解表散寒，祛风除湿，止痛。用于风寒感冒，头痛项强，风湿痹痛，肩背酸痛。

生境分布

生长于海拔 2600 ～ 3500 米的高山、高原之林下、灌木丛、林缘、草甸。分布于四川、甘肃、云南等地。

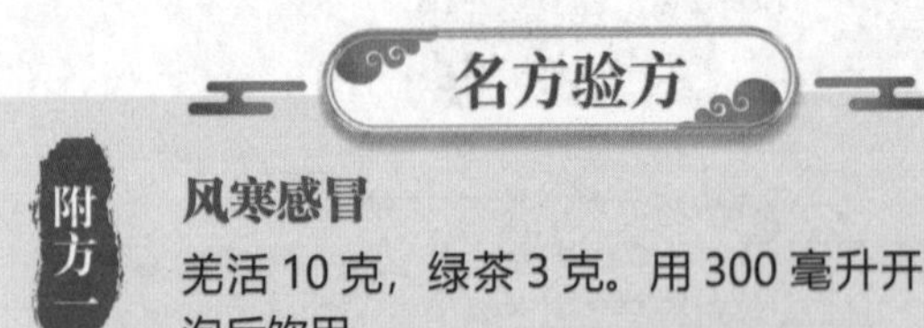

名方验方

附方一　风寒感冒

羌活 10 克，绿茶 3 克。用 300 毫升开水冲泡后饮用。

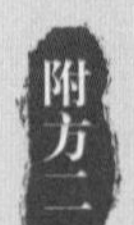

附方二　感冒发热，扁桃体炎

羌活 5 克，板蓝根、蒲公英各 6 克。水煎，每日 1 剂，分 2 次服。

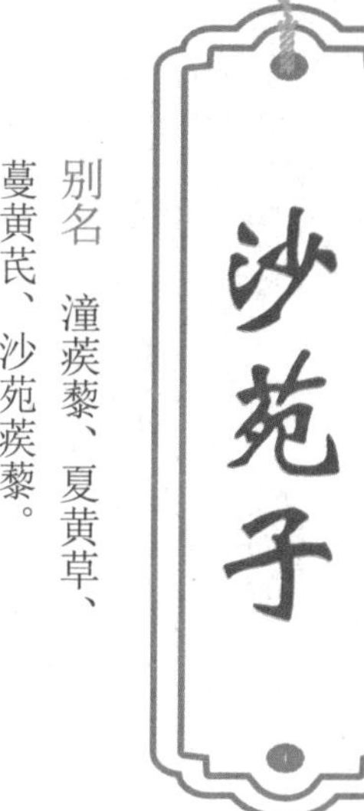

沙苑子

别名 潼蒺藜、夏黄草、蔓黄芪、沙苑蒺藜。

性味归经

甘，温。归肝、肾经。

功能主治

补肾助阳，固精缩尿，养肝明目。用于肾虚腰痛，遗精早泄，遗尿尿频，白浊带下，眩晕，目暗昏花。

形态特征

多年生草本。茎较细弱，略扁，基部常倾卧，有白色柔毛。羽状复叶互生；小叶椭圆形，下面有白色柔毛；托叶小，披针形。总状花序腋生，有花3～7朵；花萼钟形，与萼筒近等长，有白色柔毛；花冠蝶形，浅黄色。荚果膨胀，纺锤形，长2～3.5厘米，先端有喙。

生境分布

生长于山野、路旁，多栽培。主产陕西大荔、兴平等地。四川也有出产。

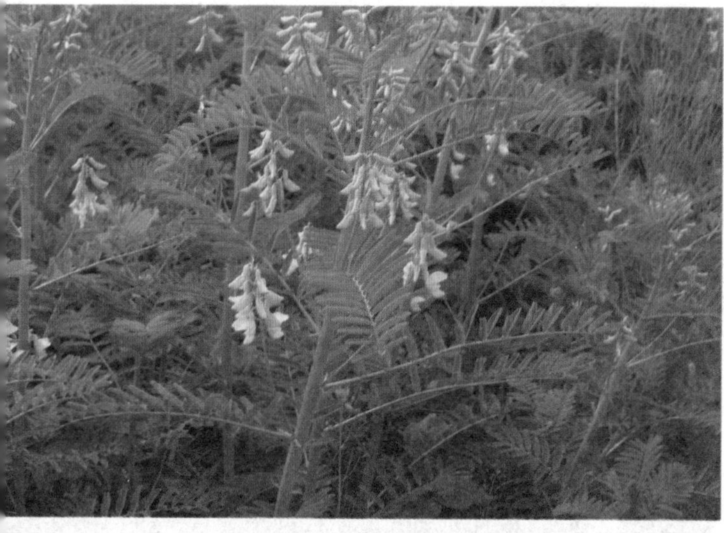

名方验方

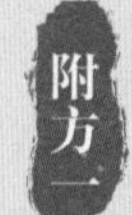

附方一

精滑不禁

沙苑子（炒）、芡实（蒸）、莲须各100克，龙骨（酥炙）、牡蛎（盐水煮24小时，煅粉）各50克。共为末，莲子粉糊为丸，盐汤下。

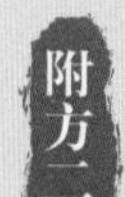

附方二

目暗不明

沙苑子、青葙子各15克，茺蔚子10克。共研细末，每次5克，每日2次。

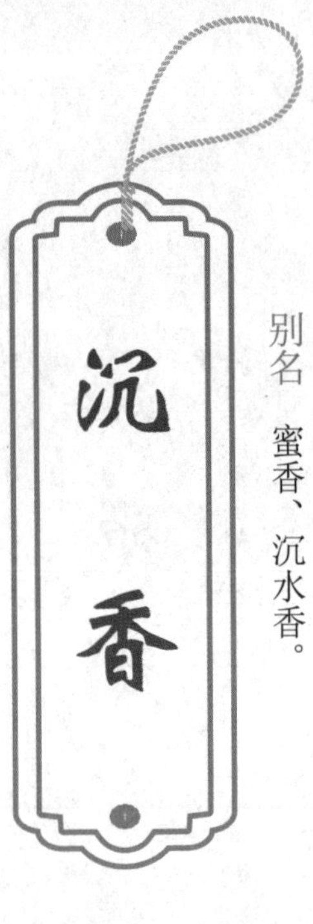

沉香

别名 蜜香、沉水香。

性味归经

辛、苦，微温。归脾、胃、肾经。

功能主治

行气止痛，温中止呕，纳气平喘。用于胸腹胀闷疼痛，胃寒呕吐呃逆，肾虚气逆喘急。

形态特征

常绿乔木，高达30米。幼枝被绢状毛。叶互生，稍带革质；具短柄，长约3毫米；叶片椭圆状披针形、披针形或倒披针形，长5.5～9厘米，先端渐尖，全缘，下面叶脉有时被绢状毛。伞形花序，无梗，或有短的总花梗，被绢状毛；花白色，与小花便等长或较短；花被钟形，5裂，裂片卵形，长0.7～1厘米，喉部密被白色绒毛的鳞片10枚，外被绢状毛，内密被长柔毛，花冠管与花被裂片略等长；雄蕊10，着生长于花被管上，其中有5枚较长；子房上位，长卵形，密被柔毛，2室，花柱极短，柱头扁球形。

生境分布

生长于中海拔山地。分布于海南、广东等地。

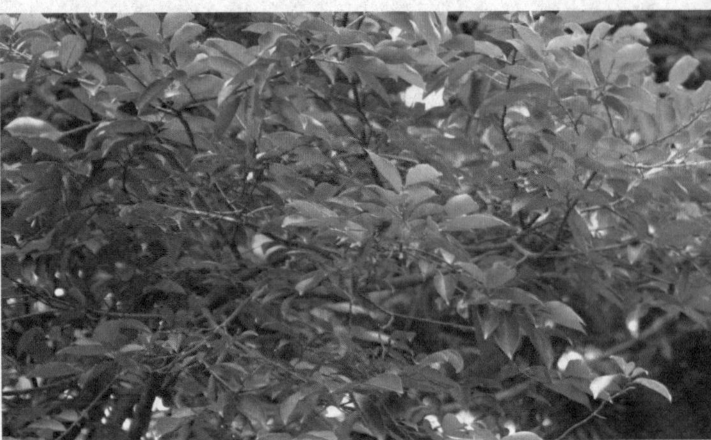

名方验方

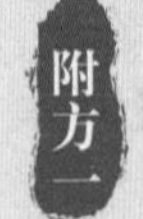

附方一

腹胀气喘，坐卧不安

沉香、枳壳、木香各25克，莱菔子（炒）50克。每次25克，姜三片，水煎服。

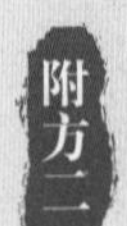

附方二

哮喘

沉香100克，莱菔子（淘净，蒸熟，晒干）250克。研为细末，调生姜汁为细丸，每次3克，开水送下。

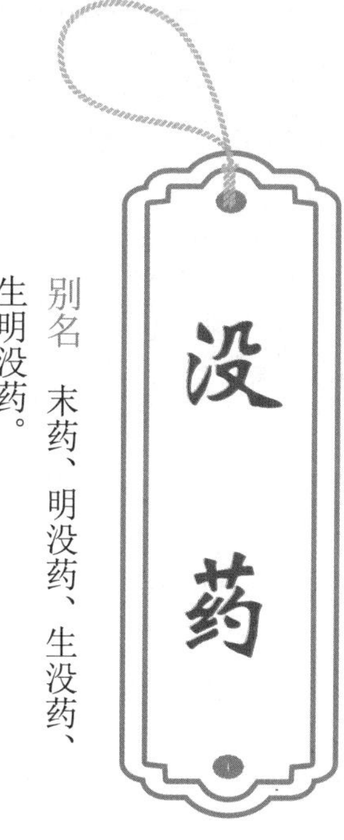

没药

别名 末药、明没药、生没药、生明没药。

性味归经

辛、苦，平。归心、肝、脾经。

功能主治

散瘀定痛，消肿生肌。用于胸痹心痛，胃脘疼痛，痛经经闭、产后瘀阻，癥瘕腹痛，风湿痹痛，跌打损伤，痈肿疮疡。

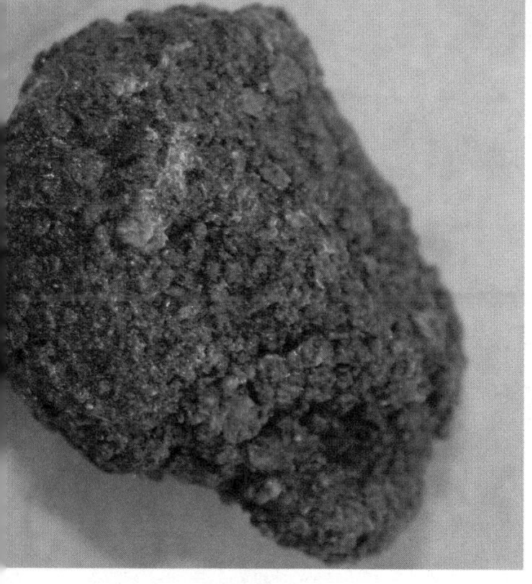

形态特征

灌木或矮乔木，高 3 米。树干粗，具多数不规则尖刺状粗枝；树皮薄，光滑，常有片状剥落。叶单生或丛生，多为 3 出复叶，小叶倒长卵形或倒披针形，中央 1 片较大；叶柄短。总状花序腋生或丛生长于短枝上，花杂性，萼杯状，宿存；花冠 4 瓣，白色，雄蕊 8；子房 3 室。核果卵形，棕色。种子 1 ～ 3 枚。本品呈不规则颗粒状或粘结成团块，状似红砂糖。大小不一，一般直径为 2.5 厘米。表面红棕色或黄棕色，凹凸不平，被有粉尘。

生境分布

生长于海拔 500 ～ 1500 米的山坡地。分布于非洲索马里、埃塞俄比亚以及印度等地。

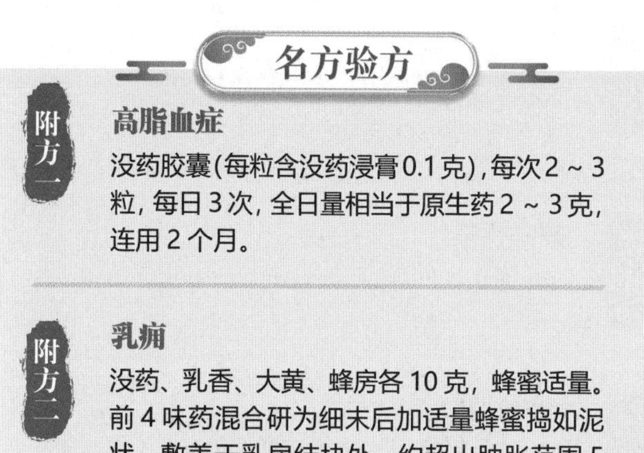

名方验方

附方一

高脂血症

没药胶囊(每粒含没药浸膏 0.1 克)，每次 2 ~ 3 粒，每日 3 次，全日量相当于原生药 2 ~ 3 克，连用 2 个月。

附方二

乳痈

没药、乳香、大黄、蜂房各 10 克，蜂蜜适量。前 4 味药混合研为细末后加适量蜂蜜捣如泥状，敷盖于乳房结块处，约超出肿胀范围 5 厘米左右，敷料覆盖，胶布固定。

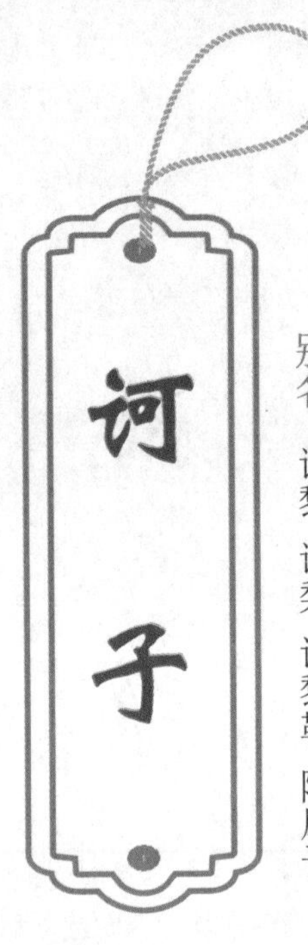

别名 诃黎、诃梨、诃黎勒、随风子。

性味归经

苦、酸、涩，平。归肺、大肠经。

功能主治

涩肠止泻，敛肺止咳，降火利咽。用于久泻久痢，便血脱肛，肺虚喘咳，久嗽不止，咽痛音哑。

形态特征

落叶乔木，新枝绿色，被褐色短柔毛。单叶互生或近对生，革质，椭圆形或卵形，全缘，叶基两边各有 1 枚腺体。圆锥花序顶生，由数个穗状花序组成；花小，两性，无柄，淡黄色，萼杯状。核果，倒卵形或椭圆形，无毛，干时有 5 纵棱，呈黑褐色。

生境分布

生长于疏林或阳坡林缘。分布于云南、广西等地。

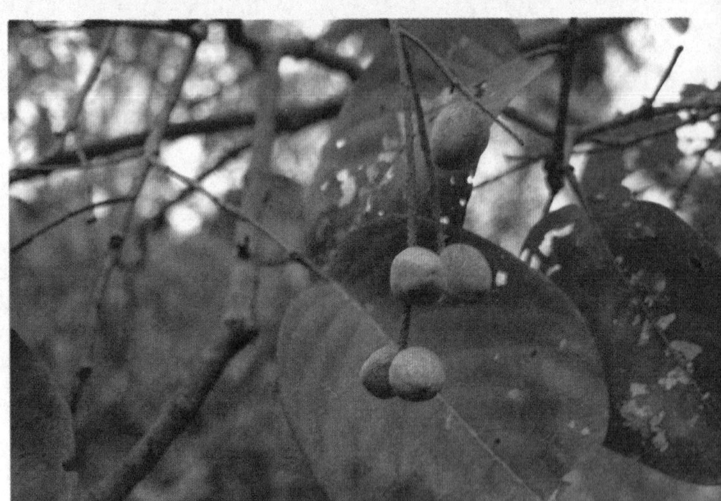

名方验方

附方一

胃肠炎

诃子 30 克，干姜 15 克。共压碾成细末，每次 2 克，每天服 2 次。

附方二

声音嘶哑

诃子 6 ~ 9 克，蝉蜕 2 ~ 3 克。每天 1 剂，水煎，分 2 ~ 3 次服。

附方三

大叶性肺炎

诃子肉、瓜蒌各 15 克，百部 9 克。为 1 日量，水煎分 2 次服。

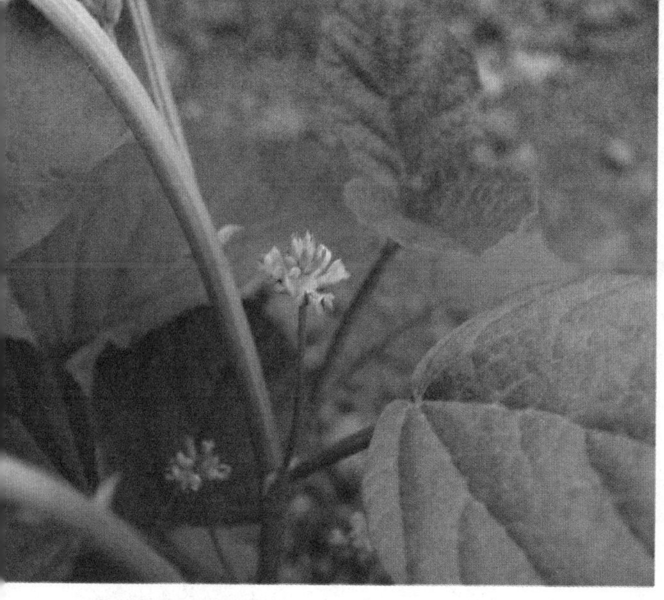

补骨脂

别名 骨脂、故子、故纸、故脂子、破故脂、破故纸、破骨子。

形态特征

一年生草本，高 60 ～ 150 厘米，全株有白色毛及黑褐色腺点。茎直立。叶互生，多为单叶，仅枝端的叶有时侧生 1 枚小叶；叶片阔卵形至三角状卵形，先端钝或圆，基部圆或心形，边缘有不整齐的锯齿。花多数，密集成近头状的总状花序，腋生；花冠蝶形，淡紫色或白色。荚果近椭圆形，果皮黑色，与种子粘连。

生境分布

生长于山坡、溪边、田边。主要分布于河南、四川两省，陕西、山西、江西、贵州等地也有分布。

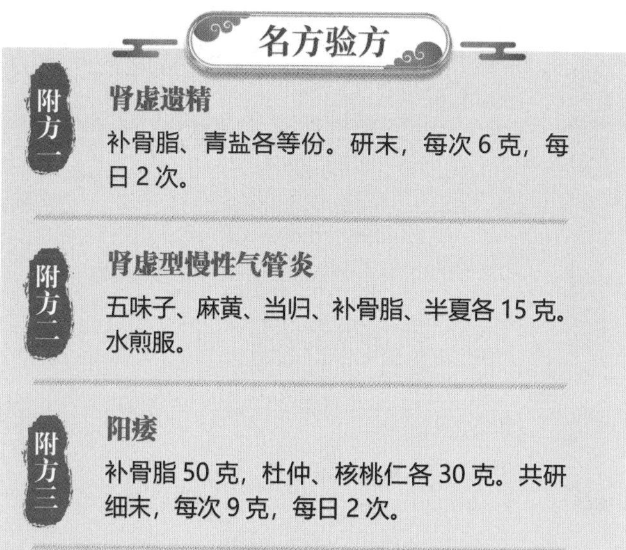

名方验方

附方一　肾虚遗精

补骨脂、青盐各等份。研末，每次 6 克，每日 2 次。

附方二　肾虚型慢性气管炎

五味子、麻黄、当归、补骨脂、半夏各 15 克。水煎服。

附方三　阳痿

补骨脂 50 克，杜仲、核桃仁各 30 克。共研细末，每次 9 克，每日 2 次。

性味归经

辛、苦，温。归肾、脾经。

功能主治

温肾助阳，纳气平喘，温脾止泻；外用消风祛斑。用于肾阳不足，阳痿遗精，遗尿尿频，腰膝冷痛，肾虚作喘，五更泄泻；外用治白癜风，斑秃。

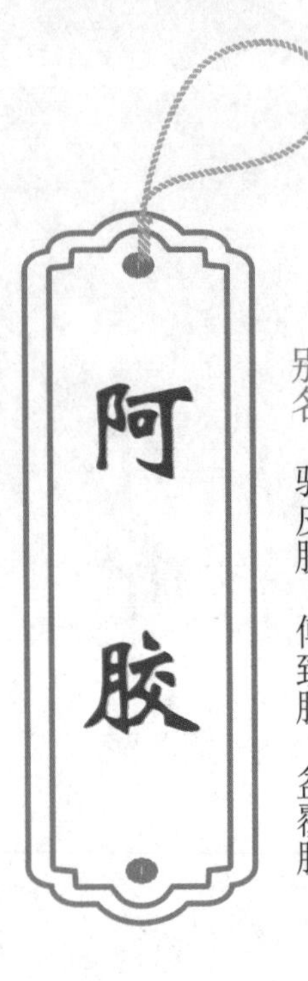

别名 驴皮胶、傅致胶、盆覆胶。

性味归经

甘，平。归肺、肝、肾经。

功能主治

补血滋阴，润燥，止血。用于血虚萎黄，眩晕心悸，肌痿无力，心烦不眠，虚风内动，肺燥咳嗽，劳嗽咯血，吐血尿血，便血崩漏，妊娠胎漏。

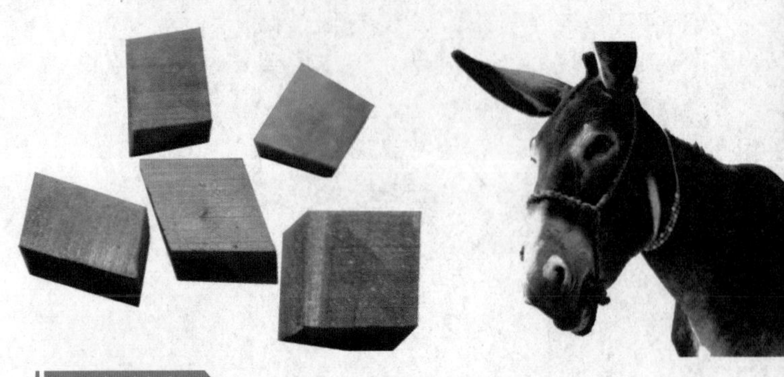

形态特征

驴为我国的主要役用家畜之一。一般体重约 200 千克左右。头大，眼圆，耳长。面部平直，头颈高扬，颈部较宽厚，肌肉结实。鬣毛稀少。四肢粗短，蹄质坚硬。尾基部粗而末梢细。体形成横的长方形。毛色有黑色、栗色、灰色三种。毛厚而短。全身背部及四肢外侧、面颊部如身色，唯颈背部有一条短的深色横纹。嘴部有明显的白色嘴圈。耳郭背面如同身色，内面色较浅，尖端色较深，几呈黑褐色。腹部及四肢内侧均为白色。

生境分布

分布于山东的东阿市、浙江。上海、北京、天津、武汉、沈阳、河南禹州等地也产。

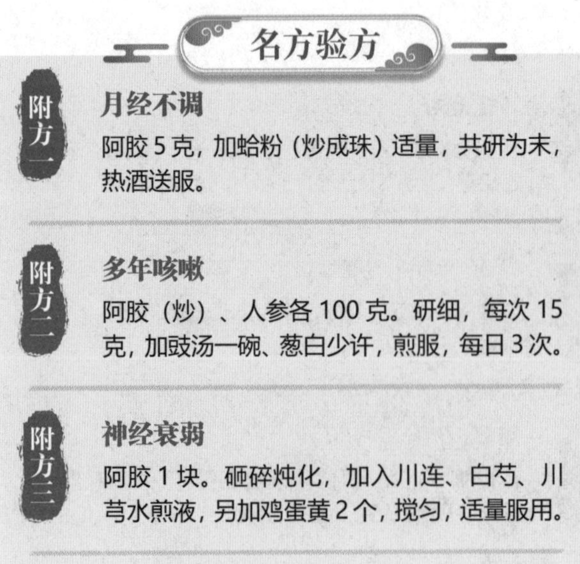

名方验方

附方一 月经不调

阿胶 5 克，加蛤粉（炒成珠）适量，共研为末，热酒送服。

附方二 多年咳嗽

阿胶（炒）、人参各 100 克。研细，每次 15 克，加豉汤一碗、葱白少许，煎服，每日 3 次。

附方三 神经衰弱

阿胶 1 块。砸碎炖化，加入川连、白芍、川芎水煎液，另加鸡蛋黄 2 个，搅匀，适量服用。

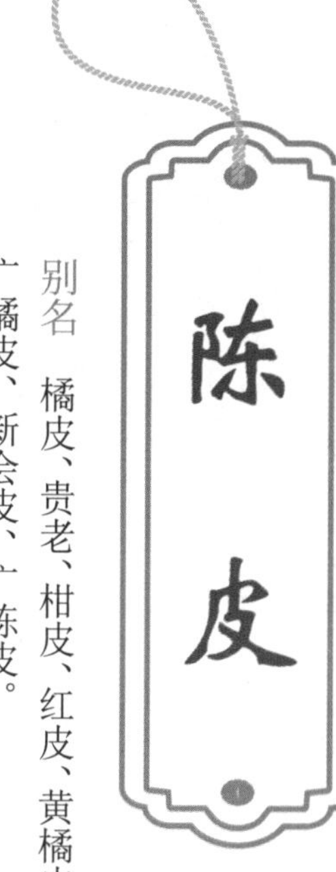

陈皮

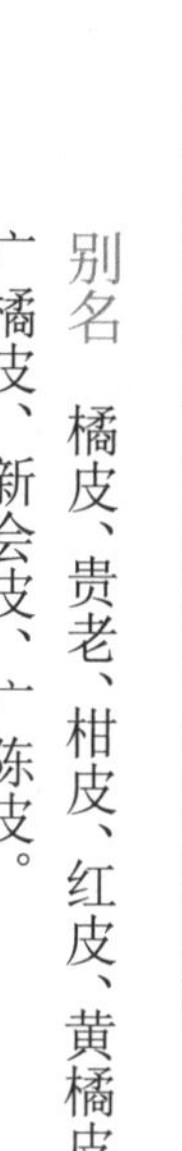

别名 橘皮、贵老、柑皮、红皮、黄橘皮、广橘皮、新会皮、广陈皮。

性味归经 苦、辛，温。归肺、脾经。

功能主治 理气健脾，燥湿化痰。用于脘腹胀满，食少吐泻，咳嗽痰多。

形态特征

常绿小乔木，高约 3 米。小枝柔弱，通常有刺。叶互生，叶柄细长，翅不明显，叶革质，披针形或卵状披针形，长 5.5 ～ 8 厘米，宽 2.5 ～ 4 厘米，先端渐尖，基部楔形，全缘或有钝齿，上面深绿色，下面淡绿色，中脉稍突起。春季开黄白色花，单身或簇生叶腋，芳香。萼片 5，花瓣 5，雄蕊 18 ～ 24，花丝常 3 ～ 5 枚合生，子房 9 ～ 15 室，柑果扁圆形或圆形，直径 5 ～ 7 厘米，橙黄色或淡红色，果皮疏松，肉瓤极易分离。种子卵形，白黄色，先端有短嘴状突起。

生境分布

栽培于丘陵、低山地带、江河湖泊沿岸或平原。分布于广东、福建、四川等地。其中以广东新会、四会、广州近郊产者质佳，以四川、重庆等地产量大。

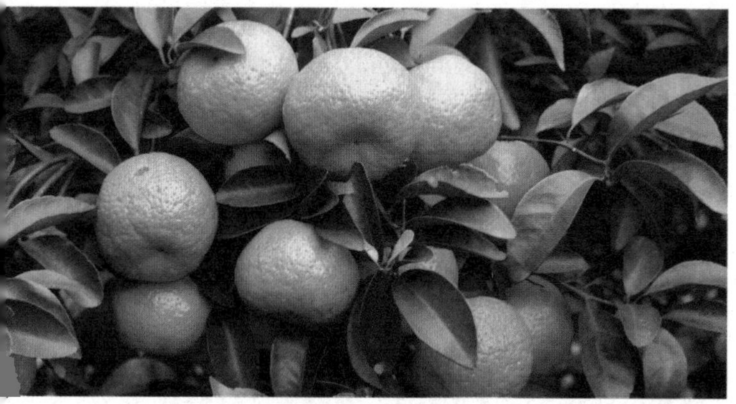

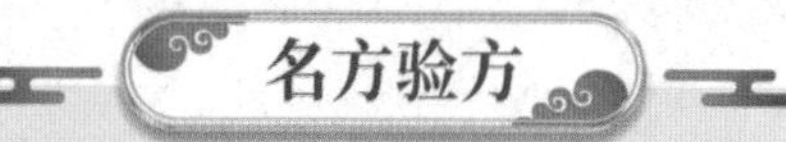

名方验方

附方一　萎缩性胃炎

陈皮 30 克，炒小茴香 12 克，干姜 3 克。早、晚水煎服，每日 2 剂。

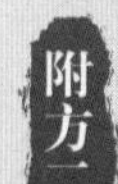

附方二　风寒感冒

陈皮 15 ～ 20 克，生姜数片，葱头适量。煎水，加少许白糖，早上空腹服用。

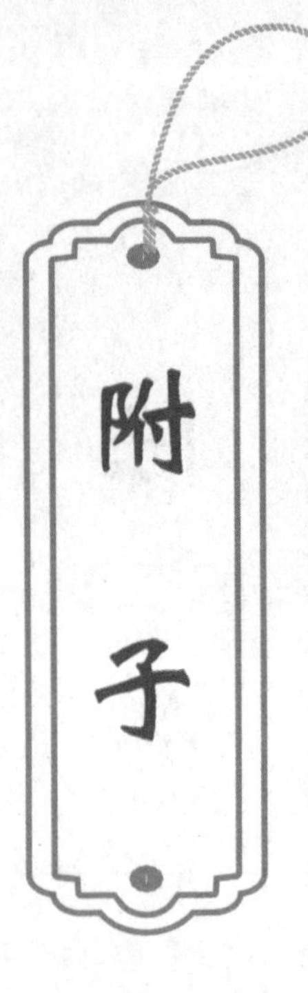

附子

别名 侧子、刁附、虎掌、漏篮子、黑附子、明附片、川附子、熟白附子。

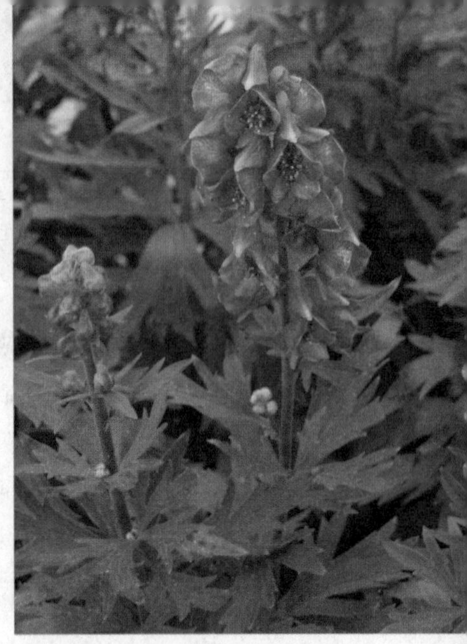

形态特征

多年生草本，高60～150厘米。主根纺锤形至倒卵形，中央为母根，周围数个子根（附子）。叶片五角形，3全裂，中央裂片菱形，两侧裂片再2深裂。总状圆锥花序狭长，密生反曲的微柔毛；萼片5，蓝紫色（花瓣状），上裂片高盔形，侧萼片近圆形；花瓣退化，其中两枚变成密叶，紧贴盔片下有长爪，距部扭曲；雄蕊多数分离，心皮3～5，通常有微柔毛。果、种子有膜质翅。根呈瘦长圆锥形，中部多向一侧膨大，顶端有残存的茎基，长2～7.5厘米，直径1.5～4厘米。外表棕褐色，皱缩不平，有瘤状侧根及除去子根后的痕迹。

生境分布

生长于山地草坡。分布于四川，湖南等省。

性味归经

辛、甘，大热；有毒。归心、肾、脾经。

功能主治

回阳救逆，补火助阳，散寒止痛。用于亡阳虚脱，肢冷脉微，心阳不足，胸痹心痛，虚寒吐泻，脘腹冷痛，肾阳虚衰，阳痿宫冷，阴寒水肿，阳虚外感，寒湿痹痛。

名方验方

附方一

风湿性关节炎，肌肉风湿病

附子、甘草、白术、桂枝配伍，如《伤寒论》甘草附子汤。

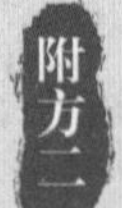

小儿长期腹泻

熟附子、伏龙肝、赤石脂、丁香、肉蔻、莲肉、黄芩等同用。

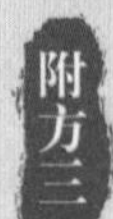

胃下垂

淡附片9～30克（先煎30分钟），炒白术9～15克，焦艾叶12～30克。水煎服，每日1剂，连服50日。

鸡内金

别名 鸡肫、鸡胗、鸡食皮、鸡黄皮。

性味归经 甘，平。归脾、胃、小肠、膀胱经。

功能主治 健脾消食，固精止遗，通淋化石。用于食积不消，呕吐泻痢，小儿疳积，遗尿，遗精，石淋涩痛，胆胀胁痛。

形态特征

嘴短而坚，略呈圆锥状，上嘴稍弯曲。鼻孔裂状，被有鳞状瓣。眼有瞬膜。头上有肉冠，喉部两侧有肉垂，通常呈褐红色；肉冠以雄者为高大，雌者低小；肉垂也以雄者为大。翼短；羽色雌、雄不同，雄者羽色较美，有长而鲜丽的尾羽；雌者尾羽甚短。足健壮，跗、跖及趾均被有鳞板；趾 4，前 3 趾，后 1 趾，后趾短小，位略高，雄者跗跖部后方有距。

生境分布

各地均产。

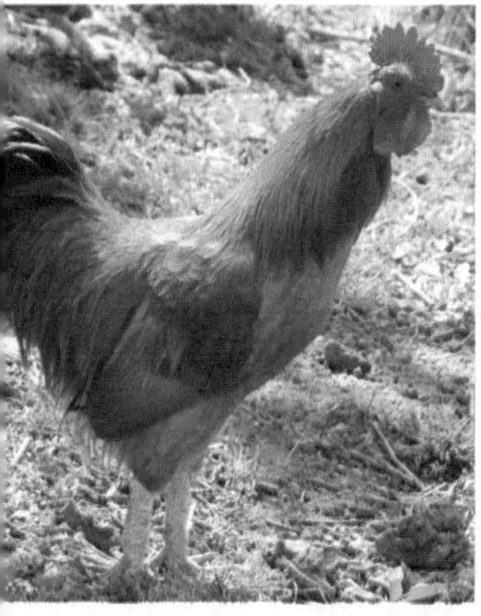

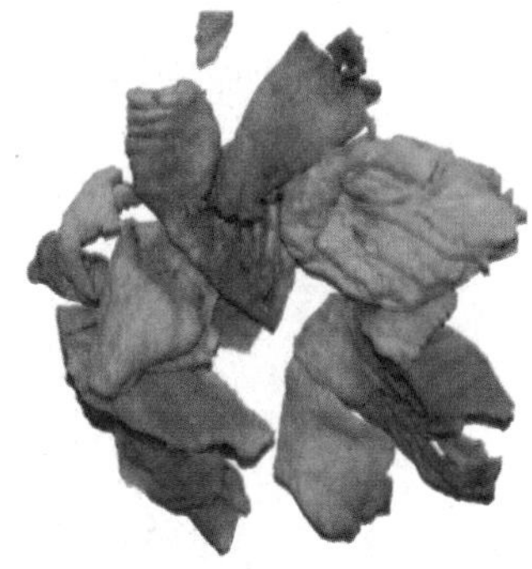

名方验方

附方一

夜梦遗精

鸡内金 50 克。焙干研为细末，每日早、晚空腹各 3 克，用白酒或黄酒送下。

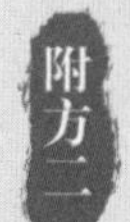

烦渴不止

生鸡内金 6 克，知母 18 克，生山药 30 克，生黄芪 15 克，葛根 5 克，五味子、天花粉各 9 克。水煎服，每日 1 剂。

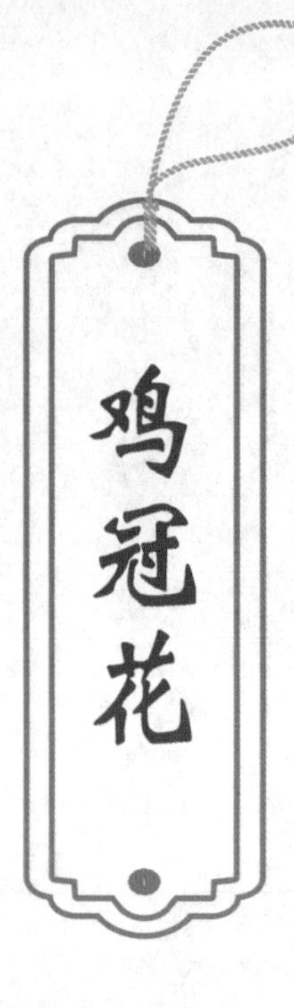

鸡冠花

别名 鸡髻花、鸡公花、鸡角根、红鸡冠、老来红、大头鸡冠、凤尾鸡冠。

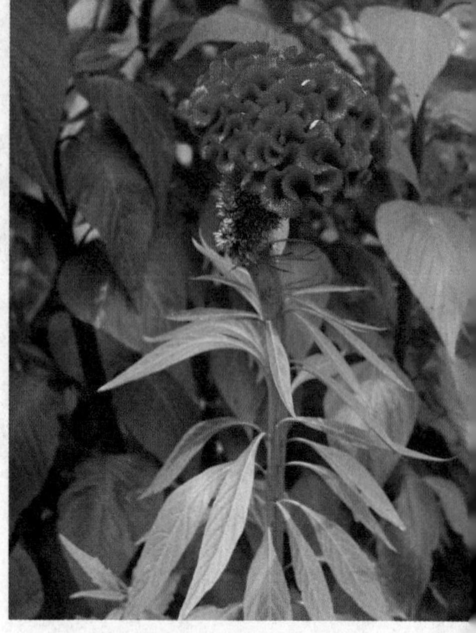

形态特征

一年生草本，植株有高型、中型、矮型三种，高的可达2～3米，矮型的只有30厘米高，茎红色或青白色。叶互生有柄，长卵形或卵状披针形，有深红、翠绿、黄绿、红绿等多种颜色。花聚生长于顶部，形似鸡冠，扁平而厚软，长在植株上呈倒扫帚状。花色也丰富多彩，有紫色、橙黄、白色、红黄相杂等色。种子细小，呈紫黑色，藏于花冠茸毛内。

生境分布

生长于一般土壤，喜温暖干燥气候，怕干旱，喜阳光，不耐涝。全国大部分地区均有栽培。

性味归经

甘、涩，凉。归肝、大肠经。

功能主治

收敛止血，止带，止痢。用于吐血，崩漏，便血，痔血，赤白带下，久痢不止。

名方验方

附方一 荨麻疹

鸡冠花全草适量，水煎，内服外洗。

附方二 便血，痔血，痢疾

鸡冠花9～15克。水煎服（配生槐米、生地榆效果更好）。

附方三 咳血，吐血

鲜白鸡冠花15～24克，猪肺1只(不可灌水)。冲开水炖约1小时，饭后分2～3次服。

附方四 细菌性痢疾

鸡冠花9克，马齿苋30克，白头翁15克。水煎服。

青皮

别名 个青皮、青皮子、四花青皮。

性味归经

苦、辛，温。归肝、胆、胃经。

功能主治

疏肝破气，消积化滞。用于胸胁胀痛，疝气疼痛，乳癖，乳痈，食积气滞，脘腹胀痛。

形态特征

常绿小乔木或灌木，高约 3 米；枝柔弱，通常有刺。叶互生，革质，披针形至卵状披针形，长 5.5 ～ 8 厘米，宽 2.9 ～ 4 厘米，顶端渐尖，基部楔形，全缘或具细钝齿；叶柄细长，翅不明显。花小，黄白色，单生哐簇生长于叶腋；萼片 5；花瓣 5；雄蕊 18 ～ 24，花丝常 3 ～ 5 枚合生；子房 9 ～ 15 室。柑果扁球形，直径 5 ～ 7 厘米，橙黄色或淡红黄色，果皮疏松，肉瓤极易分离。

生境分布

栽培于丘陵、低山地带、江河湖泊沿岸或平原。主产广东、福建、四川、浙江、江西等地。

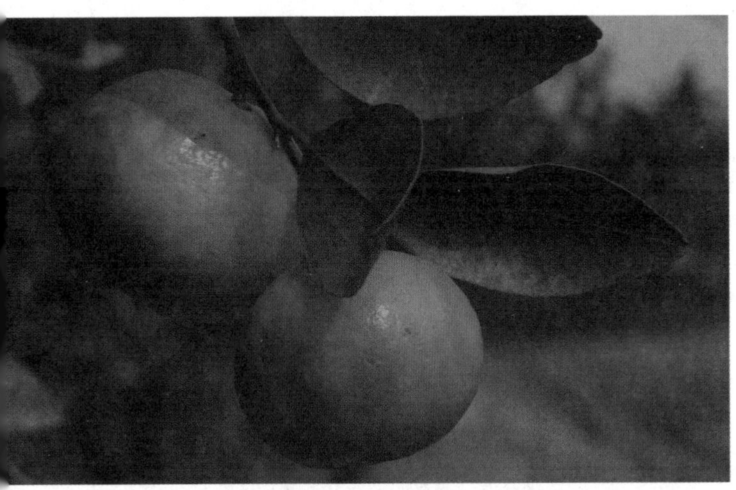

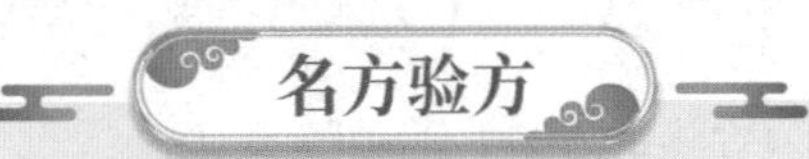

名方验方

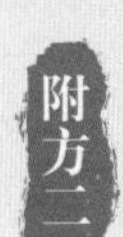

附方一

心胃久痛

青皮 10 克，延胡索（以醋拌炒）6 克，甘草 2 克，大枣 3 枚。水煎服。

附方二

月经不调

青皮 10 克，生山楂 30 克，粳米 100 克。共煮成粥，早晚分服。

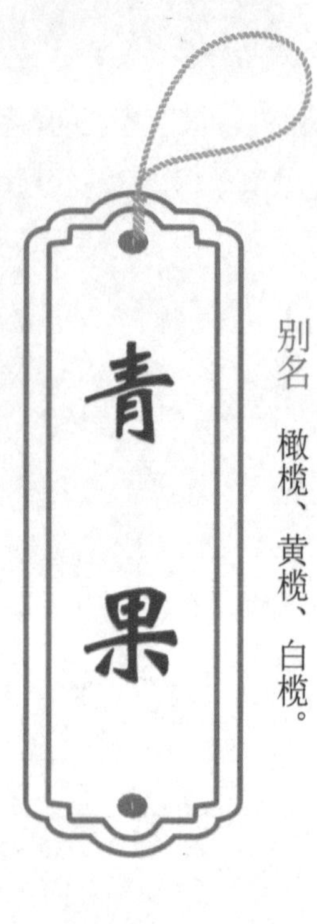

别名 橄榄、黄榄、白榄。

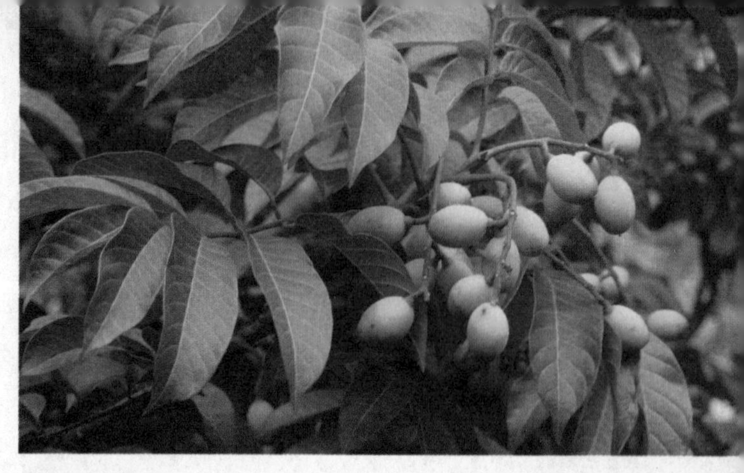

形态特征

常绿乔木，高10～20米。有胶黏性芳香的树脂。树皮淡灰色，平滑；幼枝、叶柄及叶轮均被极短的柔毛，有皮孔。奇数羽状复叶互生，长15～30厘米；小叶11～15，长圆状披针形，长6～15厘米，宽2.5～5厘米，先端渐尖，基部偏斜，全缘，秃净，网脉两面均明显，下面网脉上有小窝点，略粗糙。圆锥花序顶生或腋生，与叶等长或略短；萼杯状，3浅裂，稀5裂；花瓣3～5白色，芳香，长约为萼之2倍；雄蕊6，插生长于环状花盘外侧；雌蕊1，子房上位。核果卵形，长约3厘米，初时黄绿色，后变黄白色，两端锐尖。花期5～7月，果期8～10月。

生境分布

生长于低海拔的杂木林中。主要分布在福建、广东（多属乌榄），其次在广西、台湾、云南、浙江南部。

性味归经

甘、酸，平。归肺、胃经。

功能主治

清热解毒，利咽，生津。用于咽喉肿痛，咳嗽痰黏，烦热口渴，鱼蟹中毒。

名方验方

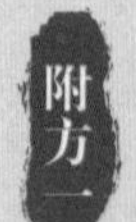
附方一

肺胃热毒壅盛，咽喉肿痛

鲜橄榄15克，鲜萝卜250克。切碎或切片，加水煎汤服。

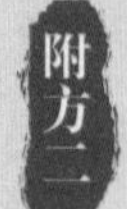
附方二

癫痫

橄榄500克，郁金25克。加水煎取浓汁，放入白矾（研末）25克，混匀再煎，约得500毫升，每次20毫升，早、晚分服，温开水送下。

青葙子

别名 鸡冠苋、狼尾花、狗尾巴子、野鸡冠花、牛尾花子、大尾鸡冠花。

性味归经 苦，微寒。归肝经。

功能主治 清肝泻火，明目退翳。用于肝热目赤，目生翳膜，视物昏花，肝火眩晕。

形态特征

一年生草木，高达1米，茎直立，绿色或带红紫色，有纵条纹。叶互生，披针形或椭圆状披针形，长5～9厘米，宽1～3厘米。穗状花序顶生或腋生；苞片、小苞片和花被片干膜质，淡红色，后变白色，苞片3；花被片5；雄蕊5，花丝下部合生成杯状；子房上位，柱头2裂。胞果卵形，盖裂。种子扁圆形，黑色，有光泽。花期5～7月，果期8～9月。

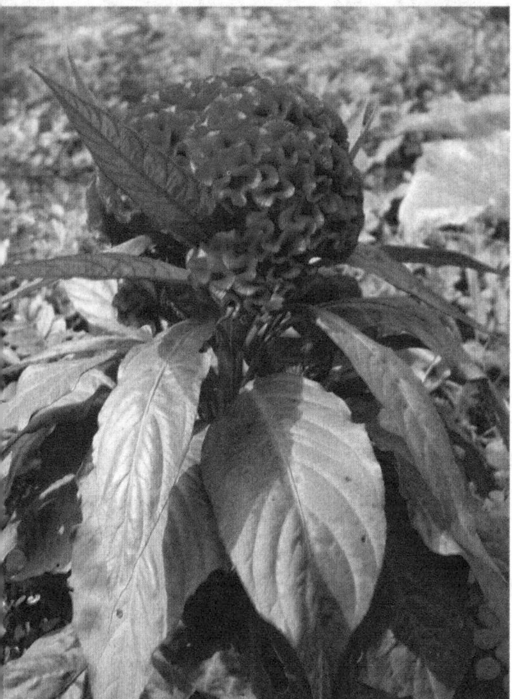

生境分布

生长于平原或山坡；有栽培，分布遍布全国。

名方验方

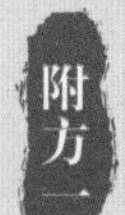
附方一

急性结膜炎

青葙子、黄芩、龙胆草各9克，菊花12克，生地黄15克。水煎服。

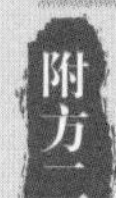
附方二

夜盲症

青葙子10克，乌枣30克。水煎服，饭前服用。

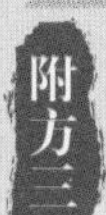
附方三

目赤肿痛，眼生翳膜，视物昏花，属肝火上炎

青葙子9克，菊花、龙胆草各6克。水煎服。

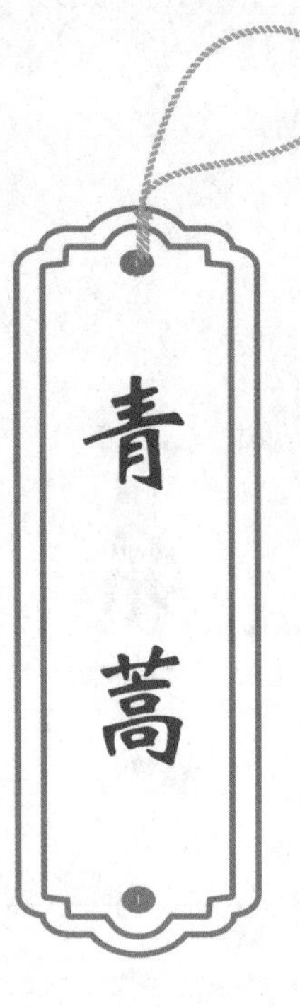

青蒿

别名 草蒿、廪蒿、邪蒿、香蒿、苹蒿、黑蒿、茵陈蒿。

性味归经

苦、辛，寒。归肝、胆经。

功能主治

清虚热，除骨蒸，解暑热，截疟，退黄。用于温邪伤阴，夜热早凉，阴虚发热，骨蒸劳热，暑邪发热，疟疾寒热，湿热黄疸。

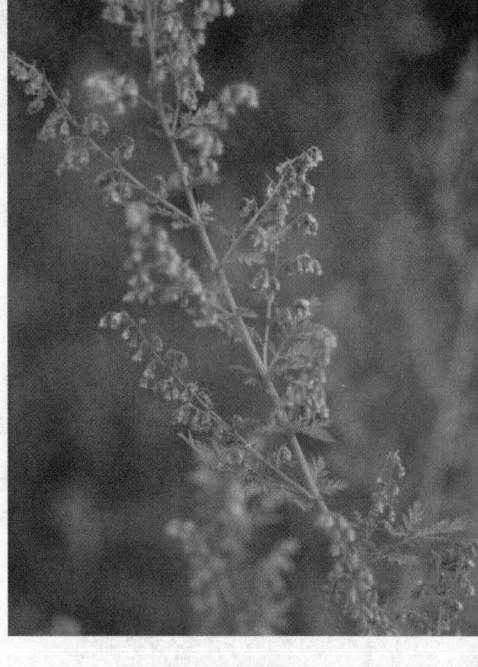

形态特征

一年生草木，茎直立，多分枝。叶对生，基部及茎下部的叶花期枯萎，上部叶逐渐变小，呈线形，叶片通常3回羽状深裂，上面无毛或微被稀疏细毛，下面被细柔毛及丁字毛。头状花序小，球形，极多，排列成大的圆锥花序，总苞球形，苞片2～3层，无毛，小花均为管状、黄色，边缘小花雌性，中央为两性花，瘦果呈椭圆形。

生境分布

生长于林缘、山坡、荒地。产于全国各地。

名方验方

附方一

疥疮

青蒿、苦参各50克，夜交藤100克。水煎外洗，每日2次。

附方二

头痛

青蒿、白萝卜叶各30克，山楂10克，水煎服，每日2～3次。

附方三

低热不退，肺结核潮热

青蒿、牡丹皮各10克，鳖甲、生地黄、知母各15克。水煎服。

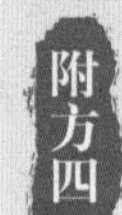

附方四

鼻出血

鲜青蒿30克。捣汁饮，药渣纱布包塞鼻中。

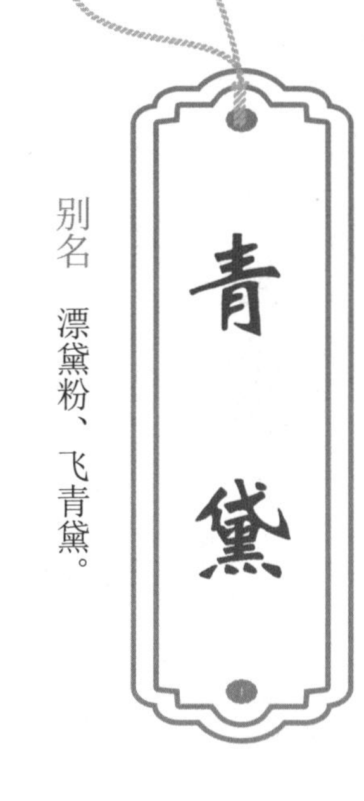

青黛

别名 漂黛粉、飞青黛。

性味归经

咸，寒。归肝经。

功能主治

清热解毒，凉血消斑，清泻肝火，定惊。本品咸寒，归肺、胃走气分清热解毒，归肝走血分凉血消斑，清肝定惊，故有此功。用于温毒发斑，血热吐衄，胸痛咳血，口疮，痄腮，喉痹，小儿惊痫。

形态特征

多年生草本，高达1米。根茎粗壮。茎基部稍木质化，略带方形，节膨大。单叶对生，叶片卵状椭圆形，长15～16厘米，先端尖，基部渐狭而下延。穗状花序马蓝顶生或腋生；苞片叶状；花冠漏斗状，淡紫色；裂片5；雄蕊4；子房上半部被毛，花柱细长。蒴果匙形，无毛。种子卵形，褐色，有细毛。

生境分布

生长于路旁、山坡、草丛及林边潮湿处。分布于福建、江苏、安徽等地，以福建所产质量最佳。

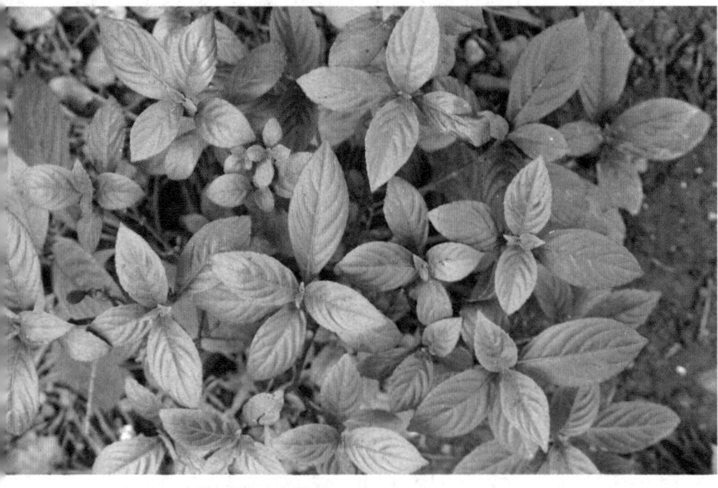

名方验方

附方一

湿疹溃烂

青黛、煅石膏各适量。外撒患处。

附方二

百日咳

青黛、海蛤粉各30克，川贝、甘草各15克。共为末，每次1.5克，每日3次。

附方三

腮腺炎

青黛10克，芒硝30克。醋调，外敷患处。

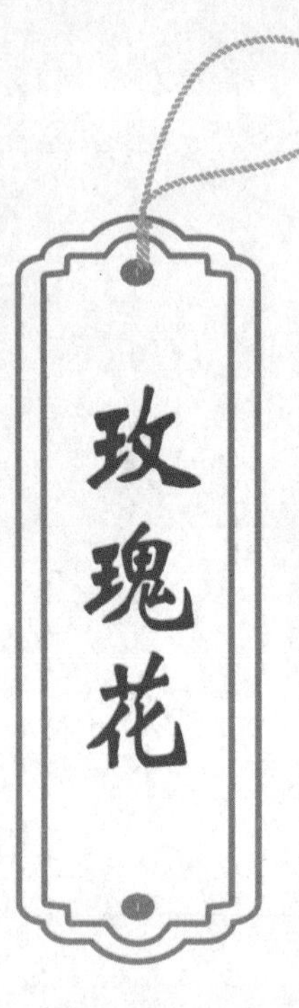

玫瑰花

别名 刺客、徘徊花、穿心玫瑰。

性味归经

甘、微苦，温。归肝、脾经。

功能主治

行气解郁，活血止痛。本品甘缓苦泄温通，芳香走散，能疏解肝郁，缓和肝气，醒脾和胃，活血散瘀以止痛，故有行气解郁、活血止痛之功。用于肝胃气痛，食少呕恶，月经不调，跌仆伤痛。

形态特征

直立灌木，茎丛生，有茎刺。单数羽状复叶互生，椭圆形或椭圆形状倒卵形，先端急尖或圆钝，叶柄和叶轴有茸毛，疏生小茎刺和刺毛。花单生长于叶腋或数朵聚生，苞片卵形，边缘有腺毛，花冠鲜艳，紫红色，芳香。

生境分布

均为栽培。分布于江苏、浙江、山东、四川等地。

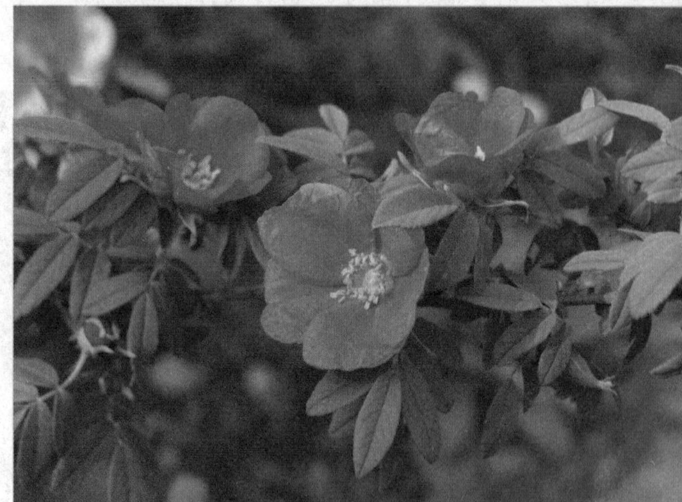

名方验方

附方一

乳腺炎

玫瑰花（初开者）30朵。阴干，去蒂，陈酒煎，饭后服。

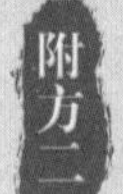

附方二

慢性胃炎

玫瑰花适量。阴干，冲汤代茶服。

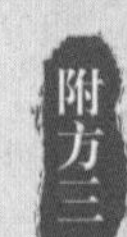

附方三

慢性肠炎

玫瑰花（干花）6克，大黄3克。每日1剂，水煎分3次服。

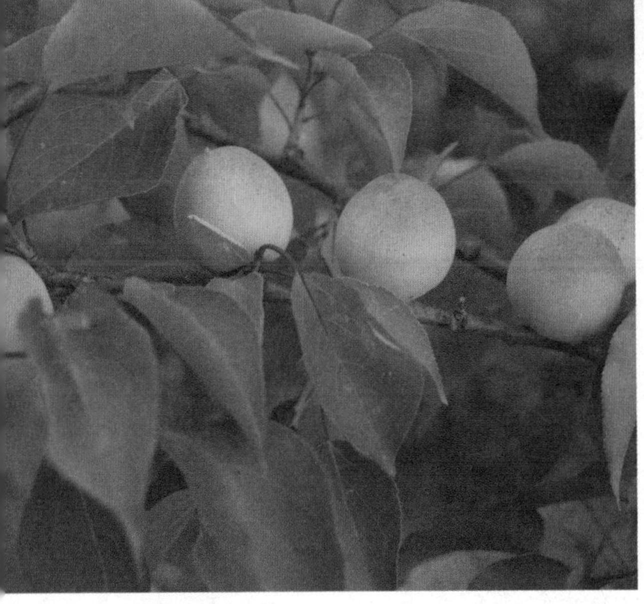

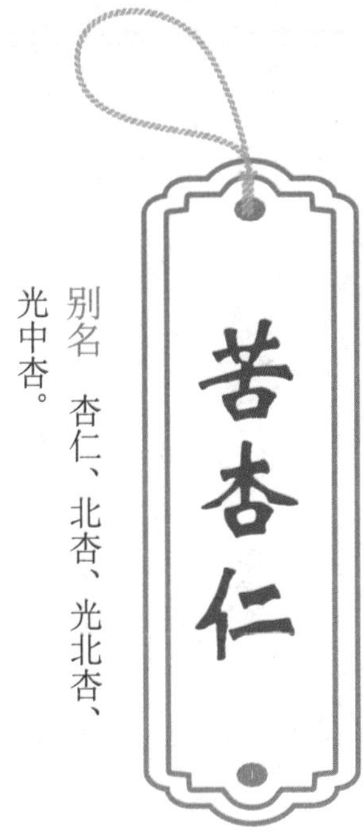

苦杏仁

别名 杏仁、北杏、光北杏、光中杏。

性味归经

苦，微温；有小毒。归肺、大肠经。

功能主治

止咳平喘，润肠通便。本品苦降温散，多脂质润，入肺则降肺气，消痰涎，具宣散风寒之能，使肺气宣畅则咳喘自平，故有止咳平喘之功。且富含油脂，其性滑润，能上润肺燥，以助平喘，下通大肠，润肠燥，通秘结，故又可润肠通便。用于咳嗽气喘，胸满痰多，肠燥便秘。

形态特征

落叶乔木，高达10米。叶互生，广卵形或卵圆形，先端短尖或渐尖，基部阔楔形或截形，边缘具细锯齿或不明显的重锯齿；叶柄多带红色，近基部有2腺体。花单生，先叶开放，几无花梗；萼筒钟状，带暗红色，萼片5，裂片比萼筒稍短，花后反折；花瓣白色或粉红色。核果近圆形，果肉薄，种子味苦。核坚硬，扁心形，沿腹缝有沟。

生境分布

多栽培于低山地或丘陵山地。我国大部分地区均产，分布于东北各省，以内蒙古、辽宁、河北、吉林产量最大。山东产品质优。

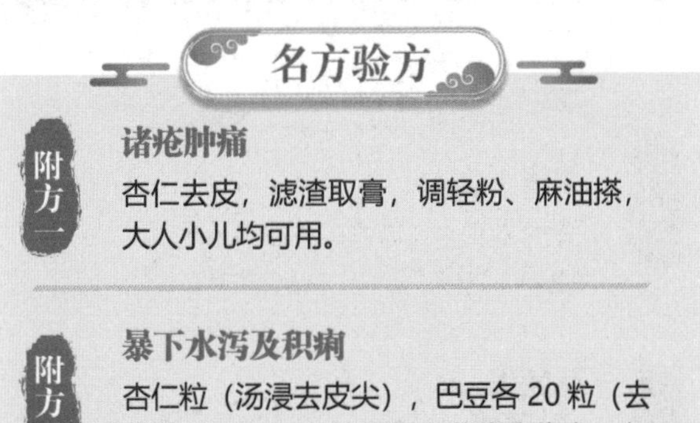

名方验方

附方一　诸疮肿痛

杏仁去皮，滤渣取膏，调轻粉、麻油搽，大人小儿均可用。

附方二　暴下水泻及积痢

杏仁粒（汤浸去皮尖），巴豆各20粒（去膜油令尽）。上件研细，蒸枣肉为丸，如芥子大，朱砂为衣。每服一丸，食前。

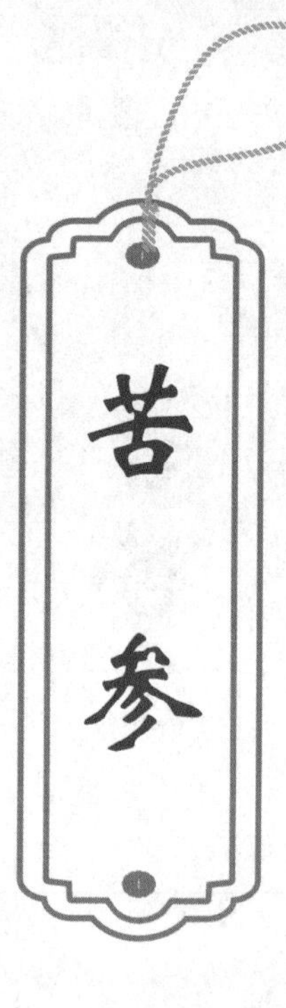

苦参

别名 苦骨、地参、川参、牛参、地骨、凤凰爪、野槐根、山槐根。

性味归经 苦，寒。归心、肝、胃、大肠、膀胱经。

功能主治 清热燥湿，杀虫利尿。本品苦寒，其性沉降，可泻心胃之火，利膀胱湿热，故有清热燥湿，杀虫利尿之功。用于热痢，便血，黄疸尿闭，赤白带下，阴肿阴痒，湿疹，湿疮，皮肤瘙痒，疥癣麻风；外治滴虫性阴道炎。

形态特征

落叶灌木，高 0.5 ～ 1.5 米。叶为奇数羽状复叶，托叶线形，小叶片 11 ～ 25，长椭圆形或长椭圆披针形，长 2 ～ 4.5 毫米，宽 0.8 ～ 2 厘米，上面无毛，下面疏被柔毛。总状花序预生，花冠蝶形，淡黄色，雄蕊 10，离生，仅基部联合，子房被毛。荚果线形，于种子间缢缩，呈念珠状，熟后不开裂。

生境分布

生长于沙地或向阳山坡草丛中及溪沟边。我国各地均产。

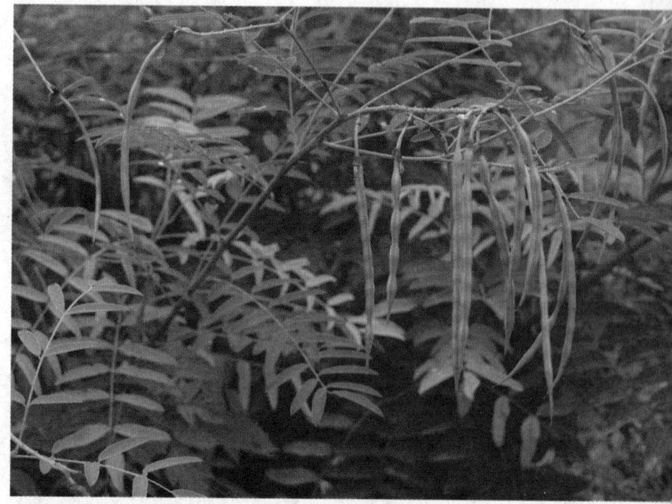

名方验方

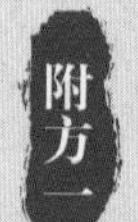

附方一

血痢不止

苦参适量。炒焦为末，水丸梧子大，每服 15 丸，米汤饮下。

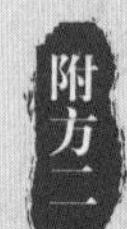

附方二

嗜睡眠

苦参 150 克，白术 100 克，大黄 50 克。捣末，蜜丸如梧子大，每食后服 30 丸。

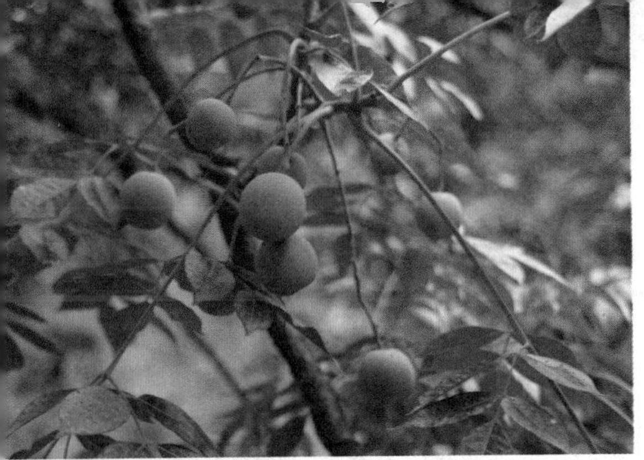

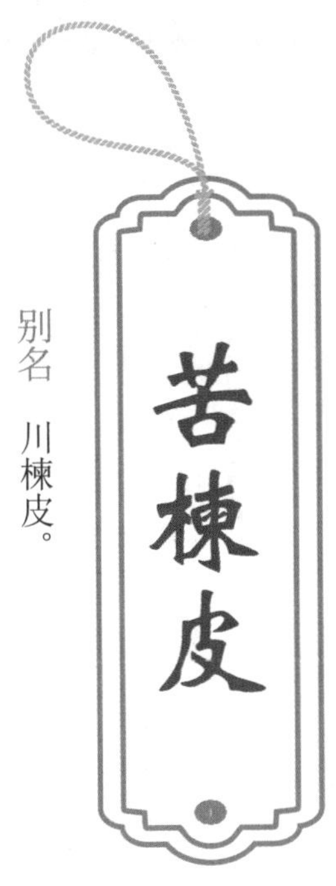

苦楝皮

别名 川楝皮。

性味归经

苦，寒；有毒。归肝、脾、胃经。

功能主治

杀虫疗癣。本品苦寒，有毒，能除湿热，湿热除以绝生虫之源，或借毒杀虫。故能杀虫疗癣而止痒。用于蛔虫病，蛲虫病，虫积腹痛；外治疥癣瘙痒。

形态特征

落叶乔木，高15～20米。树皮暗褐色，幼枝有星状毛，旋即脱落，老枝紫色，有细点状皮孔。2回羽状复叶，互生，长20～80厘米；小叶卵形至椭圆形，长3～7厘米，宽2～3厘米，基部阔楔形或圆形，先端长尖，边缘有齿缺，上面深绿，下面浅绿，幼时有星状毛，稍后除叶脉上有白毛外，余均无毛。圆锥花序腋生；花淡紫色，长约1厘米；花萼5裂，裂片披针形，两面均有毛；花瓣5，平展或反曲，倒披针形；雄蕊管通常暗紫色，长约7毫米。核果圆卵形或近球形，长约3厘米，淡黄色。花期4～5月，果期10～11月。

生境分布

生长于土壤湿润、肥沃的杂木林和疏林内，栽培于村旁附近或公路边。分布于四川、湖北、贵州、河南等地。

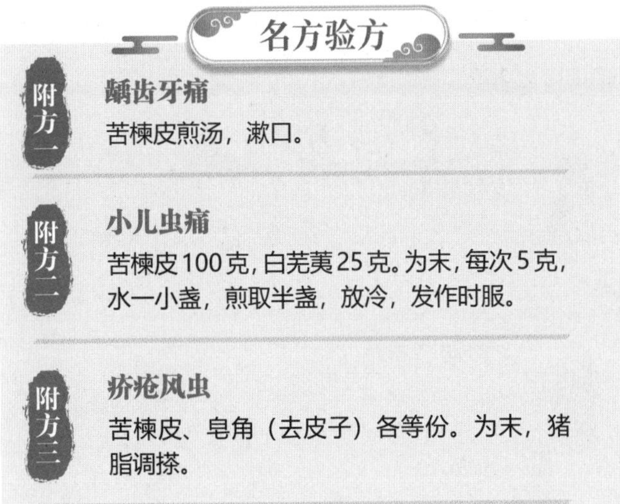

名方验方

附方一　龋齿牙痛

苦楝皮煎汤，漱口。

附方二　小儿虫痛

苦楝皮100克，白芜荑25克。为末，每次5克，水一小盏，煎取半盏，放冷，发作时服。

附方三　疥疮风虫

苦楝皮、皂角（去皮子）各等份。为末，猪脂调搽。

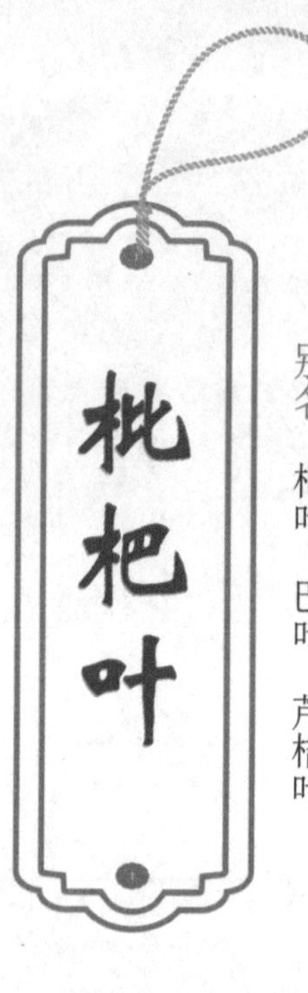

枇杷叶

别名 杷叶、巴叶、芦桔叶。

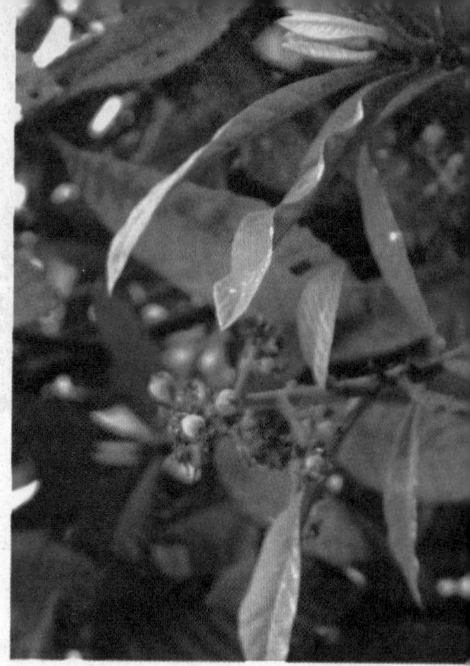

形态特征

常绿小乔木，小枝密生锈色绒毛。叶互生。革质，具短柄或近无柄；叶片长倒卵形至长椭圆形，边缘上部有疏锯齿；表面多皱，深绿色，背面及叶柄密被锈色茸毛。圆锥花序顶生，长 7 ～ 16 厘米，具淡黄色绒毛；花芳香，萼片 5，花瓣 5，白色；雄蕊 20；子房下位，柱头 5，离生。梨果卵圆形、长圆形或扁圆形，黄色至橙黄色，果肉甜。种子棕褐色，有光泽，圆形或扁圆形。叶柄短，被棕黄色毛茸。叶片革质，呈长椭圆形或倒卵形，长 12 ～ 28 厘米，宽 3 ～ 9 厘米。先端尖，基部楔形，边缘基部全缘，上部有疏锯齿。上表面灰绿色、黄棕色或红棕色，有光泽；下表面色稍浅，淡灰色或棕绿色，密被黄色茸毛。主脉显著隆起，侧脉羽状。

生境分布

常栽种于村边、平地。分布于广东、江苏、浙江、福建、湖北等南方各地，均为栽培。

性味归经

苦，微寒。归肺、胃经。

功能主治

清肺止咳，降逆止呕。本品味苦、微寒，以清降为功，为清肃肺胃之品。故能上清肺热，肃降肺气以化痰止咳；中清胃腑之热，降胃气而止呕哕，除烦渴。具有清肺止咳，降逆止呕之效。用于肺热咳嗽，气逆喘急，胃热呕逆，烦热口渴。

名方验方

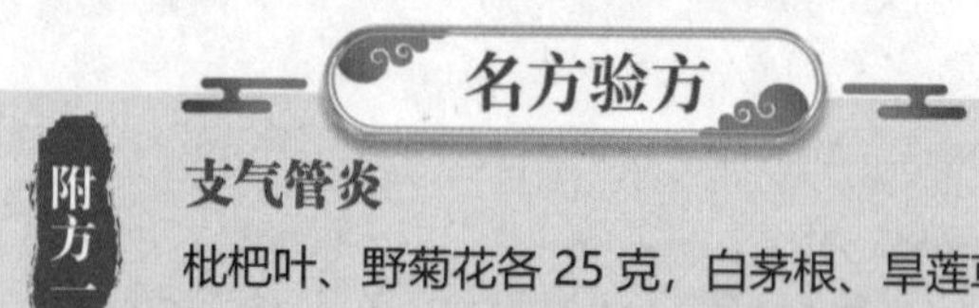

附方一

支气管炎

枇杷叶、野菊花各 25 克，白茅根、旱莲草、柏子仁各 15 克。水煎服，每天 1 剂。

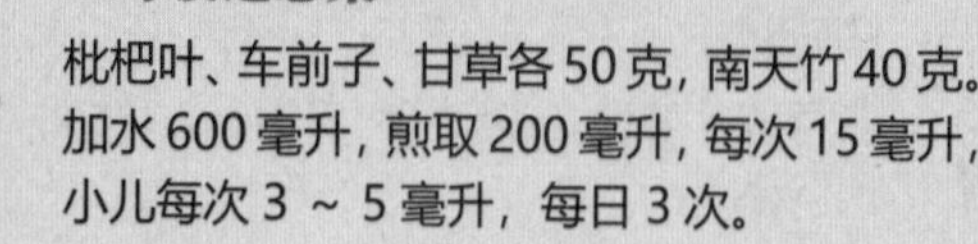

附方二

上呼吸道感染

枇杷叶、车前子、甘草各 50 克，南天竹 40 克。加水 600 毫升，煎取 200 毫升，每次 15 毫升，小儿每次 3 ～ 5 毫升，每日 3 次。

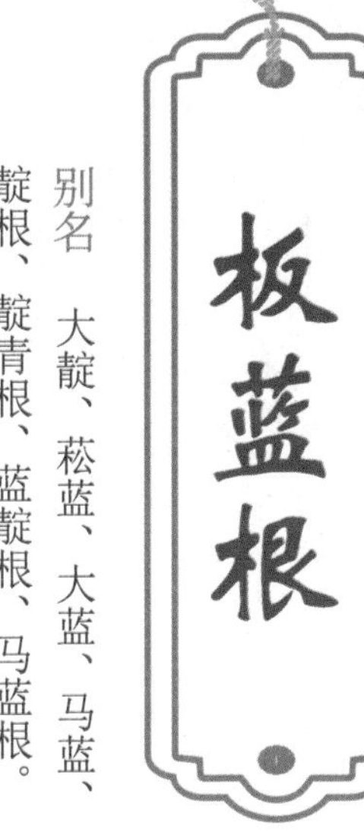

板蓝根

别名 大靛、菘蓝、大蓝、马蓝、靛根、靛青根、蓝靛根、马蓝根。

性味归经

苦，寒。归心、胃经。

功能主治

清热解毒，凉血利咽。用于温疫时毒，发热咽痛，温毒发斑，痄腮，烂喉丹痧，大头瘟疫，丹毒，痈肿。

形态特征

两年生草本，茎高 40 ～ 90 厘米，稍带粉霜。基生叶较大，具柄，叶片长椭圆形，茎生叶披针形，互生，无柄，先端钝尖，基部箭形，半抱茎。花序复总状；花小，黄色短角果长圆形，扁平有翅，下垂，紫色；种子一枚，椭圆形，褐色。

生境分布

生长于山地林缘较潮湿的地方。野生或栽培。分布于河北、江苏、安徽等地。

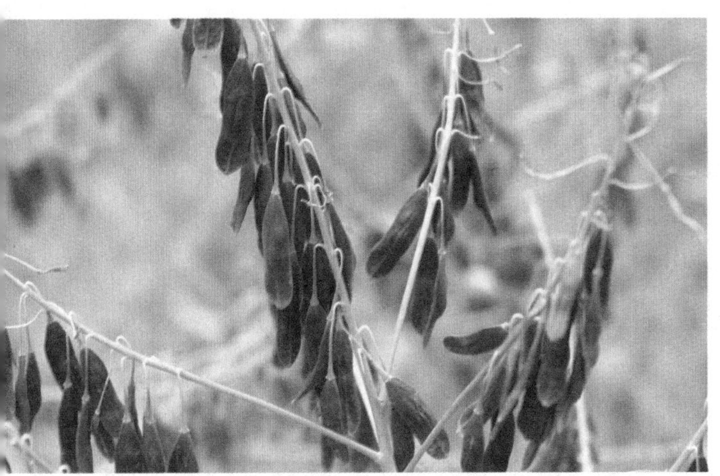

名方验方

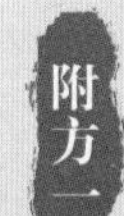

流行性感冒

板蓝根 50 克，羌活 25 克。煎汤，每日 2 次分服，连服 2 ～ 3 日。

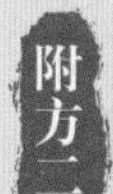

肝炎

板蓝根 50 克。水煎服。

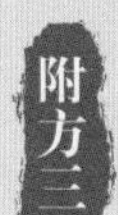

肝硬化

板蓝根 50 克，茵陈 20 克，郁金 10 克，薏苡仁 15 克。水煎服。

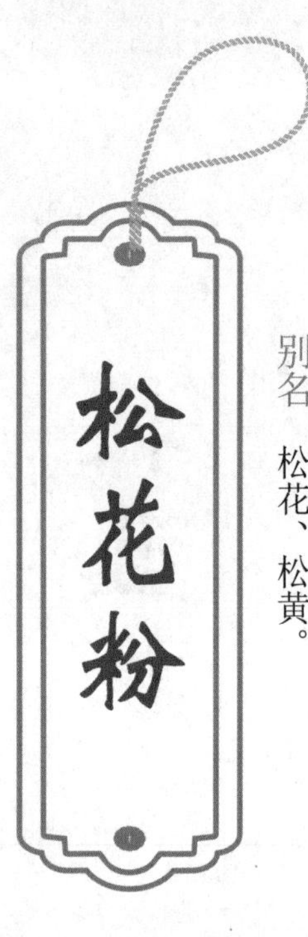

松花粉

别名 松花、松黄。

性味归经

甘，温。归肝、脾经。

功能主治

收敛止血，燥湿敛疮。用于外伤出血，湿疹，黄水疮，皮肤糜烂，脓水淋漓。

形态特征

常绿乔木，高达25米。一年生枝淡红褐色或淡灰色，无毛；二三年生枝上的苞片宿存；冬季红褐色，稍有树脂。树皮纵深裂或不规则鳞片状，少有浅裂成薄片剥落。针叶2针一束，粗硬，长10～15厘米，树脂管约10个，边生；叶鞘宿存。雄球花丛生新枝基部，雌球花生长于枝端。球果卵圆形，长4～10厘米，成熟后蝉褐色，宿存；鳞盾肥厚，横脊显著，鳞脐凸起有刺尖。种子长卵圆形，长6～8毫米，种翅长约10毫米。花期4～5月，球果次年10月成熟。

生境分布

主产于浙江、江苏、辽宁、吉林、湖北等地。

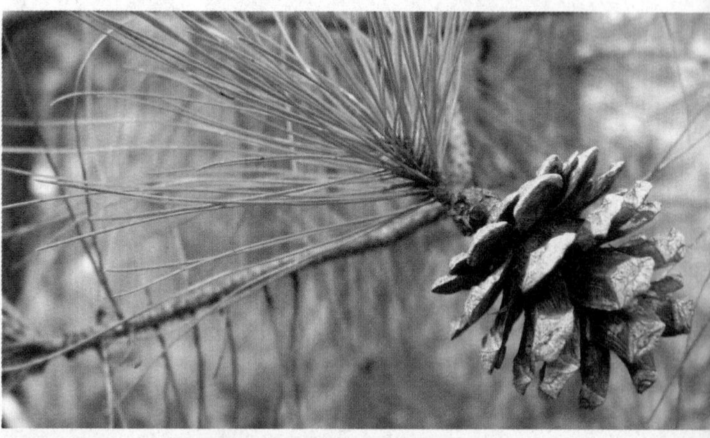

名方验方

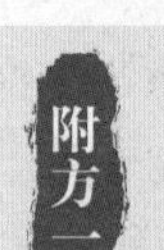

附方一

胃脘痛

松花粉3克，冲酒服。

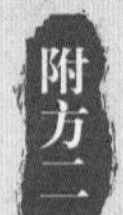

附方二

久痢不止，延及数月，缠绵不净

松花粉每服15克，饭前米汤调下。

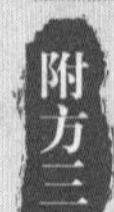

附方三

胃及十二指肠溃疡，慢性便秘

松花粉5克，冲服。

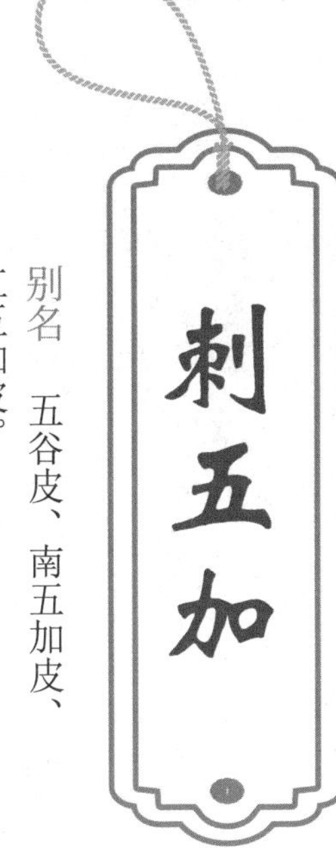

别名 五谷皮、南五加皮、红五加皮。

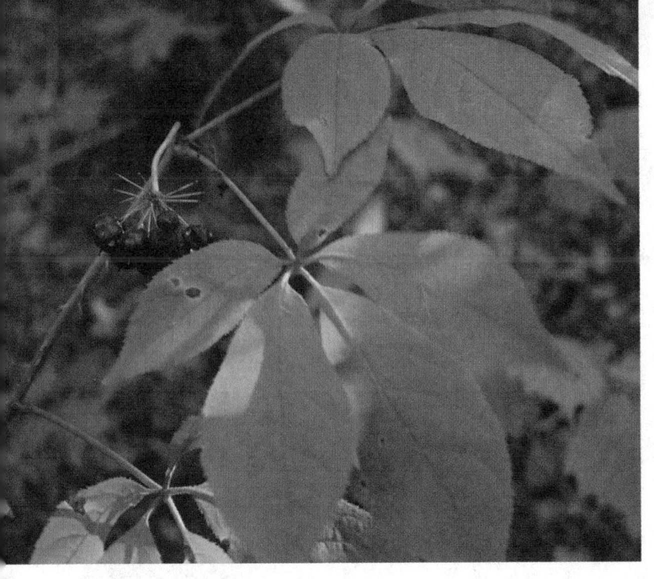

形态特征

落叶灌木，高 1 ～ 6 米。茎密生细长倒刺。掌状复叶互生，小叶 5，稀 4 或 3，边缘具尖锐重锯齿或锯齿。伞形花序顶生，单一或 2 ～ 4 个聚生，花多而密；花萼具 5 齿；花瓣 5，卵形；雄蕊 5，子房 5 室。浆果状核果近球形或卵形，干后具 5 棱，有宿存花柱。花期 6 ～ 7 月，果期 7 ～ 9 月。

生境分布

生长于山地林下及林缘。主产于东北地区及河北、北京、山西、河南等地。

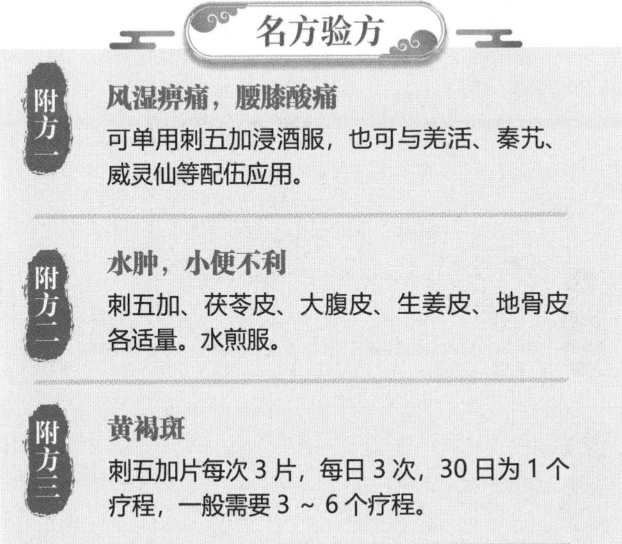

名方验方

附方一　风湿痹痛，腰膝酸痛

可单用刺五加浸酒服，也可与羌活、秦艽、威灵仙等配伍应用。

附方二　水肿，小便不利

刺五加、茯苓皮、大腹皮、生姜皮、地骨皮各适量。水煎服。

附方三　黄褐斑

刺五加片每次 3 片，每日 3 次，30 日为 1 个疗程，一般需要 3 ~ 6 个疗程。

性味归经

辛、微苦，温。归脾、肾、心经。

功能主治

益气健脾，补肾安神。用于脾肺气虚，体虚乏力，食欲不振，肺肾两虚，久咳虚喘，肾虚腰膝酸痛，心脾不足，失眠多梦。

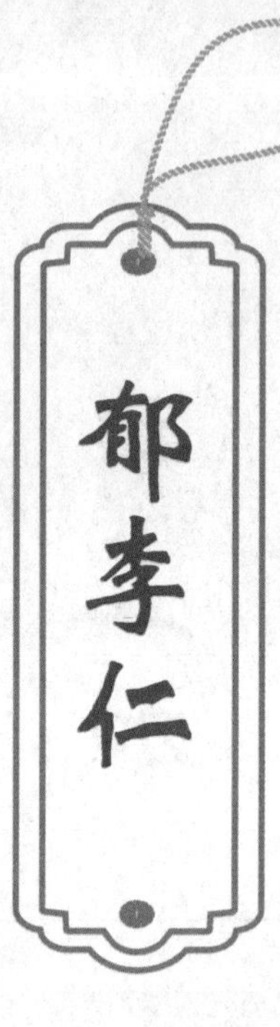

郁李仁

别名 郁子、山梅子、小李仁、郁里仁、李仁肉。

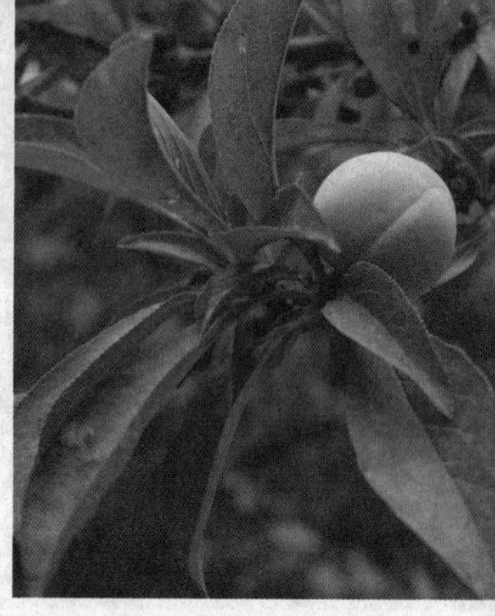

形态特征

落叶灌木，高1～1.5米，树皮灰褐色，多分枝，小枝被柔毛。叶互生，叶柄短：叶片长圆形或椭圆状披针形，长2.5～5厘米，宽2厘米，先端尖，基部楔形，边缘有浅细锯齿，下面沿主脉散生短柔毛；托叶线形，边缘有腺齿，早落。花与叶同时开放，单生或2朵并生，花梗有稀疏短柔毛：花萼钟状，萼片5，花后反折；花瓣5，白色或粉红色；倒卵形，长4～6毫米；雄蕊多数，花丝线形，雌蕊1，子房近球形，1室。核果近球形，直径约1.5厘米，熟时鲜红色，味酸甜。核近球形，顶端微尖，表面有1～3条沟。种子卵形稍扁。郁李：与上种相似，唯小枝纤细，无毛。叶卵形或宽卵形，先端长尾状，基部圆形，边缘有锐重锯齿。核果暗红色，直径约1厘米。长柄扁桃：本种与上种形态相似，但灌木较矮小，高仅1～2米；叶片先端常不分裂，边缘具不整齐粗锯齿；核宽卵形，先端具小突尖头，表面平滑或稍有皱纹。花期5月，果期7～8月。

生境分布

生长于荒山坡或沙丘边。分布于黑龙江、吉林、辽宁、内蒙古、河北、山东等地。

性味归经

辛、苦、甘，平。归脾、大肠、小肠经。

功能主治

润肠通便，下气利水。用于津枯肠燥，食积气滞，腹胀便秘，水肿，脚气，小便不利。

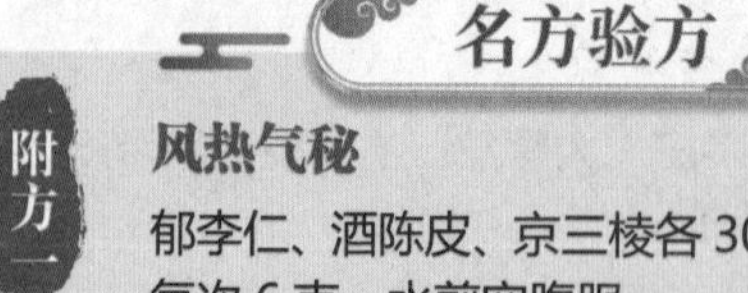

名方验方

附方一 **风热气秘**

郁李仁、酒陈皮、京三棱各30克。共捣为散，每次6克，水煎空腹服。

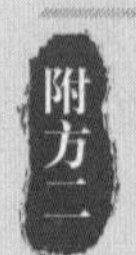

附方二 **疣**

郁李仁、鸡子白各10克。研涂患处。

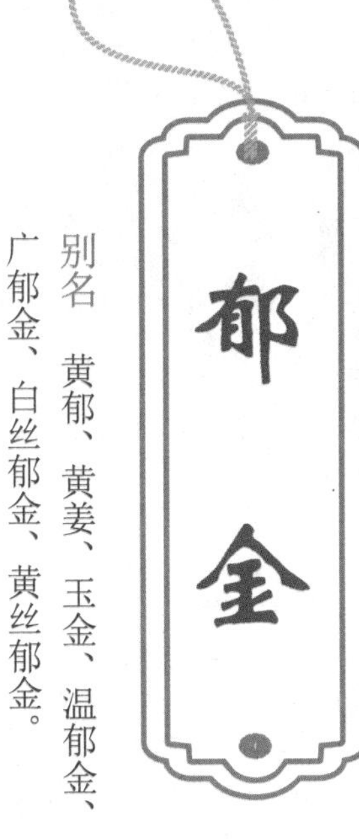

郁金

别名 黄郁、黄姜、玉金、温郁金、广郁金、白丝郁金、黄丝郁金。

性味归经

辛，苦，寒。归肝、胆、心经。

功能主治

活血行气，解郁止痛，清心凉血，利胆退黄。用于胸胁刺痛，胸痹心痛，经闭痛经，乳房胀痛，热病神昏，癫痫发狂，血热吐衄，黄疸尿赤。

形态特征

多年生宿根草本。根粗壮，末端膨大成长卵形块根。块茎卵圆状，侧生，根茎圆柱状，断面黄色。叶基生：叶柄长约5厘米，基部的叶柄短，或近于无柄，具叶耳；叶片长圆形，长15～37厘米，宽7～10厘米，先端尾尖，基部圆形或三角形。穗状花序，长约13厘米；总花梗长7～15厘米；具鞘状叶，基部苞片阔卵圆形，小花数朵，生长于苞片内，顶端苞片较狭，腋内无花；花萼白色筒状，不规则3齿裂；花冠管呈漏斗状，裂片3，粉白色，上面1枚较大，两侧裂片长圆形；侧生退化雄蕊长圆形，药隔距形，花丝扁阔；子房被伏毛，花柱丝状，光滑或被疏毛，基部有2棒状附属物，柱头略呈2唇形，具缘毛。花期4～6月，极少秋季开花。

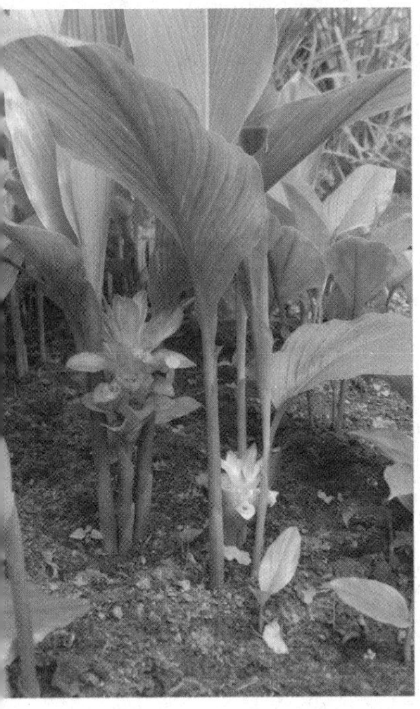

生境分布

生长于林下或栽培。分布于浙江、四川等地。

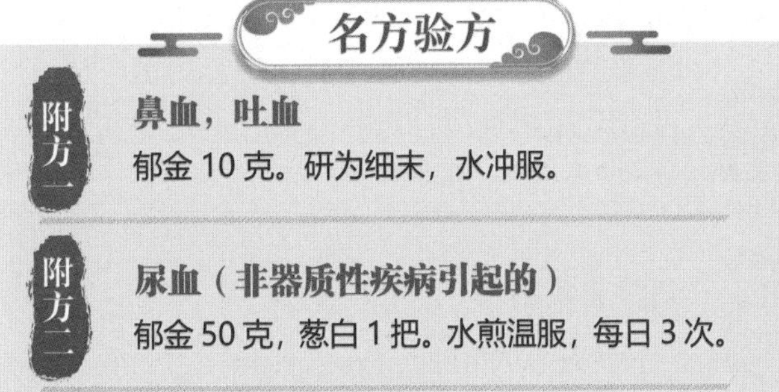

名方验方

附方一　鼻血，吐血

郁金10克。研为细末，水冲服。

附方二　尿血（非器质性疾病引起的）

郁金50克，葱白1把。水煎温服，每日3次。

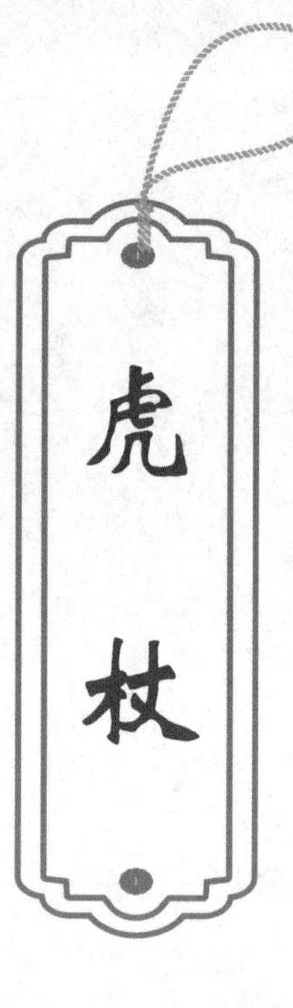

别名 斑庄、花斑竹、酸筒杆、酸桶笋、川筋龙、斑杖根、大叶蛇总管。

性味归经

微苦，微寒。归肝、胆、肺经。

功能主治

利湿退黄，清热解毒，散瘀止痛，止咳化痰。用于湿热黄疸，淋浊，带下，风湿痹痛，痈肿疮毒，水火烫伤，经闭，癥瘕，跌打损伤，肺热咳嗽。

形态特征

多年生灌木状草本，无毛，高1～1.5米，根状茎横走，木质化，外皮黄褐色，茎直立，丛生，中空，表面散生红色或紫红色斑点。叶片宽卵状椭圆形或卵形，顶端急尖，基部圆形或阔楔形，托叶鞘褐色，早落。花单性，雌雄异株，圆锥花序腋生；花梗细长，中部有关节。瘦果椭圆形，有3棱，黑褐色，光亮。

生境分布

生长于疏松肥沃的土壤，喜温和湿润气候，耐寒、耐涝。分布于江苏、江西、山东、四川等地。

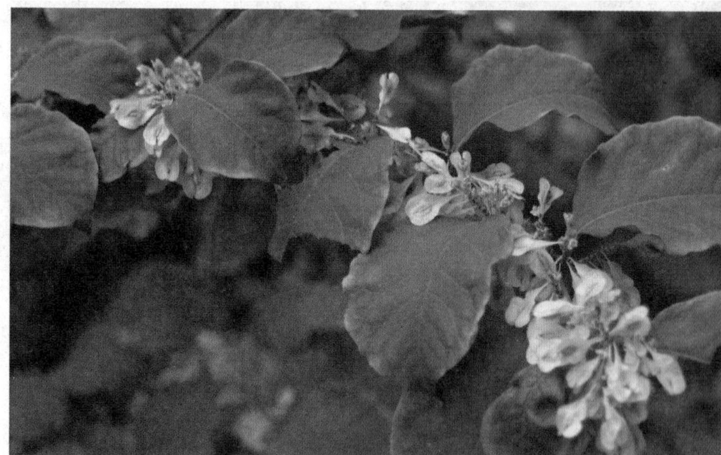

名方验方

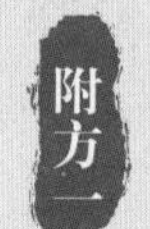

附方一

阴道炎

虎杖根10克，加水1500毫升，煎取1000毫升，过滤、待温，坐浴10～15分钟，每日1次，7日为1个疗程。

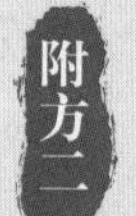

附方二

上消化道出血

虎杖研粉口服，每次4克，每日2～3次。

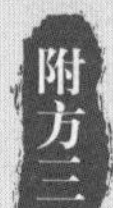

附方三

新生儿黄疸

50%虎杖糖浆，每次5毫升，每日2次喂服。

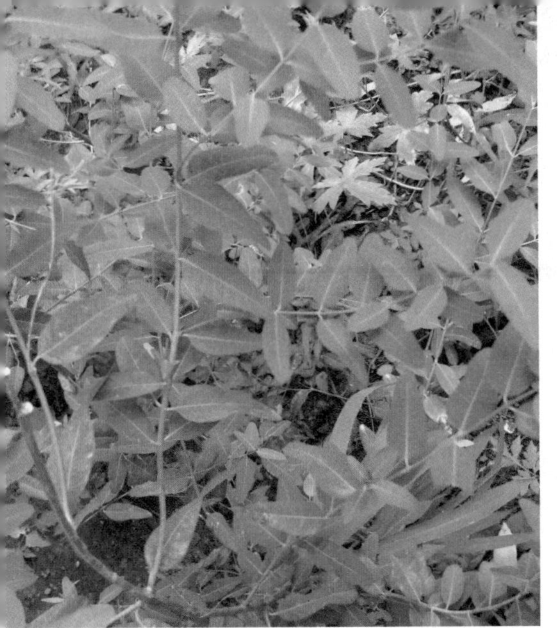

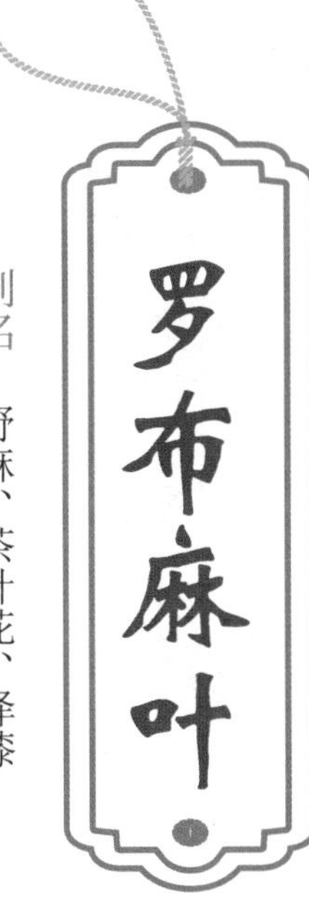

罗布麻叶

别名 野麻、茶叶花、泽漆麻、野茶叶、红根草。

性味归经 甘、苦，凉。归肝经。

功能主治 平肝安神，清热利水。用于肝阳眩晕，心悸失眠，浮肿尿少。

形态特征

半灌木，高 1.5 ～ 4 米，全株有白色乳汁，枝条常对生，无毛。紫红色或淡红色，背阴部分为绿色。叶对生，在中上部分枝处或互生。单歧聚伞花序顶生，花萼 5 深裂；花冠紫红色或粉红色，上部 5 裂，花冠内有明显三条紫红色脉纹，基部内侧有副花冠及花盘。果长角状，叉生。种子多数，顶生一簇白色细长毛。

生境分布

生长于河岸、山沟、山坡的砂质地。分布于我国东北、西北、华北等地。

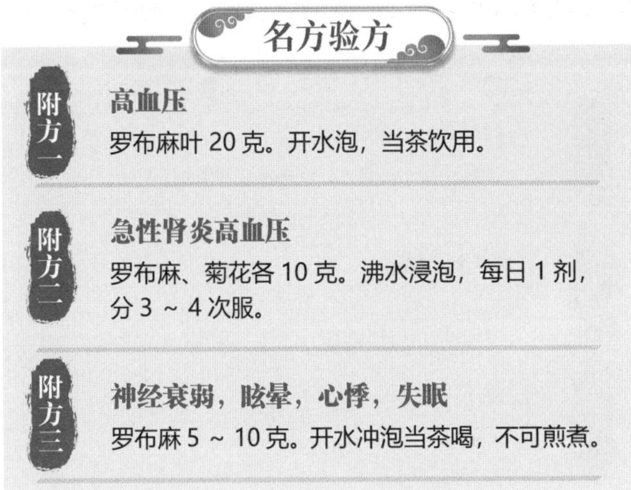

名方验方

附方一

高血压

罗布麻叶 20 克。开水泡，当茶饮用。

附方二

急性肾炎高血压

罗布麻、菊花各 10 克。沸水浸泡，每日 1 剂，分 3 ~ 4 次服。

附方三

神经衰弱，眩晕，心悸，失眠

罗布麻 5 ~ 10 克。开水冲泡当茶喝，不可煎煮。

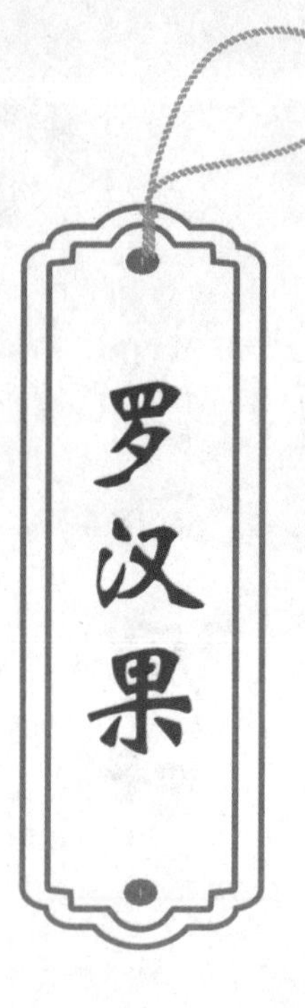

罗汉果

别名 拉汗果、假苦瓜、金不换、罗汉表、裸龟巴、光果木鳖。

形态特征

一年生草质藤本，长2～5米。根块状，茎纤细，具纵棱，暗紫色，被白色或黄色柔毛。卷须2分叉。叶互生，叶柄长2～7厘米，稍扭曲，被短柔毛；叶片心状卵形，膜质，先端急尖或渐尖，基部耳状心形，全缘，两面均被白色柔毛，背面尚有红棕色腺毛。花单性，雌雄异株；雄花腋生，数朵排成总状花序，长达12厘米，花萼漏斗状，被柔毛。种子淡黄色，扁长圆形，边缘具不规则缺刻，中央稍凹。

生境分布

生长于海拔300～500米的山区，有栽培。主产广西地区，多为栽培品。

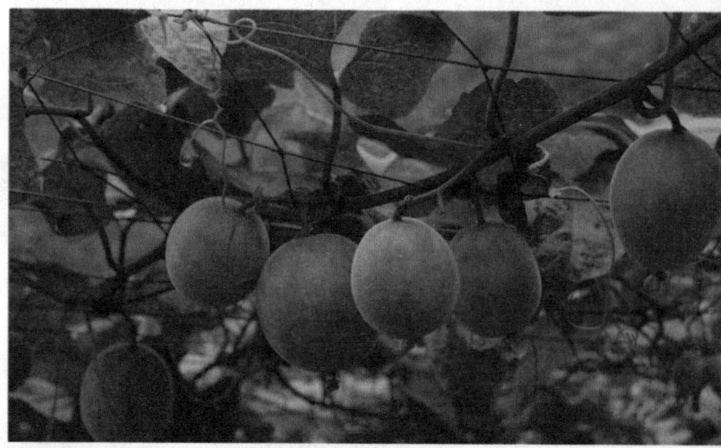

性味归经

甘，凉。归肺、大肠经。

功能主治

清热润肺，利咽开音，滑肠通便。用于肺热燥咳，咽痛失音，肠燥便秘。

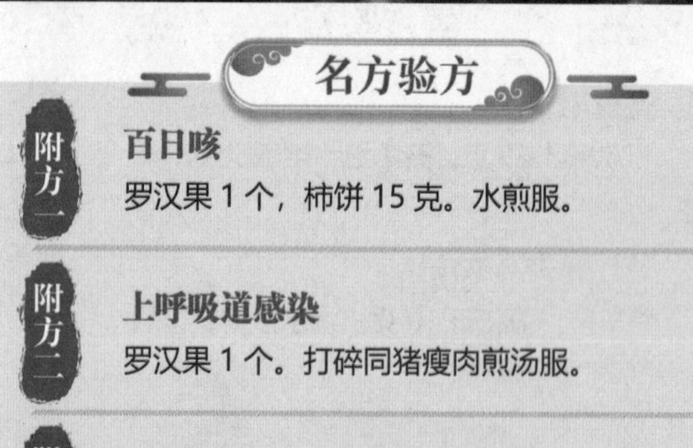

名方验方

附方一 百日咳

罗汉果1个，柿饼15克。水煎服。

附方二 上呼吸道感染

罗汉果1个。打碎同猪瘦肉煎汤服。

附方三 慢性喉炎

罗汉果25～50克。泡水代茶。

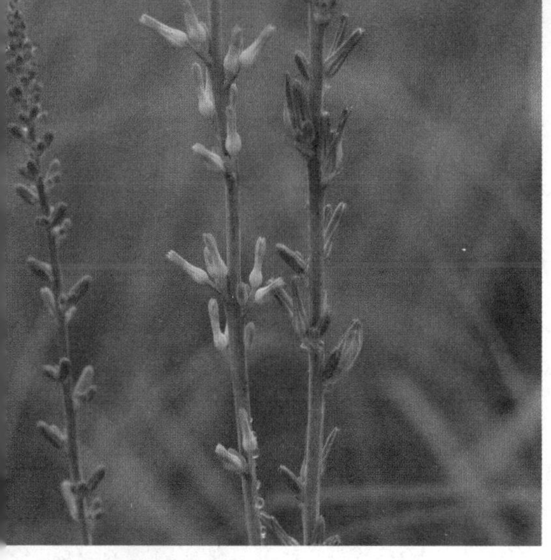

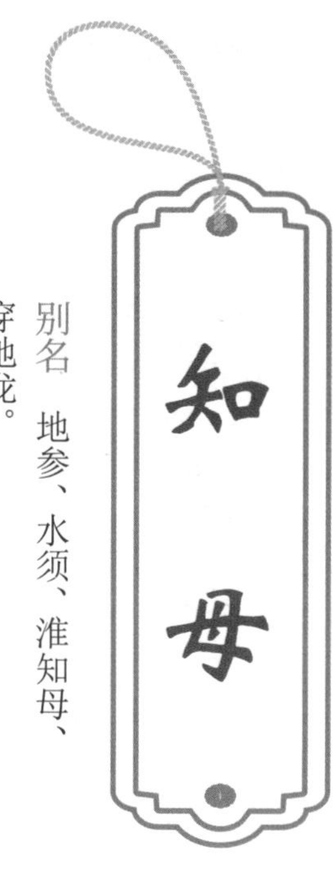

知母

别名 地参、水须、淮知母、穿地龙。

性味归经 苦，甘，寒。归肺、胃、肾经。

功能主治 清热泻火，滋阴润燥。用于外感热病，高热烦渴，肺热燥咳，骨蒸潮热，内热消渴，肠燥便秘。

形态特征

多年生草本，根茎横走，密被膜质纤维状的老叶残基。叶丛生，线形，质硬。花茎直立，从叶丛中生出，其下散生鳞片状小苞片，2～3朵簇生长于苞腋，成长形穗状花序，花被长筒形，黄白色或紫堇色，有紫色条纹。蒴果长圆形，熟时3裂。种子黑色。毛知母呈长条状，微弯曲，略扁，少有分枝，长3～15厘米，直径0.8～1.5厘米，顶端有残留的浅黄色叶痕及茎痕，习称“金包头”，上面有一凹沟，具环节，节上密生残存的叶基，由两侧向上方生长，根茎下有点状根痕。

生境分布

生长于山地、干燥丘陵或草原地带。分布于河北、山西及东北等地，以河北历县产者最佳。

名方验方

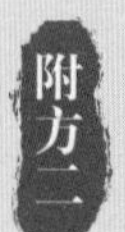

附方一

咳嗽（肺热痰黄黏稠）

知母12克，黄芩9克，鱼腥草、瓜蒌各15克。水煎服。

附方二

骨蒸劳热，五心烦热

知母、熟地黄各12克，鳖甲、银柴胡各10克。水煎服。

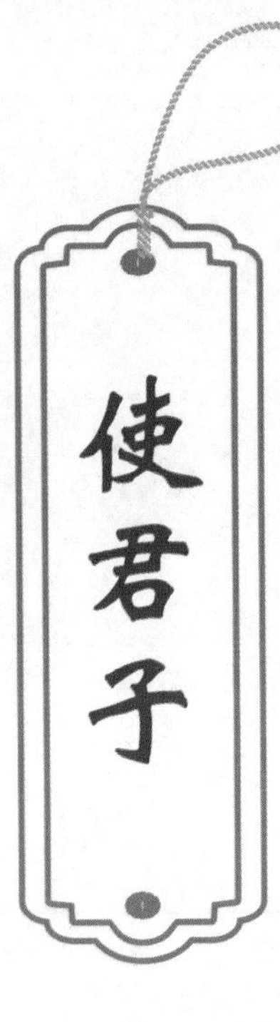

使君子

别名 留求子、史君子、五棱子、索子果、冬均子、病柑子。

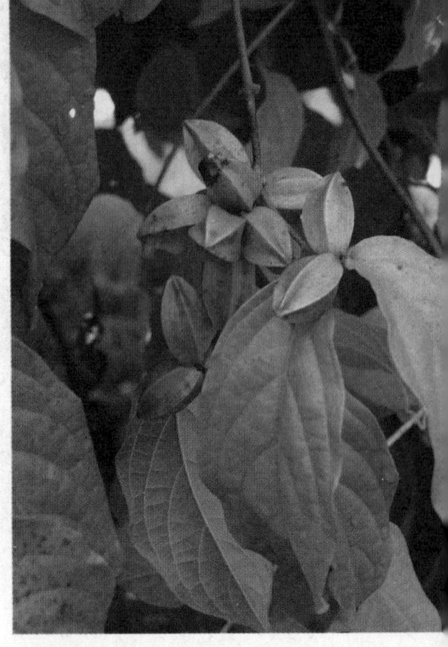

形态特征

落叶性藤本灌木，幼时各部有锈色短柔毛。叶对生，长椭圆形至椭圆状披针形，长 5 ～ 15 厘米，宽 2 ～ 6 厘米，叶成熟后两面的毛逐渐脱落；叶柄下部有关节，叶落后关节下部宿存，坚硬如刺。穗状花顶生，花芳香两性；萼筒延长成管状。果实橄榄状，有 5 棱。

生境分布

生长于山坡、平地、路旁等向阳灌木丛中，也有栽培。分布于四川、广东、广西、云南等地。

性味归经

甘，温。归脾、胃经。

功能主治

驱虫消积。用于蛔虫病，蛲虫病，虫积腹痛，小儿疳积。

名方验方

附方一 小儿肠道蛔虫

使君子仁适量，文火炒黄嚼服，每日每岁 2 ～ 3 粒，早晨空腹服用，连用 2 ～ 3 日。

附方二 小儿蛲虫

使君子仁适量，研细，百部等量研粉，每次 3 克，空腹时服。

附方三 小儿虫积，腹痛

使君子炒熟去壳，小儿按年龄每岁 1 粒，10 岁以上用 10 粒，早晨空腹一次嚼食，连用 7 日。

附方四 胆道蛔虫，腹痛

使君子 7 ～ 10 粒，研粉，乌梅、川椒各 3 克，水煎送服，每日 2 ～ 3 次。

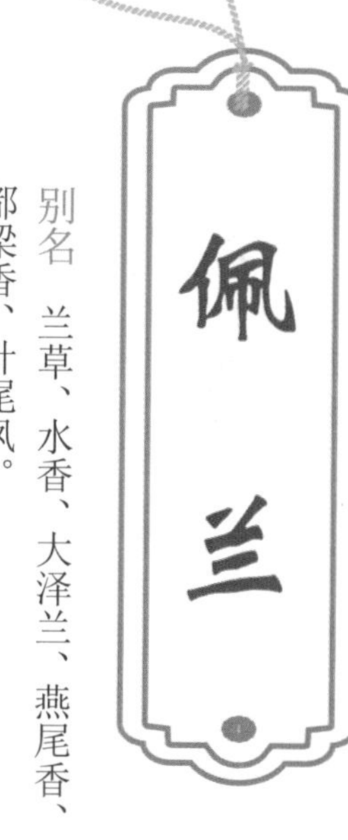

佩兰

别名 兰草、水香、大泽兰、燕尾香、都梁香、针尾凤。

性味归经

辛，平。归脾、胃、肺经。

功能主治

芳香化湿，醒脾开胃，发表解暑。用于湿浊中阻，脘痞呕恶，口中甜腻，口臭，多涎，暑湿表证，湿温初起，发热倦怠，胸闷不舒。

形态特征

多年生草本，高70～120厘米，根茎横走，茎直立，上部及花序枝上的毛较密，中下部少毛。叶对生，通常3深裂，中裂片较大，长圆形或长圆状披针形，边缘有锯齿，背面沿脉有疏毛，无腺点，揉之有香气。头状花序排列成聚伞状，苞片长圆形至倒披针形，常带紫红色；每个头状花序有花4～6朵；花两性，全为管状花，白色。瘦果圆柱形。

生境分布

生长于路边灌丛或溪边。分布于江苏、山东等地。

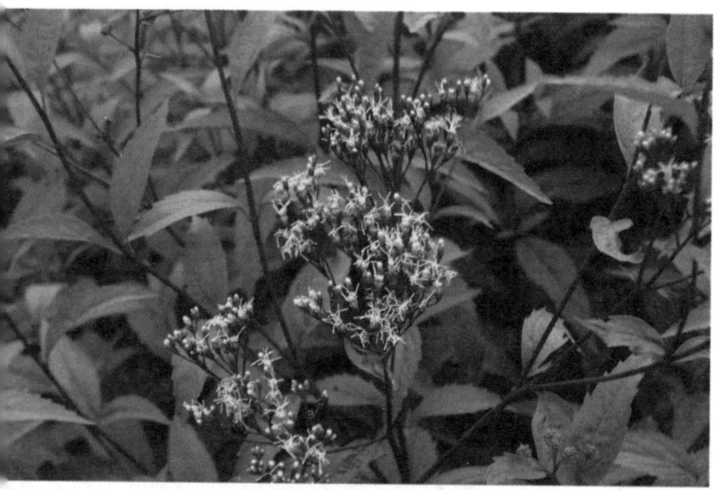

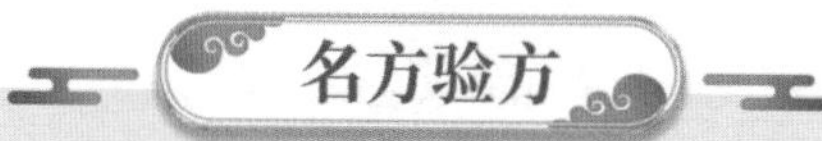

名方验方

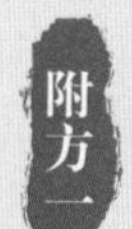

附方一 **夏季伤暑**

佩兰10克，鲜莲叶15克，滑石18克，甘草3克。水煎服。

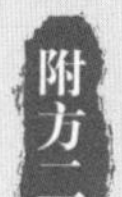

附方二 **消化不良，口中甜腻**

佩兰12克，淡竹叶、地豆草各10克。水煎服。

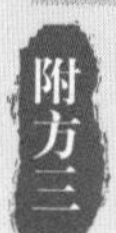

附方三 **流行性感冒**

佩兰10克，大青叶15克。水煎服，连服3～5日。

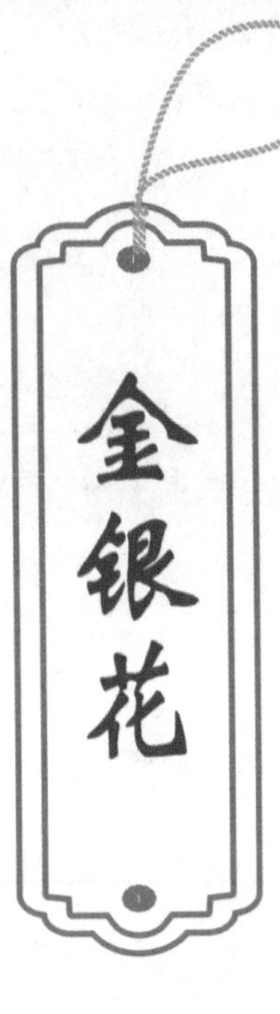

别名 忍冬、银藤、金银藤、子风藤、鸳鸯藤、二色花藤。

性味归经

甘，寒。归肺、心、胃经。

功能主治

清热解毒，疏散风热。凉血止血。用于痈肿疔疮，喉痹，丹毒，热毒血痢，风热感冒，温病发热。

形态特征

半常绿缠绕性藤本，全株密被短柔毛。叶对生，卵圆形至长卵形，常绿。花成对腋生，花冠 2 唇形，初开时呈白色，二三日后转变为黄色，所以称为金银花，外被柔毛及腺毛。浆果球形。花蕾呈棒状略弯曲，长 1.5 ～ 3.5 厘米，表面黄色至浅黄棕色，被短柔毛，花冠筒状，稍开裂，内有雄蕊 5 枚，雌蕊 1 枚。

生境分布

生长于路旁、山坡灌木丛或疏林中。我国南北各地均有分布，以山东产量大，河南新密二花质佳。

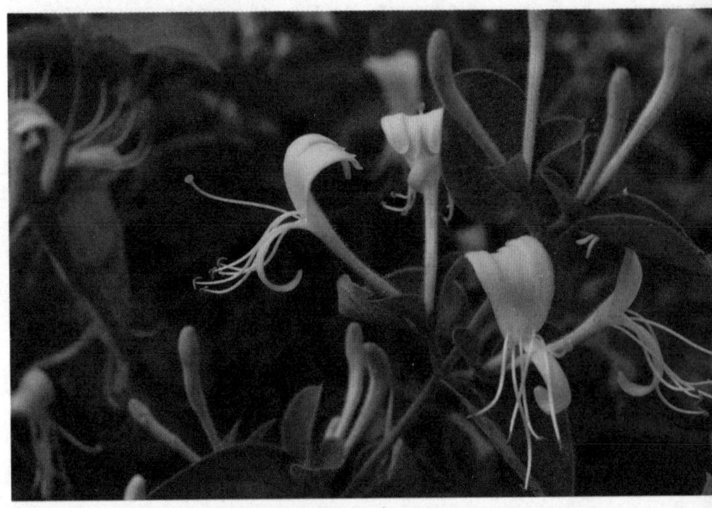

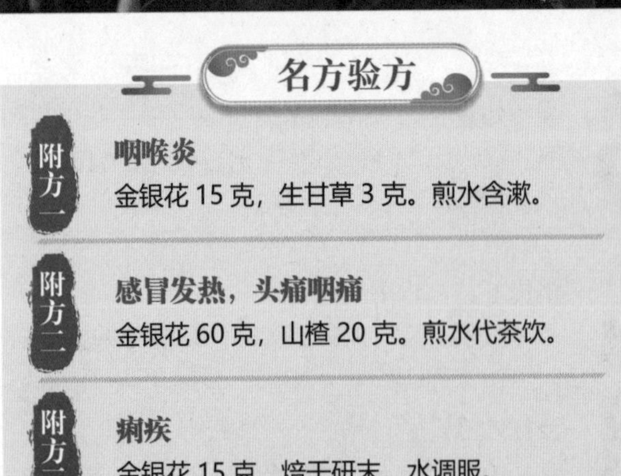

名方验方

附方一

咽喉炎

金银花 15 克，生甘草 3 克。煎水含漱。

附方二

感冒发热，头痛咽痛

金银花 60 克，山楂 20 克。煎水代茶饮。

附方三

痢疾

金银花 15 克。焙干研末。水调服。

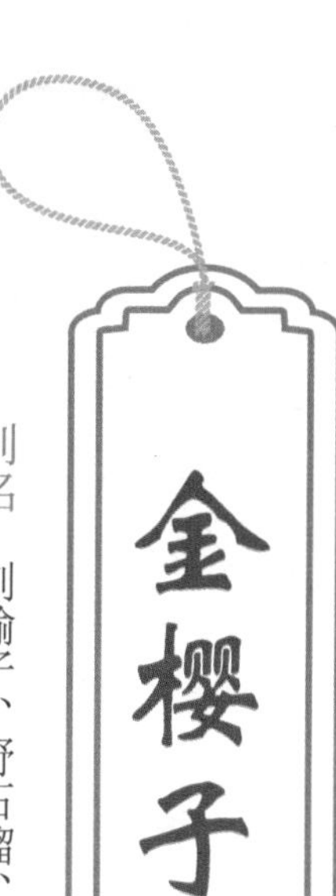

金樱子

别名 刺榆子、野石榴、山石榴、刺梨子。

性味归经 酸、甘、涩，平。归肾、膀胱、大肠经。

功能主治 固精缩尿，固崩止带，涩肠止泻。用于遗精滑精，遗尿尿频，崩漏带下，久泻久痢。

形态特征

常绿攀援状灌木。茎红褐色，有钩状皮刺。三出复叶互生，小叶椭圆状卵形至卵状披针形，先端尖，边缘有细锐锯齿，下面沿中脉有刺，托叶线状披针形。花单生长于侧枝顶端；萼片卵状披针形，被腺毛，花瓣白色，倒广卵形。蔷薇果熟时红色，梨形，外有刚毛，内有多数瘦果。

生境分布

生长于向阳多石山坡灌木丛中。分布于广东、四川、云南、湖北、贵州等地。

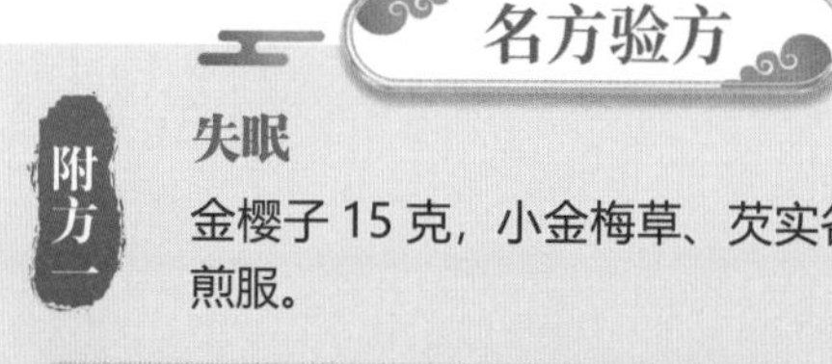

名方验方

附方一

失眠

金樱子 15 克，小金梅草、芡实各 25 克。水煎服。

附方二

慢性痢疾，肠结核

金樱子、金樱花、罂粟壳各 3 克。醋炒，共研细末，蜜丸如梧桐子大，每次 3 克，每日 3 次。

附方三

细菌性阴道炎

金樱子、海螵蛸、沙苑子、鹿角霜各 15 克，桑螵蛸 8 克，白术 10 克。水煎取药汁。代茶饮，每日 1 剂。

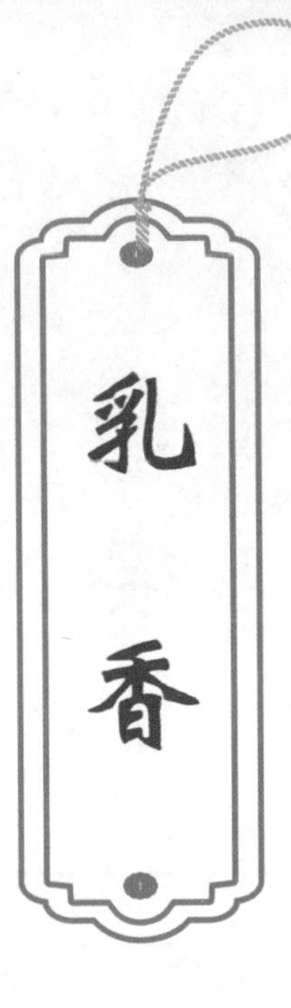

乳香

别名　塌香、熏陆香、马尾香、乳头香、天泽香、摩勒香、多伽罗香。

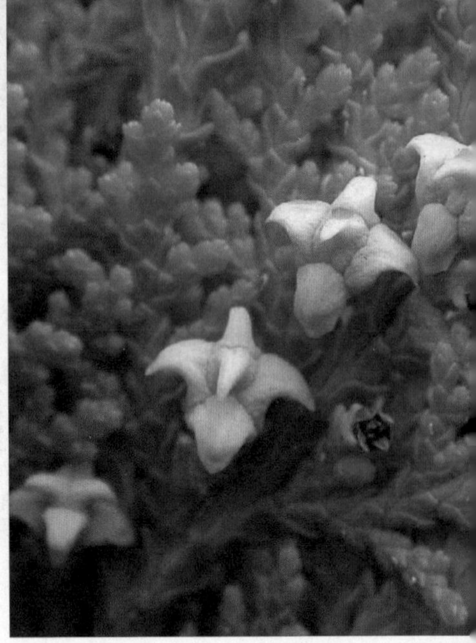

形态特征

矮小灌木，高4～5米，罕达6米。树干粗壮，树皮光滑，淡棕黄色，纸状，粗枝的树皮鳞片状，逐渐剥落。叶互生，密集或于上部疏生，单数羽状复叶，长15～25厘米，叶柄被白毛；小叶7～10对，对生，无柄，基部者最小，向上渐大，小叶片长卵形，长达3.5厘米，顶端者长达7.5厘米，宽1.5厘米，先端钝，基部圆形、近心形或截形，边缘有不规则的圆齿裂，或近全缘，两面均被白毛，或上面无毛。花小，排列成稀疏的总状花序；苞片卵形：花萼杯状，先端5裂，裂片三角状卵形；花瓣5片，淡黄色，卵形，长约为萼片的2倍，先端急尖；雄蕊10枚，着生长于花盘外侧，花丝短；子房上位，3～4室，每室具2垂生胚珠，柱头头状，略3裂。桉果倒卵形，长约1厘米，有三棱，钝头，果皮肉质，肥厚，每室具种子1枚。

性味归经

辛、苦，温。归心、肝、脾经。

功能主治

活血止痛，消肿生肌。用于瘀阻气滞引发的脘腹疼痛，风湿痹痛，跌打损伤，痛经，产后腹痛等。

生境分布

生长于热带沿海山地。产于非洲的索马里、埃塞俄比亚及阿拉伯半岛南部、土耳其等。

名方验方

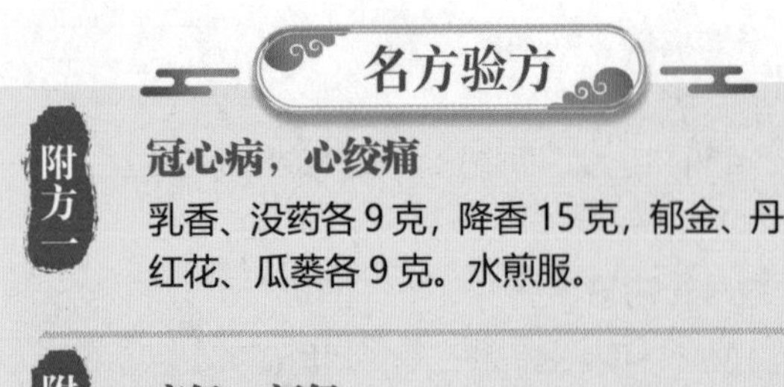

附方一

冠心病，心绞痛

乳香、没药各9克，降香15克，郁金、丹参、红花、瓜蒌各9克。水煎服。

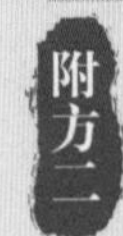

附方二

痛经，闭经

乳香、当归、丹参、香附、元胡各适量。水煎服。

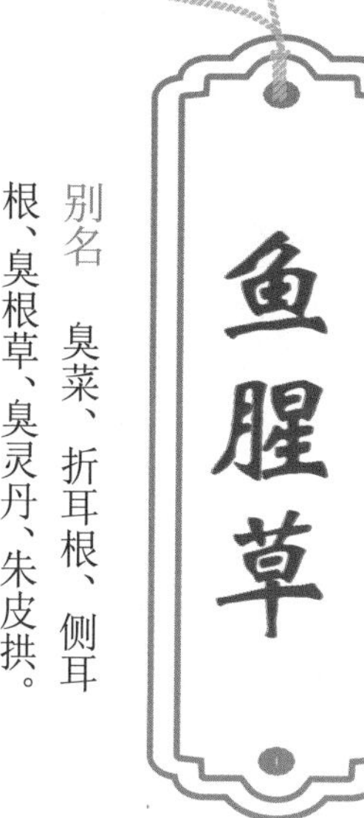

鱼腥草

别名　臭菜、折耳根、侧耳根、臭根草、臭灵丹、朱皮拱。

形态特征

多年生草本，高 15 ～ 60 厘米，具腥臭气；茎下部伏地，节上生根，上部直立，无毛或被疏毛。单叶互生，叶片心脏形，全缘，暗绿色，上面密生腺点，背面带紫色，叶柄长 1 ～ 3 厘米；托叶膜质条形，下部与叶柄合生成鞘状。穗状花序生长于茎上端与叶对生；基部有白色花瓣状总苞片：4 枚；花小而密集，无花被。蒴果卵圆形，顶端开裂，种子多数。

生境分布

生长于沟边、溪边及潮湿的疏林下。分布于长江流域以南各省（区）。全国其他地区也产。

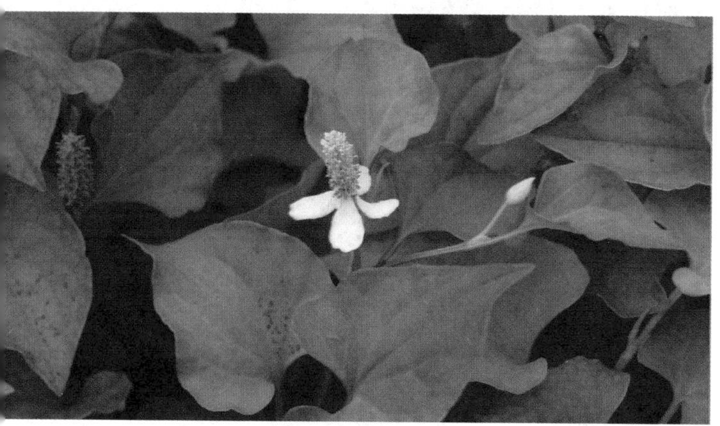

性味归经

辛，微寒。归肺经。

功能主治

清热解毒，消痈排脓，利尿通淋。用于肺痈吐脓，痰热喘咳，热痢，热淋，痈肿疮毒。

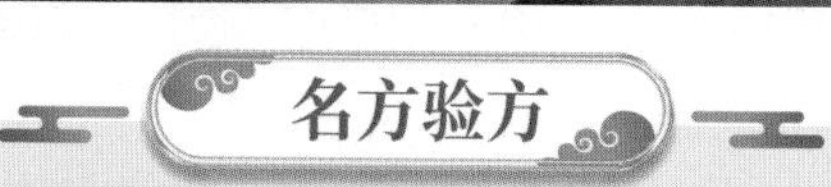

名方验方

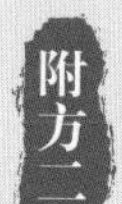

附方一　**黄疸发热**

鱼腥草 150 ~ 180 克。水煎温服。

附方二　**咳嗽痰黄**

鱼腥草 15 克，桑白皮、浙贝母各 8 克，石韦 10 克。水煎服。

附方三　**慢性膀胱炎**

鱼腥草 60 克，瘦猪肉 200 克。加水同炖，每日 1 剂，连服 1 ~ 2 周。

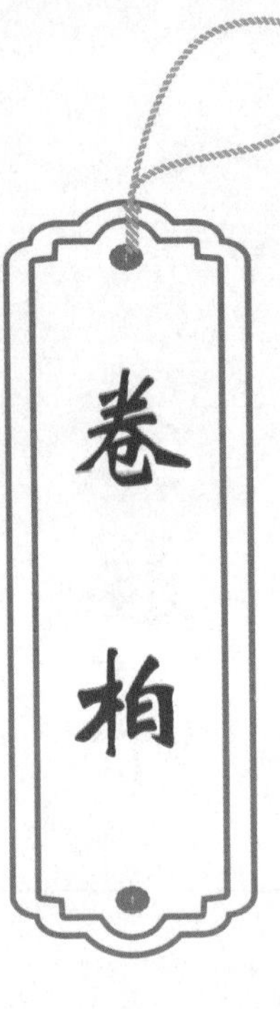

别名 石柏、岩柏草、黄疸卷柏、九死还魂草。

性味归经

辛，平。归肝、心经。

功能主治

活血通经。用于经闭痛经，癥瘕痞块，跌仆损伤。卷柏炭化瘀止血，用于吐血，崩漏，便血，脱肛。

形态特征

多年生隐花植物，常绿不凋。茎高数寸至尺许，枝多，叶如鳞状，略如扁柏之叶。此物遇干燥，则枝卷如拳状，遇湿润则开展。本植物生活力甚耐久，拔取置日光下，晒至干萎后，移置阴湿处，洒以水即活，故有“九死还魂草”之名。

生境分布

生长于山地岩壁上。分布于广东、广西、福建、江西、浙江、湖南、河北、辽宁等地。

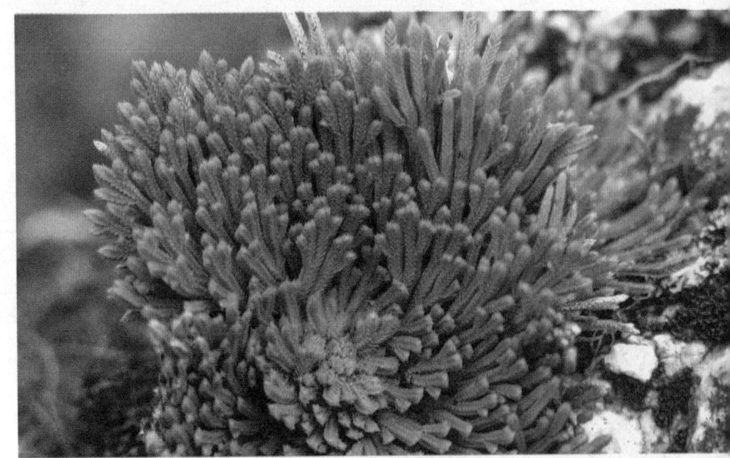

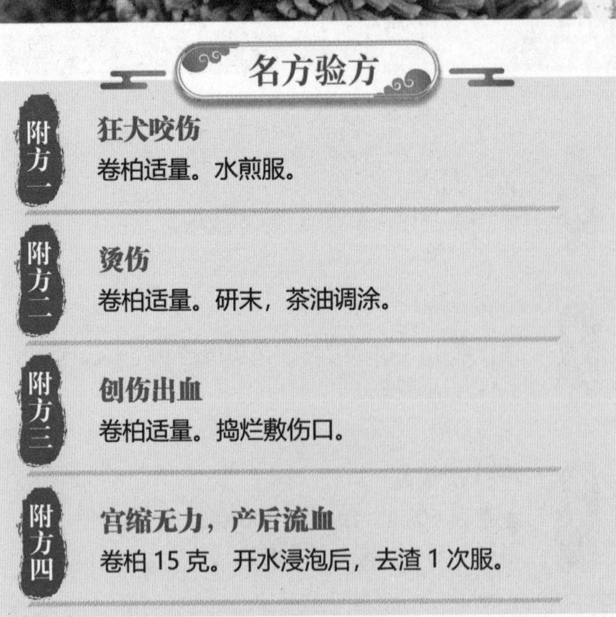

名方验方

附方一

狂犬咬伤

卷柏适量。水煎服。

附方二

烫伤

卷柏适量。研末，茶油调涂。

附方三

创伤出血

卷柏适量。捣烂敷伤口。

附方四

宫缩无力，产后流血

卷柏 15 克。开水浸泡后，去渣 1 次服。

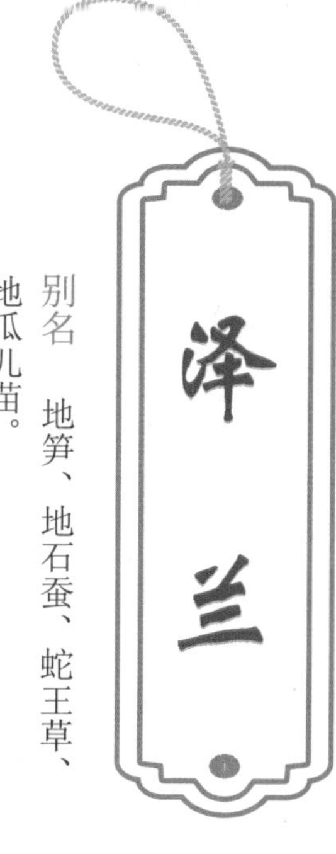

泽兰

别名 地笋、地石蚕、蛇王草、地瓜儿苗。

性味归经

苦、辛，微温。归肝、脾经。

功能主治

活血调经，祛瘀消痈，利水消肿。用于月经不调，经闭，痛经，产后瘀血腹痛，疮痈肿毒，水肿腹水。

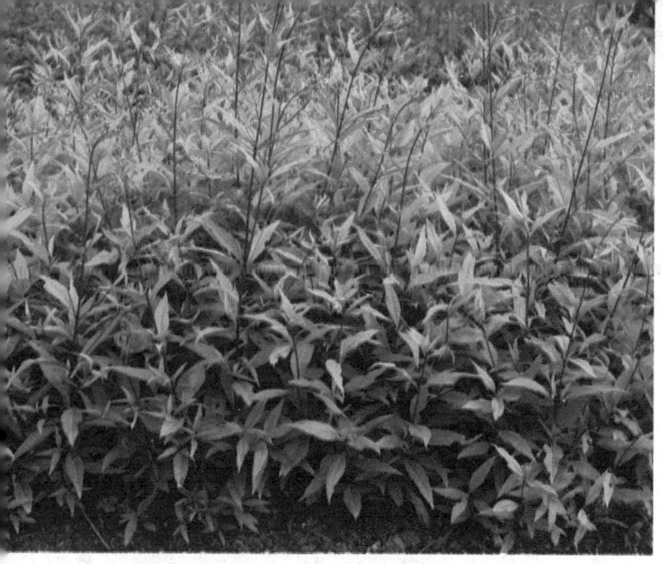

形态特征

多年生草本，高 60 ～ 170 厘米。根茎横走，节上密生须根，先端肥大，呈圆柱形，茎通常单一，少分枝，无毛或在节上疏生小硬毛。叶交互相对，长圆状披针形，先端渐尖，基部渐狭，边缘具锐尖粗牙齿状锯齿，亮绿色，两面无毛，下面密生腺点；无叶柄或短柄。轮伞花序腋生，花小，具刺尖头；花冠白色，内面在喉部具白色短柔毛。小坚果倒卵圆状四边形，褐色。

生境分布

生长于沼泽地、水边；野生，有栽培。全国大部分地区均产，分布于黑龙江、辽宁、浙江、湖北等地。

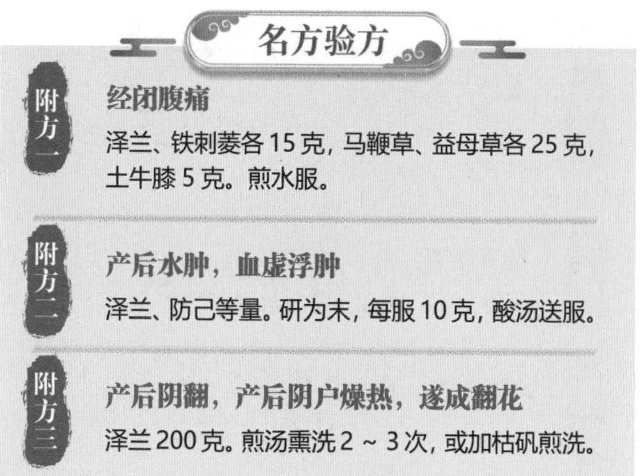

名方验方

附方一　经闭腹痛

泽兰、铁刺菱各 15 克，马鞭草、益母草各 25 克，土牛膝 5 克。煎水服。

附方二　产后水肿，血虚浮肿

泽兰、防己等量。研为末，每服 10 克，酸汤送服。

附方三　产后阴翻，产后阴户燥热，遂成翻花

泽兰 200 克。煎汤熏洗 2 ～ 3 次，或加枯矾煎洗。

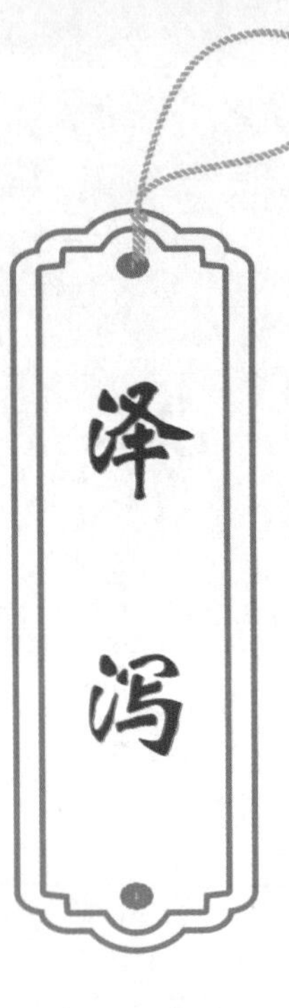

泽泻

别名　水泻、芒芋、鹄泻、泽芝、及泻、天秃、禹孙、天鹅蛋。

性味归经

甘、淡，寒。归肾、膀胱经。

功能主治

利水渗湿，泄热，化浊降脂。利水渗湿，泄热。用于小便不利，水肿胀满，泄泻尿少，痰饮眩晕，热淋涩痛，高脂血症。

形态特征

多年生沼生植物，高 50 ～ 100 厘米。叶丛生，叶柄长达 50 厘米，基部扩延成中鞘状；叶片宽椭圆形至卵形，长 2.5 ～ 18 厘米，宽 1 ～ 10 厘米，基部广楔形、圆形或稍心形，全缘，两面光滑；叶脉 5 ～ 7 条。花茎由叶丛中抽出，花序通常为大型的轮生状圆锥花序；花两性。瘦果多数，扁平，倒卵形，背部有两浅沟，褐色，花柱宿存。

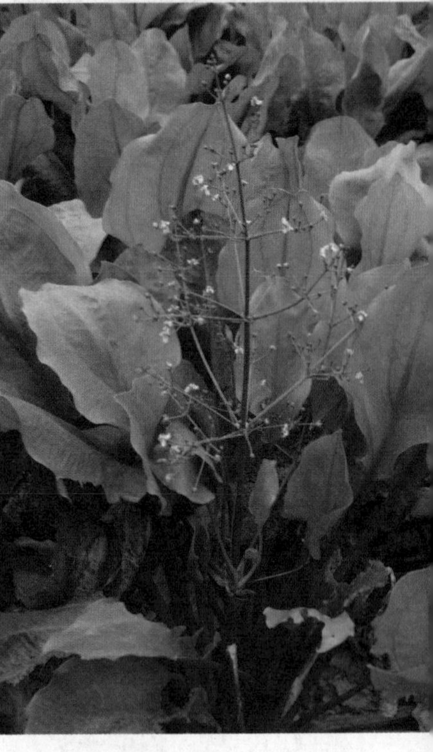

生境分布

生长于沼泽边缘，幼苗喜荫蔽，成株喜阳光，怕寒冷，在海拔 800 米以下地区，一般都可栽培。分布于福建、四川、江西等地。

名方验方

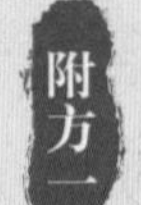

水肿，小便不利

泽泻、白术各12克，车前子9克，茯苓皮15克，西瓜皮 24 克。水煎服。

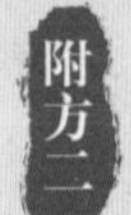

肠炎泄泻

泽泻 10克，黄连6克，马齿苋15克。水煎服。

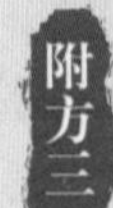

湿热黄疸，面目身黄

泽泻、茵陈各 50 克，滑石 15 克。水煎服。

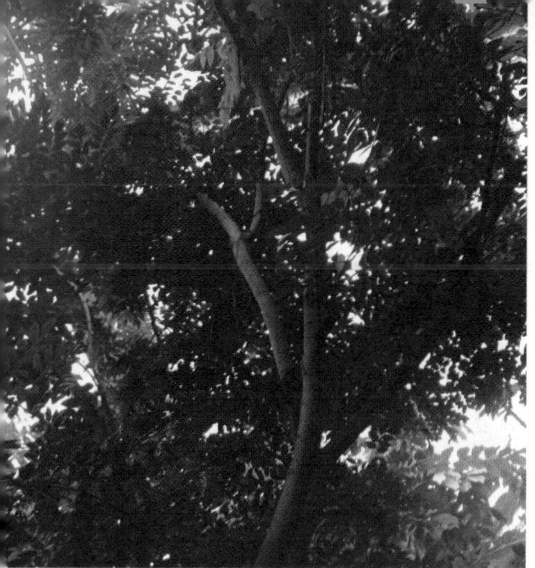

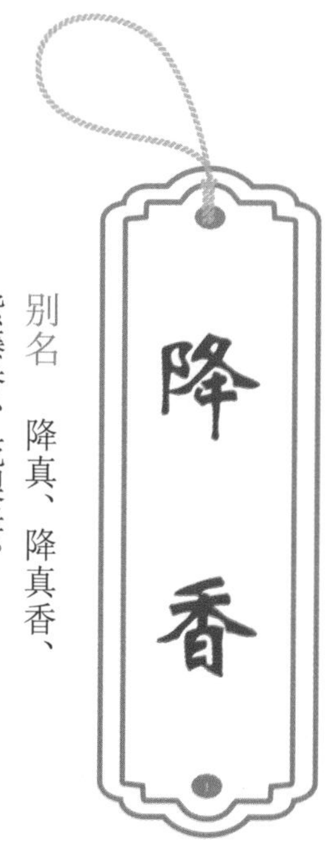

降香

别名 降真、降真香、紫藤香、花梨母。

性味归经

辛，温。归肝、脾经。

功能主治

理气止痛，化瘀止血。用于吐血，衄血，外伤出血，肝郁胁痛，胸痹刺痛，跌仆伤痛，呕吐腹痛。

形态特征

高大乔木，树皮褐色，小枝具密集的白色小皮孔。叶互生，近革质，单数羽状复叶，小叶 9 ～ 13 片，叶片卵圆形或椭圆形，长 4 ～ 7 厘米，宽 2 ～ 3 厘米，小叶柄长 4 ～ 5 厘米。圆锥花序腋生，花小，长约 5 毫米，萼钟状，5 齿裂，花冠淡黄色或乳白色，雄蕊 9 枚一组，子房狭椭圆形，花柱短。荚果舌状椭圆形，长 4.5 ～ 8 厘米，宽 1.5 ～ 2 厘米，种子 1 枚，稀 2 枚。

生境分布

生长于中海拔地区的山坡疏林中、林边或村旁。分布于广东、广西、云南等地。

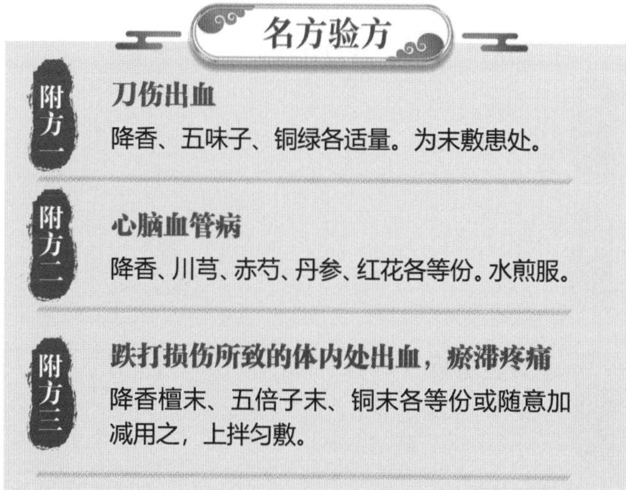

名方验方

附方一　刀伤出血

降香、五味子、铜绿各适量。为末敷患处。

附方二　心脑血管病

降香、川芎、赤芍、丹参、红花各等份。水煎服。

附方三　跌打损伤所致的体内处出血，瘀滞疼痛

降香檀末、五倍子末、铜末各等份或随意加减用之，上拌匀敷。

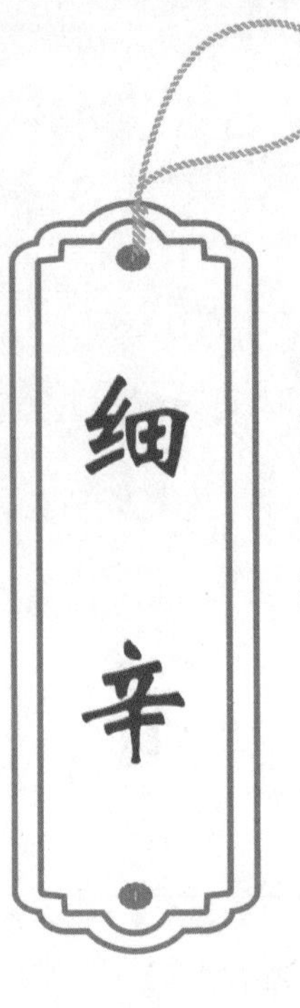

细辛

别名 小辛、细草、少辛、独叶草、金盆草、山人参。

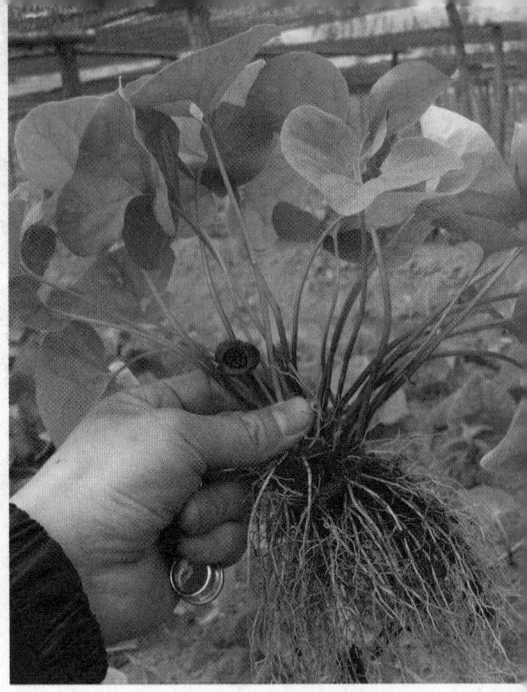

形态特征

多年生草本，高10～25厘米，叶基生，1～3片，心形至肾状心形，顶端短锐尖或钝，基部深心形，全缘，两面疏生短柔毛或近于无毛；有长柄。花单生，花被钟形或壳形，污紫色，顶端3裂，裂片由基部向下反卷，先端急尖；雄蕊12枚，花丝与花药等长；花柱6。蒴果肉质，半球形。华细辛：与上种类似，唯叶先端渐尖，上面散生短毛，下面仅叶脉散生较长的毛。花被裂片由基部沿水平方向开展，不反卷。花丝较花药长1.5倍。

生境分布

生长于林下腐植层深厚稍阴温处，常见于针阔叶混交林及阔叶林下、密集的灌木丛中、山沟底稍湿润处、林缘等地。分布于辽宁、吉林、黑龙江等省。

性味归经

辛，温。归心、肺、肾经。

功能主治

祛风散寒，解表，通窍，止痛，温肺化饮。用于风寒感冒，头痛，牙痛，鼻塞流涕，鼻鼽，鼻渊，风湿痹痛，痰饮喘咳。

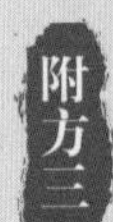

名方验方

附方一 小儿目疮

细辛末适量。醋调，贴脐上。

附方二 阳虚感冒

细辛、麻黄各3克，附子10克。水煎温服。

附方三 口舌生疮

细辛、黄连各等份。为末。先以布揩净患处，掺药在上，涎出即愈。

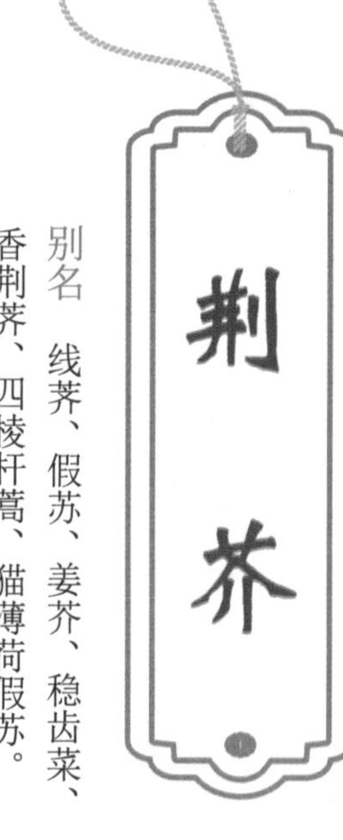

荆芥

别名 线荠、假苏、姜芥、稳齿菜、香荆荠、四棱杆蒿、猫薄荷假苏。

性味归经

辛，微温。归肺、肝经。

功能主治

散风解表，透疹消疮，炒炭止血。用于感冒，头痛，麻疹，风疹，疮疡初起。

形态特征

一年生草本，有香气。茎直立，方形有短毛。基部带紫红色。叶对生，羽状分裂，裂片 3 ～ 5，线形或披针形，全缘，两面被柔毛。轮伞花序集成穗状顶生。花冠唇形，淡紫红色，小坚果三棱形。茎方柱形，淡紫红色，被短柔毛。断面纤维性，中心有白色髓部。叶片大多脱落或仅有少数残留。枝的顶端着生穗状轮伞花序，花冠多已脱落，宿萼钟形，顶端 5 齿裂，淡棕色或黄绿色，被短柔毛，内藏棕黑色小坚果。

生境分布

多为栽培。全国各地均有出产，其中以江苏、浙江、江西、湖北、河北为主要产区。

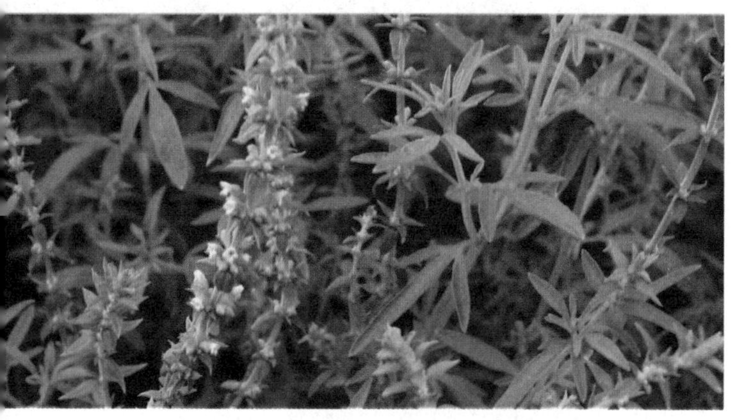

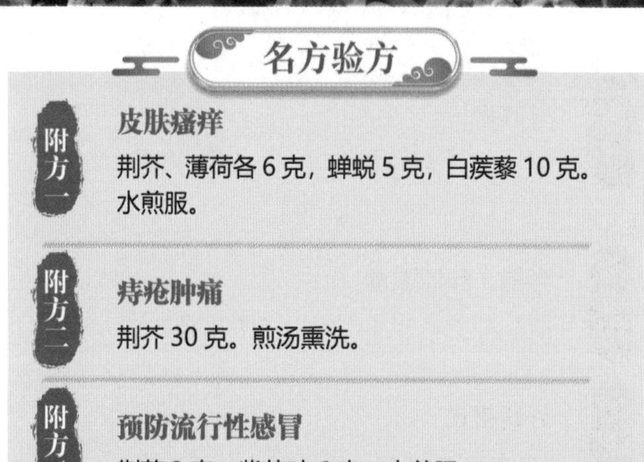

名方验方

附方一 **皮肤瘙痒**

荆芥、薄荷各 6 克，蝉蜕 5 克，白蒺藜 10 克。水煎服。

附方二 **痔疮肿痛**

荆芥 30 克。煎汤熏洗。

附方三 **预防流行性感冒**

荆芥 9 克，紫苏叶 6 克。水煎服。

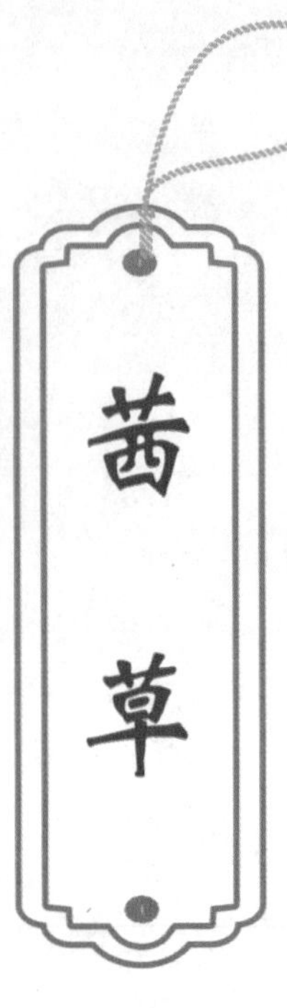

茜草

别名 蒨草、血见愁、地苏木、活血丹、土丹参、红内消。

性味归经

苦，寒。归肝经。

功能主治

凉血化瘀，止血，通经。用于吐血，衄血，崩漏，外伤出血，瘀阻经闭，关节痹痛，跌仆肿痛。

形态特征

多年生攀缘草本。根细长，丛生长于根茎上；茎四棱形，棱及叶柄上有倒刺。叶4片轮生，叶片卵形或卵状披针形。聚伞花序顶生或腋生，排成圆锥状，花冠辐射状。浆果球形，熟时紫黑色。

生境分布

生长于山坡岩石旁或沟边草丛中。分布于安徽、江苏、山东、河南、陕西等地。

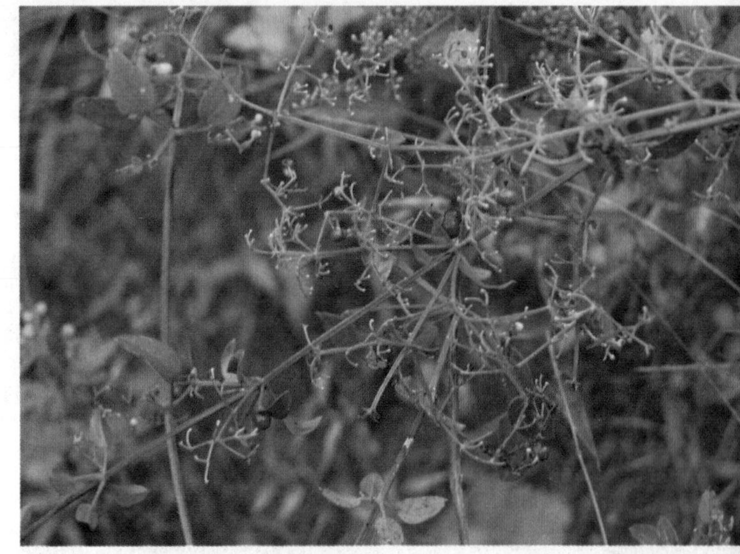

名方验方

附方一

荨麻疹

茜草25克，阴地蕨15克。水煎，加黄酒100克冲服。

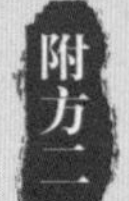

附方二

经痛，经期不准

茜草15克。另配益母草和红枣各适量，水煎服。

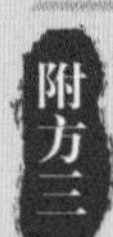

附方三

外伤出血

茜草适量。研细末，外敷伤处。

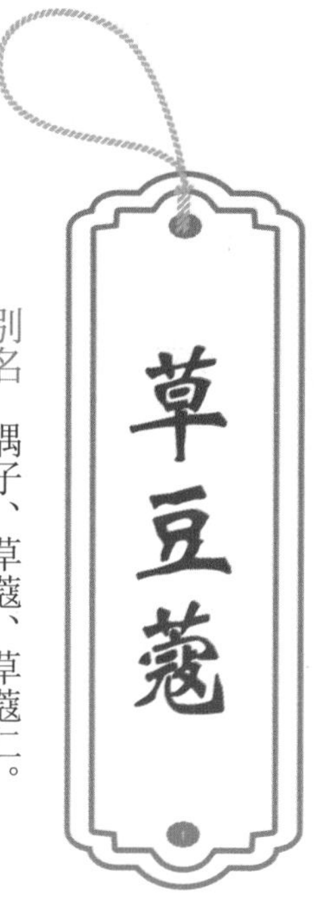

草豆蔻

别名 偶子、草蔻、草蔻仁。

性味归经

辛，温。归脾、胃经。

功能主治

燥湿行气，温中止呕。用于寒湿内阻，脘腹胀满冷痛，暖气呕逆，不思饮食。

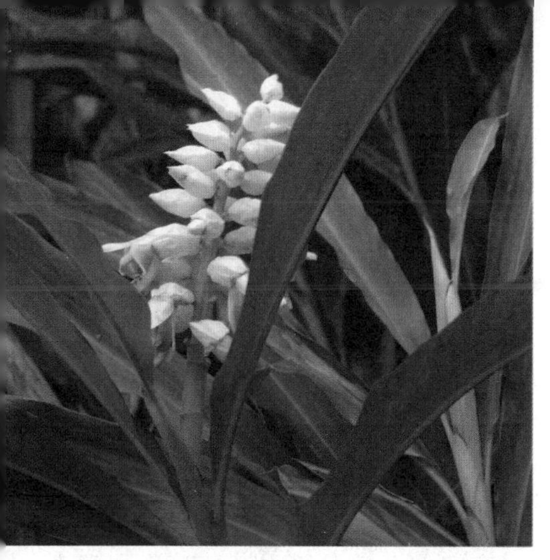

形态特征

多年生草本；高1～2米。叶2列；叶舌卵形，革质，长3～8厘米，密被粗柔毛；叶柄长不超过2厘米；叶片狭椭圆形至披针形，长30～55厘米，宽6～9厘米，先端渐尖；基部楔形，全缘；下面被绒毛。总状花序顶生，总花梗密被黄白色长硬毛；花疏生，花梗长约3毫米，被柔毛；小苞片阔而大，紧包着花芽，外被粗毛，花后苞片脱落；花萼筒状，白色，长1.5～2厘米，先端有不等3钝齿，外被疏长柔毛，宿存；花冠白色，先端三裂，裂片为长圆形或长椭圆形，上方裂片较大，长约3.5厘米，宽约1.5厘米；唇瓣阔卵形，先端3个浅圆裂片，白色，前部具红色或红黑色条纹，后部具淡紫色红色斑点；雄蕊1，花丝扁平，长约1.2厘米；子房下位，密被淡黄色绢状毛，上有二棒状附属体，花柱细长，柱头锥状。蒴果圆球形，不开裂，直径约3.5厘米，外被粗毛，花萼宿存，熟时黄色。

生境分布

生长于林缘、灌木丛。分布于广东、广西等地。

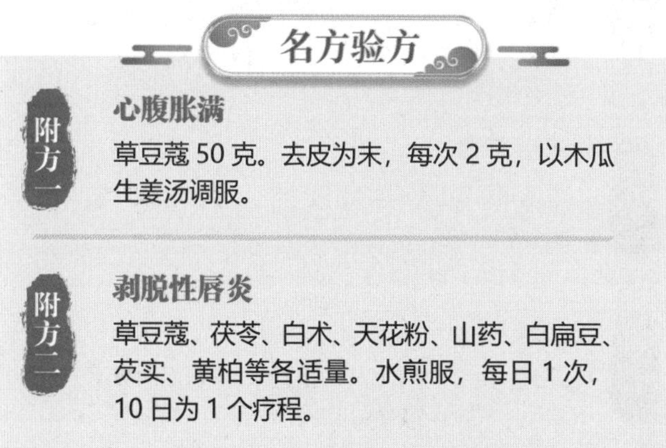

名方验方

附方一

心腹胀满

草豆蔻50克。去皮为末，每次2克，以木瓜生姜汤调服。

附方二

剥脱性唇炎

草豆蔻、茯苓、白术、天花粉、山药、白扁豆、芡实、黄柏等各适量。水煎服，每日1次，10日为1个疗程。

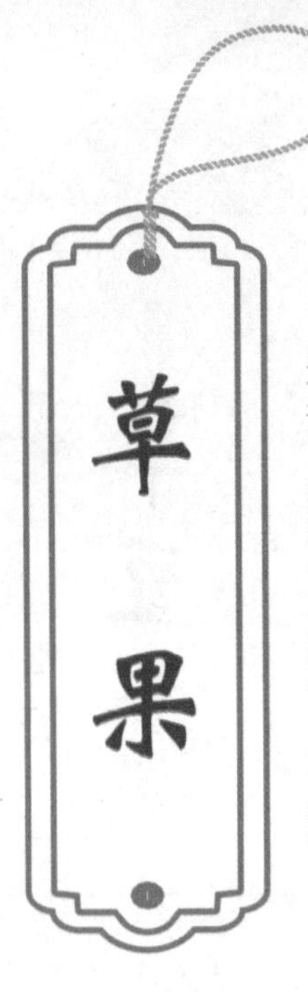

别名 老蔻、草果仁、草果子。

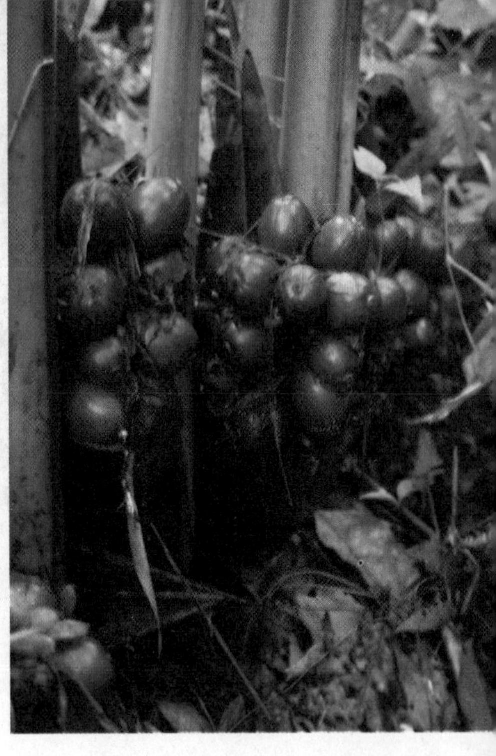

形态特征

多年生草本，丛生，高达2.5米。根茎横走，粗壮有节，茎圆柱状，直立或稍倾斜。叶2列，具短柄或无柄，叶片长椭圆形或狭长圆形，先端渐尖，基部渐狭，全缘，边缘干膜质，叶两面均光滑无毛，叶鞘开放，抱茎。穗状花序从根茎生出。蒴果密集，长圆形或卵状椭圆形，顶端具宿存的花柱，呈短圆状突起，熟时红色，外表面呈不规则的纵皱纹。

生境分布

生长于山谷坡地、溪边或疏林下。分布于云南、广西、贵州等地。

性味归经

辛，温。归脾、胃经。

功能主治

燥湿温中，截疟除痰。用于寒湿内阻，脘腹胀痛，痞满呕吐，疟疾寒热，瘟疫发热。

名方验方

附方一 **头身疼痛**

草果、甘草各2克，槟榔10克，厚朴、知母、芍药、黄芩各5克。水煎，午后温服。

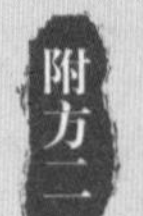

附方二 **乙型肝炎**

草果40克，人中黄50克，地骨皮60克。水煎服。

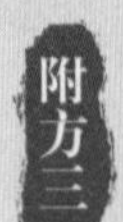

附方三 **疟疾**

草果、厚朴、槟榔、常山（酒炒）各6～9克，青皮、橘皮各6克，炙甘草3克。水煎服。

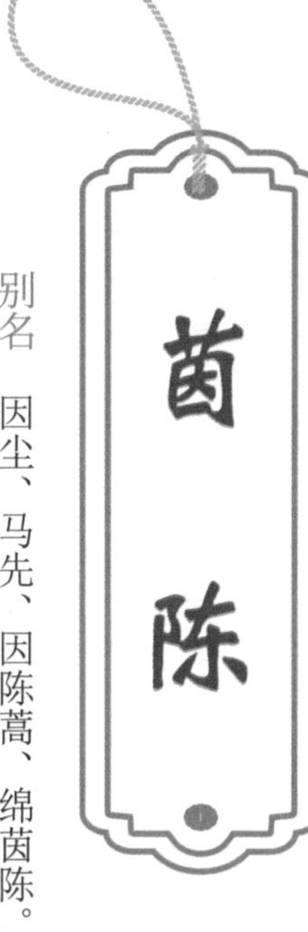

茵陈

别名 因尘、马先、因陈蒿、绵茵陈。

性味归经

苦、辛，微寒。归脾、胃、肝、胆经。

功能主治

清利湿热，利胆退黄。用于黄疸尿少，湿温暑湿，湿疮瘙痒。

形态特征

多年生草本，幼苗密被灰白色细柔毛，成长后全株光滑无毛。基生叶有柄，2～3回羽状全裂或掌状分裂，最终裂片线形；花枝的叶无柄，羽状全裂成丝状。头状花序圆锥状，花序直径1.5～2毫米；总苞球形，总苞片3～4层；花杂性，每一花托上着生两性花和雌花各约5朵，均为淡紫色管状花；雌花较两性花稍长，中央仅有一雌蕊，伸出花冠外，两性花聚药，雌蕊1枚，不伸出，柱头头状，不分裂。瘦果长圆形，无毛。

生境分布

生长于路边或山坡。分布于陕西、山西、安徽等地。

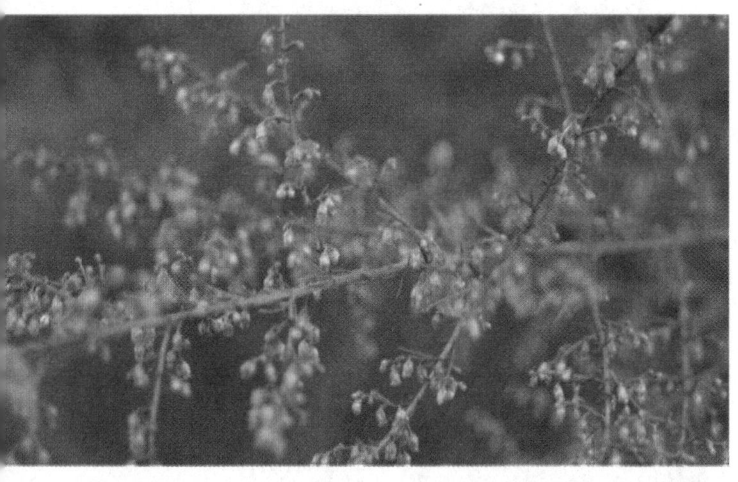

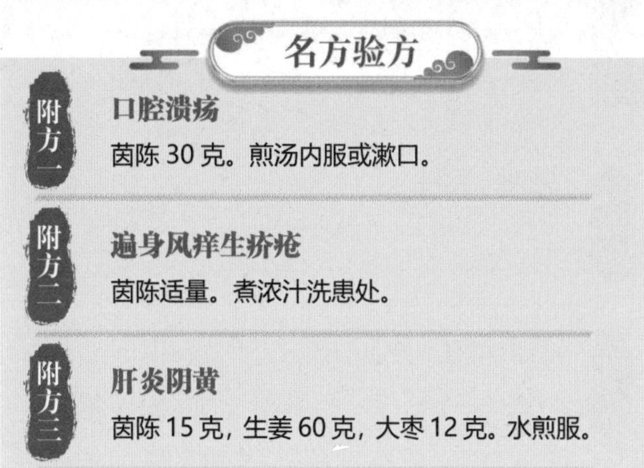

名方验方

附方一 口腔溃疡

茵陈30克。煎汤内服或漱口。

附方二 遍身风痒生疥疮

茵陈适量。煮浓汁洗患处。

附方三 肝炎阴黄

茵陈15克，生姜60克，大枣12克。水煎服。

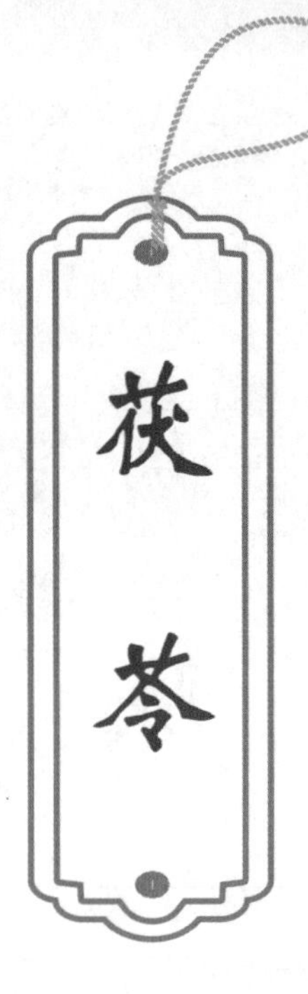

茯苓

别名　茯菟、茯灵、茯蕶、云苓、茯兔、伏苓、伏菟、松腴。

性味归经

甘、淡，平。归心、肺、脾、肾经。

功能主治

利水渗湿，健脾，安神。用于水肿尿少，痰饮眩悸，脾虚食少，便溏泄泻，心神不安，惊悸失眠。

形态特征

寄生或腐寄生。菌核埋在土内，大小不一，表面淡灰棕色或黑褐色，断面近外皮处带粉红色，内部白色。子实体平伏，伞形，直径 0.5 ～ 2 毫米，生长于菌核表面成一薄层，幼时白色，老时变浅褐色。菌管单层，孔多为三角形，孔缘渐变齿状。

生境分布

生长于松科植物赤松或马尾松等树根上，深入地下 20 ～ 30 厘米。分布于湖北、安徽、河南、云南、贵州、四川等地。

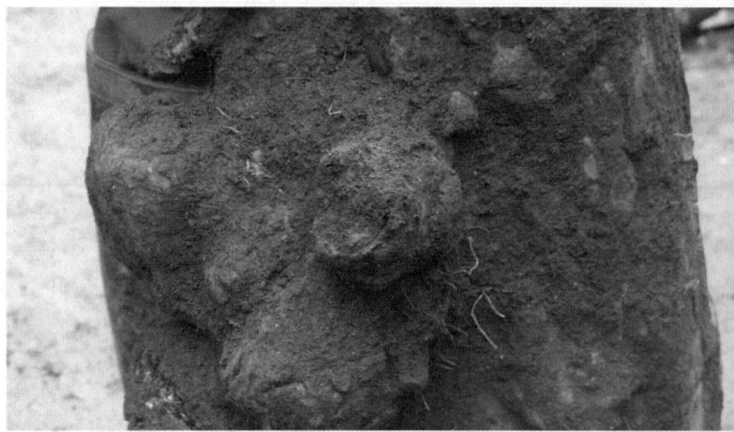

名方验方

附方一

水肿

茯苓、木防己、黄芪各 15 克，桂枝 10 克，甘草 5 克。水煎服。

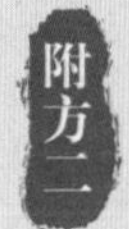

附方二

咳嗽，呕吐

茯苓、清半夏、陈皮各 15 克，炙甘草 5 克。水煎服。

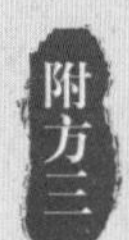

附方三

湿痰蒙窍，神志不清

茯苓、石菖蒲、远志、郁金、半夏各 15 克，胆南星 10 克。水煎服。

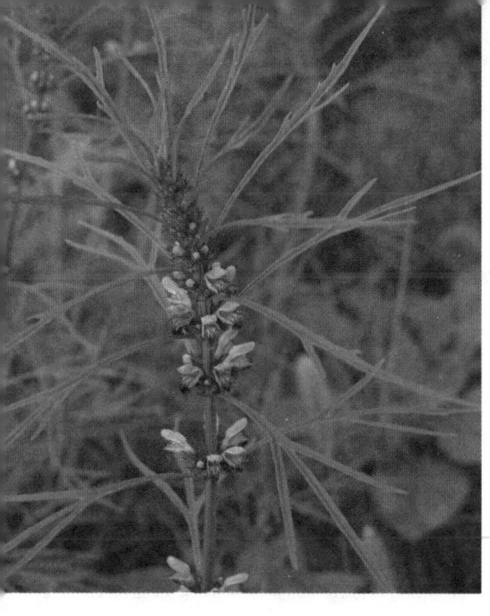

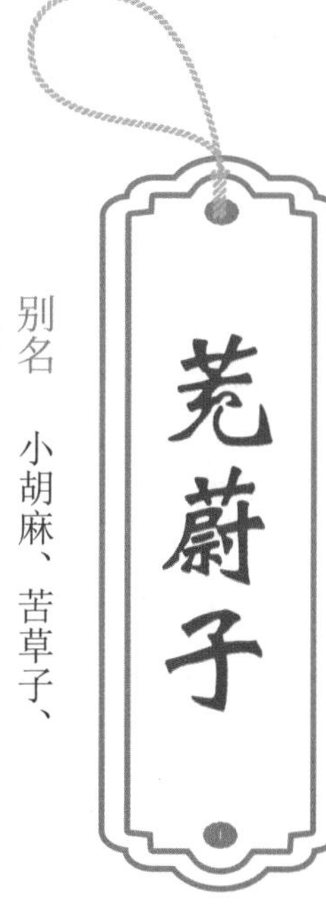

茺蔚子

别名 小胡麻、苦草子、益母草子、三角胡麻。

性味归经

辛、苦，微寒。归心包、肝经。

功能主治

活血调经，清肝明目。用于月经不调，经闭痛经，目赤翳障，头晕胀痛。

形态特征

一年生或二年生草本，高60～100厘米。茎直立，四棱形，被微毛。叶对生；叶形多种；叶柄长0.5～8厘米。一年生植物基生叶具长柄，叶片略呈圆形，直径4～8厘米，5～9浅裂，裂片具2～3钝齿，基部心形；茎中部叶有短柄，3全裂，裂片近披针形，中央裂片常再3裂，两侧裂片再1～2裂，最终片宽度通常在3毫米以上，先端渐尖，边缘疏生锯齿或近全缘；最上部叶不分裂，线形，近无柄，上面绿色，被糙伏毛，下面淡绿色，被疏柔毛及腺点。轮伞花序腋生，具花8～15朵；小苞片针刺状，无花梗；花萼钟形，外面贴生微柔毛，先端5齿裂，具刺尖，下方2齿比上方2齿长，宿存；雄蕊4，二强，着生在花冠内面近中部，花丝疏被鳞状毛，花药2室；雌蕊1，子房4裂，花柱丝状，略长于雄蕊，柱头2裂。

生境分布

生长于山野荒地、田埂等。全国大部分地区均产。

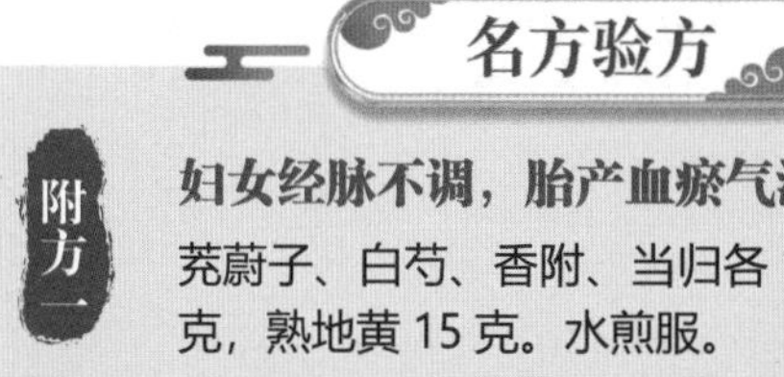

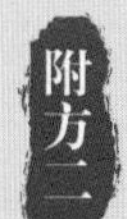

妇女经脉不调，胎产血瘀气滞

茺蔚子、白芍、香附、当归各10克，川芎5克，熟地黄15克。水煎服。

附方二

高血压

茺蔚子、决明子各20克，黄芩、菊花各15克，夏枯草25克。水煎服。

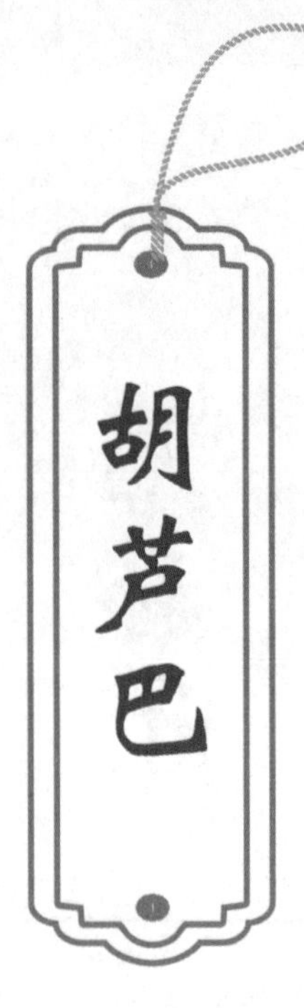

胡芦巴

别名 苦豆、芦巴、胡巴、葫芦巴、香豆子。

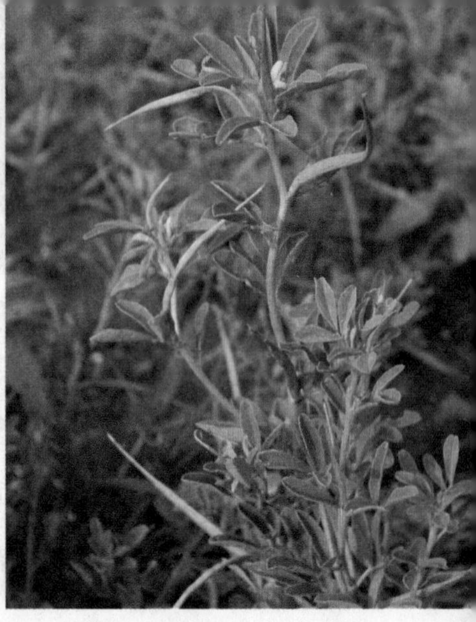

形态特征

一年生草本，高40～50厘米。茎丛生，几光滑或被稀疏柔毛。3出复叶，小叶卵状长卵圆形或宽披针形，长1.2～3厘米，宽1～1.5厘米，近先端有锯齿，两面均有稀疏柔毛，小叶柄长1～2毫米，总柄长6～12毫米；托叶与叶柄连合，狭卵形，先端急尖。花无梗，1～2朵腋生；萼筒状，萼齿5，披针形，比花冠短一半，外被长柔毛；花冠蝶形，初为白色，后渐变淡黄色，基部微带紫晕，旗瓣长圆形，先端具缺刻，基部尖楔形，龙骨瓣偏匙形，翼瓣耳形，雄蕊10，2体；子房无柄，柱头顶生。荚果细长圆筒状，长6～11厘米，宽0.5厘米左右，被柔毛，并具网脉，先端有长尖。种子棕色，长约4毫米。花期4～6月，果期7～8月。

生境分布

均为栽培品种。分布于安徽、四川、河南等地。

性味归经

苦，温。归肾经。

功能主治

温肾助阳，祛寒止痛。用于肾阳不足，下元虚冷，小腹冷痛，寒疝腹痛，寒湿脚气。

名方验方

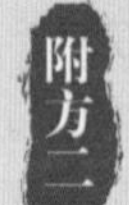

附方一 **肾阳不足，寒湿气滞之胁胀腹痛**

胡芦巴9克，附子6克，香附12克。水煎服。

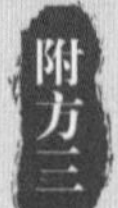

附方二 **疝气，睾丸冷痛**

胡芦巴、小茴香各等份。炒研细末，每服6克，黄酒冲服。

附方三 **寒湿脚气**

胡芦巴、吴茱萸、木瓜各适量。水煎服。

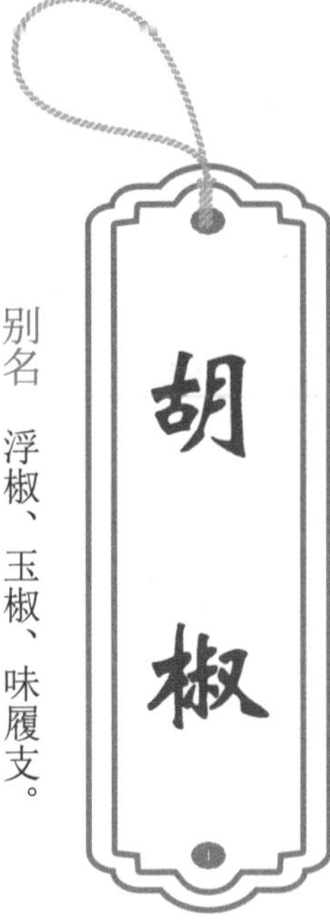

胡椒

别名 浮椒、玉椒、味履支。

性味归经 辛，热。归胃、大肠经。

功能主治 温中止痛，下气消痰。用于腹痛泄泻，食欲不振，癫痫痰多。

形态特征

常绿藤本。茎长达5米许，多节，节处略膨大，幼枝略带肉质。叶互生，叶柄长1.5～3厘米，上面有浅槽；叶革质，阔卵形或卵状长椭圆形，长8～16厘米，宽4～7厘米，先端尖，基部近圆形，全缘，上面深绿色，下面苍绿色，基出脉5～7条，在下面隆起。花单性，雌雄异株，成为杂性，成穗状花序，侧生茎节上；总花梗与叶柄等长，花穗长约10厘米；每花有一盾状或杯状苞片，陷入花轴内，通常具侧生的小苞片；无花被；雄蕊2，花丝短，花药2室；雌蕊子房圆形，1室，无花柱，柱头3～5枚，有毛。浆果球形，直径4～5毫米，稠密排列，果穗圆柱状，幼时绿色，熟时红黄色。种子小。花期4～10月，果期10月至次年4月。

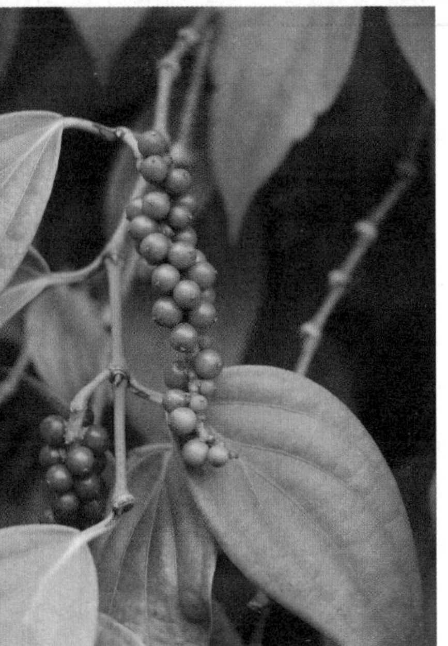

生境分布

生长于荫蔽的树林中。分布于海南、云南等地。

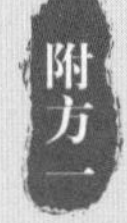

阴囊湿疹

胡椒10粒。研成粉，加水2000毫升，煮沸，外洗患处，每日2次。

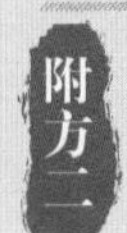

反胃呕吐

胡椒（末）1克，生姜30克。煎服，每日3次。

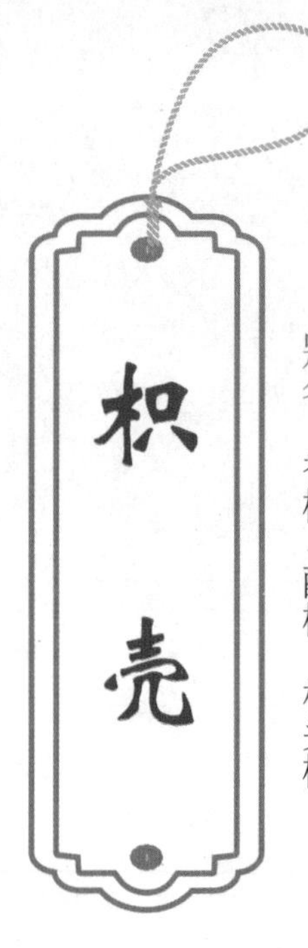

别名 香橙、酸橙、枸头橙。

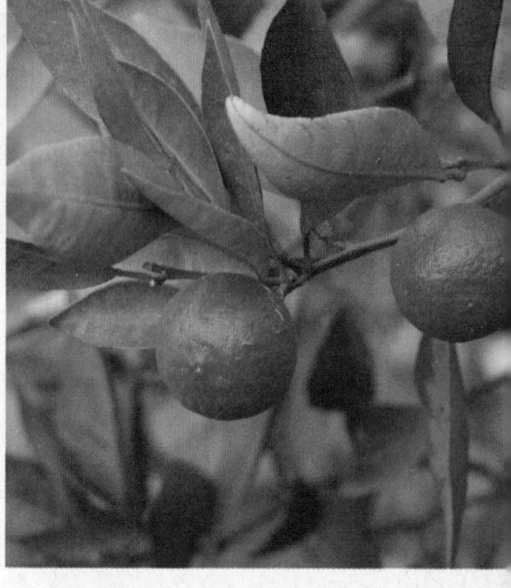

形态特征

常绿小乔木。枝三棱形，有长刺。叶互生；叶柄有狭长形或狭长倒心形的叶翼，长 8 ～ 15 毫米，宽 3 ～ 6 毫米；叶片革质，倒卵状椭圆形或卵状长圆形，长 3.5 ～ 10 厘米，宽 1.5 ～ 5 厘米，先端短而钝，渐尖或微凹，基部楔形或圆形，全缘或微波状，具半透明油点。花单生或数朵簇生长于叶腋及当年生枝条的顶端，白色，芳香；花萼杯状，5 裂；花瓣 5，长圆形；雄蕊 20 以上；子房上位，柱头头状。柑果近球形，熟时橙黄色；味酸。花期 4 ～ 5 月，果期 6 ～ 11 月。

生境分布

我国长江流域及其以南各省区均有栽培。主要分布在江苏、浙江、江西、福建、台湾、湖北、湖南、广东、广西、四川、贵州、云南等地。

性味归经

苦、辛、酸，微寒。归脾、胃经。

功能主治

理气宽中，行滞消胀。用于胸胁气滞，胀满疼痛，食积不化，痰饮内停，脏器下垂。

名方验方

附方一

子宫脱垂

枳壳 500 克，加水 1500 毫升，煎至 500 毫升，每日 2 次，每次 25 毫升，10 日为 1 个疗程，年老体弱者加升麻、白术 75 克同煎。对于轻度子宫脱垂可用枳壳 90 克，水煎剂分 2 份，1 份内服，1 份外搽脱出部位，每日 1 剂，8 日为 1 疗程。

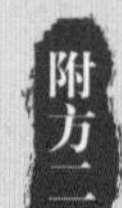

浅表性胃炎伴胃下垂

枳壳、党参、黄芪各 30 克，白术、紫河车各 20 克，白芍 15 克，当归、木香（后入）、黄连各 10 克，陈皮、炙甘草各 6 克。水煎服，每日 1 剂，15 日为 1 个疗程。

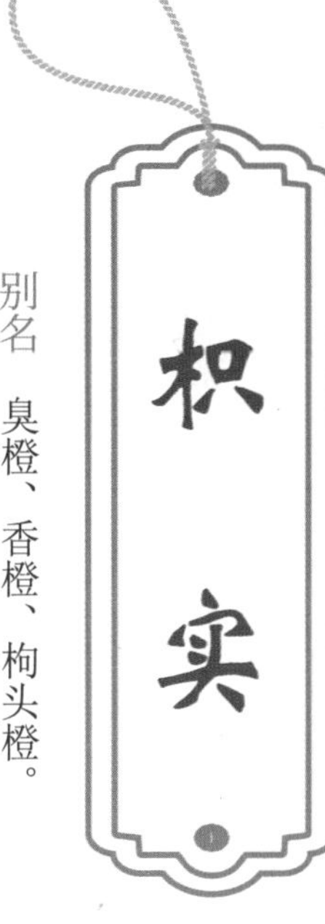

别名 臭橙、香橙、枸头橙。

性味归经

苦、辛、酸，微寒。归脾、胃经。

功能主治

破气消积，化痰散痞。用于积滞内停，痞满胀痛，泻痢后重，大便不通，痰滞气阻，胸痹，结胸，脏器下垂。

形态特征

枳实为酸橙的幼果，完整者呈圆球形，直径0.3～3厘米。外表灰绿色或黑绿色，密被多数油点及微隆起的皱纹，并散有少数不规则的黄白色小斑点。顶端微凸出，基部有环状果柄的痕迹。横切面中果皮光滑，淡黄棕色，厚3～7毫米，外果皮下方散有1～2列点状油室，果皮不易剥离；中央褐色，有7～12瓣囊，每瓤内含种子约10料；中心柱径宽2～3毫米。有强烈的香气，味苦而后微酸。

生境分布

生长于丘陵、低山地带和江河湖泊的沿岸。分布于四川、福建、江苏、江西等地。

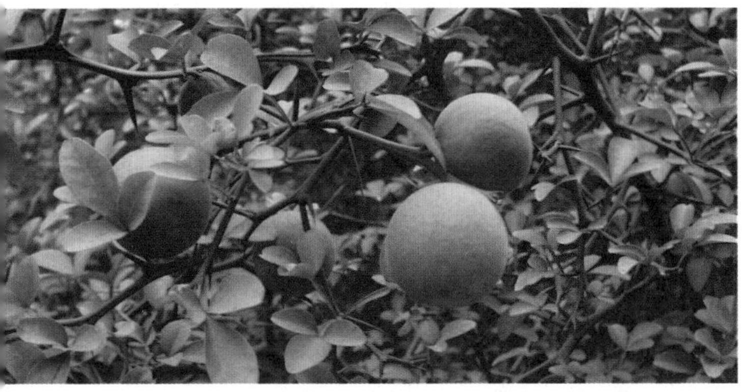

名方验方

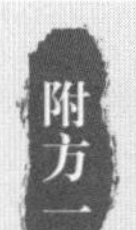

肠麻痹

枳实、厚朴、砂仁、木香、柴胡各10克。水煎服，每日1～2剂。

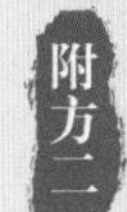

便秘

枳实6～10克。水煎服。

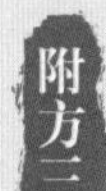

胃病

枳实、白及各15克。水煎服，外加呋喃唑酮1片，每日3次。

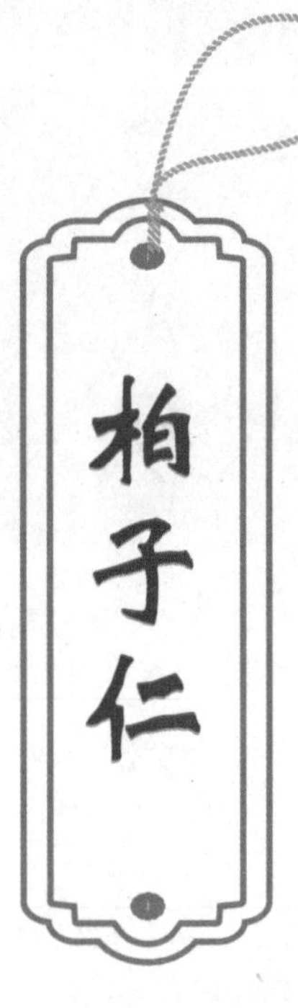

柏子仁

别名 柏仁、柏子、柏实、侧柏仁、柏子仁霜。

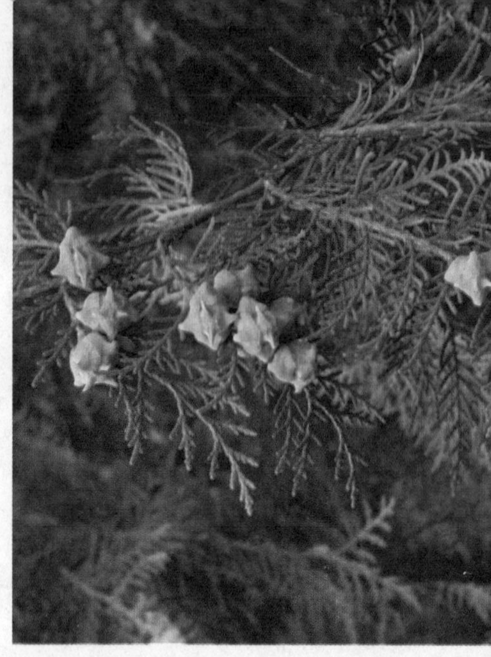

形态特征

常绿乔木，高达20米，胸径可达1米。树皮薄，浅灰褐色，纵裂成条片。小枝扁平，直展，排成一平面。叶鳞形，交互对生，长1～3毫米，先端微钝，位于小枝上下两面之叶露出部分倒卵状菱形或斜方形，两侧的叶折覆着上下之叶的基部两侧，呈龙骨状。叶背中部均有腺槽。雌雄同株；球花单生长于短枝顶端；雄球花黄色，卵圆形，长约2毫米。球果当年成熟，卵圆形，长1.5～2厘米，熟前肉质，蓝绿色，被白粉；熟后木质，张开，红褐色；种鳞4对，扁平，背部近先端有反曲的尖头，中部种鳞各有种子1～2颗。种子卵圆形或长卵形，长4～6毫米，灰褐色或紫褐色，无翅或有棱脊，种脐大而明显。花期3～4月，球果9～11月成熟。

生境分布

生长于山地阳地、半阳坡，以及轻盐碱地和砂地。全国大部分地区有产。主要分布于山东、江苏等省。

性味归经

甘，平。归心、肾、大肠经。

功能主治

养心安神，润肠通便，止汗。用于阴血不足，虚烦失眠，心悸怔忡，肠燥便秘，阴虚盗汗。

名方验方

附方一 口舌生疮

新鲜柏子仁30克。洗净，用开水冲泡当茶饮服，直至液汁色淡为止，此为1日量，可连服数日。

附方二 梦游症

柏子仁、酸枣仁各10克，柴胡、白芍、当归各8克，龙齿、石菖蒲各6克，合欢皮、夜交藤各12克。水煎服，每日1剂。

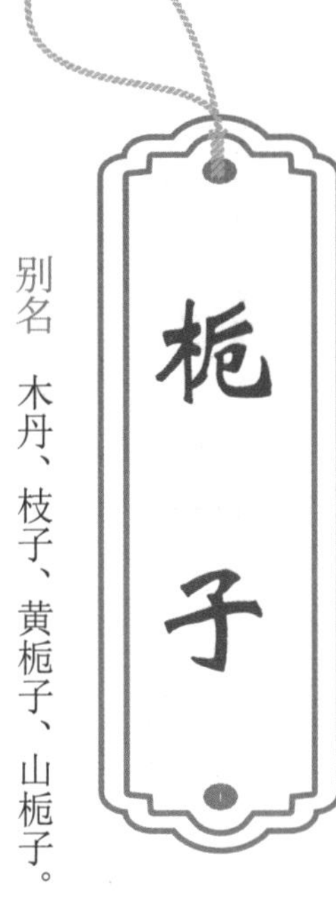

别名 木丹、枝子、黄栀子、山栀子。

性味归经

苦，寒。归心、肺、三焦经。

功能主治

泻火除烦，清热利湿，凉血解毒，消肿止痛。用于热病心烦，湿热黄疸，淋证涩痛，血热吐衄，目赤肿痛，火毒疮疡；外治扭挫伤痛。

形态特征

叶对生或 3 叶轮生；托叶膜质，联合成筒状。叶片革质，椭圆形、倒卵形至广倒披针形，全缘，表面深绿色，有光泽、花单生长于枝顶或叶腋、白色、香气浓郁；花萼绿色。圆筒形，有棱，花瓣卷旋，下部联合呈圆柱形，上部 5 ～ 6 裂；雄蕊通常 6 枚；子房下位，1 室。浆果，壶状，倒卵形或椭圆形，肉质或革质，金黄色，有翅状纵棱 5 ～ 8 条。

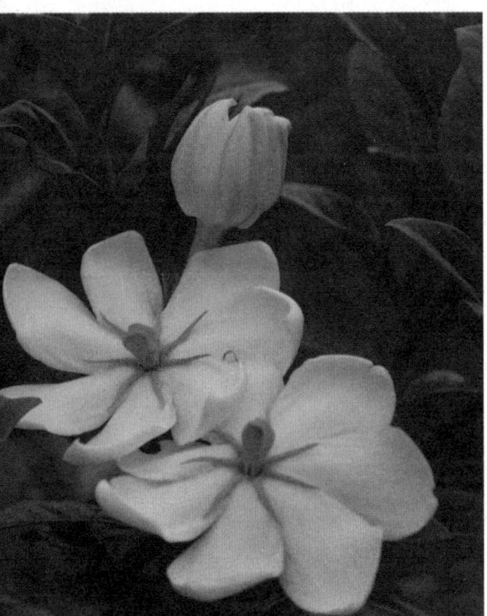

生境分布

生长于山坡、路旁，南方各地有野生。主产于浙江、福建等我国长江以南各省（区）。以江西产者为地道产品。

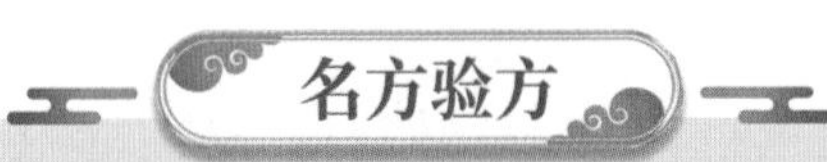

附方一

热毒下血

栀子 30 枚，水 1500 毫升。煎取 500 毫升，去滓服。

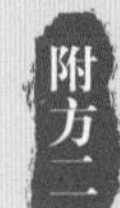

小便不通

栀子仁 27 枚，盐少许，独头大蒜 1 枚。捣烂，摊纸花上贴脐，或涂阴囊上，良久即通。

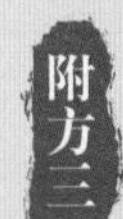

结节性红斑

栀子粉 20 克，赤芍粉 10 克，凡士林 100 克。调匀外涂，每日 2 次。

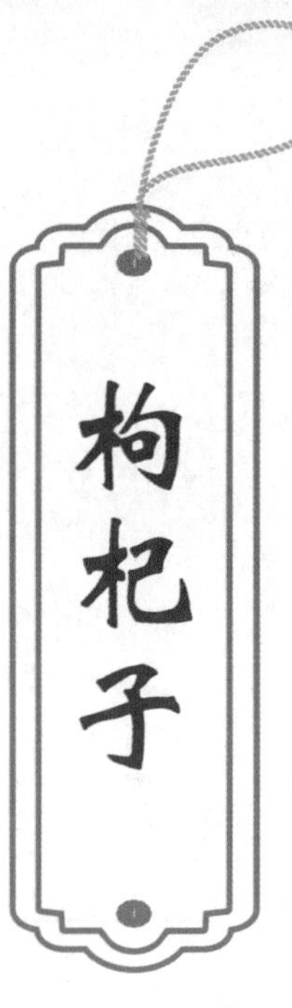

枸杞子

别名 西枸杞、枸杞豆、枸杞果、山枸杞、枸杞红实。

性味归经

甘，平。归肝、肾经。

功能主治

滋补肝肾，益精明目。用于虚劳精亏，腰膝酸痛，眩晕耳鸣，阳痿遗精，内热消渴，血虚萎黄，目昏不明。

形态特征

灌木或小乔木状。主枝数条，粗壮，果枝细长，先端通常弯曲下盘，外皮淡灰黄色，刺状枝短而细，生长于叶腋。叶互生或丛生长于短枝上。叶片披针形或卵状长圆形，花腋生，花冠漏斗状，粉红色或深紫红色。果实熟时鲜红，种子多数。

生境分布

生长于山坡、田野向阳干燥处。分布于宁夏、内蒙古、甘肃、新疆等地。以宁夏产者质地最优，有“中宁枸杞甲天下”之美誉。

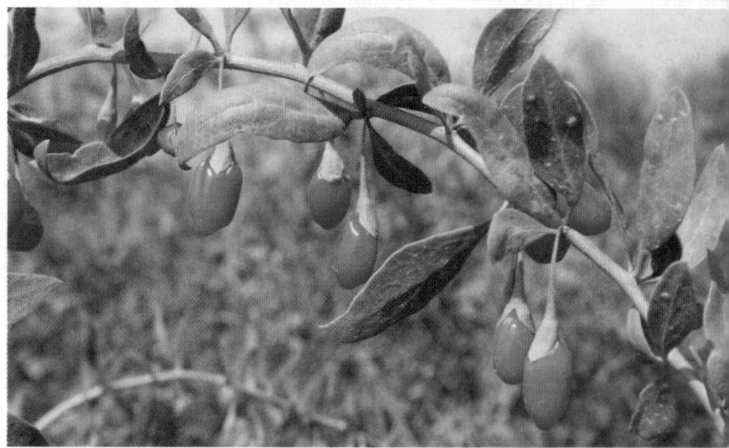

名方验方

附方一

肝肾不足，头晕盗汗，迎风流泪

枸杞子、菊花、熟地黄、怀山药各 20 克，山萸肉、牡丹皮、泽泻各 15 克。水煎服。

附方二

肾虚腰痛

枸杞子、金狗脊各 20 克。水煎服。

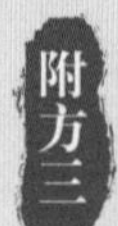

附方三

血脂异常症

枸杞子、女贞子、红糖适量制成冲剂，每日 2 次，每次 6 克，4 ~ 6 周为 1 疗程。

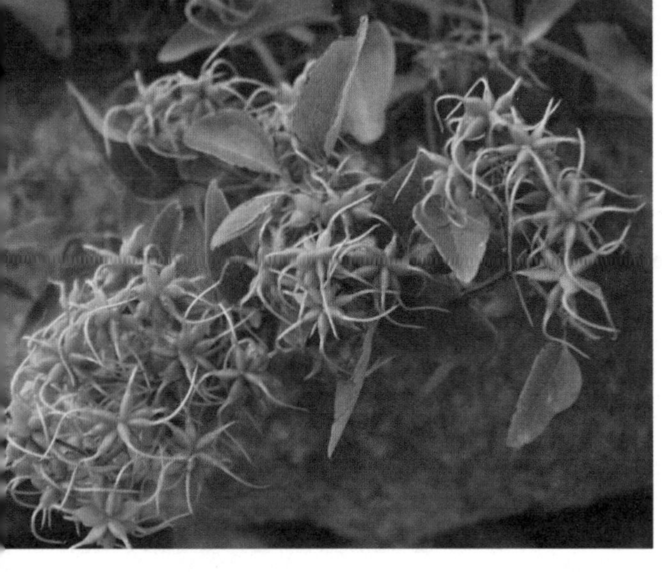

威灵仙

别名 百条根、老虎须、铁扇扫、铁脚威灵仙。

性味归经

辛、咸，温。归膀胱经。

功能主治

祛风湿，通经络。用于风湿痹痛，肢体麻木，筋脉拘挛，屈伸不利。

形态特征

藤本，干时地上部分变黑。根茎丛生多数细根。叶对生，羽状复叶，小叶通常5片，稀为3片，狭卵形或三角状卵形，长1.2～6厘米，宽1.3～3.2厘米，全缘，主脉3条。圆锥花序顶生或腋生；萼片4（有时5）花瓣状，白色，倒披针形，外被白色柔毛；雄蕊多数；心皮多数，离生，被毛。瘦果，扁卵形，花柱宿存，延长成羽毛状。根茎呈圆柱状，表面淡棕黄色，上端残留茎基，下侧着生多数细根。

生境分布

生长于山谷、山坡或灌木丛中。分布于江苏、浙江、江西、安徽、四川、贵州、福建、广东、广西等地。

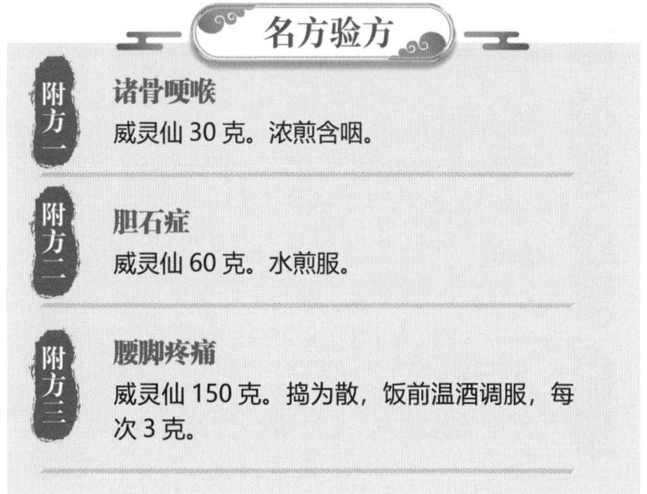

名方验方

附方一 诸骨哽喉

威灵仙30克。浓煎含咽。

附方二 胆石症

威灵仙60克。水煎服。

附方三 腰脚疼痛

威灵仙150克。捣为散，饭前温酒调服，每次3克。

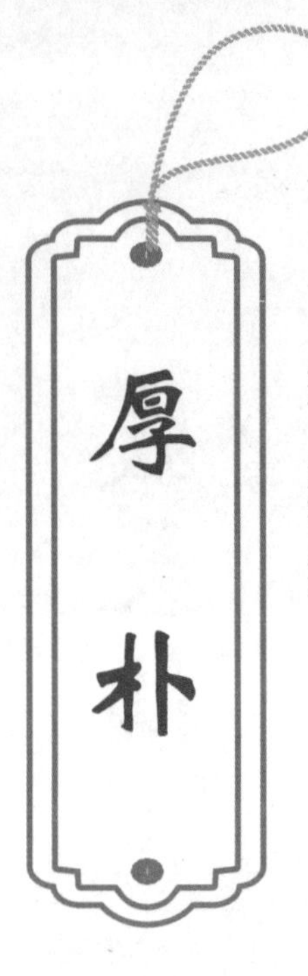

厚朴

别名

厚皮、重皮、赤朴、烈朴、川朴、紫油厚朴。

性味归经

苦、辛，温。归脾、胃、肺、大肠经。

功能主治

燥湿消痰，下气除满。用于湿滞伤中，脘痞吐泻，食积气滞，腹胀便秘，痰饮喘咳。

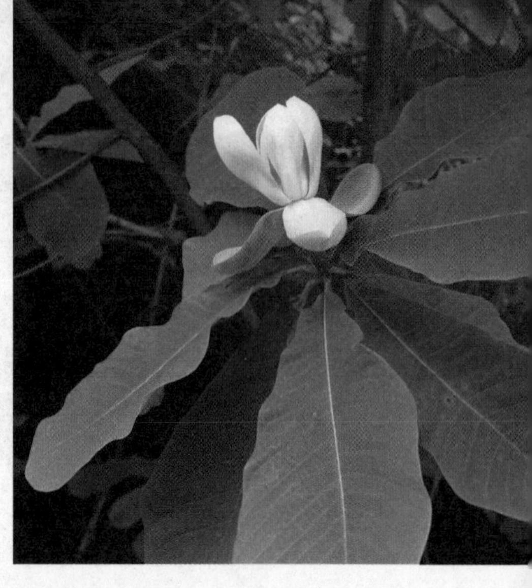

形态特征

落叶乔木，高 7 ～ 15 米；树皮紫褐色，冬芽由托叶包被，开放后托叶脱落。单叶互生，密集小枝顶端，叶片椭圆状倒卵形，革质，先端钝圆或具短尖，基部楔形或圆形，全缘或微波状，背面幼时被灰白色短绒毛，老时呈白粉状。花与叶同时开放，单生枝顶，白色，直径约 15 厘米，花梗粗壮，被棕色毛；雄蕊多数，雌蕊心皮多数，排列于延长的花托上。聚合果圆卵状椭圆形，种子三角状倒卵形。花期 5 ～ 6 月，果期 8 ～ 10 月。

生境分布

常混生长于落叶阔叶林内或生长于常绿阔叶林缘。分布于四川、安徽、贵州等地。以湖北恩施地区所产紫油朴质量最佳，其次四川、浙江产者也佳。

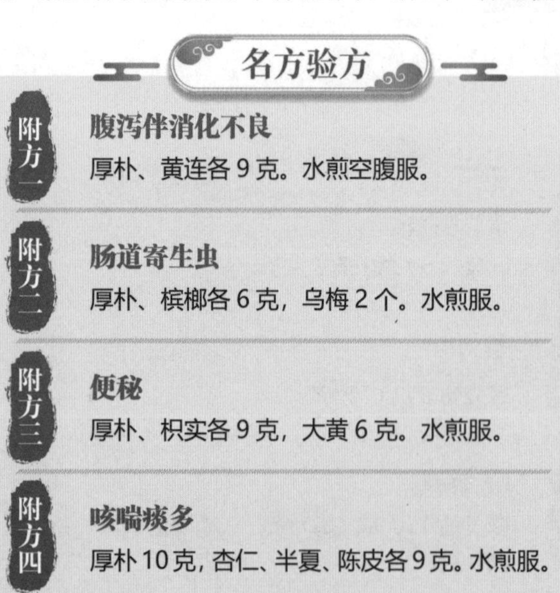

名方验方

附方一　腹泻伴消化不良

厚朴、黄连各 9 克。水煎空腹服。

附方二　肠道寄生虫

厚朴、槟榔各 6 克，乌梅 2 个。水煎服。

附方三　便秘

厚朴、枳实各 9 克，大黄 6 克。水煎服。

附方四　咳喘痰多

厚朴 10 克，杏仁、半夏、陈皮各 9 克。水煎服。

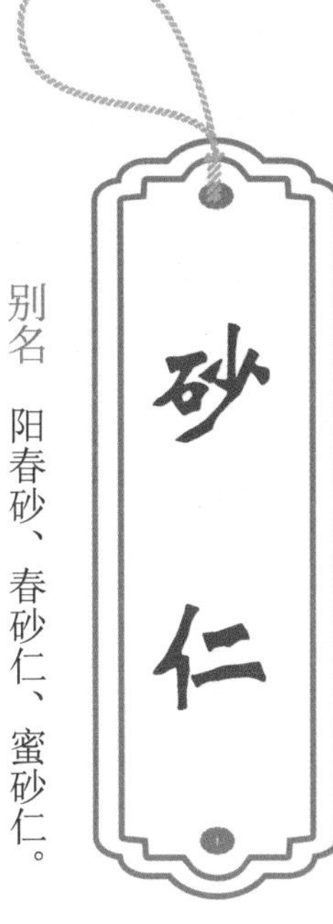

砂仁

别名 阳春砂、春砂仁、蜜砂仁。

性味归经

辛，温。归脾、胃、肾经。

功能主治

化湿开胃，温脾止泻，理气安胎。用于湿浊中阻，脘痞不饥，脾胃虚寒，呕吐泄泻，妊娠恶阻，胎动不安。

形态特征

多年生草本，高达1.5米或更高，茎直立。叶二列，叶片披针形，长20～35厘米，宽2～5厘米，上面无毛，下面被微毛；叶鞘开放，抱茎，叶舌短小。花茎由根茎上抽出；穗状花序成球形，有一枚长椭圆形苞片，小苞片呈管状，萼管状，花冠管细长，白色，裂片长圆形，先端兜状，唇状倒卵状，中部有淡黄色及红色斑点，外卷；雌蕊花柱细长，先端嵌生药室之中，柱头漏斗状高于花药。蒴果近球形，不开裂，直径约1.5厘米，具软刺，熟时棕红色。

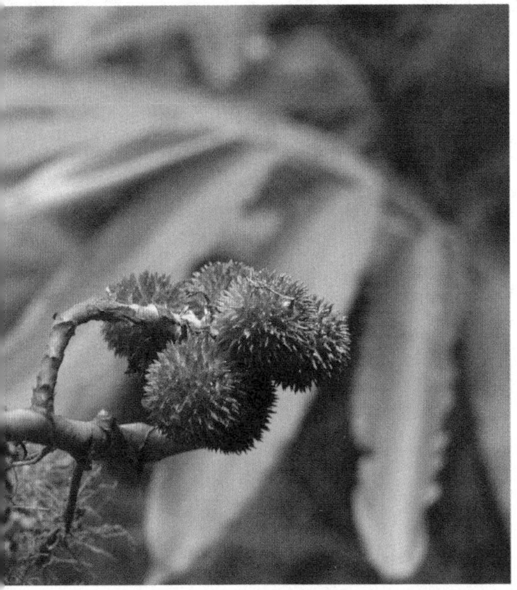

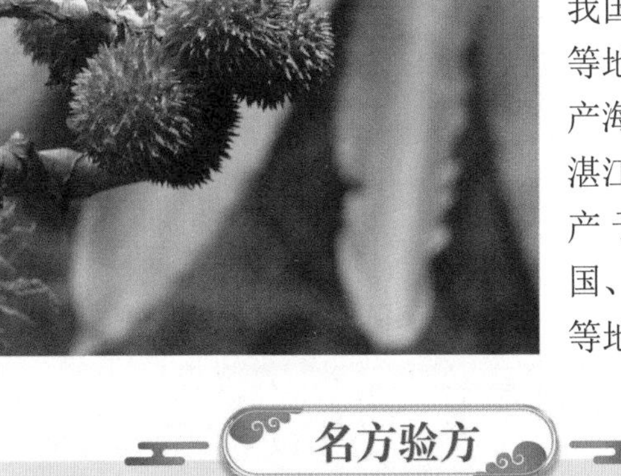

生境分布

生长于气候温暖、潮湿、富含腐殖质的山沟林下阴湿处。阳春砂主产我国广东、广西等地。海南砂主产海南、广东及湛江地区。缩砂产于越南、泰国、印度尼西亚等地。

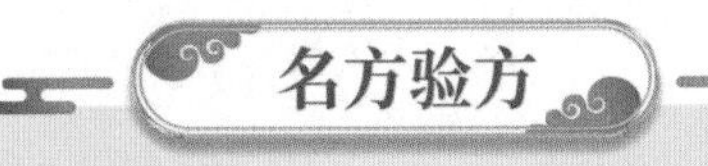

名方验方

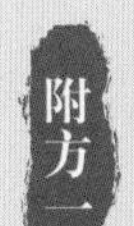

附方一

妊娠呕吐

砂仁适量，研为细末，每次6克，姜汁少许，沸汤服。

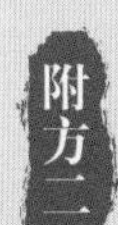

附方二

浮肿

砂仁、蝼蛄等份。焙燥研细末，每次3克，以温黄酒和水各半送服，每日2次。

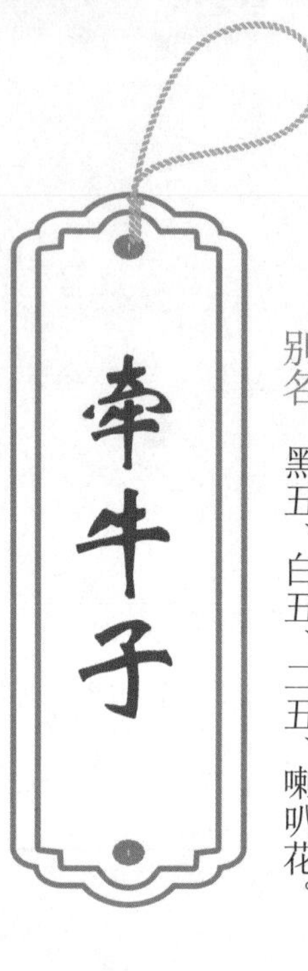

牵牛子

别名　黑丑、白丑、二丑、喇叭花。

性味归经

苦，寒；有毒。归肺、肾、大肠经。

功能主治

泻水通便，消痰涤饮，杀虫攻积。用于水肿胀满，二便不通，痰饮积聚，气逆喘咳，虫积腹痛。

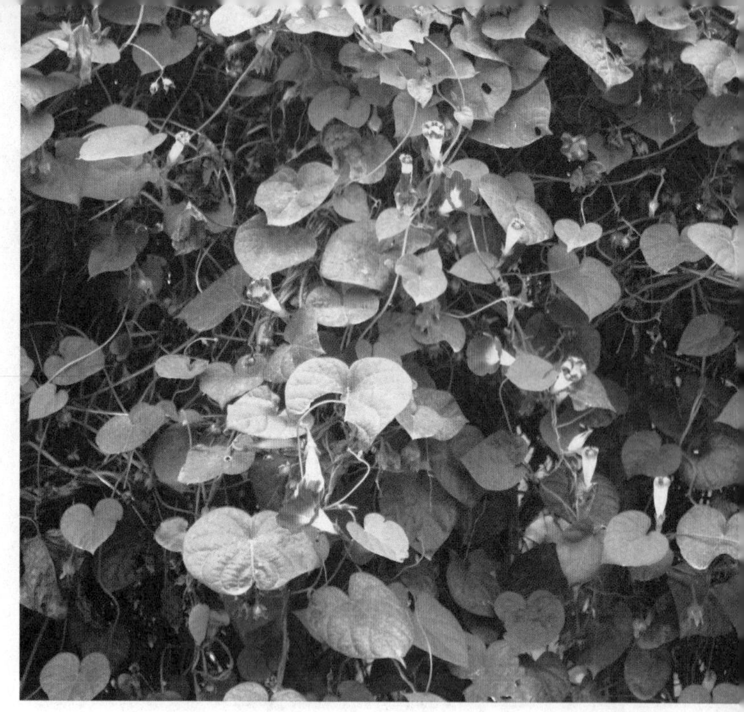

形态特征

一年生缠绕性草质藤本。全株密被粗硬毛。叶互生，近卵状心形，叶片3裂，具长柄。花序有花1～3朵，总花梗稍短于叶柄，腋生；萼片5，狭披针形，中上部细长而尖，基部扩大，被硬毛；花冠漏斗状，白色、蓝紫色或紫红色，顶端5浅裂。蒴果球形，3室，每室含2枚种子。

生境分布

生长于山野灌木丛中、村边、路旁；多栽培。全国各地有分布。

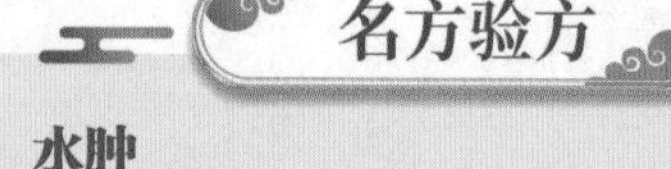

名方验方

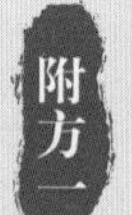

附方一

水肿

牵牛子适量。研为末，每次2克，每日1次，以小便利为度。

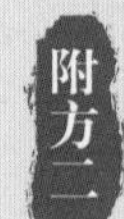

附方二

肠道寄生虫

牵牛子100克（炒，研为末），槟榔50克，使君子肉50个（微炒）。均为末，每次10克，砂糖调下，小儿减半。

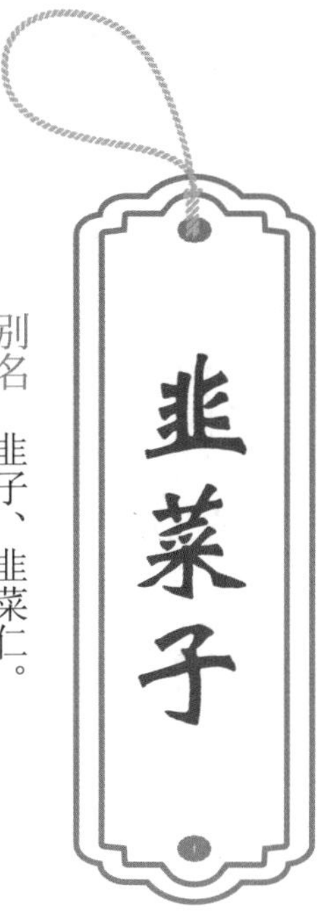

韭菜子

别名 韭子、韭菜仁。

性味归经

辛、甘，温。归肝、肾经。

功能主治

补肾壮阳，固精。用于肝肾亏虚，腰膝酸痛，阳痿遗精，遗尿尿频，白浊带下。

形态特征

多年生草本，全草有异臭。鳞茎狭圆锥形。叶基生，扁平，狭线形，长15～30厘米，宽1.5～6毫米。花茎长30～50厘米，顶生伞形花序，具20～40朵花；总苞片膜状，宿存；花梗长为花被的2～4倍；花被基部稍合生，裂片6，白色，长圆状披针形，长5～7毫米；雄蕊6；子房三棱形。蒴果倒卵形，有三棱。种子6，黑色。花期7～8月，果期8～9月。

生境分布

生长于田园。全国各地有栽培，以河北、河南、山西、江苏、山东、安徽、吉林产量最大。

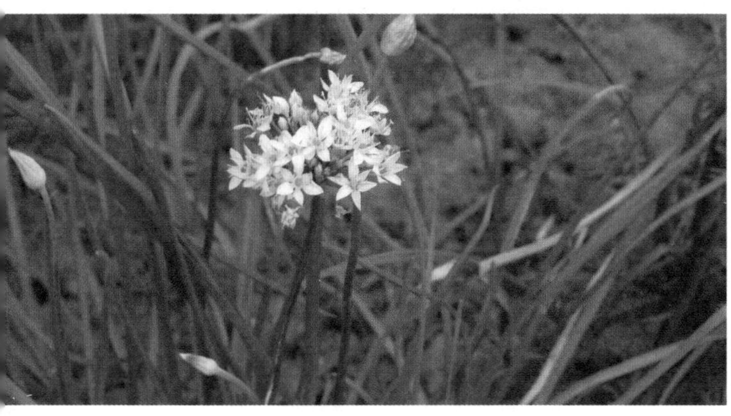

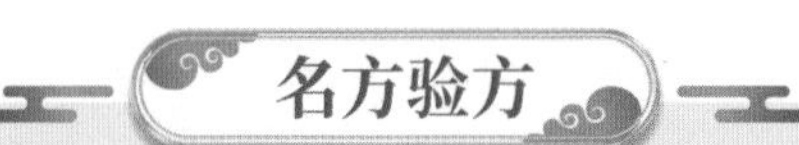

名方验方

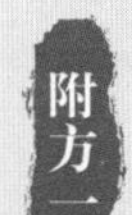

附方一

遗精

韭菜子25克，牛鞭1根，淫羊藿、菟丝子各15克。水煎服。

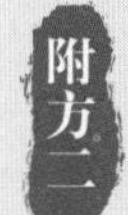

附方二

重症呃逆

韭菜子轧为细面，每日3次，每次3～6克，口服，煎则无效。

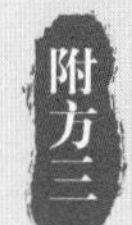

附方三

阳痿

韭菜子60克。水煎服，每日1剂。

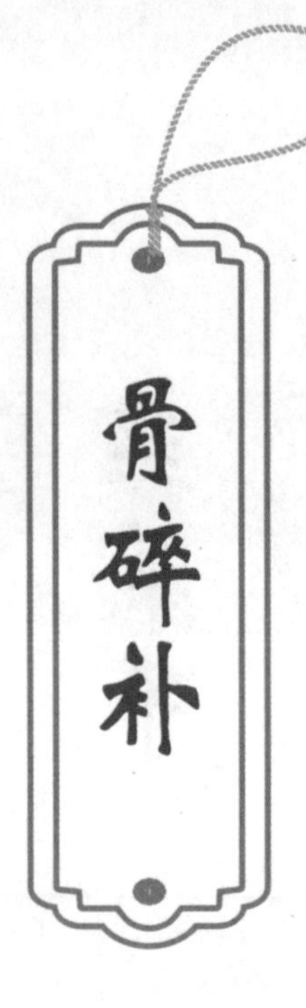

骨碎补

别名 猴姜、毛姜、申姜、肉碎补、石岩姜、爬岩姜、岩连姜。

性味归经

苦，温。归肝、肾经。

功能主治

活血续伤，补肾强骨。用于跌仆闪挫，筋骨折伤，肾虚腰痛，筋骨痿软，耳鸣耳聋，牙齿松动；外治斑秃，白癜风。

形态特征

附生草本，高 20 ～ 40 厘米，根状茎肉质粗壮，长而横走，密被棕黄色、线状凿形鳞片。叶二型，营养叶厚革质，红棕色或灰褐色，卵形，无柄，边缘羽状浅裂，很像槲树叶，孢子叶绿色，具短柄，柄有翅，叶片矩圆形或长椭圆形。孢子囊群圆形，黄褐色，在中脉两侧各排列成 2 ～ 4 行，每个长方形的叶脉网眼中着生 1 枚，无囊群盖。

生境分布

附生长于树上、山林石壁上或墙上。分布于浙江、湖北、广东、广西、四川等地。

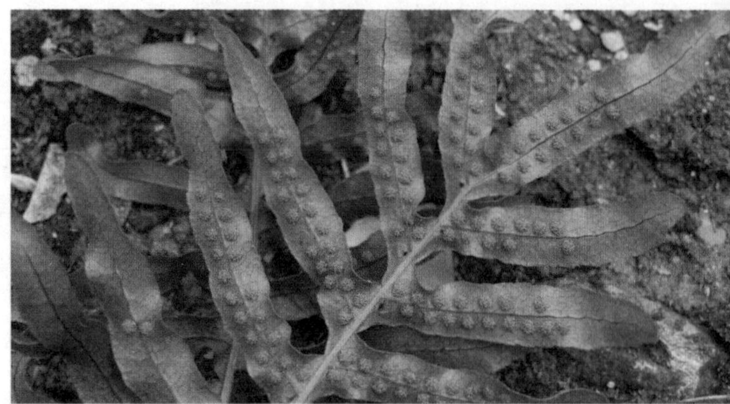

名方验方

附方一

风湿性关节炎

骨碎补、宽筋藤、山苍子根、大血藤各 25 克。水煎服。

附方二

跌打损伤

骨碎补 15 克，仙桃草 20 克。水煎，兑甜酒服。

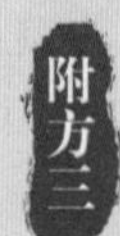

附方三

挫闪

骨碎补 100 克。杵烂，同生姜母、菜油、茹粉少许，炒敷患处。

香加皮

别名 臭槐、羊奶条、羊角槐、羊交叶、狭叶萝。

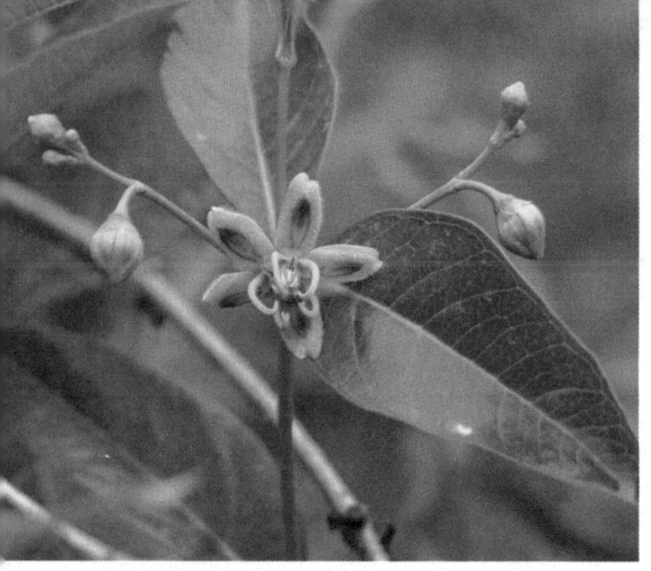

性味归经 辛、苦，温；有毒。归肝、肾、心经。

功能主治 利水消肿，祛风湿，强筋骨。用于下肢浮肿，心悸气短，风寒湿痹，腰膝酸软。

形态特征

蔓生灌木，叶对生，膜质，披针形，先端渐尖，基部楔形，全缘，侧脉多对。聚伞花序腋生，花冠紫红色。蓇葖果双生。种子顶端具白色绢毛。

生境分布

生长于河边、山野、砂质地。分布于吉林、辽宁、内蒙古、河北、山西、陕西、四川等地。

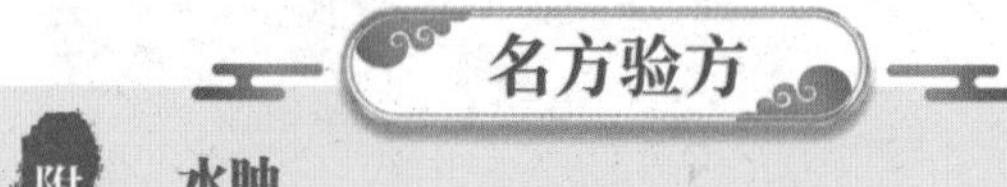

名方验方

附方一

水肿

香加皮 7.5 ~ 15 克。水煎服。

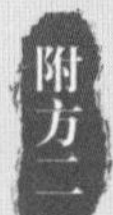

附方二

水肿，小便不利

香加皮、陈皮、茯苓皮、生姜皮、大腹皮各 15 克。水煎服。

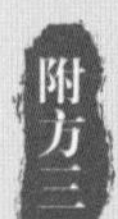

附方三

筋骨软弱，脚痿行迟

香加皮、牛膝、木瓜各等份。为末，每次 5 克，每日 3 次。

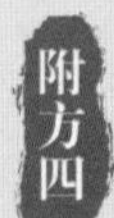

附方四

风湿性关节炎，关节拘挛疼痛

香加皮、白鲜皮、穿山龙各 25 克。用白酒泡 24 小时，每日服 10 毫升。

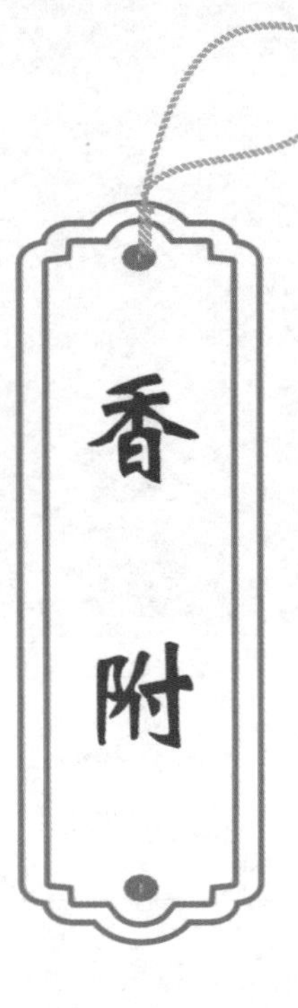

别名 香头草、回头青、雀头香、莎草根、香附子、雷公头、香附米。

形态特征

多年生草本，根茎匍匐，块茎椭圆形，茎三棱形，光滑。叶丛生，叶鞘闭合抱茎。叶片长线形。复穗状花序，顶生，3～10个排成伞状，花深茶褐色，有叶状苞片2～3枚，鳞片2列，排列紧密，每鳞片着生一花，雄蕊3枚，柱头3裂，呈丝状。小坚果长圆倒卵形，具3棱。

生境分布

生长于路边、荒地、沟边或田间向阳处。分布于广东、河南、四川、浙江、山东等地。

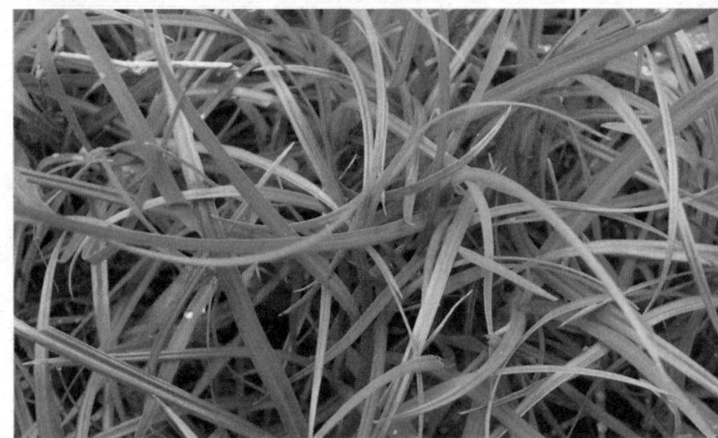

性味归经

辛、微苦、微甘，平。归肝、脾、三焦经。

功能主治

疏肝解郁，理气宽中，调经止痛。用于肝郁气滞，胸胁胀痛，疝气疼痛，乳房胀痛，脾胃气滞，脘腹痞闷，胀满疼痛，月经不调，经闭痛经。

名方验方

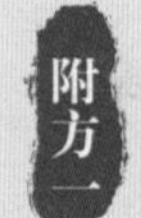

跌打损伤

炒香附20克，姜黄30克。共研细末，每日3次，每次5克。孕妇忌服。

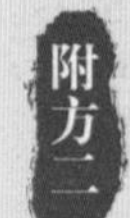

偏正头痛

香附（炒）200克，川芎100克。研为末，以茶调服。

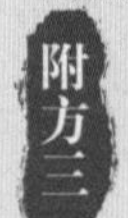

安胎

香附，炒，去毛，为细末，浓煎紫苏汤调下5克。

9画

香橼

别名 枸橼、香圆、钩缘子、香泡树、香橼柑。

性味归经 辛、苦、酸，温。归肝、脾、胃、肺经。

功能主治 疏肝解郁，理气宽中，燥湿化痰。用于肝胃气滞，胸胁胀痛，脘腹痞满，呕吐噫气，痰多咳嗽。

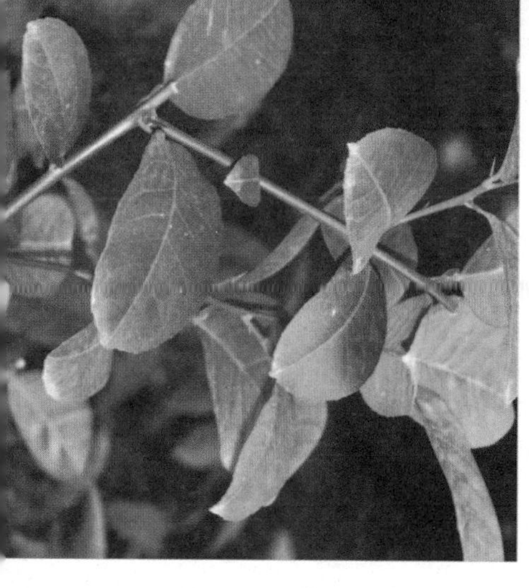

形态特征

常绿小乔木，高2米左右。枝具短而硬的刺，嫩枝幼时紫红色，叶大，互生，革质；叶片长圆形或长椭圆形，长8～15厘米，宽3.5～6.5厘米，先端钝或钝短尖，基部阔楔形，边缘有锯齿；叶柄短而无翼，无节或节不明显。短总状花序，顶生及腋生，花3～10朵丛生，有两性花及雄花之分，萼片5，合生如浅杯状，上端5浅裂；花瓣5，肉质，白色，外面淡紫色；雄蕊约30；雌蕊1，子房上部渐狭，花柱有时宿存。柑果长椭圆形或卵圆形，果顶有乳状突起，长径10～25厘米，横径5～10厘米，熟时柠檬黄色，果皮粗厚而芳香，瓤囊细小，12～16瓣，果汁黄色，味极酸而苦；花期4月，果期8～9月。

生境分布

生长于沙壤土，比较湿润的环境。分布于浙江、江苏、广东、广西等地。

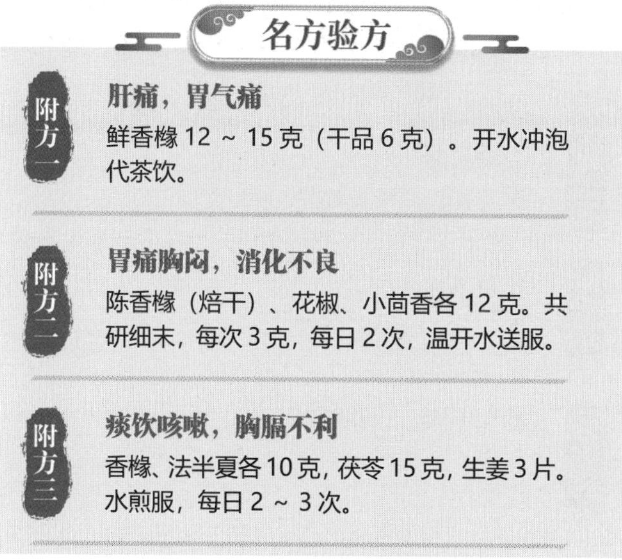

名方验方

附方一　肝痛，胃气痛

鲜香橼12～15克（干品6克）。开水冲泡代茶饮。

附方二　胃痛胸闷，消化不良

陈香橼（焙干）、花椒、小茴香各12克。共研细末，每次3克，每日2次，温开水送服。

附方三　痰饮咳嗽，胸膈不利

香橼、法半夏各10克，茯苓15克，生姜3片。水煎服，每日2～3次。

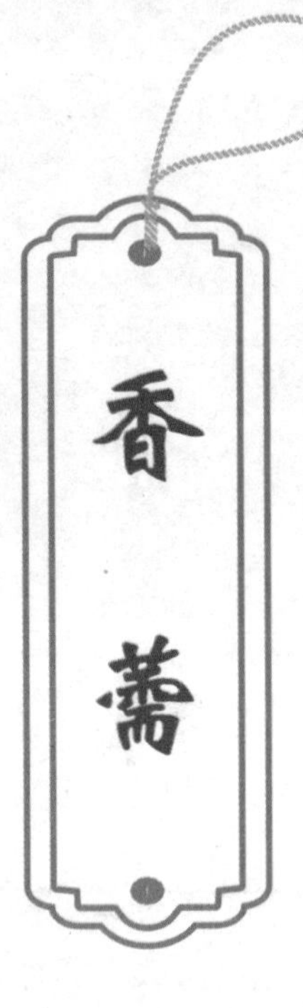

香薷

别名 香菜、香茹、香葇、香草、石香葇、石香薷。

性味归经

辛，微温。归肺、胃经。

功能主治

发汗解表，化湿和中，利水消肿。用于暑湿感冒，恶寒发热，头痛无汗，腹痛吐泻，水肿，小便不利。

形态特征

一年生草本，高15～45厘米。茎多分叉，稍呈四棱形，略带紫红色，被逆生长柔毛。叶对生，叶片线状长圆形至线状披针形，长1.3～2.8厘米，宽2～4厘米，边缘具疏锯齿或近全缘，两面密生白色柔毛及腺点。轮伞花序聚成顶生短穗状或头状，苞片圆倒卵形，长4～7毫米；萼钟状，外被白色柔毛及腺点；花冠2唇形，淡紫色，外被短柔毛；能育雄蕊2；花柱2裂。小坚果4，球形，褐色。

生境分布

生长于山野。分布于江西、河南、河北、安徽等地。

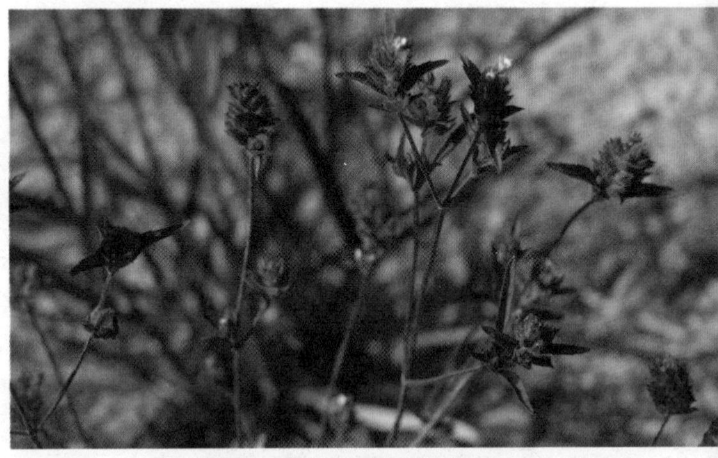

名方验方

附方一

心烦胁痛

香薷捣汁1000 ~ 2000毫升服。

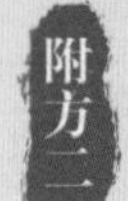

鼻血不止

香薷研细，水冲服5克。

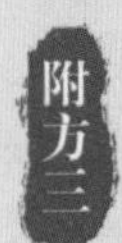

小便不利，头面浮肿

香薷、白术各等份。研粉，炼蜜为丸，每服9克，每日2 ~ 3次。

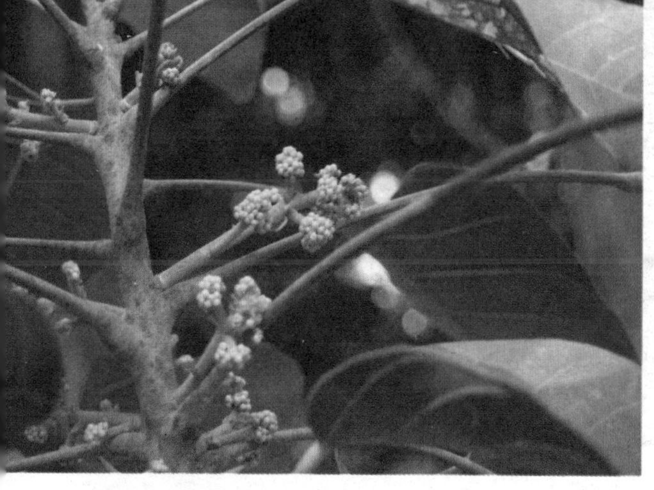

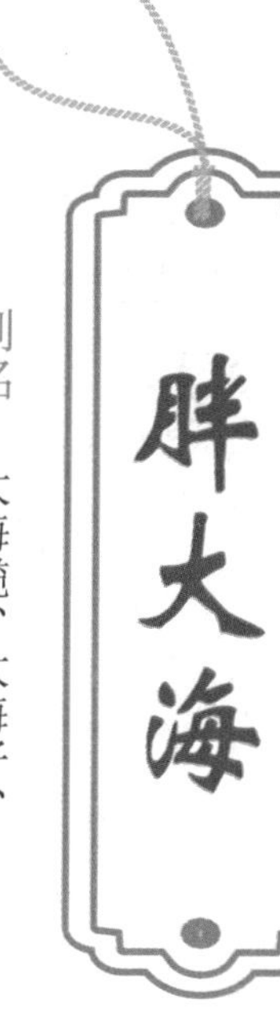

胖大海

别名 大海榄、大海子、大洞果、安南子。

性味归经 甘，寒。归肺、大肠经。

功能主治 清宣肺气，润肠通便。用于肺热声哑，干咳无痰，咽喉干痛，热结便闭，头痛目赤。

形态特征

落叶乔木，高可达 40 米。单叶互生，叶片革质，卵形或椭圆状披针形，通常 3 裂，全缘，光滑无毛。圆锥花序顶生或腋生，花杂性同株；花萼钟状，深裂。果 1 ～ 5 个，着生长于果梗，呈船形，长可达 24 厘米。种子棱形或倒卵形，深褐色。

生境分布

生长于热带地区。分布于越南、泰国、印度尼西亚等热带地区。我国广东、海南岛也有出产。

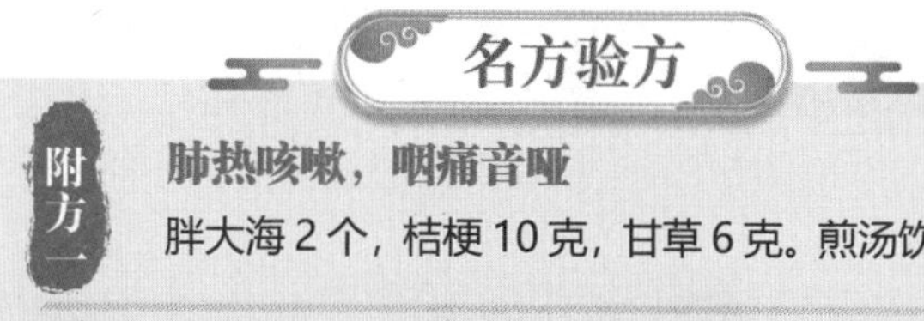

名方验方

附方一 **肺热咳嗽，咽痛音哑**

胖大海 2 个，桔梗 10 克，甘草 6 克。煎汤饮。

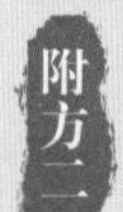

附方二 **肠道燥热，大便秘结**

胖大海 4 个，蜂蜜适量。沸水浸泡饮。

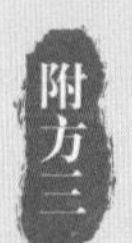

附方三 **急性扁桃体炎**

胖大海 4 ～ 8 枚。放入碗内，开水冲泡，闷盖半小时左右，慢慢服完；间隔 4 小时，如法再泡服 1 次。

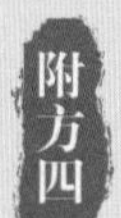

附方四 **急性咽炎**

胖大海 2 枚，金银花 1.5 克，玄参 3 克，生甘草 2 克。每日 1 包，代茶饮。

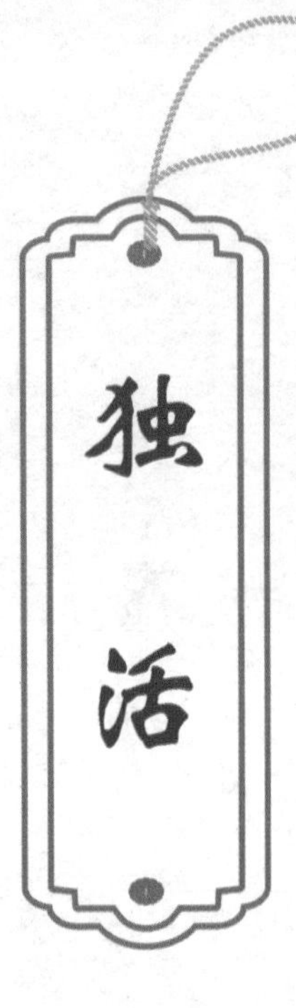

独活

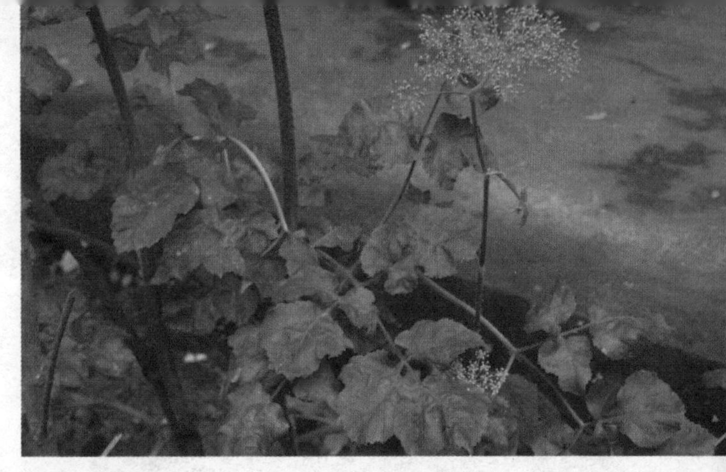

别名 大活、独滑、山独活、长生草、川独活、巴东独活、胡王使者。

性味归经

辛、苦，微温。归肾、膀胱经。

功能主治

祛风湿，止痹痛，解表邪。用于风寒湿痹，腰膝疼痛，少阴伏风头痛，风寒挟湿头痛。

形态特征

多年生草本，高60～100厘米，根粗大。茎直立，带紫色。基生叶和茎下部叶的叶柄细长，基部成鞘状；叶为2～3回3出羽状复叶，小叶片3裂，最终裂片长圆形，两面均被短柔毛，边缘有不整齐重锯齿；茎上部叶退化成膨大的叶鞘。复伞形花序顶生或侧生，密被黄色短柔毛，伞幅10～25，极少达45，不等长；小伞形花序具花15～30朵；小总苞片5～8；花瓣5，白色，雄蕊5；子房下位。双悬果背部扁平，长圆形，侧棱翅状，分果槽棱间有油管1～4个，合生面有4～5个。

生境分布

生长于山谷沟边或草丛中，有栽培。主产于湖北、四川等地。

名方验方

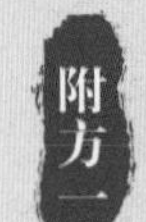

附方一

慢性气管炎

独活15克，红糖25克。加水煎成100毫升，分3～4次服。

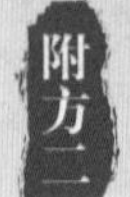

附方二

青光眼

独活、羌活、五味子各6克，白芍12克。水煎服。

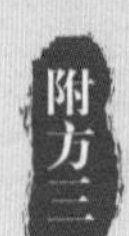

附方三

面神经炎

独活、薄荷、白芷各30克。共研为细末，炼蜜为丸，每丸3克，每日3丸，口含服。

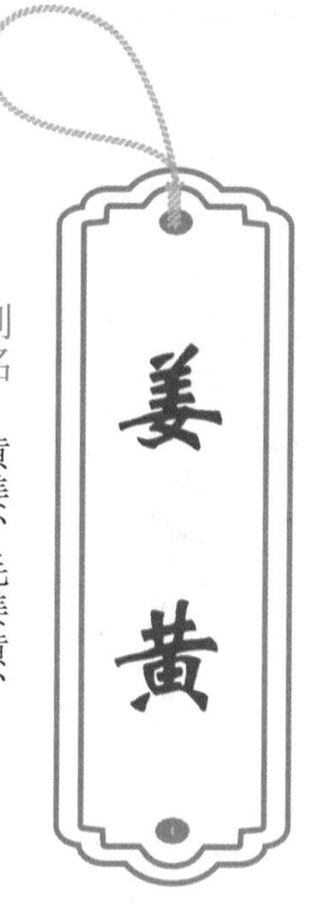

别名 黄姜、毛姜黄、宝鼎香、黄丝郁。

性味归经 辛、苦，温。归肝、脾经。

功能主治 破血行气，通经止痛。用于胸胁刺痛，胸痹心痛，痛经经闭，癥瘕，风湿肩臂疼痛，跌仆肿痛。

形态特征

多年生宿根草本。根粗壮，末端膨大成长卵形或纺锤状块根，灰褐色。根茎卵形，内面黄色，侧根茎圆柱状，红黄色。叶根生；叶片椭圆形或较狭，长 20 ～ 45 厘米，宽 6 ～ 15 厘米，先端渐尖，基部渐狭；叶柄长约为叶片之半，有时几与叶片等长；叶鞘宽，约与叶柄等长。穗状花序稠密，长 13 ～ 19 厘米；总花梗长 20 ～ 30 厘米；苞片阔卵圆形，每苞片内含小花数朵，顶端苞片卵形或狭卵形，腋内无花；萼 3 钝齿；花冠管上部漏斗状，3 裂；雄蕊药隔矩形，花丝扁阔，侧生退化雄蕊长卵圆形；雌蕊 1，子房下位，花柱丝状，基部具 2 棒状体，柱头 2 唇状。蒴果膜质，球形，3 瓣裂。种子卵状长圆形，具假种皮。

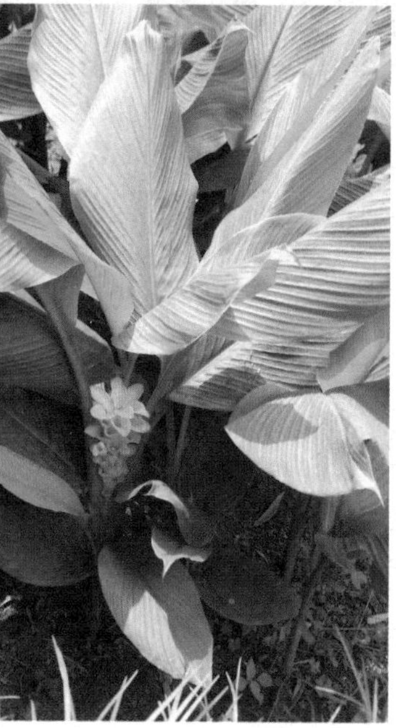

生境分布

生长于排水良好、土层深厚、疏松肥沃的砂质壤土。分布于四川、福建等地。

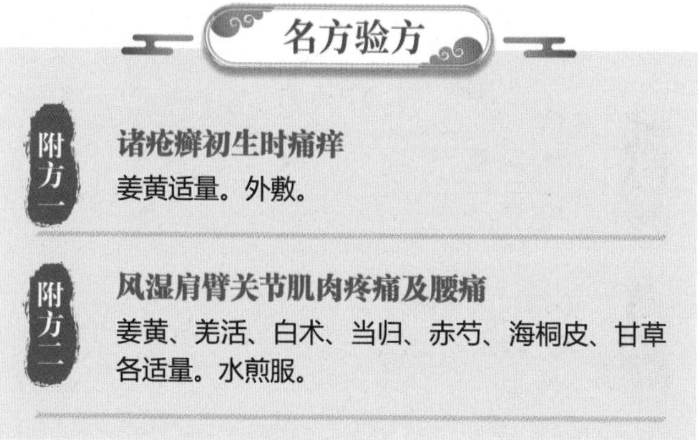

名方验方

附方一 诸疮癣初生时痛痒

姜黄适量。外敷。

附方二 风湿肩臂关节肌肉疼痛及腰痛

姜黄、羌活、白术、当归、赤芍、海桐皮、甘草各适量。水煎服。

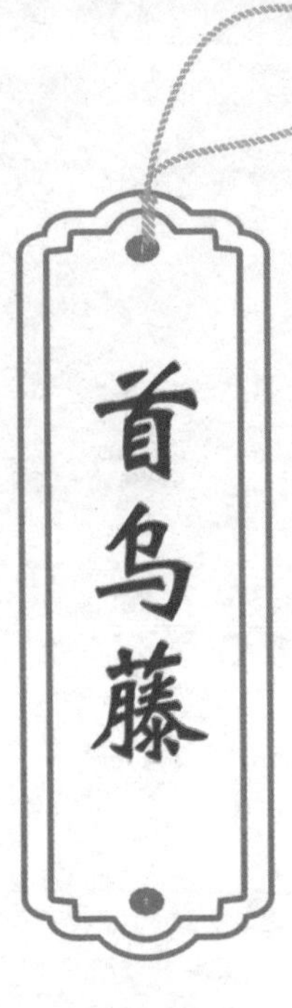

别名 首乌、夜合、地精、赤葛、夜交藤、赤首乌。

性味归经 甘，平。归心、肝经。

功能主治 养血安神，祛风通络。用于失眠多梦，血虚身痛，风湿痹痛，皮肤瘙痒。

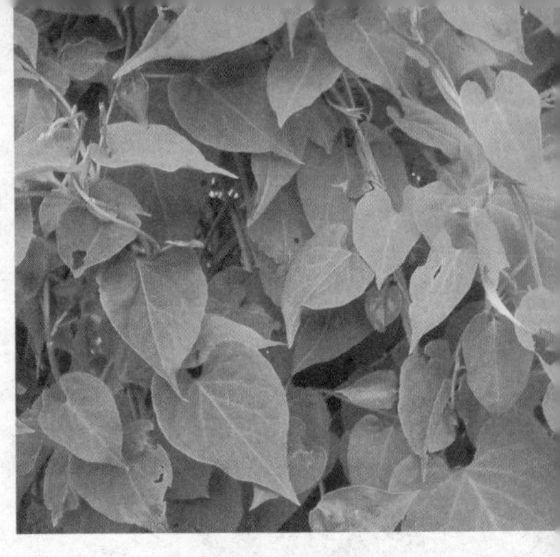

形态特征

多年生草本。喜阳，耐半阴，喜湿，畏涝，要求排水良好的土壤。块根肥厚，长椭圆形，黑褐色。茎缠绕，长2～4米，多分枝，具纵棱，无毛，微粗糙，下部木质化。叶卵形或长卵形，长3～7厘米，宽2～5厘米，顶端渐尖，基部心形或近心形，两面粗糙，边缘全缘；叶柄长1.5～3厘米；托叶鞘膜质，偏斜，无毛，长3～5毫米。花序圆锥状，顶生或腋生，长10～20厘米，分枝开展，具细纵棱，沿棱密被小突起；苞片三角状卵形，具小突起，顶端尖，每苞内具2～4花；花梗细弱，长2～3毫米，下部具关节，果时延长；花被5深裂，白色或淡绿色，花被片椭圆形，大小不相等，外面3片较大背部具翅，果时增大，花被果时外形近圆形，直径6～7毫米；雄蕊8，花丝下部较宽；花柱3，极短，柱头头状。瘦果卵形，具3棱，长2.5～3毫米，黑褐色，有光泽，包于宿存花被内。花期8～9月，果期9～10月。

生境分布

生长于草坡、路边、山坡石隙及灌木丛中。分布于华东、中南及河北、山西、四川、贵州、云南等地。

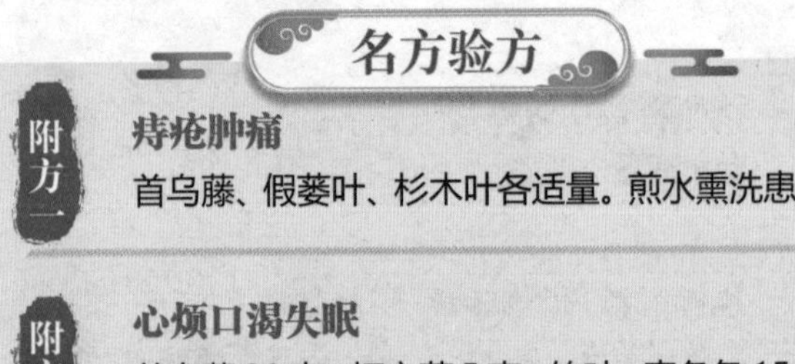

名方验方

附方一 痔疮肿痛

首乌藤、假蒌叶、杉木叶各适量。煎水熏洗患处。

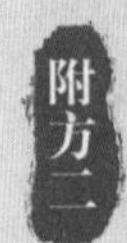

附方二 心烦口渴失眠

首乌藤20克，灯心草5克，竹叶、麦冬各15克。水煎服。

穿心莲

别名　一见喜、榄核莲、苦胆草、四方莲、斩蛇剑、日行千里、圆锥须药草。

性味归经

苦，寒。归心、肺、大肠、膀胱经。

功能主治

清热解毒，凉血，消肿。用于感冒发热，咽喉肿痛，口舌生疮，顿咳劳嗽，泄泻痢疾，热淋涩痛，痈肿疮疡，蛇虫咬伤。

形态特征

一年生草本，全体无毛。茎多分枝，且对生，方形。叶对生，长椭圆形。圆锥花序顶生和腋生，有多数小花，花淡紫色，花冠2唇形，上唇2裂，有紫色斑点，下唇深3裂，蒴果长椭圆形至线形，种子多数。

生境分布

生长于湿热的丘陵、平原地区。华南、华东、西南地区均有栽培。

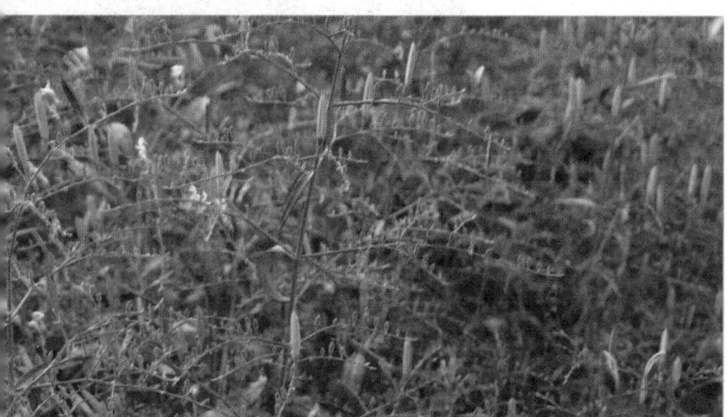

名方验方

附方一

痈疖疔疮

穿心莲15～20克。水煎服。

附方二

多种炎症及感染

穿心莲9～15克。水煎服。

附方三

上呼吸道感染

穿心莲、车前草各15克。水煎浓缩至30毫升，稍加冰糖，分3次服，每日1剂。

附方四

阴囊湿疹

穿心莲干粉20克，纯甘油100毫升。调匀擦患处，每日3～4次。

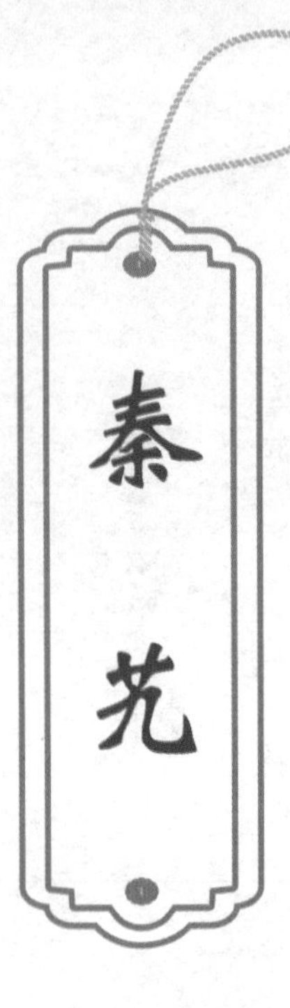

秦艽

别名　秦胶、大艽、左扭、左秦艽、西秦艽、萝卜艽。

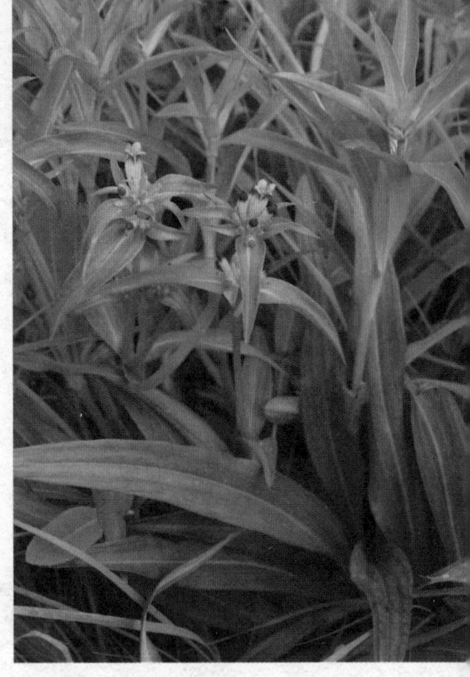

形态特征

多年生草本植物，高30～60厘米，茎单一，圆形，节明显，斜升或直立，光滑无毛。基生叶较大，披针形，先端尖，全缘，平滑无毛，茎生叶较小，对生，叶基联合，叶片平滑无毛。聚伞花序由多数花簇生枝头或腋生作轮状，花冠蓝色或蓝紫色。蒴果长椭圆形。种子细小，距圆形，棕色，表面细网状，有光泽。

生境分布

生长于山地草甸、灌木丛。分布于陕西、甘肃等地。

性味归经

辛、苦，平。归胃、肝、胆经。

功能主治

祛风湿，清湿热，止痹痛，退虚热。用于风湿痹痛，中风半身不遂，筋脉拘挛，骨节酸痛，湿热黄疸，骨蒸潮热，小儿疳积发热。

名方验方

附方一

臂痛

秦艽6克，红花4.5克，羌活3克，丝瓜络适量。水煎服。

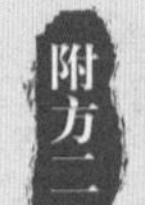

附方二

风湿性关节炎，肢体关节疼痛

秦艽、地龙、牛膝、五加皮、海桐皮、没药各15克，桑寄生、海风藤各20克。水煎服。

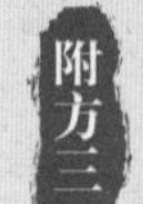

附方三

小儿急性黄疸型传染性肝炎

秦艽9克，茵陈15克，茯苓、栀子各10克。苍术、泽泻各6克，水煎服。

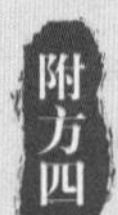

附方四

肺结核

秦艽、地骨皮各9克，青蒿、生甘草各6克。水煎服。

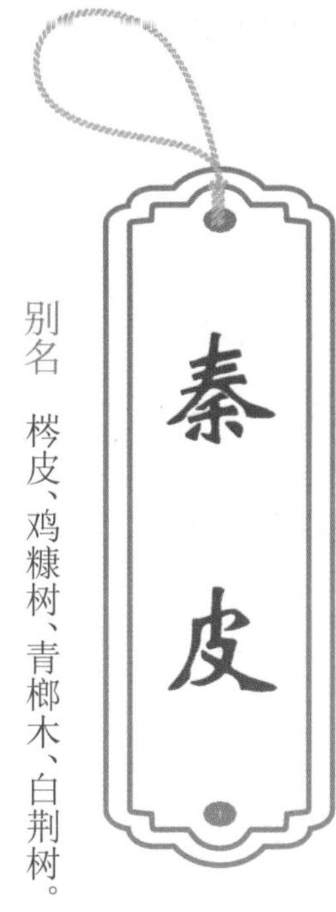

秦皮

别名　梣皮、鸡糠树、青榔木、白荆树。

性味归经

苦、涩，寒。归肝、胆、大肠经。

功能主治

清热燥湿，清肝明目。用于湿热泻痢，赤白带下，目赤肿痛，目生翳膜。

形态特征

白蜡树为乔木，高 10 厘米左右。叶对生，单数羽状复叶，小叶 5 ～ 9 枚，以 7 枚为多数，椭圆或椭圆状卵形，顶端渐尖或钝。花圆锥形，花小；雄性花、两性花异株，通常无花瓣，花轴无毛，雌雄异株。

生境分布

生长于山沟、山坡及丛林中。分布于陕西、河北、河南、吉林、辽宁等地。

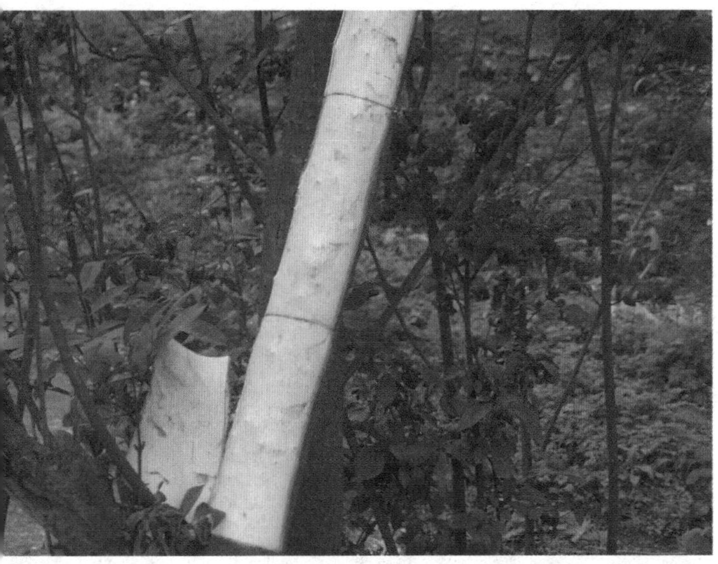

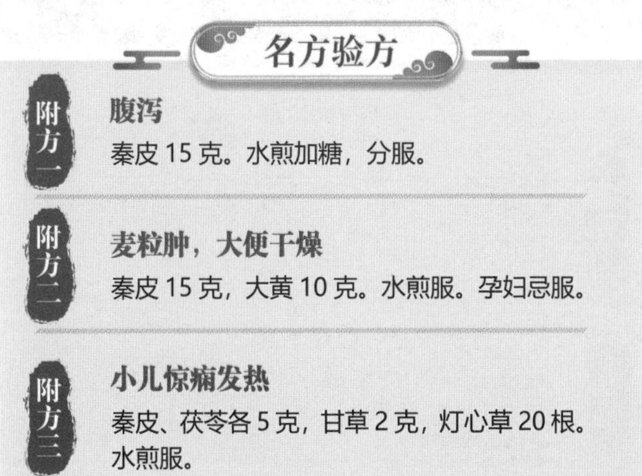

名方验方

附方一

腹泻

秦皮 15 克。水煎加糖，分服。

附方二

麦粒肿，大便干燥

秦皮 15 克，大黄 10 克。水煎服。孕妇忌服。

附方三

小儿惊痫发热

秦皮、茯苓各 5 克，甘草 2 克，灯心草 20 根。水煎服。

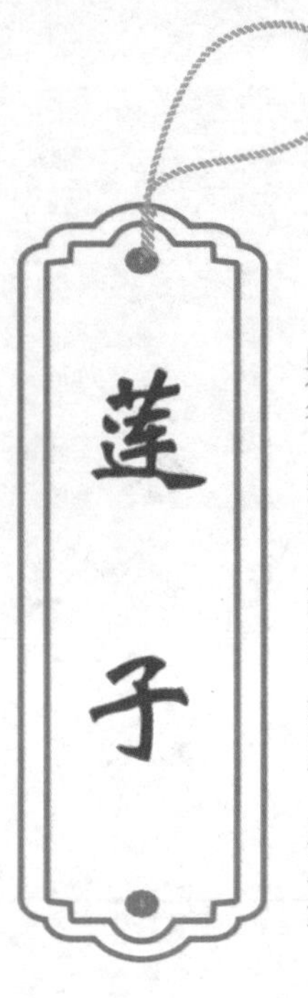

莲子

别名 莲肉、莲实、莲米、水之丹。

性味归经

甘，涩，平。归脾、肾、心经。

功能主治

补脾止泻，养心安神，益肾固精。用于脾虚泄泻，带下，遗精，心悸失眠。

形态特征

草本植物，多年生长在水中，根茎最初细小如手指，具横走根状茎。叶圆形，高出水面，有长叶柄，具刺，成盾状生长。花单生在花梗顶端，直径 10 ～ 20 厘米，花瓣多数为红色、粉红色或白色，多数为雄蕊，心皮多，离生，嵌生在海绵质的花托穴内。坚果椭圆形或卵形，俗称莲子，长 1.5 ～ 2.5 厘米。

生境分布

生长于池塘、湿润的田野中。分布于湖南（湘莲）、福建（建莲）、江苏（湖莲）、浙江及南方各地池沼湖塘中。

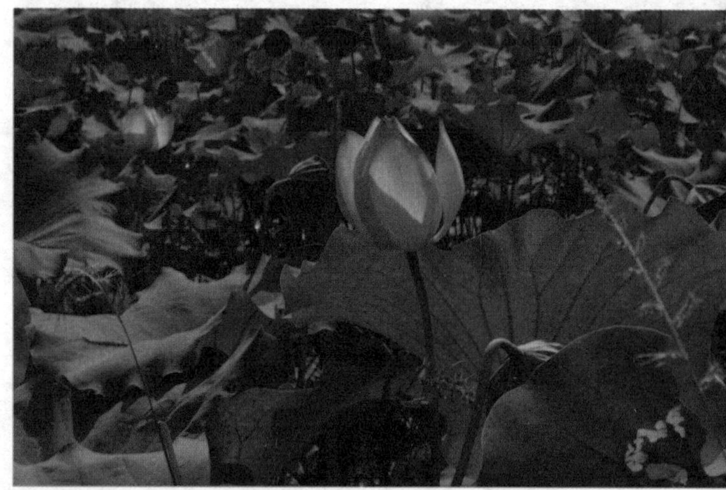

名方验方

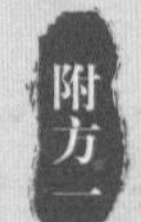

反胃

莲子适量。为末，入少许豆蔻末，用米汤趁热调服。

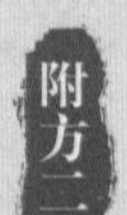

产后胃寒咳逆，呕吐不食

莲子、白茯苓各 50 克，丁香 25 克。研为末，每次 10 克，不拘时，用姜汤或米饮调下，每日 3 次。

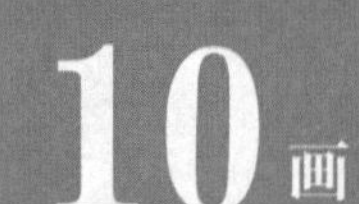

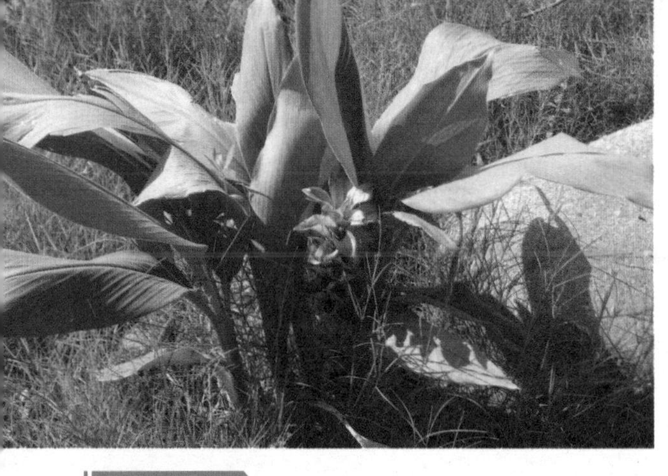

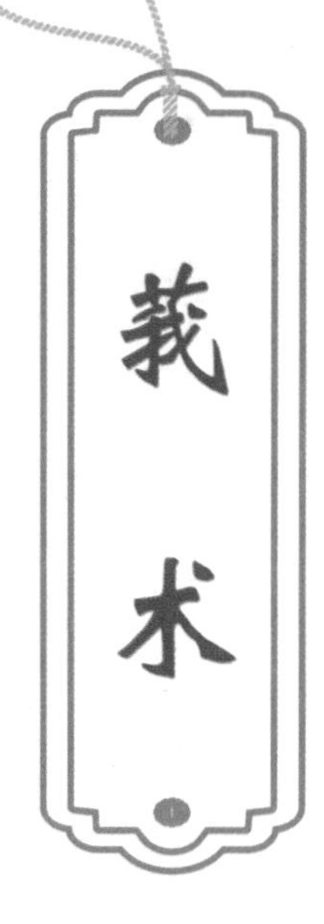

莪术

别名　绿姜、姜七、山姜黄、蓝心姜、黑心姜。

形态特征

多年生草本，全株光滑无毛。叶椭圆状长圆形至长圆状披针形，长 25 ～ 60 厘米，宽 10 ～ 15 厘米，中部常有紫斑；叶柄较叶片为长。花茎由根茎单独发出，常先叶而生；穗状花序长约 15 厘米；苞片多数，下部的绿色，缨部的紫色；花萼白色，顶端 3 裂；花冠黄色，裂片 3，不等大；侧生退化雄蕊小；唇瓣黄色，顶端微缺。蒴果狼状三角形。花期 3 ～ 5 月。

生境分布

野生长于山谷、溪旁及林边等阴湿处。分布于四川、广西、浙江等地。

性味归经

辛、苦，温。归肝、脾经。

功能主治

行气破血，消积止痛。用于癥瘕痞块，瘀血经闭，胸痹心痛，食积胀痛。

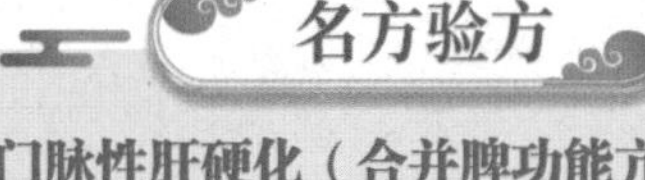

名方验方

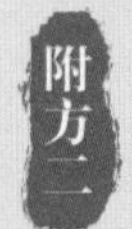

附方一

门脉性肝硬化（合并脾功能亢进）

莪术、川芎、炒三棱、炒桃仁、土元各 9 克，丹参 30 克，当归 15 克，柴胡、陈皮各 12 克。水煎服，每日 1 剂。

附方二

血吸虫病合并肝（脾）肿大

莪术、苏木、当归、乌药、西党参、白术、云茯各 12 克，法半夏 10 克，甘草 6 克。每剂浓煎 2 次分服，每日 1 剂。

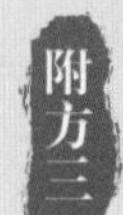

附方三

慢性胆道感染

莪术、柴胡、白芍各 12 克，青皮 10 克，太子参 30 克。水煎服，每日 1 剂。

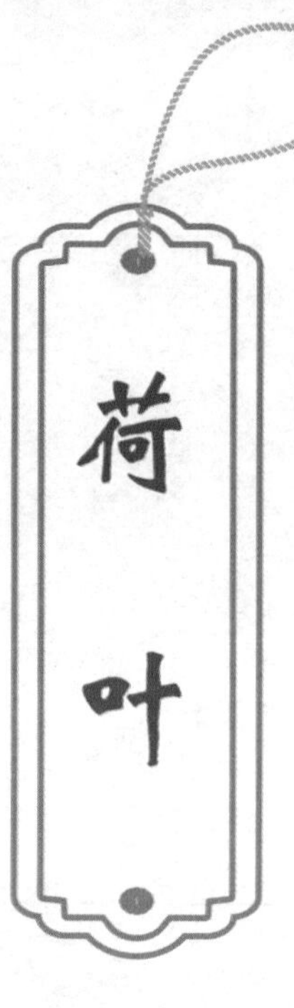

别名　蕸、莲叶、鲜荷叶、干荷叶、荷叶炭。

性味归经

苦，平。归肝、脾、胃经。

功能主治

清暑化湿，升发清阳，凉血止血。用于暑热烦渴，暑湿泄泻，脾虚泄泻，血热吐衄，便血崩漏。荷叶炭收涩化瘀止血。用于出血症和产后血晕。

形态特征

荷叶叶多折成半圆形或扇形，展开后呈类圆形，直径 20 ～ 50 厘米，全缘或稍波状。上表面深绿色或黄绿色，较粗糙；下表面淡灰棕色，较光滑，有粗脉 21 ～ 22 条，自中心向四周射出，中心有突起的叶柄残基。质脆，易破碎。微有清香气，味微苦。

生境分布

生长于水泽、池塘、湖沼或水田内，野生或栽培。全国大部分地区均产。

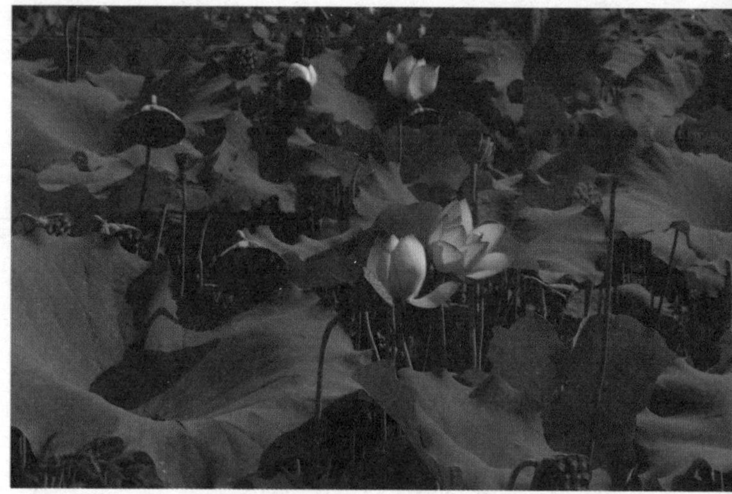

名方验方

附方一　**伤暑**

鲜荷叶、鲜芦根各 50 克，扁豆花 10 克。水煎服。

附方二　**雷头风证，头面疙瘩肿痛，憎寒发热，状如伤寒**

荷叶 1 枚，升麻 25 克，苍术 25 克。水煎温服。

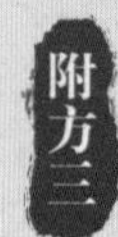

吐血

荷叶炭 30 克。研细粉，每服 10 克，每日 3 次。

桂枝

别名　柳桂、嫩桂枝、桂枝尖。

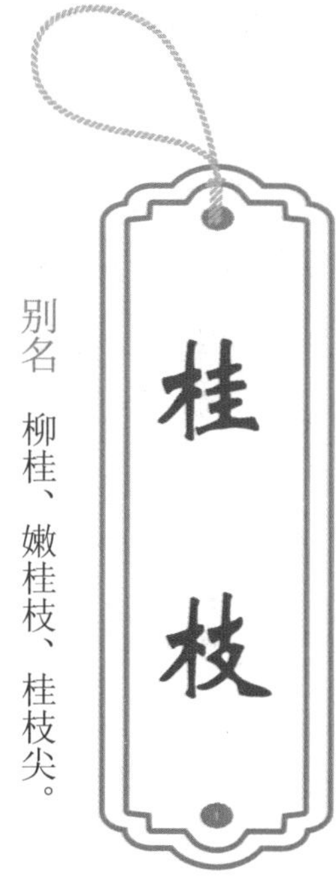

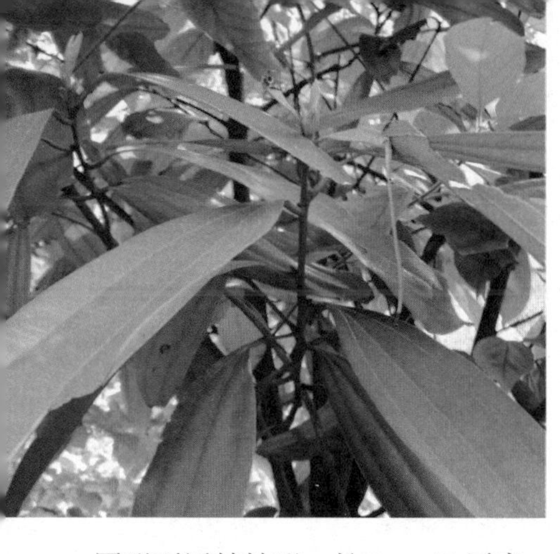

形态特征

常绿乔木，高 12 ～ 17 米。树皮呈灰褐色，有芳香，幼枝略呈四棱形。叶互生，革质；长椭圆形至近披针形，长 8 ～ 17 厘米，宽 3.5 ～ 6 厘米，先端尖，基部钝，全缘，上面绿色，有光泽，下面灰绿色，被细柔毛；具离基 3 出脉，细脉横向平行；叶柄粗壮，长 1 ～ 2 厘米。圆锥花序腋生或近顶生，长 10 ～ 19 厘米，被短柔毛；花小，直径约 3 厘米；花梗长约 5 毫米；花被管长约 2 毫米，裂片 6，黄绿色，椭圆形，长约 3 毫米，内外密生短柔毛；发育雄蕊 9，3 轮，花药矩圆形，4 室，瓣裂，外面 2 轮花丝上无腺体，花药内向，第 3 轮雄蕊外向，花丝基部有 2 腺体，最内尚有 1 轮退化雄蕊，花药心脏形；雌蕊稍短于雄蕊，子房椭圆形，1 室，胚珠 1，花柱细，与子房几等长，柱头略呈盘状。浆果椭圆形或倒卵形，先端稍平截，暗紫色，长约 12 ～ 13 毫米，外有宿存花被。花期 5 ～ 7 月，果期至次年 2 ～ 3 月。

生境分布

生长于常绿阔叶林中，但多为栽培。分布于广东、广西、云南等省区。

性味归经

辛，甘，温。归心、肺、膀胱经。

功能主治

发汗解肌，温通经脉，助阳化气，平冲降气。用于风寒感冒，脘腹冷痛，血寒经闭，关节痹痛，痰饮，水肿，心悸，奔豚。

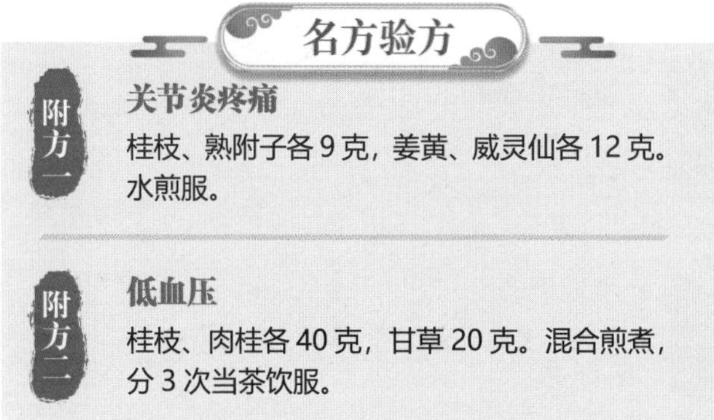

名方验方

附方一　关节炎疼痛

桂枝、熟附子各 9 克，姜黄、威灵仙各 12 克。水煎服。

附方二　低血压

桂枝、肉桂各 40 克，甘草 20 克。混合煎煮，分 3 次当茶饮服。

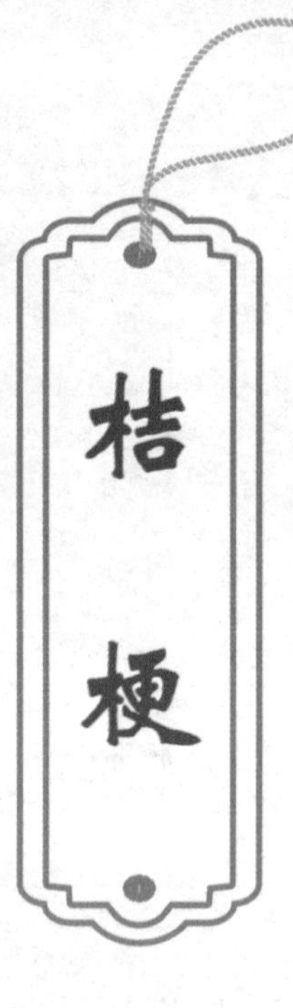

桔梗

别名 白药、梗草、卢茹、苦梗、大药、苦菜根。

性味归经 苦、辛，平。归肺经。

功能主治 宣肺化痰，利咽，排脓。用于咳嗽痰多，胸闷不畅，咽痛音哑，肺痈吐脓。

形态特征

多年生草本，体内有白色乳汁，全株光滑无毛。根粗大，圆锥形或有分叉，外皮黄褐色。茎直立，有分枝。叶多为互生，少数对生，近无柄，叶片长卵形，边缘有锯齿。花大形，单生长于茎顶或数朵成疏生的总状花序；花冠钟形，蓝紫色，蓝白色，白色，粉红色。蒴果卵形，熟时顶端开裂。

生境分布

适宜在土层深厚、排水良好、土质疏松而含腐殖质的砂质壤土上栽培。我国大部分地区均产。以华北、东北地区产量较大，华东地区、安徽产品质量较优。

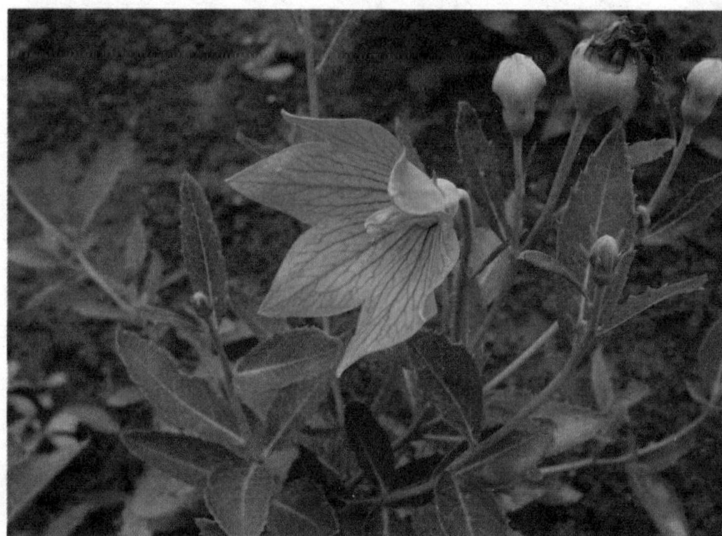

名方验方

附方一 **肺痈唾脓痰**

桔梗 15 克，冬瓜仁 12 克，鱼腥草 30 克，甘草 6 克。加水煎汤服。

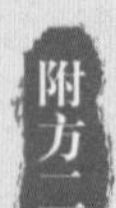

附方二 **咽喉肿痛**

桔梗、生甘草各 6 克，薄荷、牛蒡子各 9 克。水煎服。

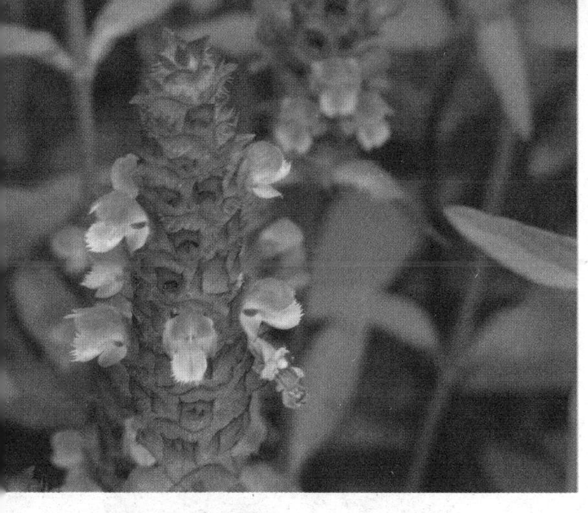

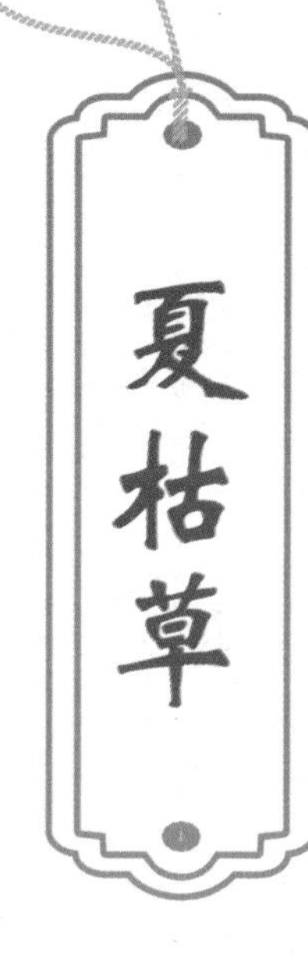

别名 铁色草、春夏草、棒槌草、羊肠菜、夏枯头、白花草。

形态特征

多年生草本，有匍匐茎。直立茎方形，高约 40 厘米，表面暗红色，有细柔毛。叶对生，卵形或椭圆状披针形，先端尖，基部楔形，全缘或有细疏锯齿，两面均披毛，下面有细点；基部叶有长柄。轮伞花序密集顶生成假穗状花序；花冠紫红色。小坚果 4 枚，卵形。

生境分布

均为野生，多生长于路旁、草地、林边。分布于浙江、江苏、安徽、河南等省。

性味归经

辛、苦，寒。归肝、胆经。

功能主治

清肝泻火，明目，散结消肿。用于目赤肿痛，目珠夜痛，头痛眩晕，瘰疬，瘿瘤，乳痈，乳癖，乳房胀痛。

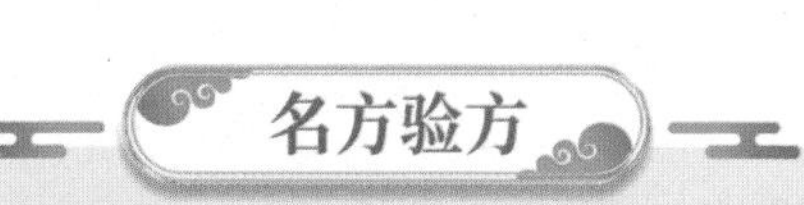

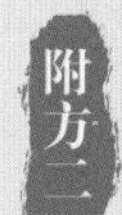

肝虚目痛（冷泪不止，羞明畏日）

夏枯草 25 克，香附子 50 克。共研为末，每服 5 克，茶汤调下。

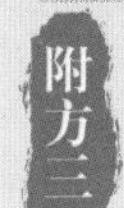

黄疸型肝炎

夏枯草、金钱草各 30 克，丹参 18 克。水煎，分 3 次服，连服 7 ~ 15 日，未愈，再服 7 日。

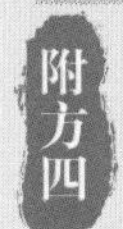

跌打伤，刀伤

把夏枯草在口中嚼碎后敷在伤处。

附方四

巩膜炎

夏枯草、野菊花各 30 克。水煎，分 2 ~ 3 次服。

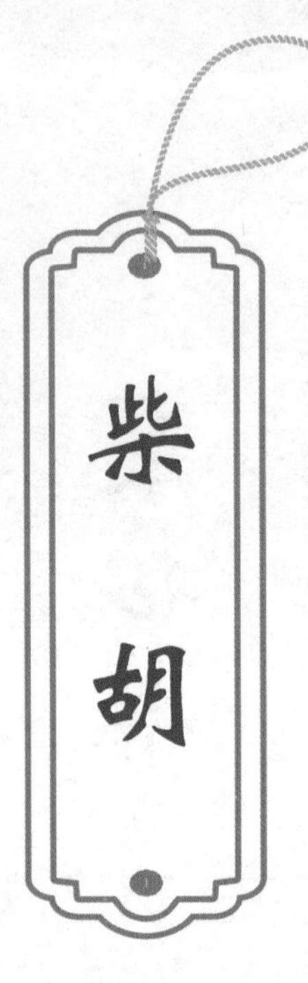

柴胡

别名 地熏、茈胡、山菜、茹草、柴草。

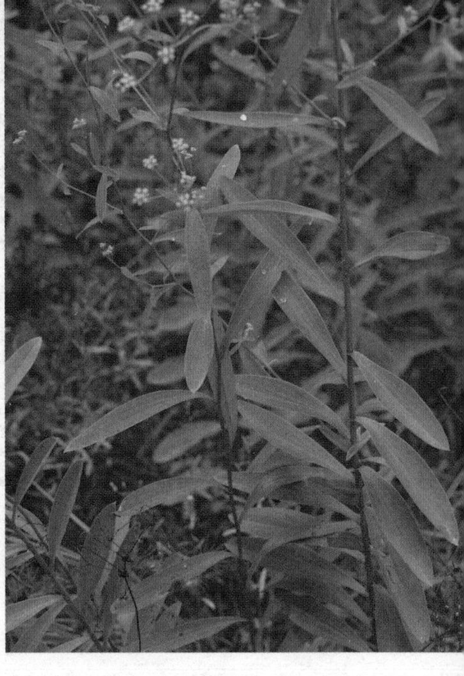

形态特征

多年生草本植物。主根圆柱形，有分歧。茎丛生或单生，实心，上部多分枝略呈“之”字形弯曲。基生叶倒披针形或狭椭圆形，早枯；中部叶倒披针形或宽条状披针形，长3～11厘米，下面具有粉霜。复伞形花序腋生兼顶生，花鲜黄色。双悬果椭圆形，棱狭翅状。

生境分布

生长于较干燥的山坡、林中空隙地、草丛、路边、沟边。柴胡分布于辽宁、甘肃、河北、河南等省，狭叶柴胡分布于江苏、湖北、四川等省。

性味归经

辛、苦，微寒。归肝、胆、肺经。

功能主治

疏散退热，疏肝解郁，升举阳气。用于感冒发热，寒热往来，胸胁胀痛，月经不调，子宫脱垂，脱肛。

名方验方

附方一

黄疸

柴胡6克，甘草3克，白茅根15克。水煎服。

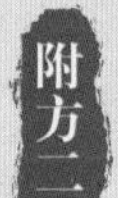

黄疸型肝炎

柴胡10克，茵陈蒿15克，栀子8克。水煎服。

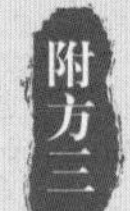

感冒发热

柴胡、葛根各10克，黄芩8克，石膏15克。水煎服。

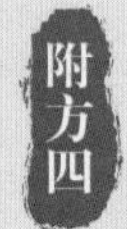

流行性感冒

柴胡12克，黄芩、半夏各10克，太子参、炙甘草各5克，生姜6克，大枣（去核）3个，板蓝根15克。水煎服，每日1剂。

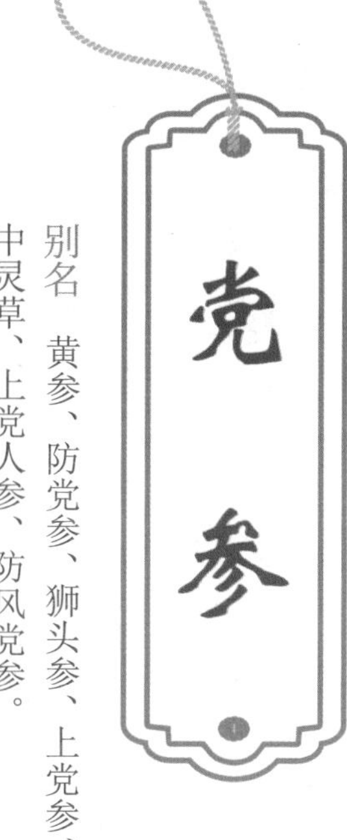

党参

别名 黄参、防党参、狮头参、上党参、中灵草、上党人参、防风党参。

性味归经

甘，平。归脾、肺经。

功能主治

健脾益肺，养血生津。用于脾肺气虚，食少倦怠，咳嗽虚喘，气血不足，面色萎黄，心悸气短，津伤口渴，内热消渴。

形态特征

多年生草本，有白色乳汁，根肥大肉质，呈长圆柱形，顶端有膨大的根头，具多数瘤状茎痕；茎缠绕，长而多分枝。叶在主茎及侧枝上互生，在小枝上近对生，叶卵形，全缘或微波状，上面绿色，被糙伏毛，下面粉绿色，密被柔毛。花单生长于枝端；花萼贴生至于房中部，花冠阔钟状，黄绿色，内面有紫斑。蒴果短圆锥状，种子细小，多数。

生境分布

生长于山地林边及灌丛中。分布于山西、陕西、甘肃及东北等地。山西产潞党参、东北产东党参、甘肃产西党参品质俱佳。

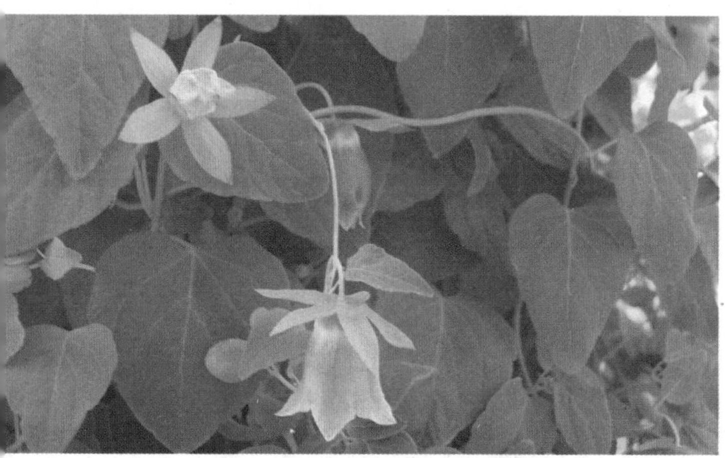

名方验方

附方一

心律失常

党参 10 克，麦冬 8 克，五味子 3 克。同研成细末，每日 1 剂，分 2 次服。

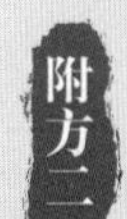

附方二

肝癌

党参、茯苓、白术、炙黄芪、炒扁豆各 9 克，薏苡仁 15 ~ 30 克，橘皮 6 克，炙甘草 3 克。每日 1 剂，水煎服。

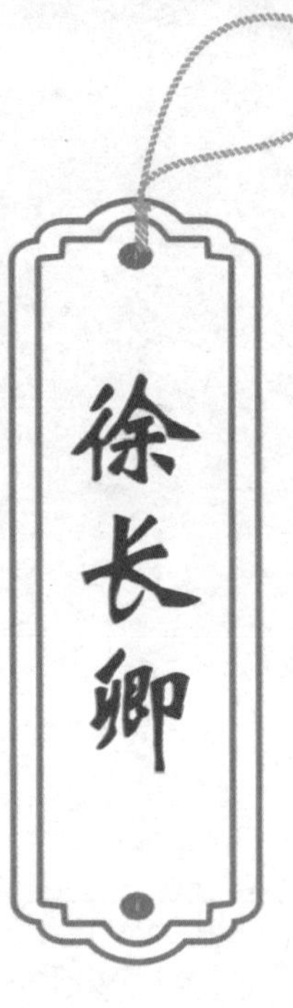

徐长卿

别名 逍遥竹、遥竹逍、对节莲、铜锣草、一枝香、英雄草、竹叶细辛。

性味归经 辛，温。归肝、胃经。

功能主治 祛风，化湿，止痛，止痒。用于风湿痹痛，胃痛胀满，牙痛，腰痛，跌仆伤痛，风疹、湿疹。

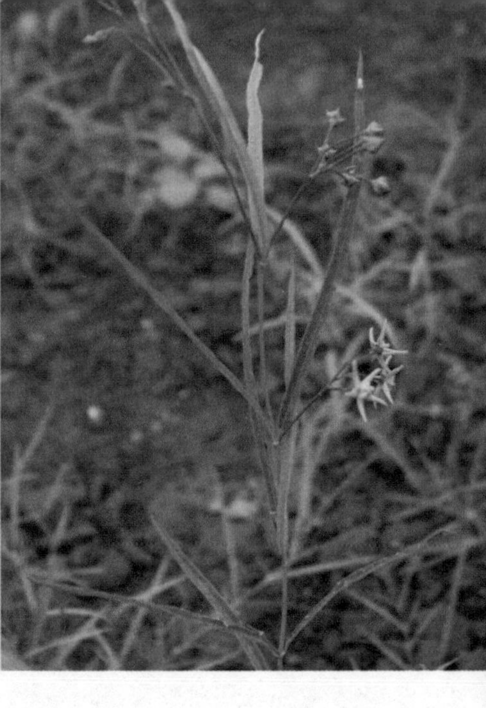

形态特征

多年生草本，高约65厘米。根茎短，须状根多数。茎细，刚直，节间长。叶对生，披针形至线形，长约5～14厘米，宽约2～8毫米，先端尖，全缘，边缘稍外反，有缘毛，基部渐狭，下面中脉隆起。圆锥花序顶生长于叶腋，总花柄多分枝，花梗细柔，花多数；花萼5深裂，卵状披针形，花冠5深裂，广卵形，平展或下反，黄绿色；副花冠5枚，黄色，肉质，肾形，基部与雄蕊合生；雄蕊5，连成筒状，药2室；雌蕊1，子房上位，由2个离生心皮组成，花柱2，柱头合生。蓇葖果角状。种子顶端着生多数银白色绒毛。花期6～7月，果期9～10月。

生境分布

多野生于山坡或路旁。全国大部分地区均产，以江苏、安徽、河北、湖南等地较多。

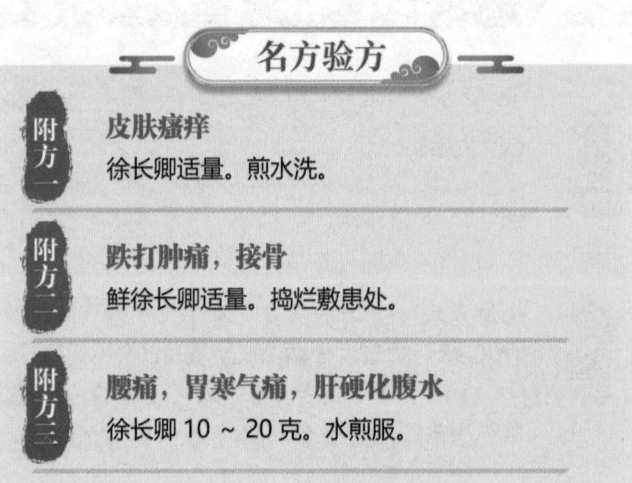

名方验方

附方一

皮肤瘙痒

徐长卿适量。煎水洗。

附方二

跌打肿痛，接骨

鲜徐长卿适量。捣烂敷患处。

附方三

腰痛，胃寒气痛，肝硬化腹水

徐长卿 10 ~ 20 克。水煎服。

狼毒

别名 断肠草、拔萝卜、燕子花、馒头花、瑞香狼毒。

性味归经 辛，平；有毒。归肝、脾经。

功能主治 散结，杀虫。外用于淋巴结结核、皮癣；灭蛆。

形态特征

多年生草本，高 20 ～ 50 厘米；根茎木质，粗壮，圆柱形，不分枝或分枝，表面棕色，内面淡黄色；茎直立，丛生，不分枝，纤细，绿色，有时带紫色，无毛，草质，基部木质化，有时具棕色鳞片。叶散生，稀对生或近轮生，薄纸质，披针形或长圆状披针形，稀长圆形；叶柄短，上面扁平或微具浅沟。花白色、黄色至带紫色，芳香，多花的头状花序，顶生，圆球形；具绿色叶状总苞片；无花梗；花萼筒细瘦，具明显纵脉，基部略膨大，无毛，裂片 5，卵状长圆形，顶端圆形，稀截形，常具紫红色的网状脉纹；子房椭圆形，几无柄，上部被淡黄色丝状柔毛，花柱短，柱头头状，顶端微被黄色柔毛。果实圆锥形，上部或顶部有灰白色柔毛。

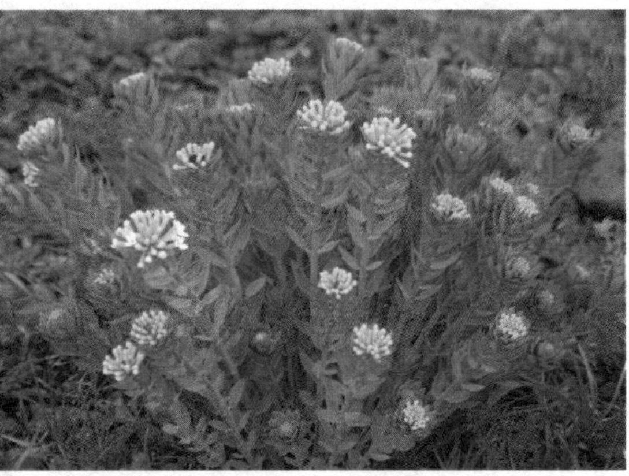

生境分布

生长于海拔 2600 ～ 4200 米的干燥而向阳的高山草坡、草坪。分布于我国北方各省区及西南地区。俄罗斯西伯利亚也有分布。

名方验方

阴疝，阴丸卒缩入腹，急痛欲死

狼毒 200 克，防风 100 克，附子（烧）150 克。蜜丸如桐子大，每服 3 丸，日夜三度。

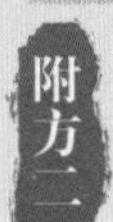

愈合淋巴结结核伤口

狼毒、蒲公英根各 50 克。煎成膏外敷。

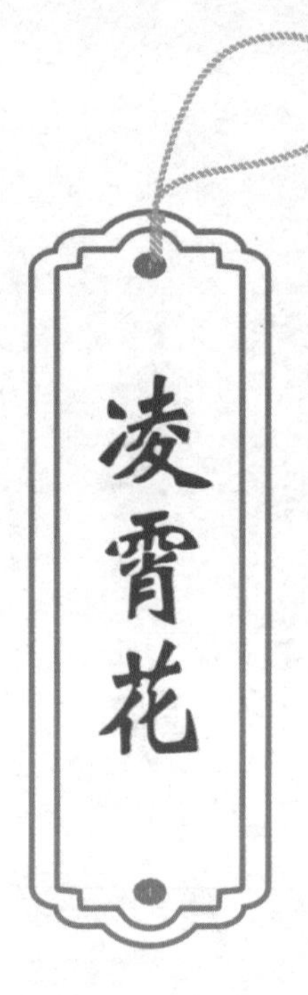

凌霄花

别名 紫葳、中国霄、拿不走、大花凌霄。

性味归经

甘、酸，寒。归肝、心包经。

功能主治

活血通经，凉血祛风。用于月经不调，经闭癥瘕，产后乳肿，风疹发红，皮肤瘙痒，痤疮。

形态特征

薄叶木质藤本，借气根攀附于其服物上，茎黄褐色具棱状网裂。叶对生，奇数羽状复叶，小叶卵形至卵状披针形，先端尾状渐尖，基部阔楔形，两侧不等大，边缘有粗锯齿，两面无毛，小叶柄着生处有淡黄褐色束毛。花序顶生，圆锥状，花大，花萼钟状，花冠漏斗状钟形。蒴果长如豆荚，具子房柄，种子多数，扁平，有透明的翅。

生境分布

生长于墙根、树旁、竹篱边。全国各地均有，分布于江苏、浙江等地。

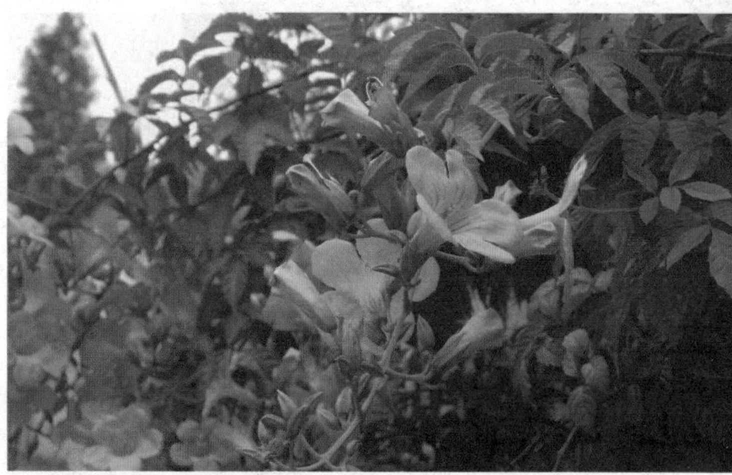

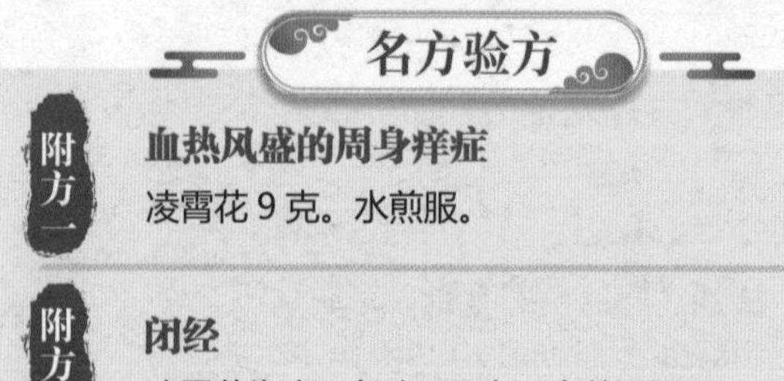

名方验方

附方一

血热风盛的周身痒症

凌霄花 9 克。水煎服。

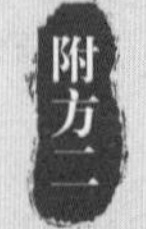

附方二

闭经

凌霄花为末。每次 10 克，食前温酒下。

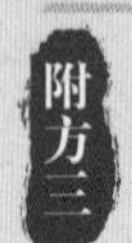

附方三

便血

凌霄花适量。浸酒饮服。

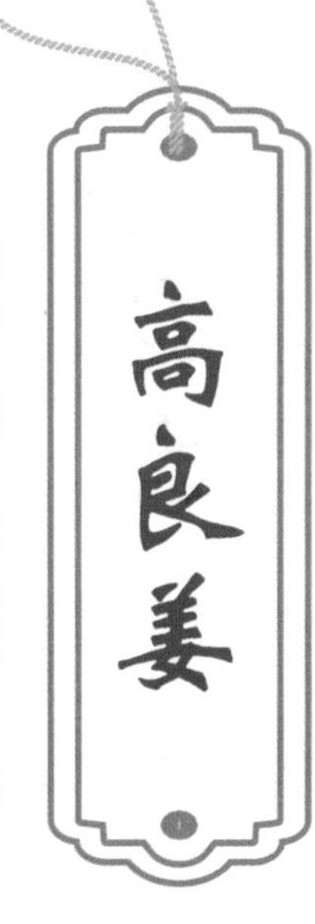

高良姜

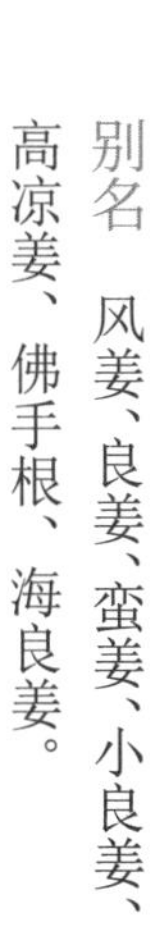

别名 风姜、良姜、蛮姜、小良姜、高凉姜、佛手根、海良姜。

性味归经 辛，热。归脾、胃经。

功能主治 温胃止呕，散寒止痛。用于脘腹冷痛，胃寒呕吐，嗳气吞酸。

形态特征

多年生草本，高 30 ～ 110 厘米，根茎棕红色或紫红色。叶互生，叶片线状披针形，先端渐尖或尾尖，基部渐窄，全缘或具不明显的疏钝齿，两面颓净；叶鞘开放抱茎，叶舌膜质，长达 3 厘米，棕色。总状花序顶生，花序轴被绒毛，小苞片极小，花萼先端不规则 3 浅圆裂，外被短毛；花冠管漏斗状。蒴果球形，不开裂，被绒毛，熟时橙红色。

生境分布

生长于山坡、旷野的草地或灌木丛中。分布于我国广东、广西、台湾等地。

名方验方

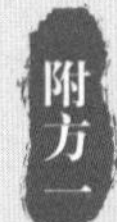

霍乱吐泻

高良姜（炙令焦香）250 克，加酒 1 升，煮三四沸，一次服完。

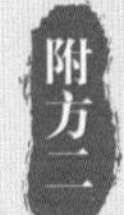

养脾温胃，去冷消痰，宽胸下气

高良姜、干姜各等份。炮过，研细，加面糊做成丸子，如梧桐子大。每次 15 丸，饭后服，橘皮汤送下。孕妇忌服。

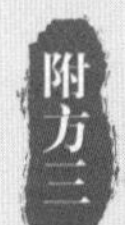

牙痛

高良姜 9 克，荜茇 10 克，细辛 4 克，冰片 3 克。共研细末，过筛装瓶备用，牙痛时取药粉少许，塞入鼻孔内用力吸入。

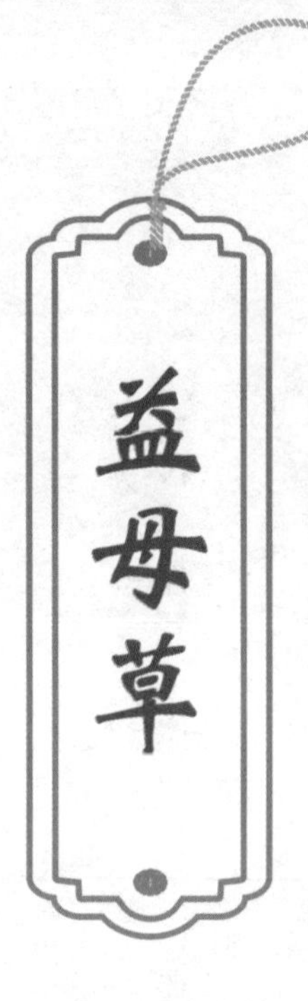

益母草

别名 坤草、益母蒿、益母艾、红花艾。

性味归经

苦、辛，微寒。归肝、心包、膀胱经。

功能主治

活血调经，利尿消肿，清热解毒。用于月经不调，痛经经闭，恶露不尽，水肿尿少，疮疡肿毒。

形态特征

一年或二年生草本；幼苗期无茎，基生叶圆心形，浅裂，叶交互对生，有柄，青绿色，质鲜嫩，揉之有汁；下部茎生叶掌状3裂；花前期茎呈方柱形，轮伞花序腋生，花紫色，多脱落。花萼内有小坚果4。花果期6～9月。

生境分布

生长于山野荒地、田埂、草地等。全国大部分地区均有分布。

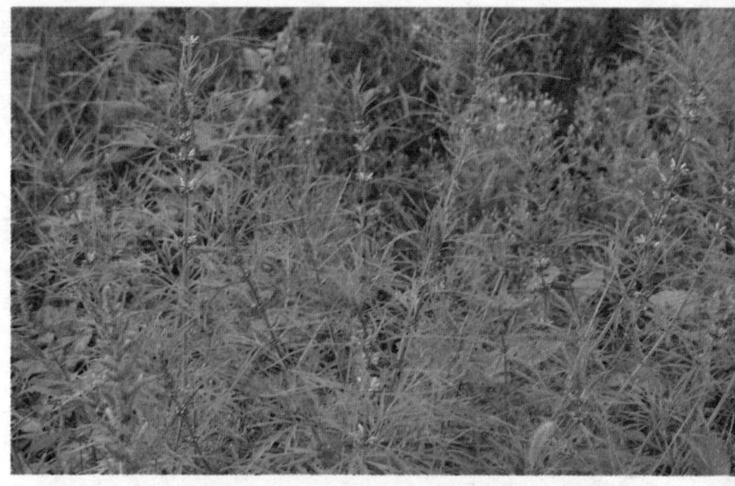

名方验方

附方一

痛经

益母草30克，香附9克。水煎，冲酒服。

附方二

闭经

益母草90克，橙子30克，红糖50克。水煎服。

附方三

功能失调性子宫出血

益母草50克，香附15克，鸡蛋2个。加水煮熟，再去壳煮10分钟，去药渣，吃蛋饮汤，每日1次。

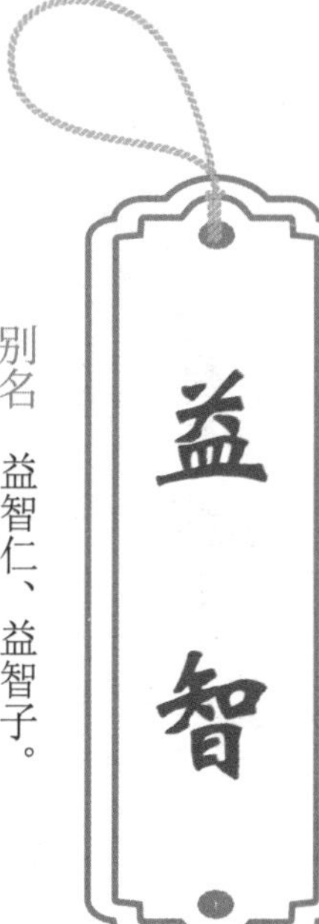

益智

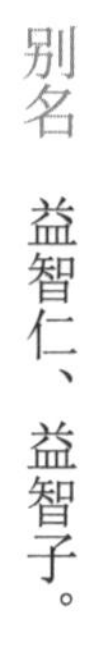

别名　益智仁、益智子。

性味归经

辛，温。归肾、脾经。

功能主治

温肾固精缩尿，温脾止泻摄涎。用于肾虚遗尿，小便频数，遗精白浊，脾寒泄泻，腹中冷痛，口多唾涎。

形态特征

多年生草本，高 1 ～ 3 米。根茎延长。茎直立，丛生。叶 2 列，具短柄；叶片披针形，长 20 ～ 35 厘米，宽 3 ～ 6 厘米，先端尾状渐尖，基部宽楔形，边缘具脱落性小刚毛，基残痕呈细齿状，两面无毛；叶舌膜质，二裂，被淡棕色柔毛。总状花序顶生；花序轴被极短的柔毛；小花梗长 1 ～ 2 毫米；苞片膜质，棕色；花萼管状，外被短柔毛；花冠管与萼管几等长，裂片 3，长圆形，先端略呈兜状，白色，外被短柔毛；唇瓣倒卵形，长约 2 厘米，粉红色，并有红色条纹，先端边缘皱波状；侧生退化雄蕊锥状，长约 2 毫米；雄蕊 1，花丝扁平，线形，长约 1.2 厘米，花药长 6 ～ 7 毫米，药隔先端具圆形鸡冠状附属物；子房下位，密被绒毛。蒴果球形或椭圆形，干时纺锤形，果皮上有明显的纵向维管束条纹，果熟时黄绿色或乳黄色。种子多数，不规则扁圆形，被淡黄色假种皮。

生境分布

生长于林下阴湿处或栽培。分布于广东、雷州半岛、海南岛山区、广西、云南、福建等地。

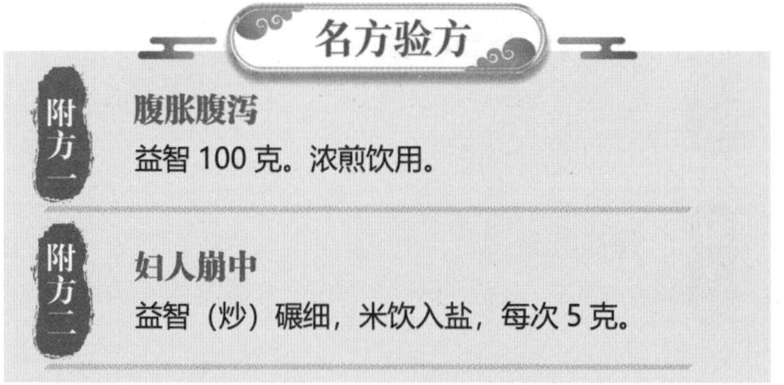

名方验方

附方一　**腹胀腹泻**

益智 100 克。浓煎饮用。

附方二　**妇人崩中**

益智（炒）碾细，米饮入盐，每次 5 克。

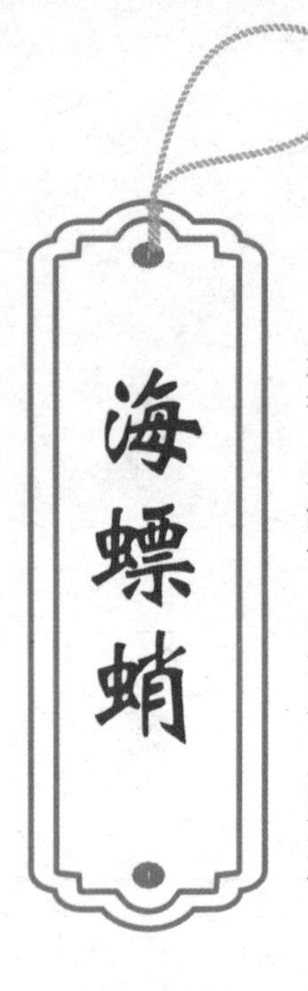

别名 乌鲗骨、墨鱼盖、乌贼鱼骨。

形态特征

金乌贼胴部卵圆形，一般肠长 20 厘米，长度为宽度的 1.5 倍。背腹略扁平，侧缘绕以狭鳍，不愈合。头部前端、口的周围生有 5 对腕。眼发达。石灰质内骨骼发达，长椭圆形，长度约为宽度的 2.5 倍，后端骨针粗壮。体内有墨囊，内贮有黑色液体。体黄褐色，上有棕紫色与白色细斑相间，雄体阴背有波状条纹，在阳光下呈金黄色光泽。产期多在 8 ～ 12 月，11 月为盛渔期。

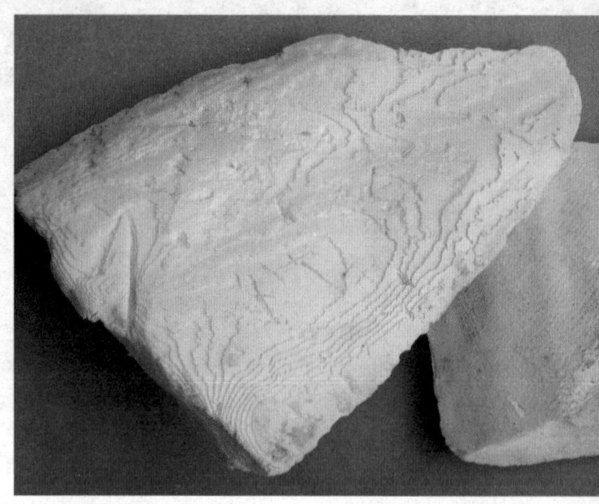

性味归经

咸，涩，温。归脾、肾经。

功能主治

收敛止血，涩精止带，制酸止痛，收湿敛疮。用于吐血衄血，崩漏便血，遗精滑精，赤白带下，胃痛吞酸；外治损伤出血，湿疹湿疮，溃疡不敛。

生境分布

主产辽宁、江苏、浙江等省沿海地区。

名方验方

附方一

胃出血

海螵蛸、白及各 60 克。共研为末，饭前冲服 3 ~ 5 克。

附方二

胃，十二指肠溃疡

海螵蛸为主，配合其他药物（贝母、大黄、白及等）内服。

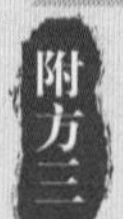

附方三

外伤出血

海螵蛸、蒲黄（炒）各等量。研末外敷。

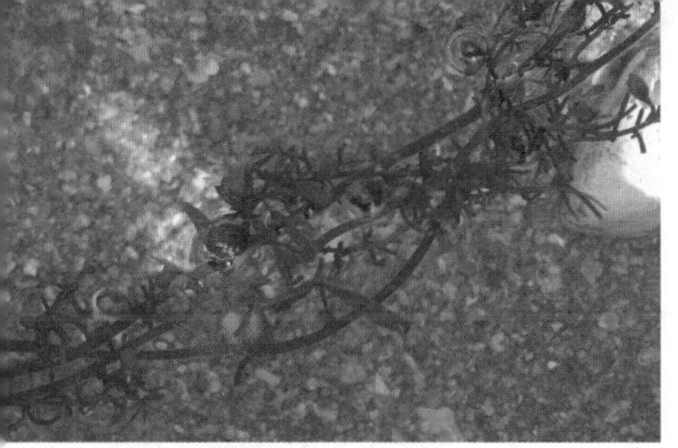

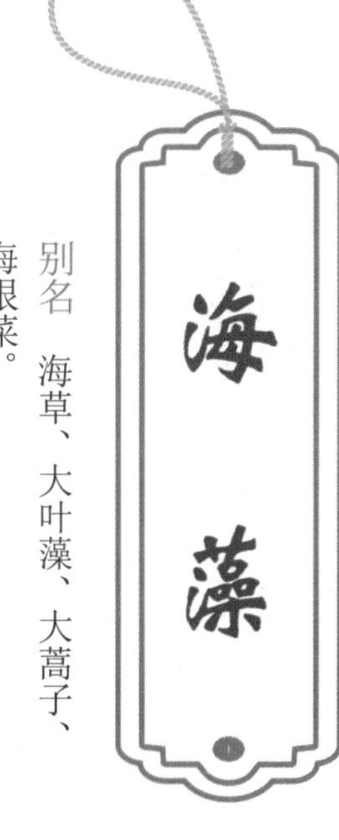

海藻

别名 海草、大叶藻、大蒿子、海根菜。

性味归经 苦、咸，寒。归肝、胃、肾经。

功能主治 消痰软坚散结，利水消肿。用于瘿瘤，瘰疬，睾丸肿痛，痰饮水肿。

形态特征

多年生褐藻，暗褐色，高 30 ～ 100 厘米。固着器扁平盘状或短圆锥形，直径可达 2 厘米；主轴圆柱形，幼时短，但逐年增长，两侧有呈钝角或直角的羽状分枝及腋生小枝，幼时其上均有许多短小的刺状突起；叶状突起的形状，大小差异很大、披针形、倒披针形、倒卵形和线形均有，长者可达 25 厘米，短者只 2 厘米，宽者可达 2.5 厘米，有不明显的中脉状突起，并有明显的毛窠斑点，狭者只 1 毫米，无中脉状突起，也无斑点，全缘或有锯齿。在线形叶状突起的腋部，长出多数具有丝状突起的小枝，生殖托或生殖枝即从丝状突起的腋间生出。气囊生长于最终分枝上，有柄，成熟时球形或近于球形，顶端圆或有细尖状凸起，表面有稀疏的毛窠斑点。生殖托单生或总状排列于生殖小枝上，圆柱形，长 3 ～ 15 毫米或更长，直径约 1 毫米。

生境分布

生长于低潮线以下的浅海区域。小叶海藻产于福建、浙江等地；大叶海藻产于山东、辽宁等地。

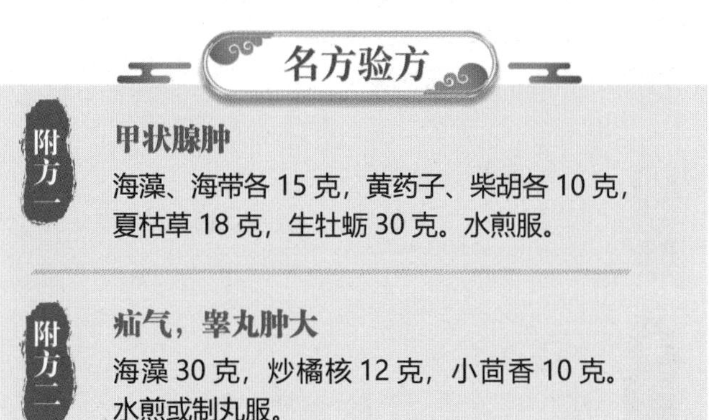

名方验方

附方一 甲状腺肿

海藻、海带各 15 克，黄药子、柴胡各 10 克，夏枯草 18 克，生牡蛎 30 克。水煎服。

附方二 疝气，睾丸肿大

海藻 30 克，炒橘核 12 克，小茴香 10 克。水煎或制丸服。

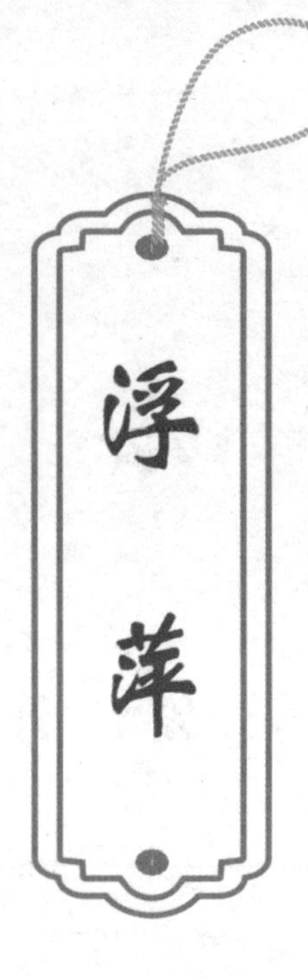

浮萍

别名 水萍、水花、水苏、小萍子、萍子草、浮萍草。

性味归经
辛，寒。归肺经。

功能主治
宣散风热，透疹，利尿。用于麻疹不透，风疹瘙痒，水肿尿少。

形态特征

多年生细小草本，漂浮于水面。根5～11条束生，细年，纤维状，浮萍长3～5厘米。花序生长于叶状体边缘的缺刻内；花草性，雌雄同林；佛焰苞袋状，短小，2唇形，内有2雄花和1雌花，无花被；雄花有雄蕊2，花药2室，花丝纤细；雌花有雌蕊1，子房无柄，1室，具直立胚珠2，花柱短，柱头扁平或环状。果实圆形，边缘有翅。花期4～6月，果期5～7月。

生境分布

生长于池沼、水田、湖湾或静水中，全国各地均产。

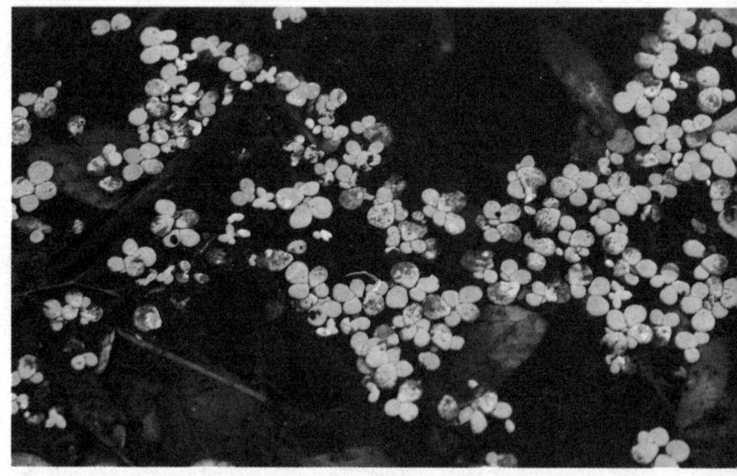

名方验方

附方一 急性肾炎
浮萍草100克，黑豆50克。水煎服。

附方二 皮肤风热，遍身生瘾疹
浮萍、牛蒡子各等份。以薄荷汤调下10克，每日2次。

附方三 身上虚痒
浮萍末、黄芪各5克。同四物汤煎汤调下。

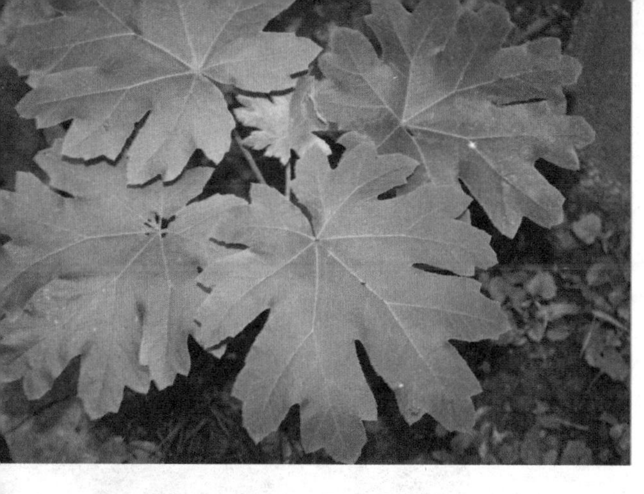

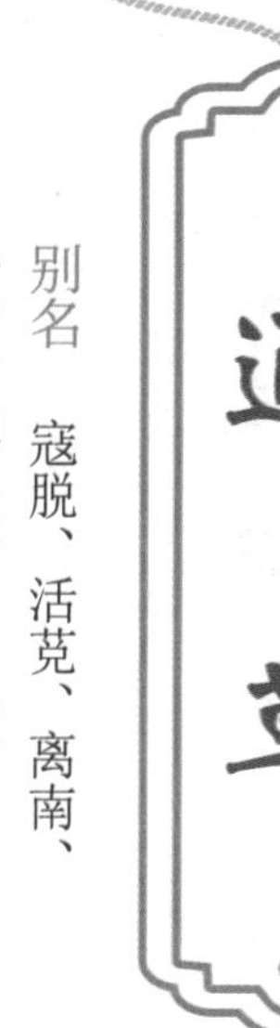

通草

别名 寇脱、活苋、离南、倚商、通脱木、白通草。

性味归经 甘、淡，微寒。归肺、胃经。

功能主治 清热利湿，通气下乳。用于湿热淋证，水肿尿少，乳汁不下。

形态特征

灌木，高可达6米。茎木质而不坚，中有白色的髓，幼时呈片状，老则渐次充实，幼枝密被星状毛，或稍具脱落性灰黄色绒毛。叶大、通常聚生长于茎的上部，掌状分裂，长可达1米，基部心脏形，叶片5～7裂，裂片达于中部或仅为边裂，头锐尖，边缘有细锯齿，上面无毛，下面有白色星状绒毛；叶柄粗壮，长30～50厘米；托叶2，大形，膜质，披针状凿形，基部鞘状抱茎。花小，有柄，多数球状伞形花序排列成大圆锥花丛；苞片披针形；萼不明显；花瓣4，白色，卵形，头锐尖；雄蕊4；花盘微凸；子房下位，2室，花柱2，离生，柱头头状。核果状浆果近球形而扁，外果皮肉质，硬而脆。花期8月，果期9月。

生境分布

生长于向阳肥厚的土壤中，或栽培于庭园中。分布于贵州、云南、广西等地。

名方验方

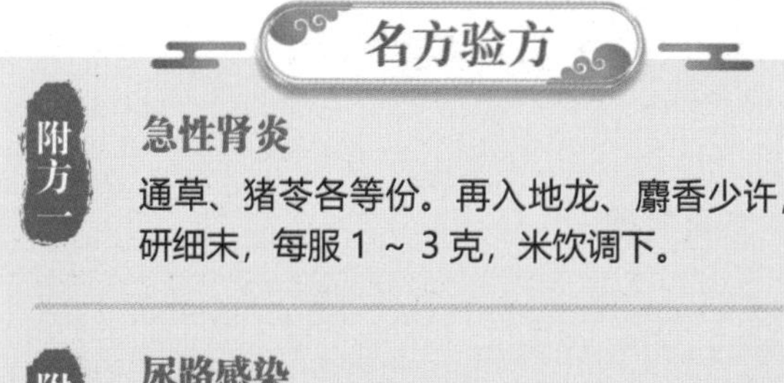

附方一

急性肾炎

通草、猪苓各等份。再入地龙、麝香少许，研细末，每服1～3克，米饮调下。

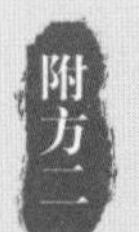

附方二

尿路感染

通草15克，滑石20克，冬葵子、石韦各10克。水煎服，每日1剂。

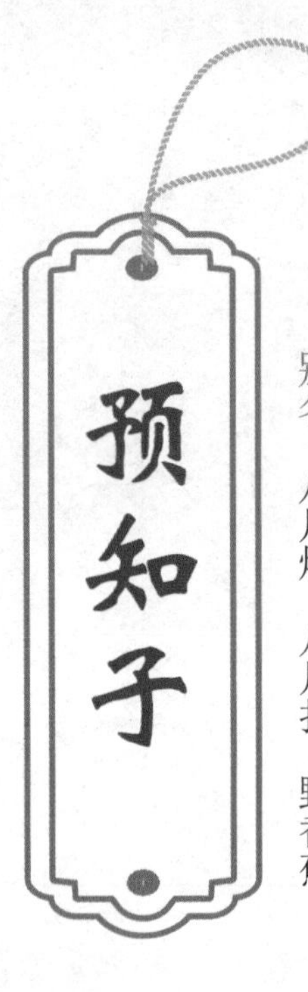

别名　八月炸、八月扎、野香蕉。

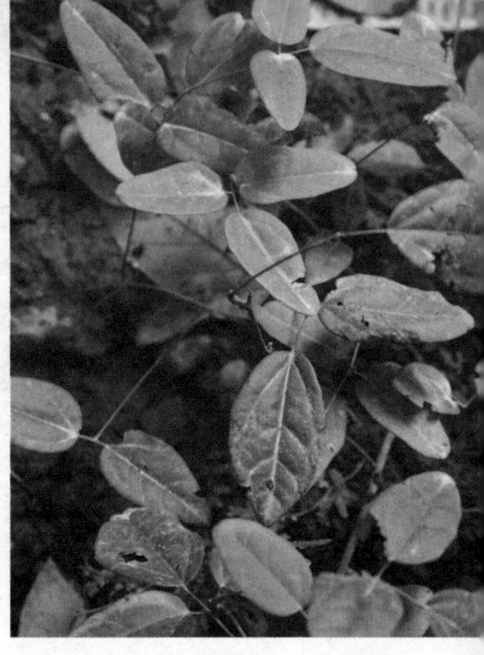

形态特征

蔓生植物。叶三角形，色绿，面深背淡，七八月结实作房，生青，熟深红，每房有子五六枚，如皂角子，色斑褐而光润，相传取子二枚或双仁者，缀衣领上，遇有蛊毒，则闻其发音，故名“预知子”。 落叶或半常绿藤木。掌状复叶互生，小叶 5，倒卵形或长倒卵形，长 3～6 厘米，先端圆、微凹或有短尖，全缘。花单性同株，总状花序腋生；雌花生长于花序上部，花被片 3，淡紫色，雄蕊 6，雌花生长于花序下部，花被 3，退化雄蕊 6，雌蕊 6。果实肉质，长椭圆形，两端圆形，成熟时沿腹缝线开裂。花期 4～5 月，果期 8 月。

生境分布

生长于山林灌丛。分布于河南、浙江、陕西、山东、江苏、安徽、广东、湖北等地。

性味归经

苦，寒。归肝、胆、胃、膀胱经。

功能主治

疏肝理气，活血止痛，利尿。用于脘胁胀痛，痛经经闭，痰核痞块，小便不利。

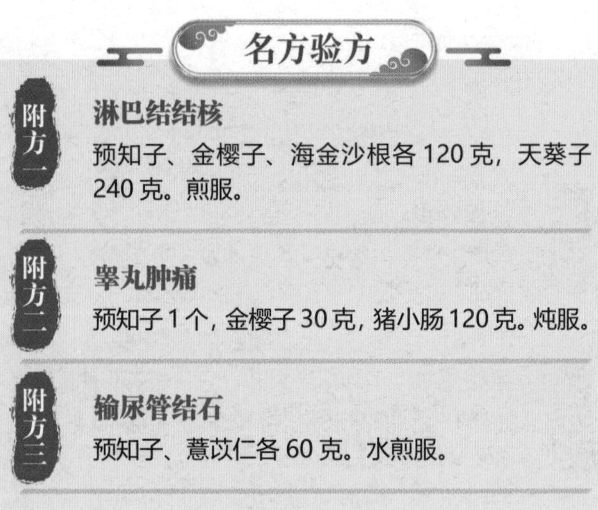

名方验方

附方一　淋巴结结核

预知子、金樱子、海金沙根各 120 克，天葵子 240 克。煎服。

附方二　睾丸肿痛

预知子 1 个，金樱子 30 克，猪小肠 120 克。炖服。

附方三　输尿管结石

预知子、薏苡仁各 60 克。水煎服。

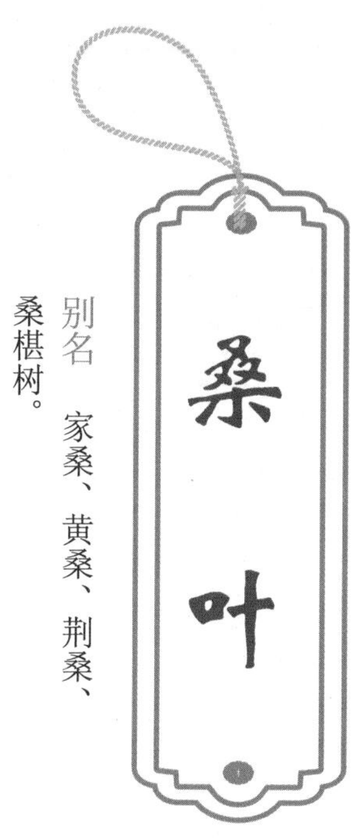

桑叶

别名 家桑、黄桑、荆桑、桑椹树。

性味归经 甘、苦，寒。归肺、肝经。

功能主治 疏散风热，清肺润燥，平肝明目。用于风热感冒，肺热燥咳，头晕头痛，目赤昏花。

形态特征

落叶灌木或小乔木，高3～15米。树皮灰白色，有条状浅裂；根皮黄棕色或红黄色，纤维性强。单叶互生；叶柄长1～2.5厘米；叶片卵形或宽卵形，长5～20厘米，宽4～10厘米，先端锐尖或渐尖，基部圆形或近心形，边缘有粗锯齿或圆齿，有时有不规则的分裂，上面无毛，有光泽，下面脉上有短毛，腋间有毛，基出脉3条与细脉交织成网状，背面较明显；托叶披针形，早落。花单性，雌雄异株；雌花序长1～2厘米，被毛，总花梗长5～10毫米；雄花序长1～2.5厘米，下垂，略被细毛；雄花具花被片4，雄蕊4，中央有不育的雌蕊；雌花具花被片4，基部合生，柱头2裂。种子小。花期4～5月，果期5～6月。

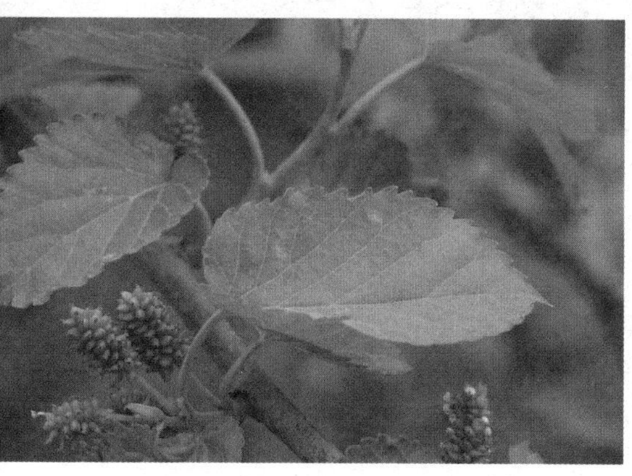

生境分布

生长于丘陵、山坡、田野等处，各地均有栽培。

名方验方

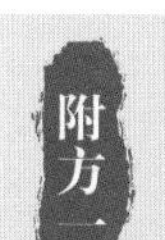

头目眩晕

桑叶、菊花、枸杞子各15克，决明子10克。水煎代茶饮。

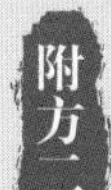

肺脓肿

桑叶20克，芦根、鱼腥草、白茅根各60克，刺黄柏30克。水煎服（鲜品更好），每日1剂，连续服药，定期复查，疗程一般14～47日。

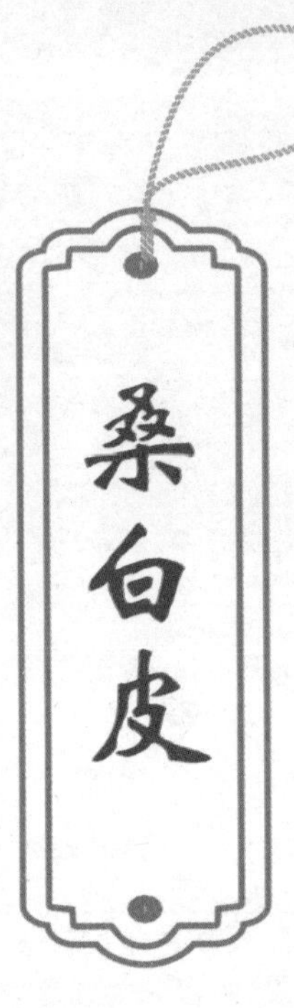

桑白皮

别名 桑皮、桑根皮、白桑皮、桑根白皮。

性味归经

甘，寒。归肺经。

功能主治

泻肺平喘，利水消肿。用于肺热喘咳，水肿胀满尿少，面目肌肤浮肿。

形态特征

同桑叶。

生境分布

生长于丘陵、山坡、村旁、田野等处。各地均有栽培，以南部各省育蚕区产量较大。

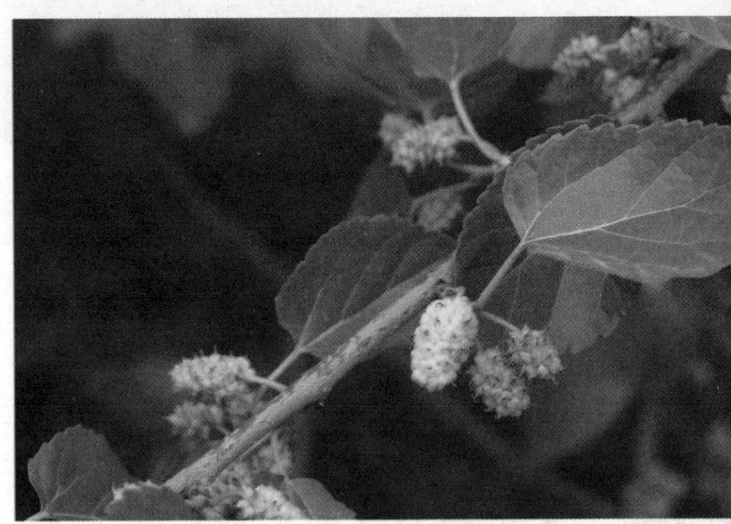

名方验方

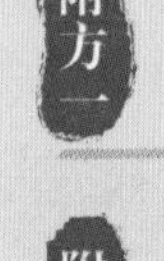

附方一

蜈蚣，蜘蛛咬伤

桑白皮适量。捣汁敷。

附方二

坠落伤

桑白皮2500克。为末，水1升，煎成膏，敷瘀损处。

附方三

齿龈出血

桑白皮20克，白茅根30克。水煎2次，混合后早晚分服，每日1剂。

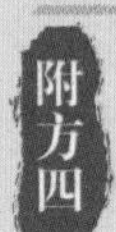

附方四

脱发

桑白皮120克。用水煎，去渣取汁洗发。

10画

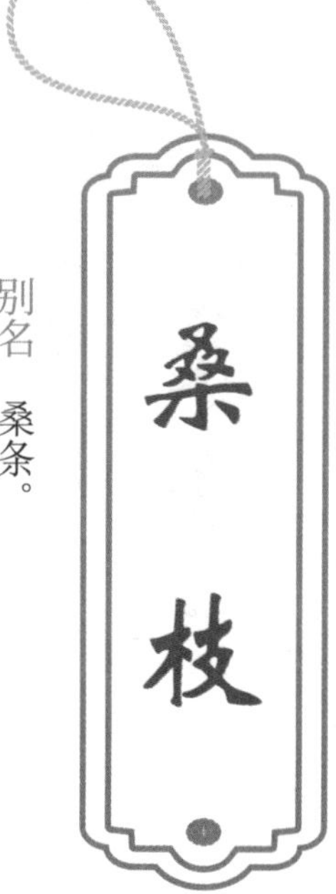

桑枝

别名　桑条。

性味归经

微苦，平。归肝经。

功能主治

祛风通络，利关节。用于风湿痹病，肩臂、关节酸痛麻木。

形态特征

同桑叶。

生境分布

生长于丘陵、山坡、村旁、田野等处，各地均有栽培。以南部各省育蚕区产量较大。

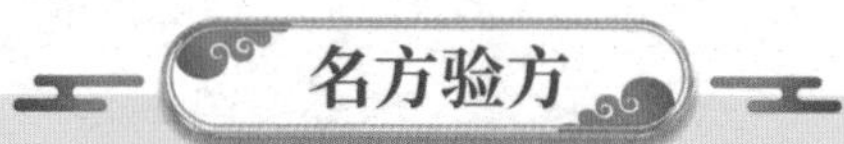

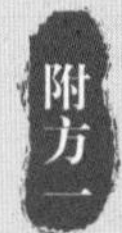

风湿性关节炎

桑枝 500 克，浓煎去渣，入蜜 50 克。温火煎成膏，每次 20 克，每日 2 次口服。

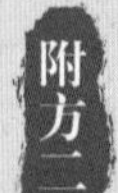

风湿性肌炎对肌体疼痛者

桑枝 30 克，秦艽、防己各 9 克。水煎服。

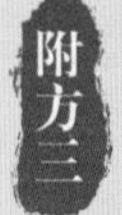

肩周炎

桑枝、当归各 20 克，鸡血藤、威灵仙各 30 克，羌活、桂枝、白芍、姜黄、防风各 15 克，细辛 5 克（后下）。水煎服，每日 1 剂。

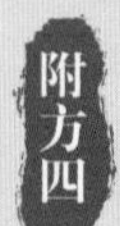

淋转率低下

桑枝 30 克（鲜者疗效较好）。水煎服，每日 1 剂。

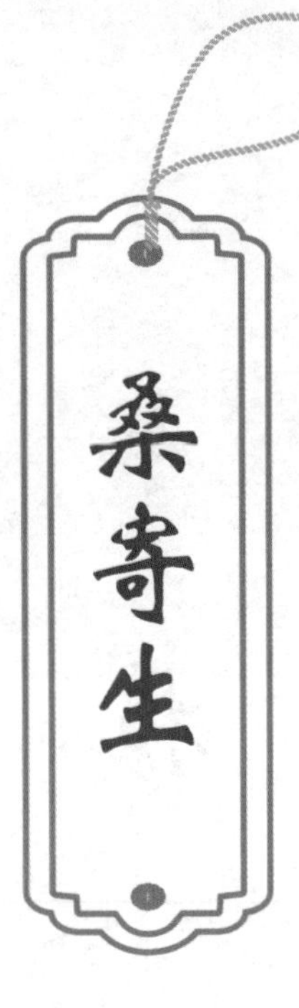

桑寄生

别名 茑、寓木、宛童、寄生树、寄生草、桑上寄生。

形态特征

常绿寄生小灌木。老枝无毛，有凸起灰黄色皮孔，小枝梢被暗灰色短毛。叶互生或近于对生，革质，卵圆形至长椭圆状卵形，先端钝圆，全缘，幼时被毛。花两性，紫红色花 1～3 个聚生长于叶腋，具小苞片；总花梗、花梗、花萼和花冠均被红褐色星状短柔毛；花萼近球形，与子房合生；花冠狭管状，稍弯曲。浆果椭圆形，有瘤状突起。

生境分布

寄生长于构、槐、榆、木棉、朴等树上。分布于福建、台湾、广东、广西、云南等地。

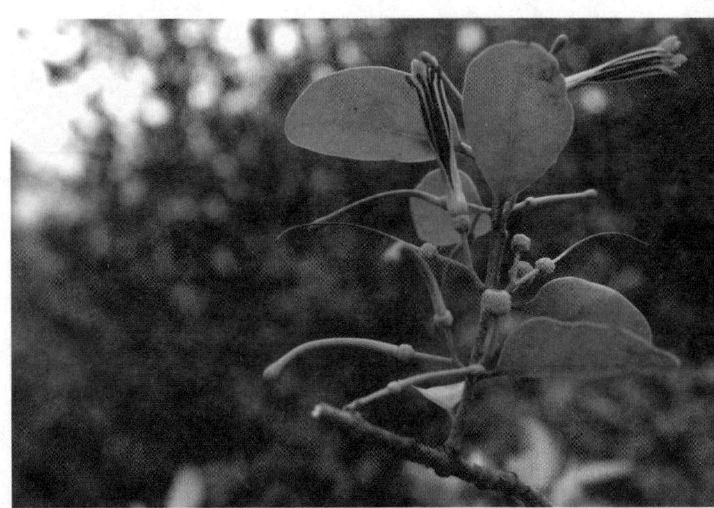

性味归经 苦、甘，平。归肝、肾经。

功能主治 祛风湿，补肝肾，强筋骨，安胎元。用于风湿痹痛，腰膝酸软，筋骨无力，崩漏经多，妊娠漏血，胎动不安，头晕目眩。

名方验方

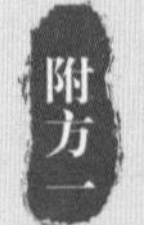

附方一 **胎动腹痛**

桑寄生 50 克，阿胶（炒）、艾叶各 25 克。水煎，去滓温服。

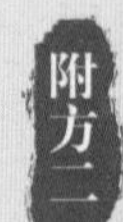

附方二 **风湿性关节炎**

桑寄生、玉竹各 30 克，鹿衔草、白芍、白术、牛膝、茯苓各 15 克，炙甘草 9 克。水煎服，每日 1 剂，2 次分服。

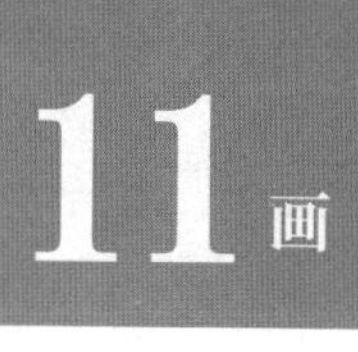

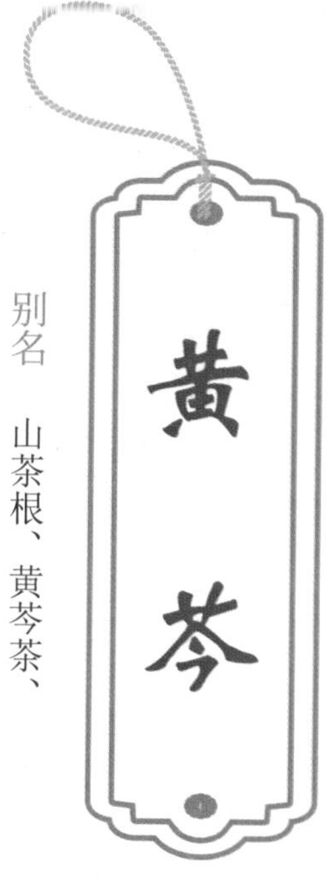

别名 山茶根、黄芩茶、土金茶根。

性味归经

苦，寒。归肺、胃、胆、大肠、小肠经。

功能主治

清热燥湿，泻火解毒，安胎，止血。用于湿温、暑湿，胸闷呕恶，湿热痞满，泻痢，黄疸，肺热咳嗽，高热烦渴，血热吐衄，痈肿疮毒，胎动不安。

形态特征

多年生草本，茎高20～60厘米，四棱形，多分枝。叶披针形，对生，茎上部叶略小，全缘，上面深绿色，无毛或疏被短毛，下面有散在的暗腺点。圆锥花序顶生。花蓝紫色，二唇形，常偏向一侧。小坚果，黑色。

生境分布

生长于山顶、林缘、路旁、山坡等向阳较干燥的地方。分布于河北、山西、内蒙古，以及河南、陕西等地。以山西产量最多，河北承德产者质量最好。

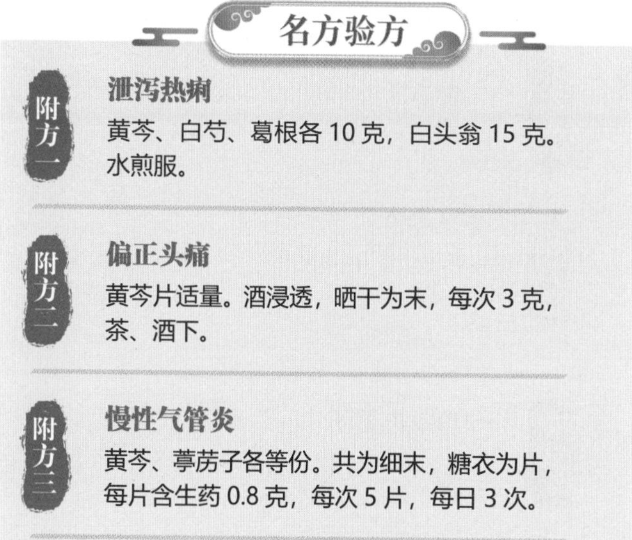

名方验方

附方一　泄泻热痢

黄芩、白芍、葛根各10克，白头翁15克。水煎服。

附方二　偏正头痛

黄芩片适量。酒浸透，晒干为末，每次3克，茶、酒下。

附方三　慢性气管炎

黄芩、葶苈子各等份。共为细末，糖衣为片，每片含生药0.8克，每次5片，每日3次。

11画

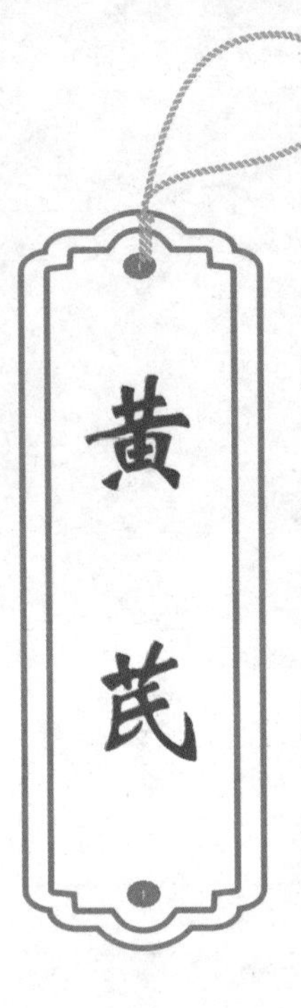

黄芪

别名 黄耆、箭芪、绵芪、绵黄芪。

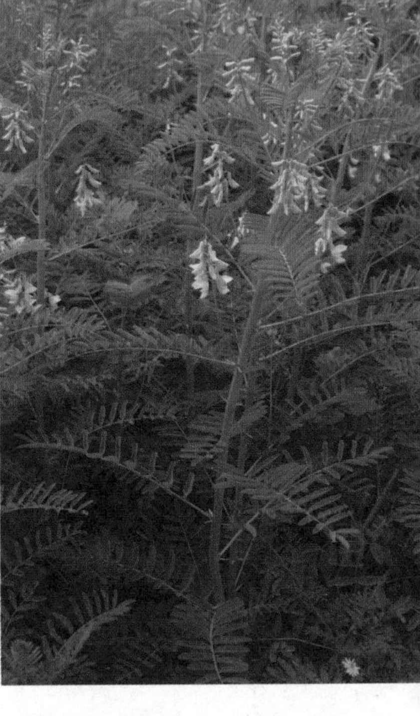

形态特征

多年生草本。茎直立，上部有分枝。奇数羽状复叶互生，小叶12～18对；小叶片广椭圆形或椭圆形，下面被柔毛；托叶披针形。总状花序腋生；花萼钟状，密被短柔毛，具5萼齿；花冠黄色，旗瓣长圆状倒卵形，翼瓣及龙骨瓣均有长爪；雄蕊10，二体；子房有长柄。荚果膜质，半卵圆形，无毛。花期6～7月，果期7～9月。

生境分布

生长于土层深厚、土质疏松、肥沃、排水良好、向阳干燥的中性或微酸性砂质壤土，平地或向阳的山坡均可种植。分布于山西、内蒙古等地。

性味归经

甘，微温。归肺、脾经。

功能主治

补气升阳，固表止汗，利水消肿，生津养血，行滞通痹，托毒排脓，敛疮生肌。用于气虚乏力，食少便溏，中气下陷，久泻脱肛，便血崩漏，表虚自汗，气虚水肿，内热消渴，血虚萎黄，半身不遂，痹痛麻木，痈疽难溃，久溃不敛。

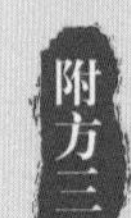

名方验方

附方一

气虚自汗

黄芪120克，大枣5枚，浮小麦15克。水煎服。

附方二

半身不遂

黄芪60克，桂枝、当归各15克，白芍、木瓜、伸筋草、络石藤、海风藤各10克，炙甘草5克。水煎服。

附方三

气虚发热盗汗

黄芪60克，白术、五味子各15克，白芍、防风各9克。水煎服。

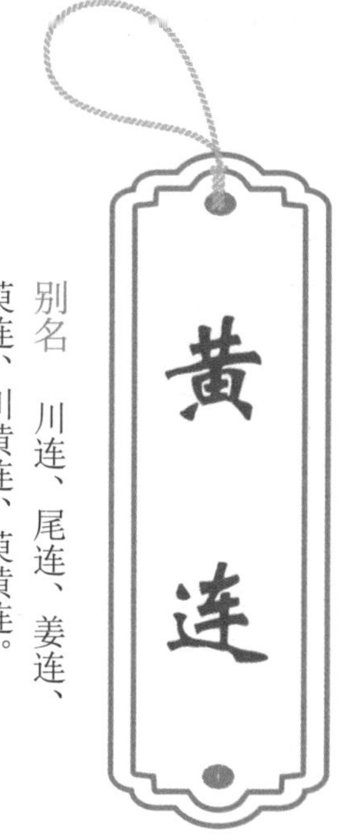

黄连

别名 川连、尾连、姜连、萸连、川黄连、萸黄连。

性味归经

苦，寒。归心、脾、胃、肝、胆、大肠经。

功能主治

清热燥湿，泻火解毒。用于湿热痞满，呕吐吞酸，泻痢，黄疸，高热神昏，心火亢盛，心烦不寐，心悸不宁，血热吐衄，目赤，牙痛，消渴，痈肿疔疮；外治湿疹，湿疮，耳道流脓。酒黄连善清上焦火热。用于目赤，口疮。姜黄连清胃、和胃、止呕。用于寒热互结，湿热中阻，痞满呕吐。

形态特征

多年生草本，高 15 ～ 25 厘米，根茎黄色，成簇生长。叶基生，具长柄，叶片稍带革质，卵状三角形，三全裂，中央裂片稍呈棱形，具柄，长约为宽的 1.5 ～ 2 倍，羽状深裂，边缘具锐锯齿；侧生裂片斜卵形，比中央裂片短，叶面沿脉被短柔毛。花葶 1 ～ 2，二歧或多歧聚伞花序，有花 3 ～ 8 朵，萼片 5，黄绿色，长椭圆状卵形至披针形，长 9 ～ 12.5 毫米；花瓣线形或线状披针形，长 5 ～ 7 毫米，中央有蜜槽；雄蕊多数，外轮比花瓣略短；心皮 8 ～ 12。蓇葖果具柄。三角叶黄连，与上种不同点为：叶的裂片均具十分明显的小柄，中央裂片三角状卵形，4 ～ 6 对羽状深裂，二回裂片彼此密接；雄蕊长为花瓣之半，种子不育。

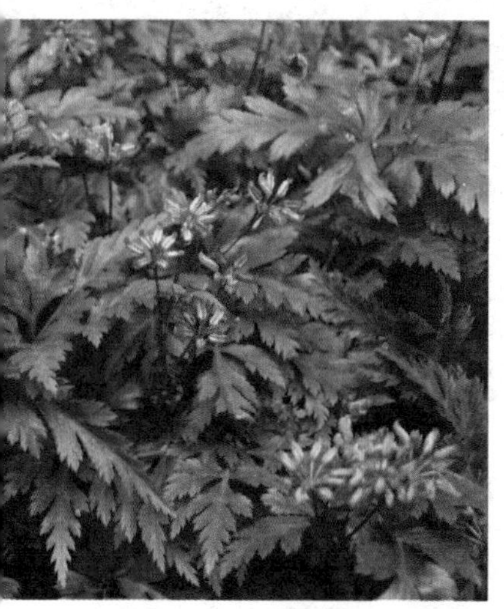

生境分布

生长于海拔 1000 ～ 1900 米的山谷、凉湿荫蔽密林中，也有栽培品。分布于我国中部及南部各省。四川、云南产量较大。

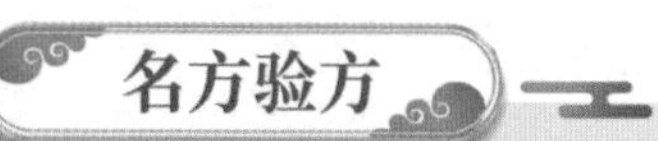

名方验方

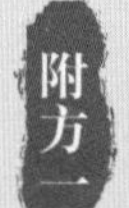

附方一

痔疮

黄连 100 克，煎膏，加入等份芒硝、冰片 5 克，敷痔疮上。

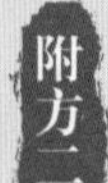

附方二

黄疸

黄连 5 克，茵陈 15 克，栀子 10 克。水煎服。

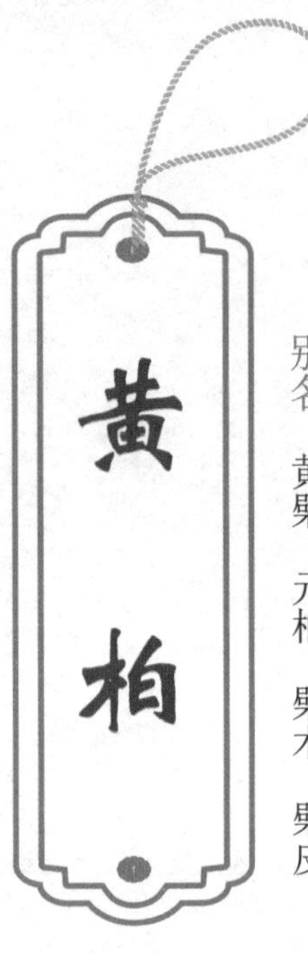

黄柏

别名　黄檗、元柏、檗木、檗皮。

性味归经

苦，寒。归肾、膀胱经。

功能主治

清热燥湿，泻火除蒸，解毒疗疮。用于湿热泻痢，黄疸尿赤，带下阴痒，热淋涩痛，脚气痿躄，骨蒸劳热，盗汗，遗精，疮疡肿毒，湿疹湿疮。盐黄柏滋阴降火。用于阴虚火旺，盗汗骨蒸。

形态特征

为板片状或浅槽状，厚 3 ～ 7 毫米。外表面鲜黄色或黄棕色，有不规则裂纹，偶有残留灰棕色木栓。内表面暗黄色或棕黄色，有细密纵线纹，质坚，断面深黄色，层状，纤维性。

生境分布

生长于沟边、路旁，土壤比较肥沃的潮湿地。关黄柏分布于辽宁、吉林、河北等地；川黄柏分布于四川、贵州、湖北、云南等地。

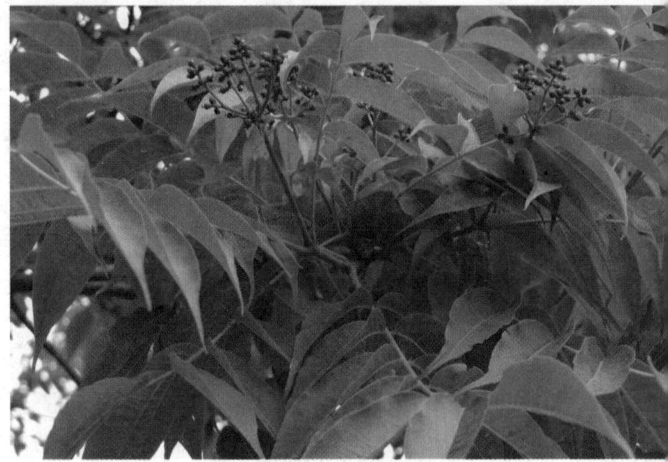

名方验方

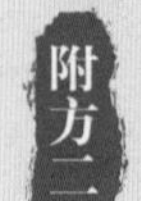

附方一

脓疱疮

黄柏、煅石膏各 30 克，枯矾 12 克。共研细粉，茶油调搽患处，每日 1 ～ 2 次。

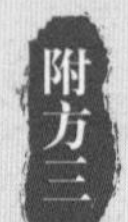

附方二

糖尿病

黄柏 500 克。水 1 升，煮三五沸，渴即饮之。

附方三

新生儿脐炎

黄柏 5 克，煅石膏 1 克，枯矾 1 克。共研极细末，搽患处，每日 2 ～ 3 次。

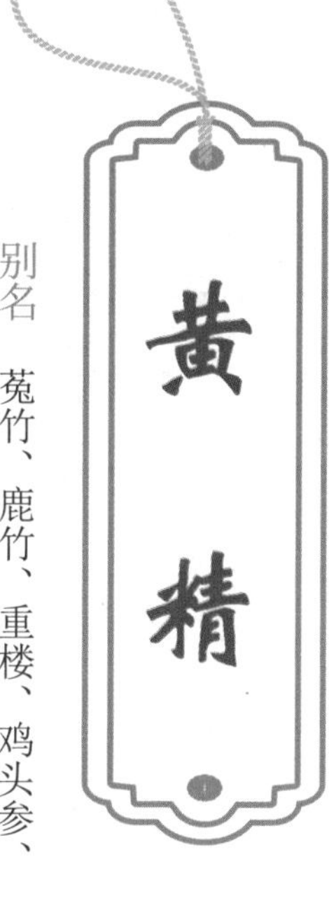

黄精

别名 菟竹、鹿竹、重楼、鸡头参、白及黄精、玉竹黄精。

性味归经 甘，平。归肺、脾、肾经。

功能主治 补气养阴，健脾，润肺，益肾。用于脾胃气虚，体倦乏力，胃阴不足，口干食少，肺虚燥咳，劳嗽咳血，精血不足，腰膝酸软，须发早白，内热消渴。

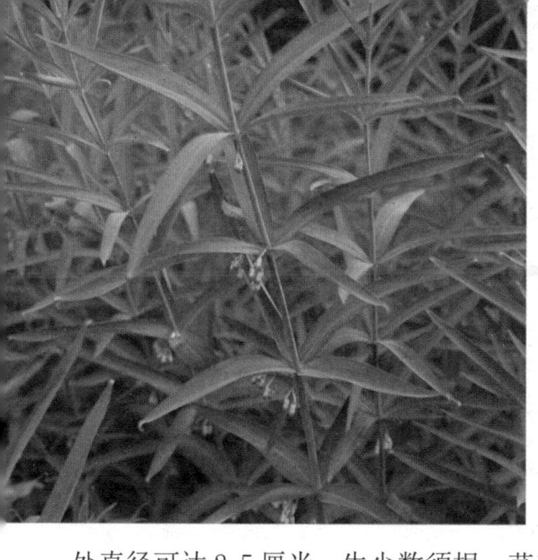

形态特征

多年生草本。根茎横生，肥大肉质，黄白色，略呈扁圆形。有数个茎痕，茎痕处较粗大，最粗处直径可达 2.5 厘米，生少数须根。茎直立，圆柱形，单一，高 50 ～ 80 厘米，光滑无毛。叶无柄；通常 4 ～ 5 枚轮生；叶片线状披针形至线形，长 7 ～ 11 厘米，宽 5 ～ 12 毫米，先端渐尖并卷曲，上面绿色，下面淡绿色。花腋生，下垂，花梗长 1.5 ～ 2 厘米，先端 2 歧，着生花 2 朵；苞片小，远较花梗短；花被筒状，长 8 ～ 13 毫米，白色，先端 6 齿裂，带绿白色；雄蕊 6，着生长于花被除数管的中部，花丝光滑；雌蕊 1，与雄蕊等长，子房上位，柱头上有白色毛。浆果球形，直径 7 ～ 10 毫米，成熟时黑色。花期 5 ～ 6 月，果期 6 ～ 7 月。

生境分布

生长于土层较深厚、疏松肥沃、排水和保水性能较好的壤土中。分布于贵州、湖南、浙江、湖北等地。

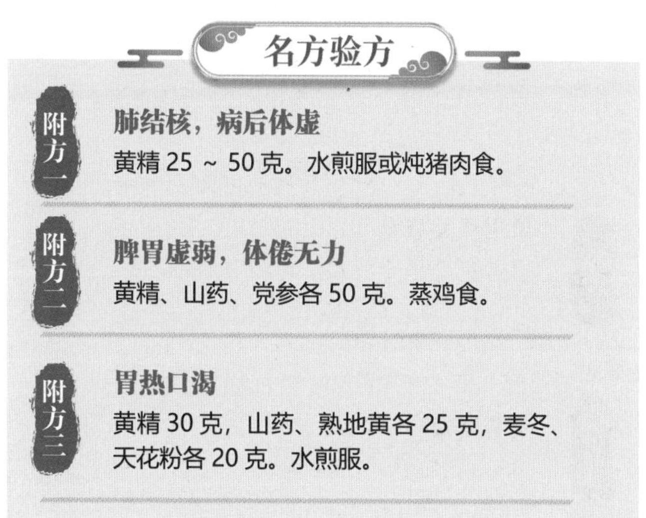

名方验方

附方一 肺结核，病后体虚

黄精 25 ~ 50 克。水煎服或炖猪肉食。

附方二 脾胃虚弱，体倦无力

黄精、山药、党参各 50 克。蒸鸡食。

附方三 胃热口渴

黄精 30 克，山药、熟地黄各 25 克，麦冬、天花粉各 20 克。水煎服。

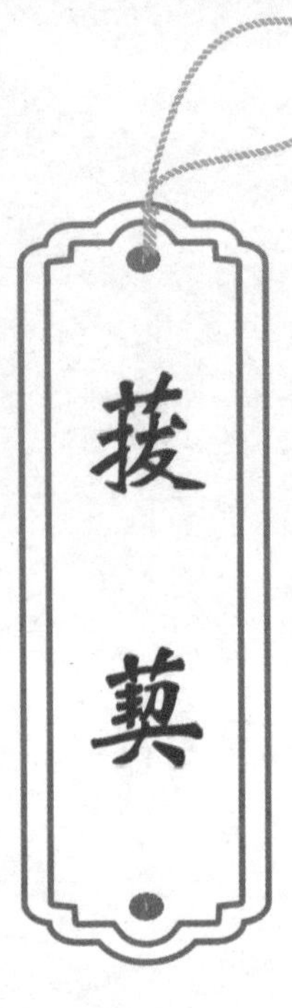

菝葜

别名　金刚刺、金刚藤、乌鱼刺、铁菱角、马加勒。

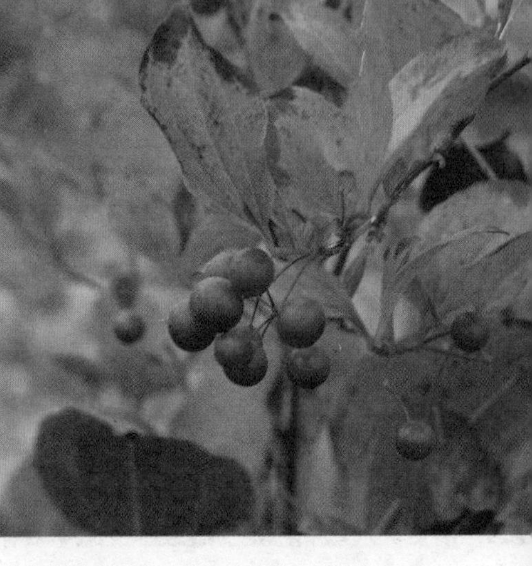

形态特征

攀缘状灌木。高1～3米。疏生刺。根茎粗厚，坚硬，为不规则的块根，粗2～3厘米。叶互生；叶柄长5～15毫米，约占全长的1/3～1/2，具宽0.5～1毫米的狭鞘，几科都有卷须，少有例外，脱落点位于靠近卷须处；叶片薄革质或坚纸质，卵圆形或圆形、椭圆形，长3～10厘米，宽1.5～5（10）厘米，基部宽楔形至心形，下面淡绿色，较少苍白色，有时具粉霜。花单性，雌雄异株；伞形花序生长于叶尚幼嫩的小枝上，常呈球形；总花梗长1～2厘米，花序托稍膨大，近球形，较少稍延长，具小苞片；花绿黄色，外轮花被片3，长圆形，长3.5～4.5毫米，宽1.5～2毫米，内轮花被片，稍狭。雄蕊长约为花被片的2/3，花药比花丝稍宽，常弯曲；雌花与雄花大小相似，有6枚退化雄蕊。浆果直径6～15毫米，熟时红色，有粉霜。花期2～5月，果期9～11月。

生境分布

生长于海拔2000米以下的林下灌木丛中、路旁、河谷或山坡上。主要分布于我国长江以南各地。

性味归经

甘、微苦、涩，平。归肝、肾经。

功能主治

利湿去浊，祛风除痹，解毒散瘀。用于小便淋浊，带下量多，风湿痹痛，疔疮痈肿。

名方验方

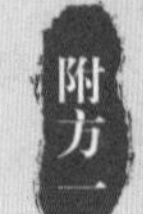

附方一

风湿性关节炎

取鲜菝葜根1000克，用乙醇提取法制成300毫升注射液，每安瓿2毫升，每次肌注2毫升，每日1次。

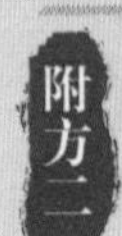

附方二

关节风湿痛

菝葜、活血龙、山楂根各15～25克。煎服。

菟丝子

别名　萝丝子、豆寄生、豆须子、巴钱天、黄鳝藤、金黄丝子。

性味归经

辛，甘，平。归肝、肾、脾经。

功能主治

补益肝肾，固精缩尿，安胎，明目，止泻；外用消风祛斑。用于肝肾不足，腰膝酸软，阳痿遗精，遗尿尿频，肾虚胎漏，胎动不安，目昏耳鸣，脾肾虚泻；外治白癜风。

形态特征

一年生寄生草本，全株无毛。茎细，缠绕，黄色，无叶。花簇生长于叶腋，苞片及小苞片鳞片状；花萼杯状，花冠白色，钟形，长为花萼的2倍，先端5裂，裂片向外反曲；雄蕊花丝扁短，基部生有鳞片，矩圆形，边缘流苏状。蒴果扁球形，被花冠全部包住，盖裂。

生境分布

生长于田边、荒地及灌木丛中，常寄生长于豆科等植物上。分布于东北辽阳、盖平，山东、山西等地。

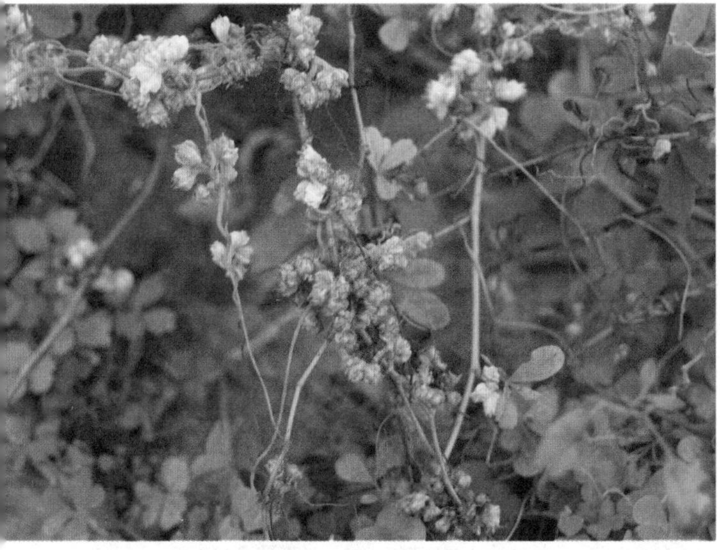

名方验方

附方一

乳汁不通

菟丝子15克。水煎服。

附方二

脾虚泄泻

菟丝子15克，生白术10克。水煎服。

附方三

腰膝酸软，遗精早泄，小便频数，带下过多

菟丝子加黑豆60粒、红枣5枚。水煎食服。

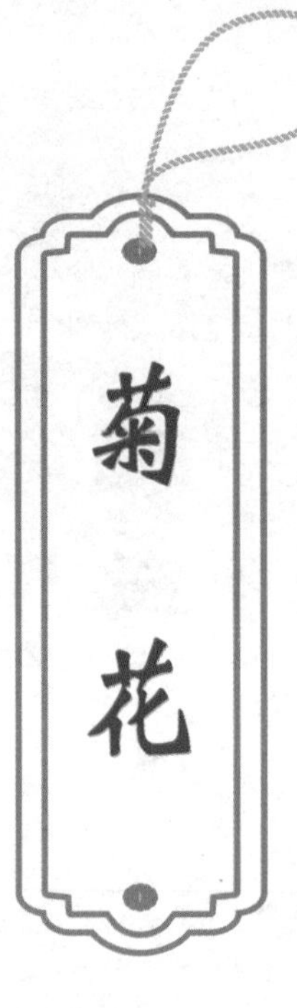

别名 菊华、真菊、金菊、日精、九华、节花、药菊、金蕊、甘菊。

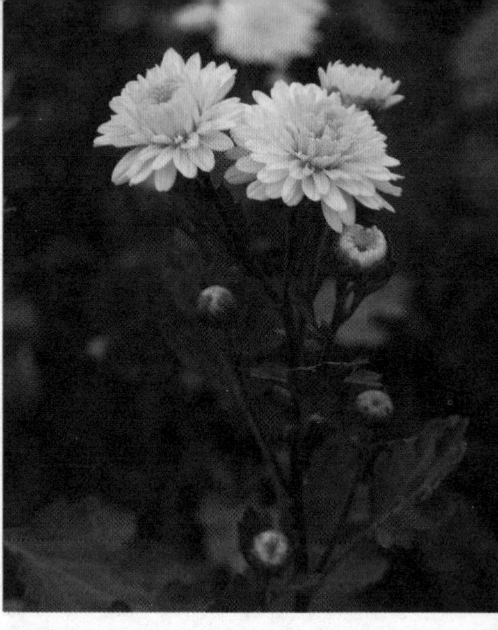

形态特征

多年生草本植物，高60～150厘米，茎直立，上部多分枝。叶互生，卵形或卵状披针形，长约5厘米，宽3～4厘米，边缘具有粗大锯齿或深裂成羽状，基部楔形，下面有白色毛茸，具叶柄。头状花序顶生或腋生，直径2.4～5厘米，雌性，白色，黄色或淡红色等；管状花两性，黄色，基部常有膜质鳞片。瘦果无冠毛。

生境分布

喜温暖湿润气候、阳光充足、忌遮荫。耐寒，稍耐旱，怕水涝，喜肥。菊花均系栽培，全国大部分省份均有种植，其中以安徽、浙江、四川等省为主产区。

性味归经

甘、苦，微寒。归肺、肝经。

功能主治

疏散风热，平肝明目，清热解毒。用于风热感冒，头痛眩晕，目赤肿痛，眼目昏花，疮痈肿毒。

名方验方

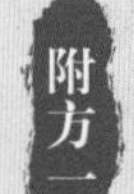

眼目昏暗

菊花120克，枸杞子90克，肉苁蓉60克，巴戟天30克。研为细末，炼蜜为丸，每次6克，温开水送下。

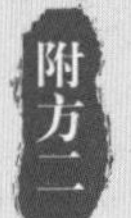

感冒发热，头昏，目赤，咽喉不利

菊花6克，薄荷9克，金银花、桑叶各10克。沸水浸泡，代茶饮。

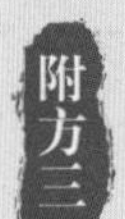

发热，咽干唇燥，咳嗽

菊花10克，桑叶、枇杷叶各5克。研成粗末，用沸水冲泡代茶饮。

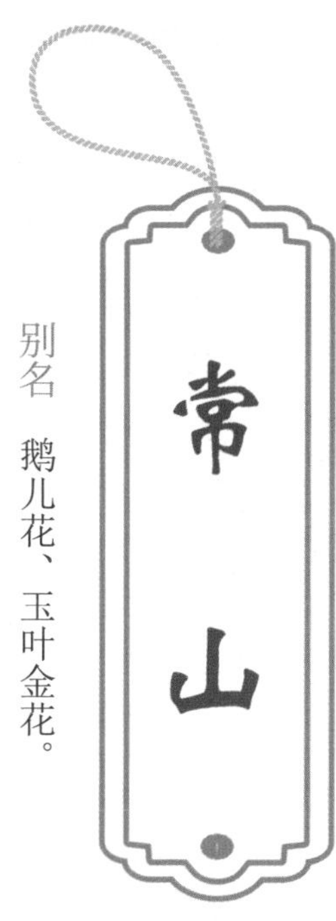

常山

别名　鹅儿花、玉叶金花。

性味归经

辛、苦，寒；有毒。归肺、心、肝经。

功能主治

涌吐痰涎，截疟。用于痰饮停聚，胸膈痞塞，疟疾。

形态特征

落叶灌木，高可达 2 米。茎枝圆形，有节，幼时被棕黄色短毛。叶对生，椭圆形，广披针形或长方状倒卵形，先端渐尖，基部楔形，边缘有锯齿，幼时两面均疏被棕黄色短毛。伞房花序，着生长于枝顶或上部的叶腋；花浅蓝色；苞片线状披针形，早落；花萼管状，淡蓝色。花瓣蓝色，长圆状披针形或卵形。浆果圆形，蓝色，有宿存萼和花柱。

生境分布

生长于林荫湿润山地，或栽培于林下。分布于四川、贵州、湖南、江西、湖北、云南、广东、广西等地。

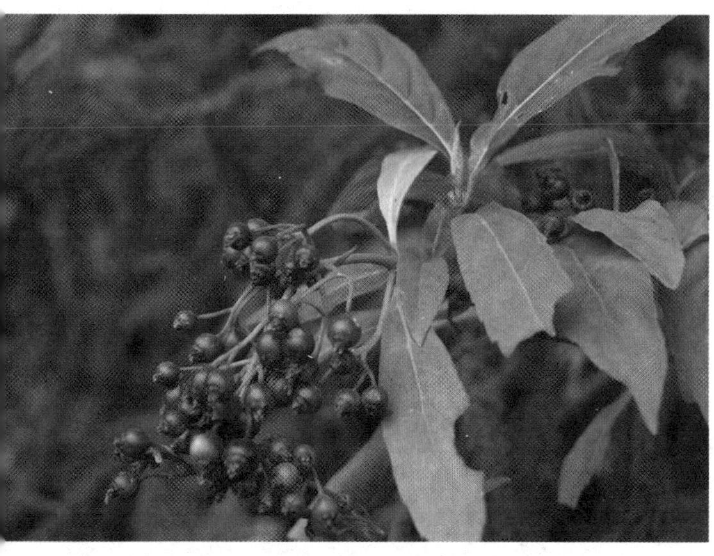

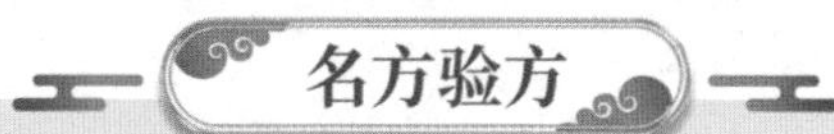

附方一

蓝氏贾第鞭毛虫病

常山 10 克。煎服，每日 1 次，连服 7 日。

附方二

疟疾

常山 5 ~ 6 克，甘草 2 ~ 3 克。于发作前 2 ~ 3 小时水煎服。

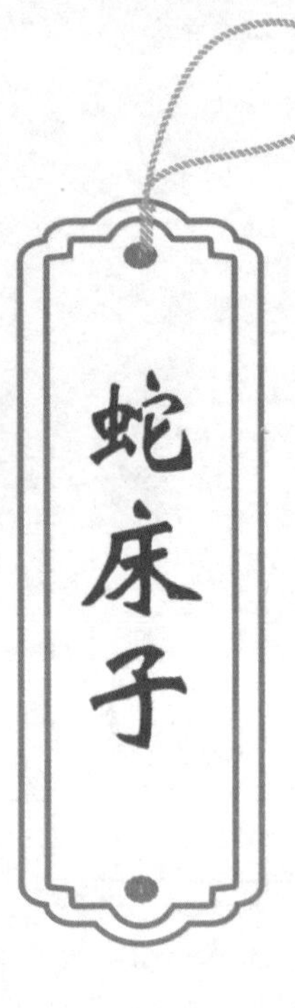

蛇床子

别名 蛇珠、野茴香、秃子花、蛇床实、蛇床仁、野萝卜碗子。

性味归经 辛、苦，温；有小毒。归肾经。

功能主治 燥湿祛风，杀虫止痒，温肾壮阳。用于阴痒带下，湿疹瘙痒，湿痹腰痛，肾虚阳痿，宫冷不孕。

形态特征

为一年生草本，高 30 ～ 80 厘米；茎直立，多分枝，中空，表面具深纵条纹，疏生细柔毛。基生叶有柄，茎基部叶有短阔的叶鞘，边缘有膜质，茎上部叶几全部简化成鞘状；叶片轮廓卵形至卵状披针形。复伞形花序顶生或侧生，总苞片 8 ～ 10，线形有长尖；花瓣白色。双悬果长圆形，分果具 5 棱，果棱成翅状，无毛。果实呈椭圆形，由两个分果合抱而成。

生境分布

生长于弱碱性稍湿草甸子、河沟旁、碱性草原、田间路旁。分布于广东、广西、安徽、江苏等省（区）。

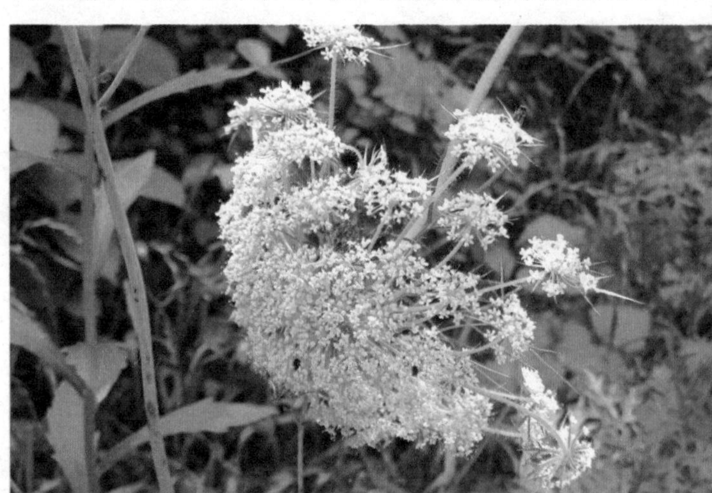

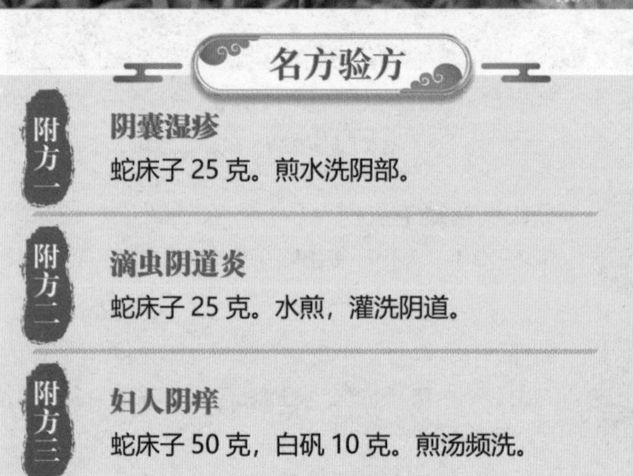

名方验方

附方一

阴囊湿疹

蛇床子 25 克。煎水洗阴部。

附方二

滴虫阴道炎

蛇床子 25 克。水煎，灌洗阴道。

附方三

妇人阴痒

蛇床子 50 克，白矾 10 克。煎汤频洗。

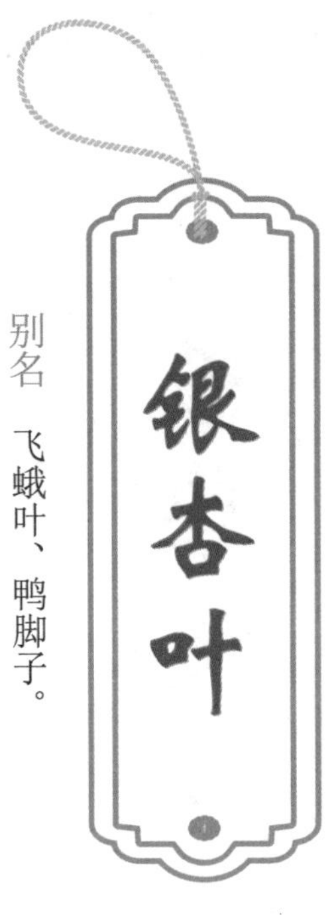

银杏叶

别名 飞蛾叶、鸭脚子。

性味归经 甘、苦、涩，平。归心、肺经。

功能主治 活血化瘀，通络止痛，敛肺平喘，化浊降脂。用于瘀血阻络，胸痹心痛，中风偏瘫，肺虚咳喘，高脂血症。

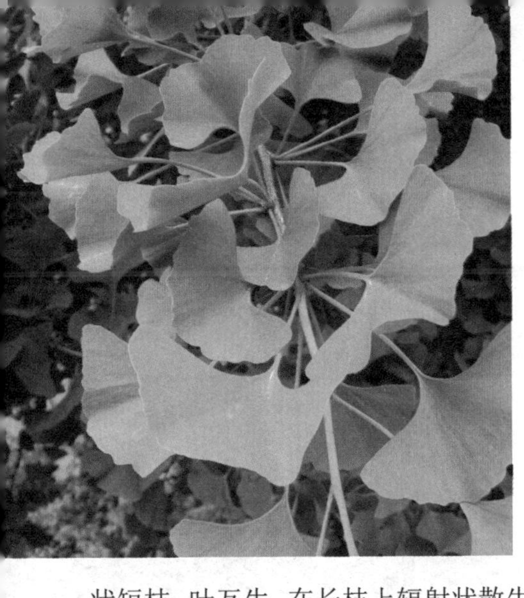

形态特征

落叶大乔木，胸径可达4米，幼树树皮近平滑，浅灰色，大树之皮灰褐色，不规则纵裂，有长枝与生长缓慢的距状短枝。叶互生，在长枝上辐射状散生，在短枝上3～5枚成簇生状，有细长的叶柄，扇形，两面淡绿色，在宽阔的顶缘多少具缺刻或2裂，宽5～8（15）厘米，具多数杈状并列细脉。雌雄异株，稀同株，球花单生长于短枝的叶腋；雄球花成葇荑花序状，雄蕊多数，各有2花药；雌球花有长梗，梗端常分两杈（稀3～5杈），杈端生1具有盘状珠托的胚珠，常1个胚珠发育成种子。种子核果状，具长梗，下垂，椭圆形、长圆状倒卵形、卵圆形或近球形，长2.5～3.5厘米，直径1.5～2厘米；假种皮肉质，被白粉，成熟时淡黄色或橙黄色；种皮骨质，白色，常具2（稀3）纵棱；内种皮膜质。

生境分布

适于生长在水热条件比较优越的亚热带季风区。主要分布在山东、江苏等地。全国最大的银杏培育基地是山东省郯城县。

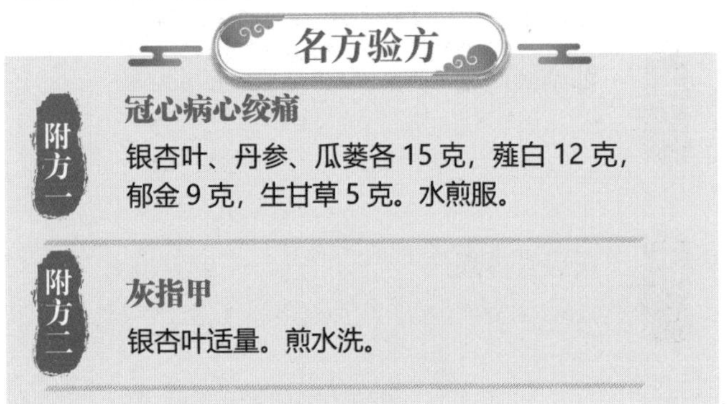

名方验方

附方一　冠心病心绞痛

银杏叶、丹参、瓜蒌各15克，薤白12克，郁金9克，生甘草5克。水煎服。

附方二　灰指甲

银杏叶适量。煎水洗。

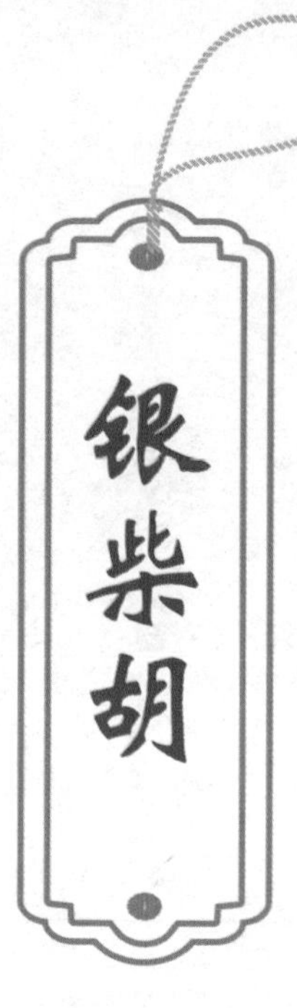

银柴胡

别名 土参、银胡、山菜根、沙参儿、牛肚根、银夏柴胡。

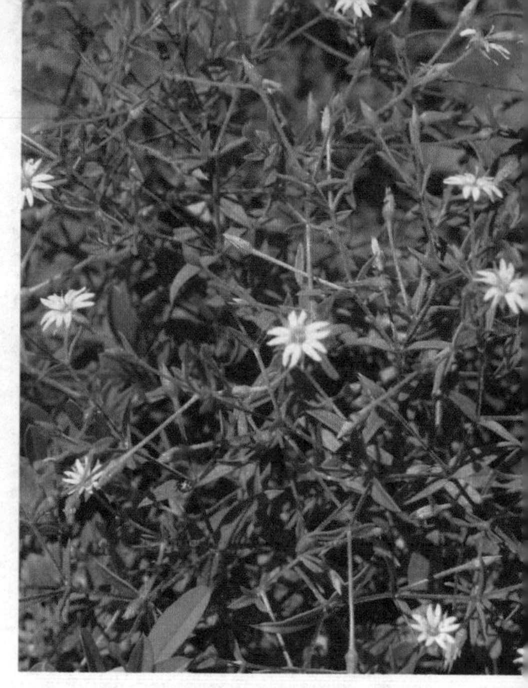

形态特征

多年生草本，高20～40厘米。主根圆柱形，直径1～3厘米，外皮淡黄色，顶端有许多疣状的残茎痕迹。茎直立，节明显，上部二叉状分歧，密被短毛或腺毛。叶对生；无柄；茎下部叶较大，披针形，长4～30毫米，宽1.5～4毫米，先端锐尖，基部圆形，全缘，上面绿色，疏被短毛或几无毛，下面淡绿色，被短毛。花单生，花梗长1～4厘米；花小，白色；萼片5，绿色，披针形，外具腺毛，边缘膜质；花瓣5，较萼片为短，先端2深裂，裂片长圆形；雄蕊10，着生在花瓣的基部，稍长于花瓣；雌蕊1，子房上位，近于球形，花柱3，细长。蒴果近球形，成熟时顶端6齿裂。花期6～7月，果期8～9月。

生境分布

生长于干燥的草原、悬岩的石缝或碎石中。产于我国西北部及内蒙古等地。

性味归经

甘，微寒。归肝、胃经。

功能主治

退虚热，清疳热。用于阴虚发热，骨蒸劳热，小儿疳热。

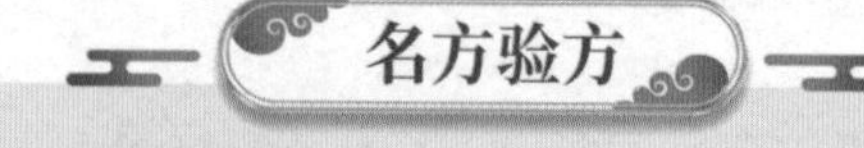

名方验方

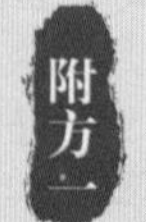

附方一 **肺结核咯血**

银柴胡10克，白及12克，仙鹤草15克。水煎服。

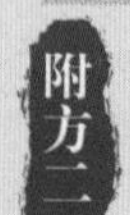

附方二 **阴虚骨蒸潮热**

银柴胡10克，青蒿12克，鳖甲15克。水煎服。

麻黄

别名 龙沙、狗骨、卑相、卑盐。

性味归经

辛、微苦，温。归肺、膀胱经。

功能主治

发汗解表，宣肺平喘，利水消肿。用于风寒感冒，胸闷喘咳，风水浮肿。蜜麻黄润肺止咳。多用于表证已解，气喘咳嗽。

形态特征

多年生草本状小灌木，高 30 ～ 70 厘米。木质茎匍匐卧于土中；草质茎直立，黄绿色，节间细长，长 2 ～ 6 厘米，直径 1 ～ 2 毫米。鳞叶膜质，鞘状，长 3 ～ 4 毫米，下部 1/3 ～ 2/3 合生，围绕茎节，上部 2 裂，裂片锐三角形，中央有 2 脉。花成鳞球花序，雌雄异株，少有同株者；雄花序阔卵形，通常 3 ～ 5 个成复穗状，顶生及侧枝顶生，稀为单生；苞片 3 ～ 5 对，革质，边缘膜质，每苞片内各有 1 雄花；雄花具无色膜质倒卵形筒状假花被；雄蕊 6 ～ 8，伸出假花被外，花药长方形或倒卵形，聚成一团，花丝合生 1 束；雌花有厚壳状假花被，包围胚珠之外，珠被先端延长成细长筒状直立的珠被管，长 1 ～ 1.5 毫米。雌花序成熟时苞片增大，肉质，红色，成浆果状。种子 2 枚，卵形。

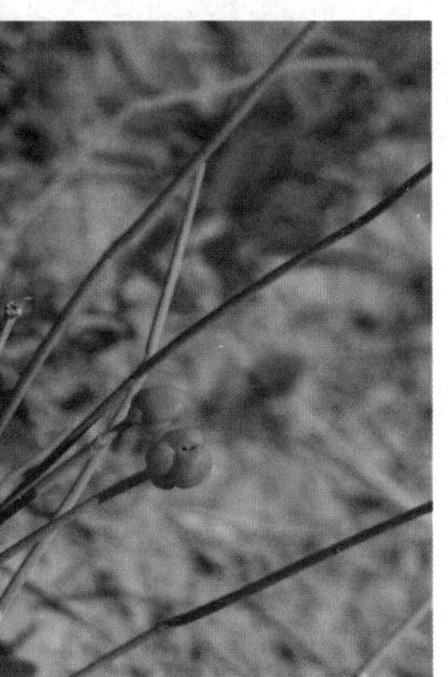

生境分布

生长于干燥的山冈、高地、山田或干枯的河床中。分布于吉林、辽宁、内蒙古、河北、河南、山西等地。

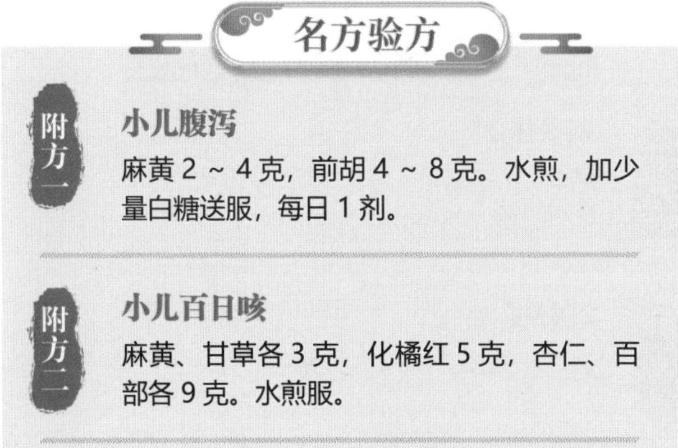

名方验方

附方一 **小儿腹泻**

麻黄 2 ~ 4 克，前胡 4 ~ 8 克。水煎，加少量白糖送服，每日 1 剂。

附方二 **小儿百日咳**

麻黄、甘草各 3 克，化橘红 5 克，杏仁、百部各 9 克。水煎服。

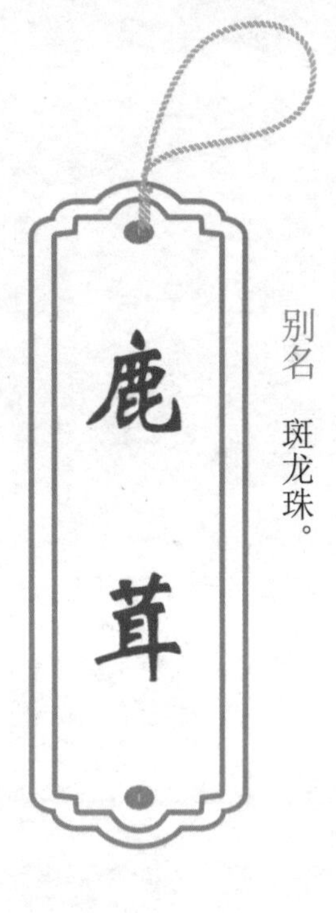

鹿茸

别名 斑龙珠。

性味归经

甘、咸，温。归肝、肾经。

功能主治

壮肾阳，益精血，强筋骨，调冲任，托疮毒。用于肾阳不足，精血亏虚，阳痿滑精，宫冷不孕，羸瘦，神疲，畏寒，眩晕，耳鸣，耳聋，腰脊冷痛，筋骨痿软，崩漏带下，阴疽不敛。

形态特征

体长约 1.5 米，肩高约 90 厘米。雄鹿有角，生长完全的共有四叉，眉叉斜向前伸；第二叉与眉叉相距较远，主干末端再分一叉。雌鹿无角。眶下腺明显，呈裂缝状。耳大直立。颈细长，颈和胸部下方有长毛。尾短，臀部有明显白斑。四肢细长，后肢外侧踝关节下有褐色腺体，名为跖腺；主蹄狭尖，侧蹄小。冬毛厚密，棕灰色或棕黄色，有白色斑点，夏季白斑更明显。腹部毛白色，四肢毛色较淡，背部有深棕色的纵纹。大都人工饲养。野生者栖息于混交林、山地草原和森林边缘附近；冬季多在山地南坡，春秋多在旷野，夏季常在密林。晨昏活动较多。以青草、树叶、嫩芽、树皮、苔藓为食。春、夏季喜食盐。雄鹿每年 4 ～ 5 月脱落旧角，随后长出茸角，外被天鹅绒状的茸皮。

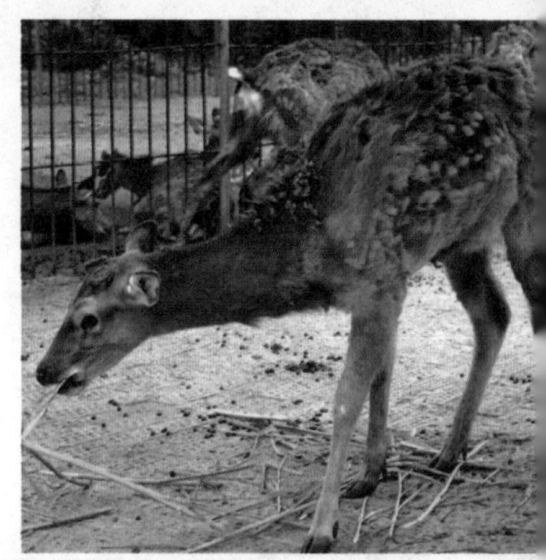

生境分布

我国东北、西北、内蒙古、新疆及西南山区均有分布。主产于吉林、黑龙江、内蒙古、新疆、青海。

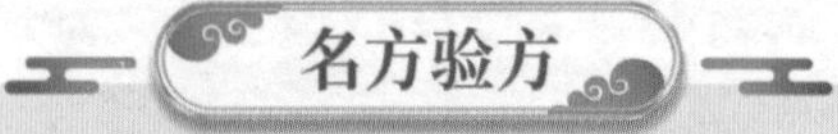

名方验方

附方一

病久体虚

鹿茸、人参各 30 克，续断、骨碎补各 60 克。研细冲服，每日 2 次，每次 3 ～ 5 克。

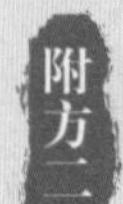

附方二

腰脚痛

鹿茸不限多少，搽酥炙紫色，为末，温酒调下 5 克。

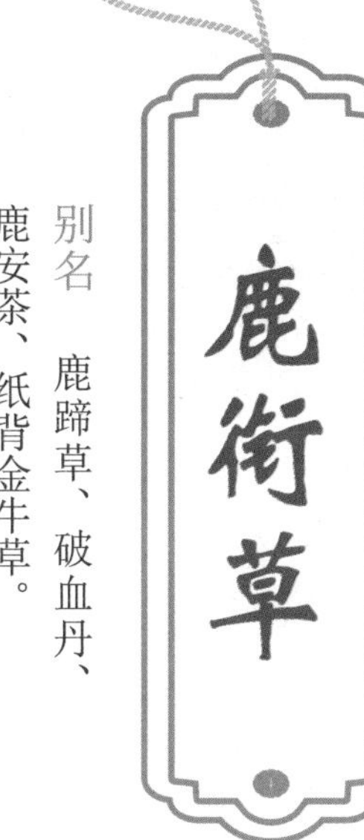

鹿衔草

别名 鹿蹄草、破血丹、鹿安茶、纸背金牛草。

性味归经 甘、苦，温。归肝、肾经。

功能主治 祛风湿，补肝肾，健筋骨，止血。用于风湿痹痛，肾虚腰痛，腰膝无力，月经过多，久咳劳嗽。

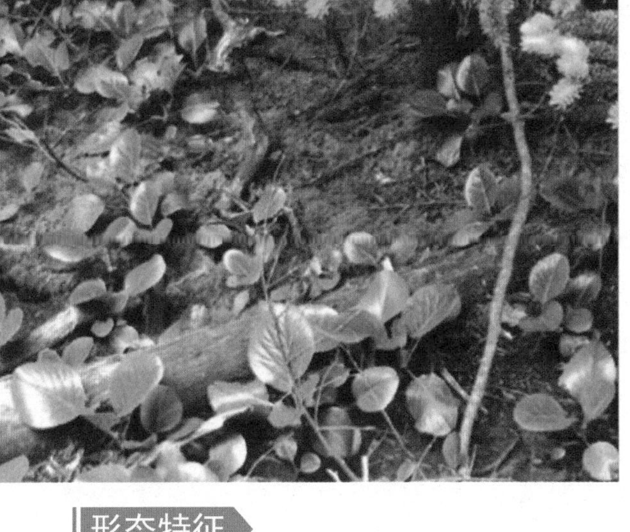

形态特征

本品根茎细长，节上常有鳞片和根的残痕。茎圆柱形或具纵棱，长 10 ～ 30 厘米，紫褐色，并有皱纹，微有光泽，叶基生，叶柄长 4 ～ 12 厘米，扁平而中央凹下，两边呈膜质状，常弯曲。叶片皱缩，上面紫红色，少有呈紫绿色的，光滑，下面紫红色，叶脉微突；纸质，易碎。有时可见花茎，上有数朵小花；萼片 5，舌形或卵状长圆形；花瓣 5，早落；雄蕊 10；花柱外露。有时能见扁球形棕色蒴果。气无，味淡，微苦。

生境分布

生长于庭院和岩石园中的潮湿地。分布于长江流域及陕西、河北、河南等地。

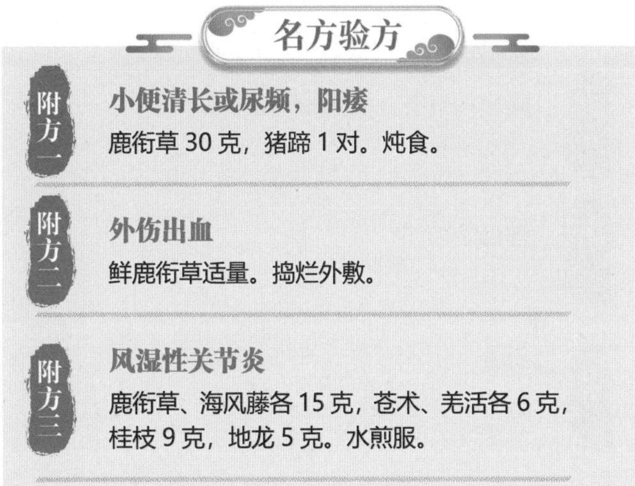

名方验方

附方一 **小便清长或尿频，阳痿**

鹿衔草 30 克，猪蹄 1 对。炖食。

附方二 **外伤出血**

鲜鹿衔草适量。捣烂外敷。

附方三 **风湿性关节炎**

鹿衔草、海风藤各 15 克，苍术、羌活各 6 克，桂枝 9 克，地龙 5 克。水煎服。

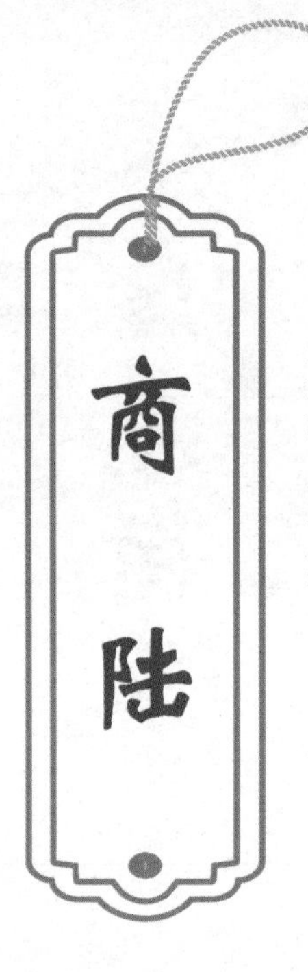

商陆

别名　当陆、章陆、山萝卜、章柳根、见肿消。

性味归经

苦，寒；有毒。归肺、脾、肾、大肠经。

功能主治

逐水消肿，通利二便；外用解毒散结。用于水肿胀满，二便不通；外治痈肿疮毒。

形态特征

多年生草本，全株光滑无毛。根粗壮，圆锥形，肉质，外皮淡黄色，有横长皮孔，侧根甚多。茎绿色或紫红色，多分枝。单叶互生，具柄，柄的基部稍扁宽；叶片卵状椭圆形或椭圆形，先端急尖或渐尖，基部渐狭，全缘。总状花序生长于枝端或侧生长于茎上，花序直立；花初为白色后渐变为淡红色。浆果，扁圆状，有宿萼，熟时呈深红紫色或黑色。种子肾形黑色。

生境分布

生长于路旁疏林下或栽培于庭园。分布于全国大部分地区。

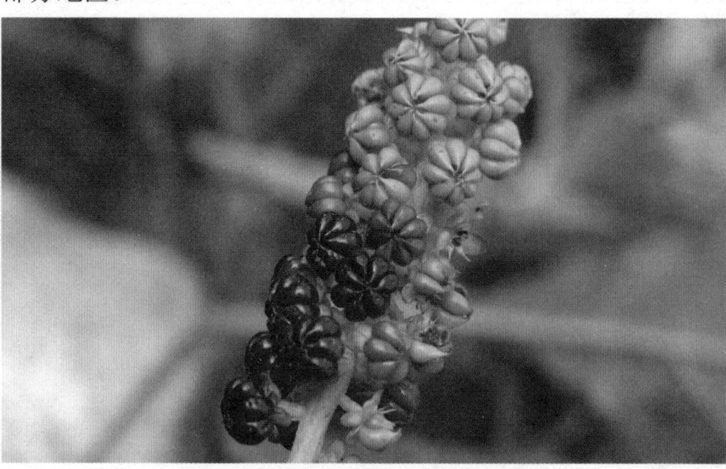

名方验方

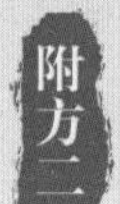

附方一　**腹中如有石，痛如刀刺者**

商陆根适量，捣烂蒸之，布裹熨痛处，冷更换。

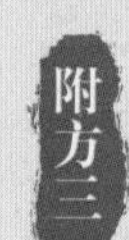

附方二　**淋巴结结核**

商陆 9 克。加红糖适量，水煎服。

附方三　**腹水**

商陆6克，赤小豆、冬瓜皮各50克，泽泻12克，茯苓皮 24 克。水煎服。

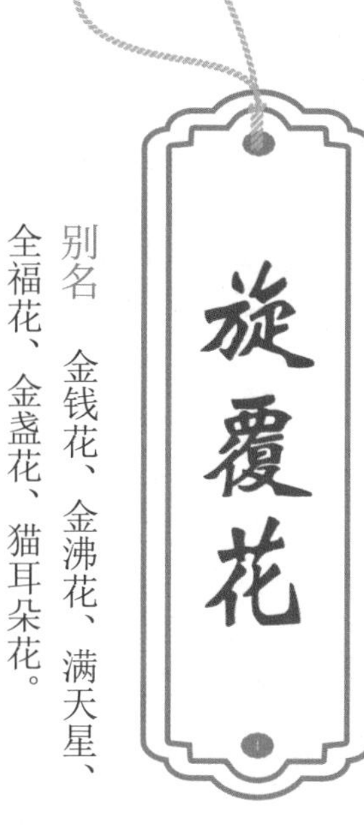

旋覆花

别名 金钱花、金沸花、满天星、全福花、金盏花、猫耳朵花。

性味归经 苦、辛、咸，微温。归肺、脾、胃、大肠经。

功能主治 降气，消痰，行水，止呕。用于风寒咳嗽，痰饮蓄结，胸膈痞闷，喘咳痰多，呕吐噫气，心下痞硬。

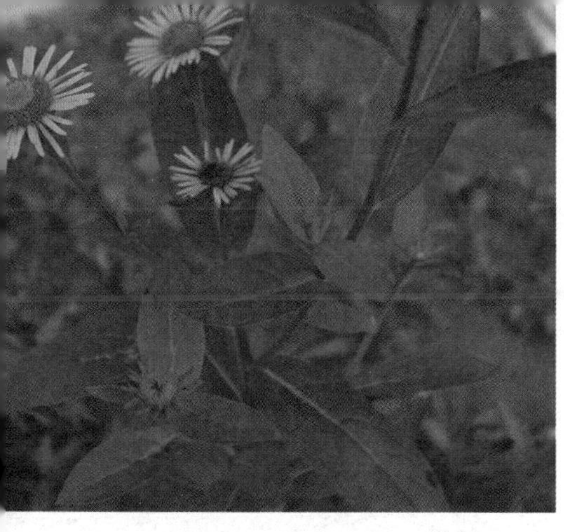

形态特征

多年生草本，高 30 ～ 80 厘米。根状茎短，横走或斜升，具须根。茎单生或簇生，绿色或紫色，有细纵沟，被长伏毛。基部叶花期枯萎，中部叶长圆形或长圆状披针形，长 4 ～ 13 厘米，宽 1.5 ～ 4.5 厘米，先端尖，基部渐狭，常有圆形半抱茎的小耳，无柄，全缘或有疏齿，上面具疏毛或近无毛，下面具疏伏毛和腺点，中脉和侧脉有较密的长毛；上部叶渐小，线状披针形。头状花序，径 3 ～ 4 厘米，多数或少数排列成疏散的伞房花序；花序梗细长；总苞半球形，径 1.3 ～ 1.7 厘米，总苞片约 5 层，线状披针形，最外层带叶质而较长；外层基部革质，上部叶质；内层干膜质；舌状花黄色，较总苞长 2 ～ 2.5 倍；舌片线形，长 10 ～ 13 毫米；管状花花冠长约 5 毫米，有披针形裂片；冠毛白色，1 轮，有 20 余个粗糙毛。瘦果圆柱形，长 1 ～ 1.2 毫米，有 10 条纵沟，被疏短毛。花期 6 ～ 10 月，果期 9 ～ 11 月。

生境分布

生长于海拔 150 ～ 2400 米的山坡路旁、湿润草地、河岸和田埂上。广布于东北、华北、华中及广西等地。

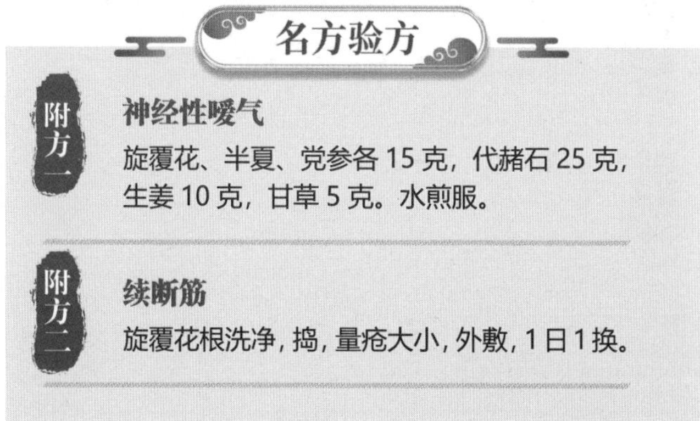

名方验方

附方一

神经性嗳气

旋覆花、半夏、党参各 15 克，代赭石 25 克，生姜 10 克，甘草 5 克。水煎服。

附方二

续断筋

旋覆花根洗净，捣，量疮大小，外敷，1 日 1 换。

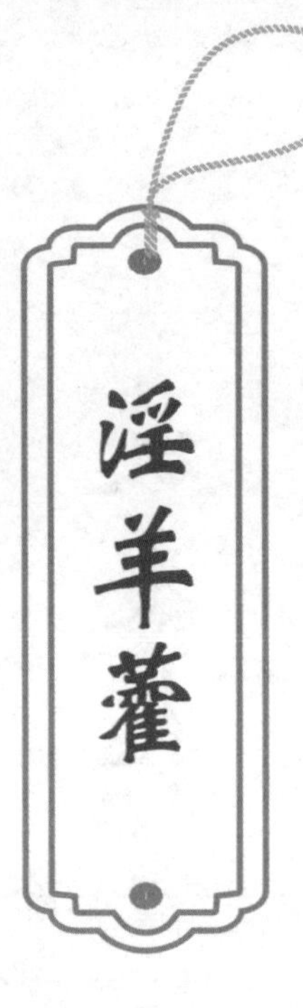

淫羊藿

别名 羊藿、仙灵脾、黄连祖、牛角花、羊藿叶、羊角风。

性味归经 辛、甘，温。归肝、肾经。

功能主治 补肾阳，强筋骨，祛风湿。用于肾阳虚衰，阳痿遗精，筋骨痿软，风湿痹痛，麻木拘挛。

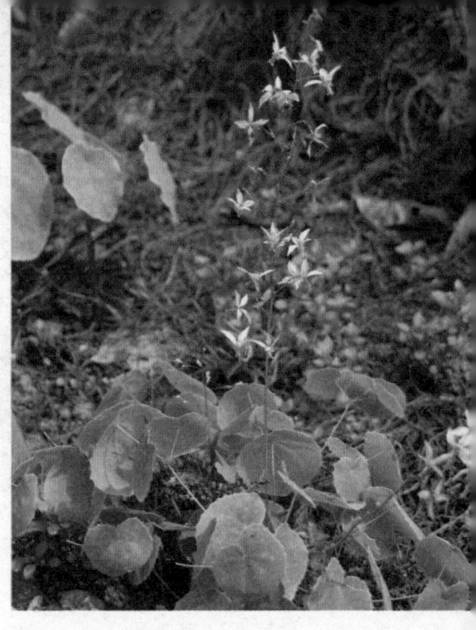

形态特征

多年生草本，高30～40厘米。根茎长，横走，质硬，须根多数。叶为2回3出复叶，小叶9片，有长柄，小叶片薄革质，卵形至长卵圆形，长4.5～9厘米，宽3.5～7.5厘米，先端尖，边缘有细锯齿，锯齿先端呈刺状毛，基部深心形，侧生小叶基部斜形，上面幼时有疏毛，开花后毛渐脱落，下面有长柔毛。花4～6朵成总状花序，花序轴无毛或偶有毛，花梗长约1厘米；基部有苞片，卵状披针形，膜质；花大，直径约2厘米，黄白色或乳白色；花萼8片，卵状披针形，2轮，外面4片小，不同形，内面4片较大，同形；花瓣4，近圆形，具长距；雄蕊4；雌蕊1，花柱长。蓇葖果纺锤形，成熟时2裂。花期4～5月，果期5～6月。

生境分布

生长于山坡阴湿处或山谷林下或沟岸。分布于陕西、四川、湖北、山西、广西等地。

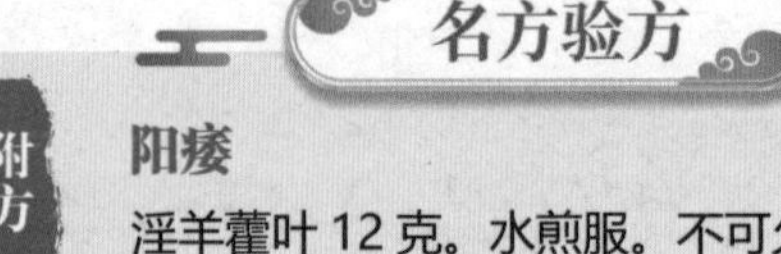

名方验方

附方一

阳痿

淫羊藿叶12克。水煎服。不可久用。

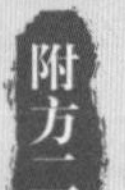

附方二

骨鲠

淫羊藿15～20克，置锅内以小火焙焦后，洒入饱和糖水150～200毫升，搅匀焙干，再加水400毫升，煎至350毫升，稍凉即服，临床症状较重者，可先加米醋20毫升，10分钟后服药。

淡竹叶

别名 长竹叶、山鸡米、淡竹米、野麦冬、土麦冬、竹叶麦冬。

性味归经

甘、淡，寒。归心、胃、小肠经。

功能主治

清热泻火，除烦止渴，利尿通淋。用于热病烦渴，小便短赤涩痛，口舌生疮。

形态特征

多年生草本，高40～100厘米。根茎短缩而木化。秆直立，中空，节明显。叶互生，广披针形，先端渐尖，基部收缩成柄状，无毛蔌两面有小刺毛，脉平行并有小横脉；叶舌短小，质硬，具缘毛。圆锥花序顶生，小枝开展；小穗狭披针形。颖果深褐色。

生境分布

生长于林下或沟边阴湿处。分布于长江流域至南部各省（区）。

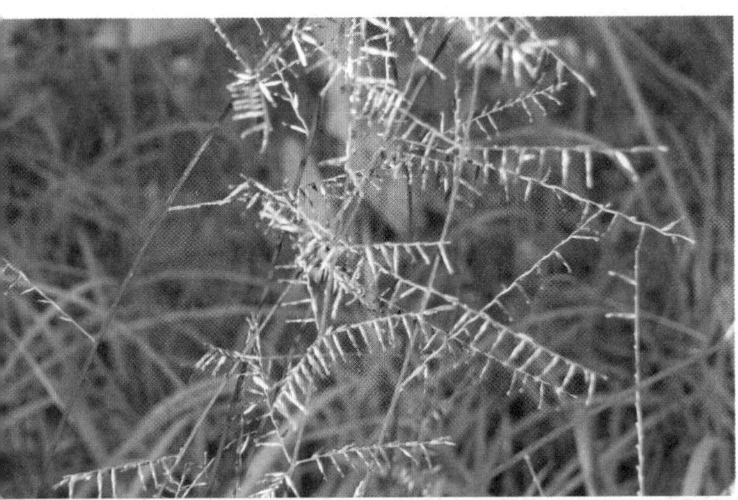

名方验方

附方一

发热心烦口渴

淡竹叶10～15克。水煎服。

附方二

肺炎高热咳嗽

淡竹叶30克，麦冬15克。水煎，冲蜜服，每日2～3次。

附方三

尿血（热性疾病引起的）

淡竹叶12克，鲜茅根30克，仙鹤草15克。水煎服。

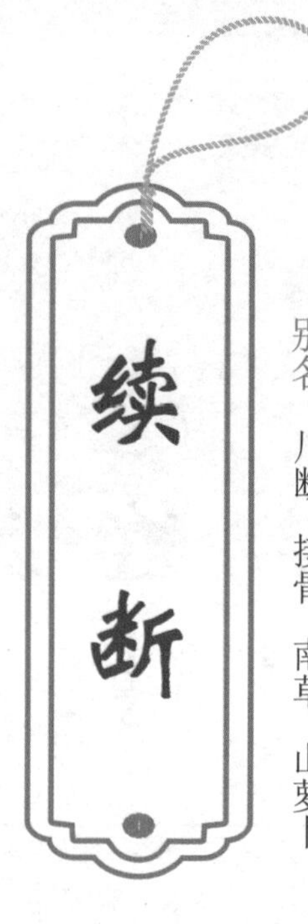

别名　川断、接骨、南草、山萝卜。

性味归经

苦、辛，微温。归肝、肾经。

功能主治

补肝肾，强筋骨，续折伤，止崩漏。用于肝肾不足，腰膝酸软，风湿痹痛，跌仆损伤，筋伤骨折，崩漏，胎漏。酒续断多用于风湿痹痛，跌仆损伤，筋伤骨折。盐续断多用于腰膝酸软。

形态特征

多年生草本，高50～100厘米，主要数条并生，茎直立有棱，并有刺毛。叶对生，基生叶有长柄，叶片羽状分裂，茎生叶有短柄，叶片3裂，中央裂片大，边缘有粗锯齿，叶面被短毛或刺毛。头状花序，总苞片窄线形，数枚，苞片倒卵形，顶端有尖头状长喙，花冠白色或淡黄色。

生境分布

生长于土壤肥沃、潮湿的山坡、草地，野生栽培均有。主要分布于湖北长阳、宜都、鹤峰、巴东，尤以鹤峰产者最优。四川涪陵，湖南石门、慈利，广西金县、灌阳，广东，云南，贵州等地也产。

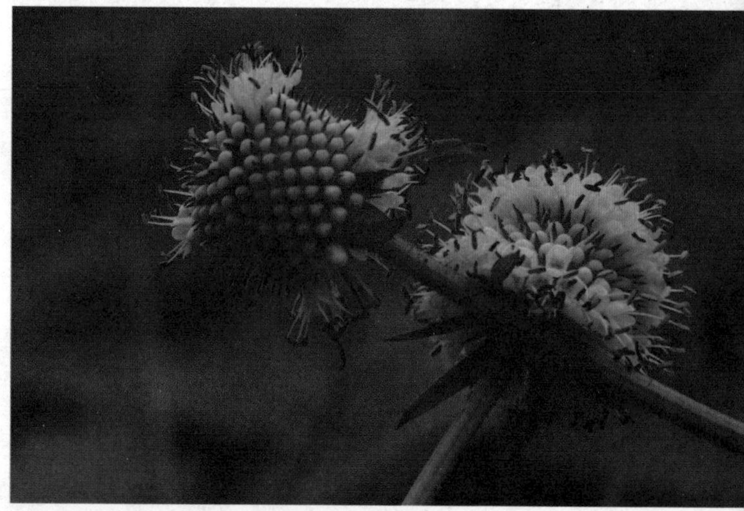

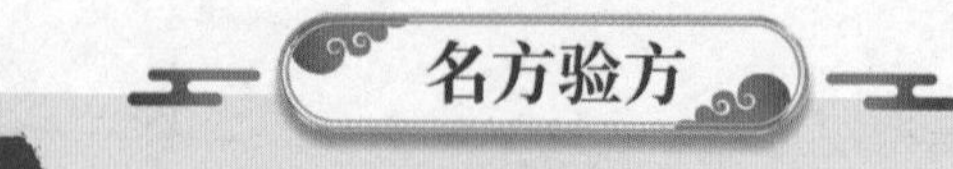

附方一

老人风冷，转筋骨痛

续断、牛膝（去芦，酒浸）各等份，上为细末，温酒调下10克，食前服。

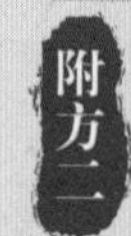

打仆伤损

续断草捣烂外敷。

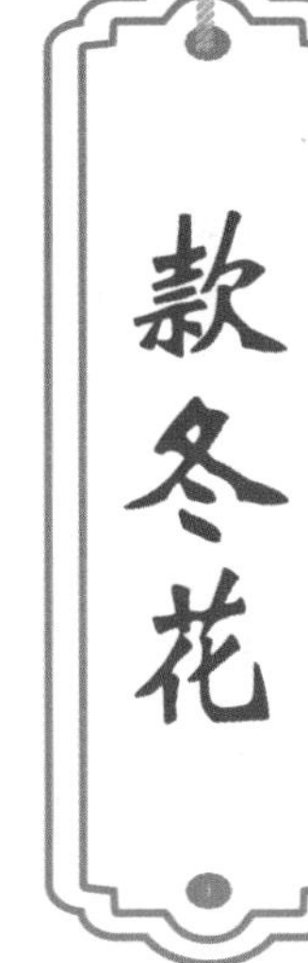

别名 冬花、款花、艾冬花、看灯花、九九花。

性味归经 辛、微苦，温。归肺经。

功能主治 润肺下气，止咳化痰。用于新久咳嗽，喘咳痰多，劳嗽咳血。

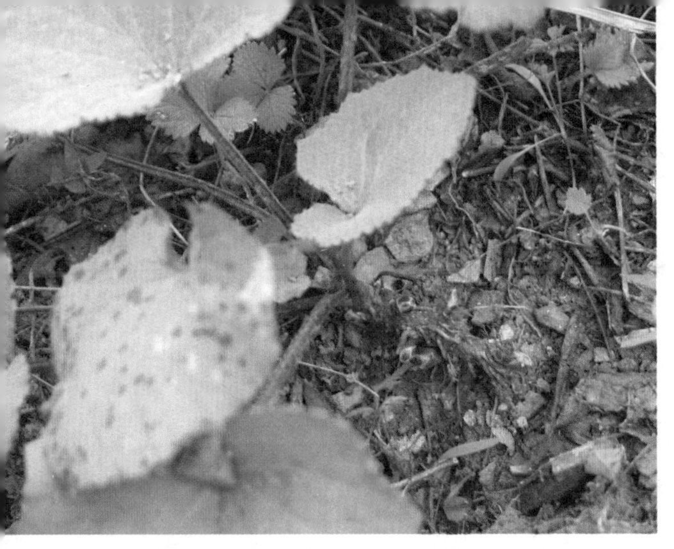

形态特征

多年生草木，高 10 ～ 25 厘米。叶基生，具长柄，叶片圆心形，先端近圆或钝尖，基部心形，边缘有波状疏齿，下面密生白色茸毛。花冬季先叶开放，花茎数个，被白茸毛；鳞状苞叶椭圆形，淡紫褐色；头状花序单一顶生，黄色，外具多数被茸毛的总苞片，边缘具多层舌状花，雌性，中央管状花两性。

生境分布

栽培或野生于河边、沙地。分布于河南、甘肃、山西、陕西等地。甘肃灵台产者称“灵台冬花”，品质最优。

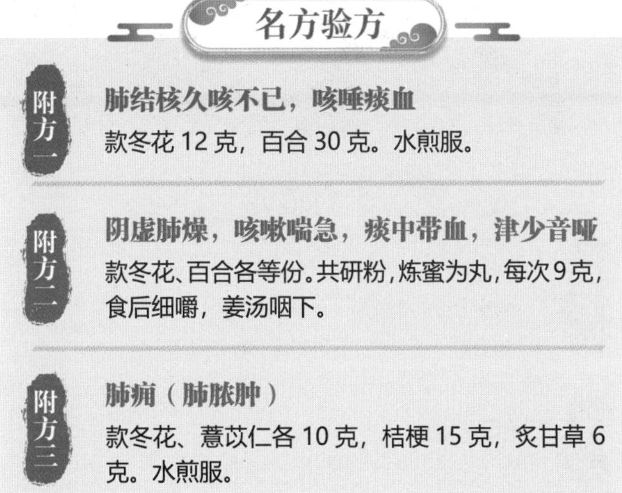

名方验方

附方一

肺结核久咳不已，咳唾痰血

款冬花 12 克，百合 30 克。水煎服。

附方二

阴虚肺燥，咳嗽喘急，痰中带血，津少音哑

款冬花、百合各等份。共研粉，炼蜜为丸，每次 9 克，食后细嚼，姜汤咽下。

附方三

肺痈（肺脓肿）

款冬花、薏苡仁各 10 克，桔梗 15 克，炙甘草 6 克。水煎服。

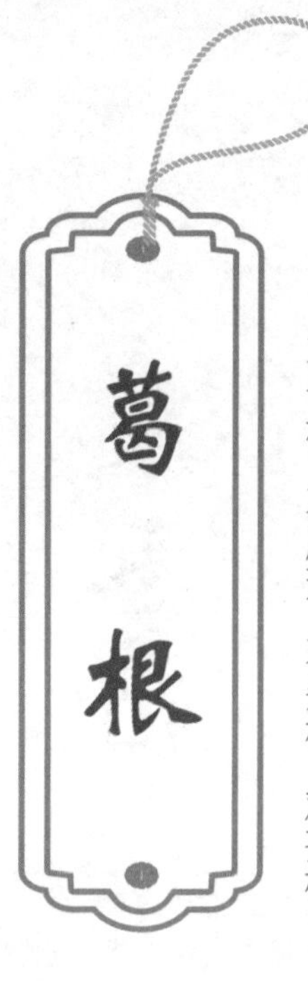

别名 干葛、甘葛、粉葛、葛葛根、葛子根、葛麻茹、葛条根、鸡齐根。

性味归经

甘、辛，凉。归脾、胃、肺经。

功能主治

解肌退热，生津止渴，透疹，升阳止泻，通经活络，解酒毒。用于外感发热头痛，项背强痛，口渴，消渴，麻疹不透，热痢，泄泻，眩晕头痛，中风偏瘫，胸痹心痛，酒毒伤中。

形态特征

藤本，全株被黄褐色长毛。块根肥大，富含淀粉。3出复叶，互生，中央小叶菱状卵形，长5～19厘米，宽4～18厘米，侧生小叶斜卵形，稍小，基部不对称，先渐尖，全缘或波状浅裂，下面有粉霜，两面被糙毛，托叶盾状，小托叶针状。总状花序腋生，花密集，蝶形花冠紫红色或蓝紫色，长约1.5厘米。荚果条状，扁平，被黄色长硬毛。完整的根呈类圆柱形。商品多为槽切或纵切的板片。表面黄色或浅棕色，有时可见残存的淡棕色外皮及横长的皮孔。

生境分布

生长于山坡、平原。全国各地均产，而以河南、湖南、浙江、四川为主产区。

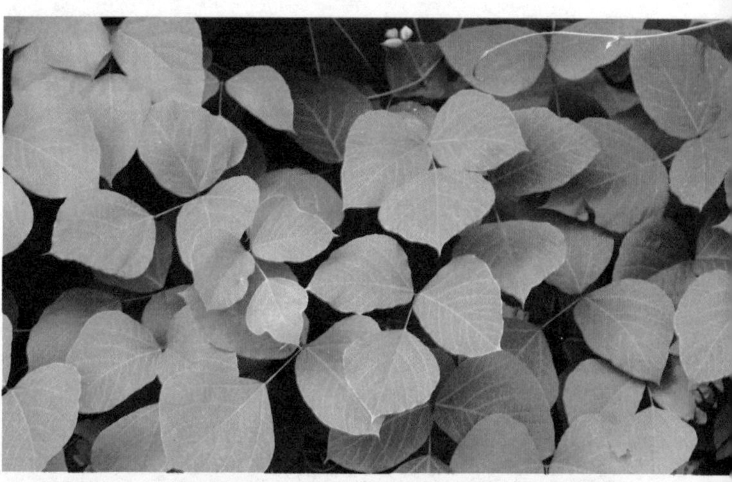

名方验方

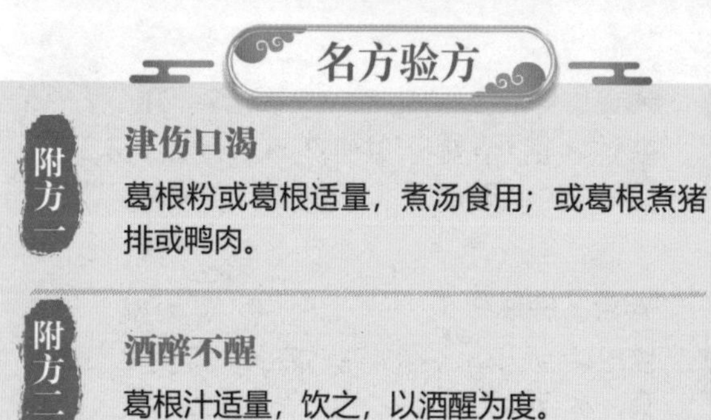

附方一　津伤口渴

葛根粉或葛根适量，煮汤食用；或葛根煮猪排或鸭肉。

附方二　酒醉不醒

葛根汁适量，饮之，以酒醒为度。

葶苈子

别名　丁历、大适、大室、辣辣菜、北葶苈子、甜葶苈子。

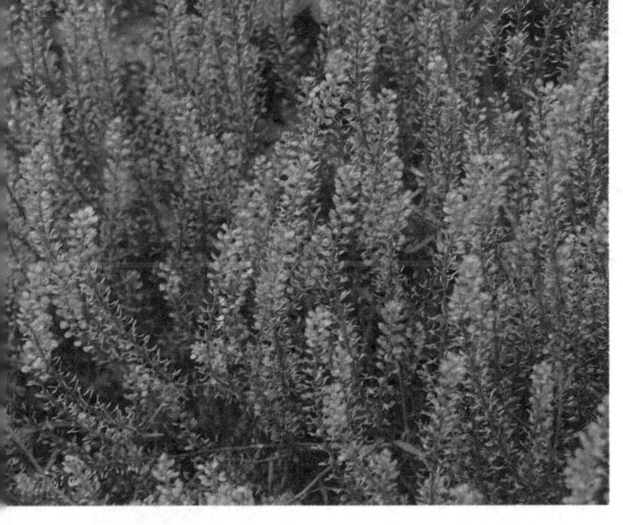

形态特征

一年生或二年生草本，高 30 ～ 70 厘米，全体灰白色而被叉状或分歧柔毛。茎上部多分枝，较柔细。叶互生；2 ～ 3 回羽状分裂，最终的裂片狭线形，先端渐尖；在茎下部的叶有柄，渐向上则渐短或近于无柄。总状花序顶生，果序时特别伸长；花小；萼 4，十字形排列，线形，先端渐尖，易早脱；花瓣 4，黄色，匙形，较花萼稍长，先端微凹，基部渐狭而呈线状；雄蕊 6，4 强，均伸出于花瓣外，花丝扁平；子房圆柱形，2 室，柱头呈扁压头状。长角果，线形，长 2 ～ 3 厘米，宽约 1 毫米。种子小，卵状扁平，褐色。花期 4 ～ 6 月，果期 5 ～ 7 月。

性味归经

苦、辛，大寒。归肺、膀胱经。

功能主治

泻肺平喘，利水消肿。用于痰涎壅肺，喘咳痰多，胸胁胀满，不得平卧，胸腹水肿，小便不利。

生境分布

生长于路旁、沟边或山坡、田野。分布于江苏、山东、安徽、浙江等地。

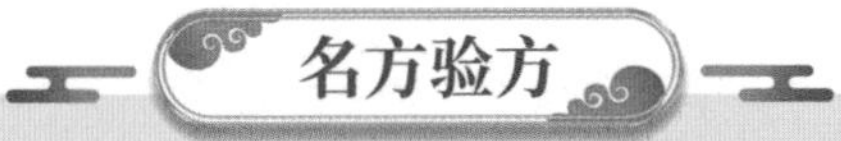

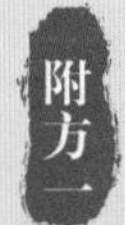

腹水

葶苈子 50 克，苦杏仁 20 枚。熬黄，捣细，分 10 次服。

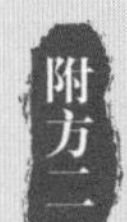

寒痰咳喘

葶苈子、芥子、紫苏子各 10 克，川贝母 15 克。水煎服。

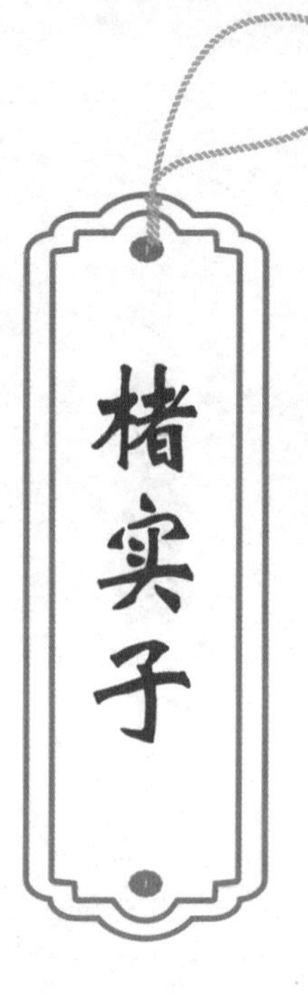

楮实子

别名

楮实、谷实、柘树子、楮实米、野杨梅、构树子。

性味归经

甘，寒。归肝、肾经。

功能主治

补肾清肝，明目，利尿。用于肝肾不足，腰膝酸软，虚劳骨蒸，头晕目昏，目生翳膜，水肿胀满。

形态特征

落叶乔木，高达16米，有乳汁，树皮平滑，暗灰色，幼枝密生绒毛。叶互生，广卵形，边缘有细锯齿，上面粗糙，下面密被柔毛，三出脉，叶柄密生绒毛。花单性异株，聚花果球形，肉质，橙红色，熟时小瘦果借肉质子房柄向外挺出。果实呈扁圆形或扁卵圆形，表面红棕色或棕色，有网状皱纹或颗粒状突起，一侧有纵棱脊隆起，另侧略平或有凹槽，有的具果梗，偶有未除净的灰白膜质花被。

生境分布

生长于山谷、山坡或平地村舍旁，有栽培。全国大部分地区均有分布，如江苏、河南、甘肃等地。

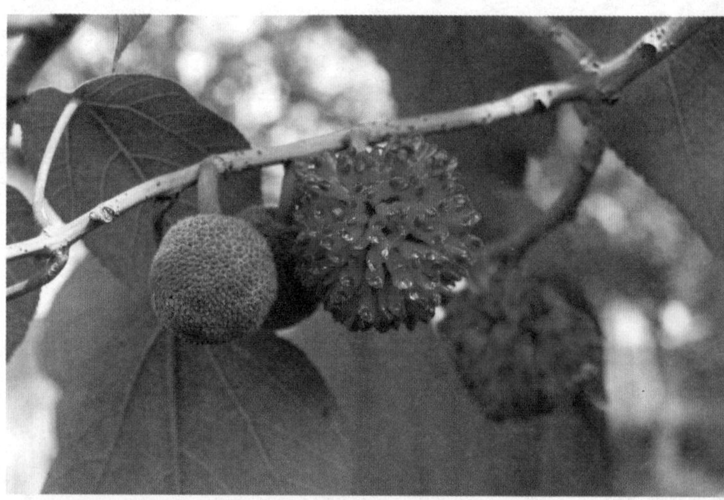

名方验方

附方一

水肿胀满

楮实子20克，茯苓皮25克，莱菔子15克，冬瓜皮50克。水煎服。

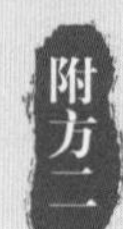

附方二

腰膝酸软，头目眩晕

楮实子、牛膝、杜仲各20克，枸杞子、菊花各15克。水煎服。

12画

紫苏子

别名 苏子、任子、黑苏子、铁苏子。

性味归经 辛，温。归肺经。

功能主治 降气化痰，止咳平喘，润肠通便。用于痰壅气逆，咳嗽气喘，肠燥便秘。

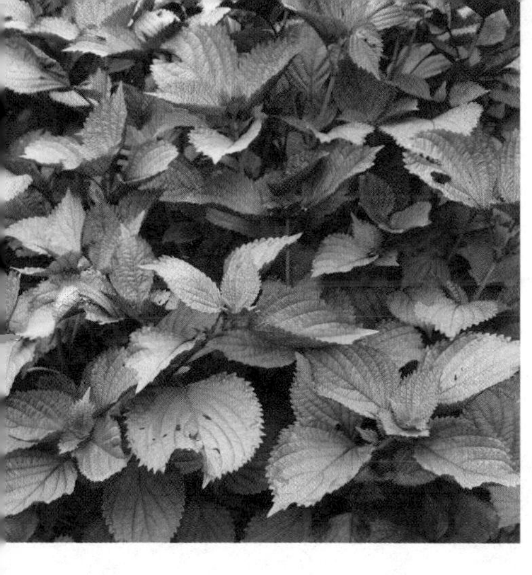

形态特征

一年生草本，高30～200厘米。具有特殊芳香。茎直立，多分枝，紫色、绿紫色或绿色，钝四棱形，密被长柔毛。叶对生；叶柄长3～5厘米，紫红色或绿色，被长节毛；叶片阔卵形、卵状圆形或卵状三角形，长4～13厘米，宽2.5～10厘米，先端渐尖或突尖，锯齿较深或浅裂，两面紫色或仅下面紫色，上下两面均疏生柔毛，沿叶脉处较密，叶下面有细油腺点；侧脉7～8对，位于下部者稍靠近，斜上升。轮伞花序，由2花组成偏向一侧成假总状花序，顶生和腋生，花序密被长柔毛；花梗长1～1.5毫米，密被柔毛；花冠唇形，长3～4毫米，白色或紫红色，花冠筒内有毛环，外面被柔毛，上唇微凹，下唇3裂，裂片近圆形，中裂片较大。花期6～8月，果期7～9月。

生境分布

多为栽培。分布于湖北、江苏、河南、四川等地。

名方验方

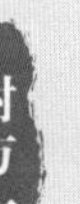

慢性支气管炎，支气管哮喘（对于咳嗽气喘，胸满胁痛者）

紫苏子、莱子各9克，白芥子6克，如三子养心汤。对于咳嗽气喘、呼吸困难，属于痰涎壅盛、肾气不足者，可用本品配伍前胡、半夏、厚朴、当归、陈皮、肉桂、甘草、生姜，如《和剂局方》苏子降气汤。

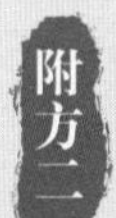

肺气肿，肺源性心脏病（对于痰涎壅盛，咳嗽气喘，呼吸困难者）

也可用紫苏子降气汤。

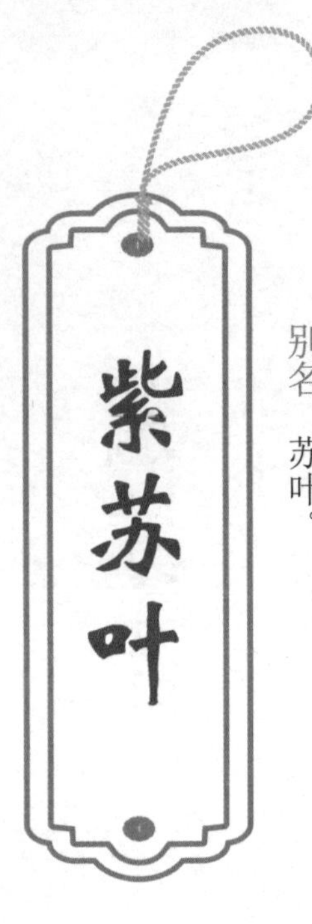

别名　苏叶。

形态特征

同紫苏子。

生境分布

同紫苏子。

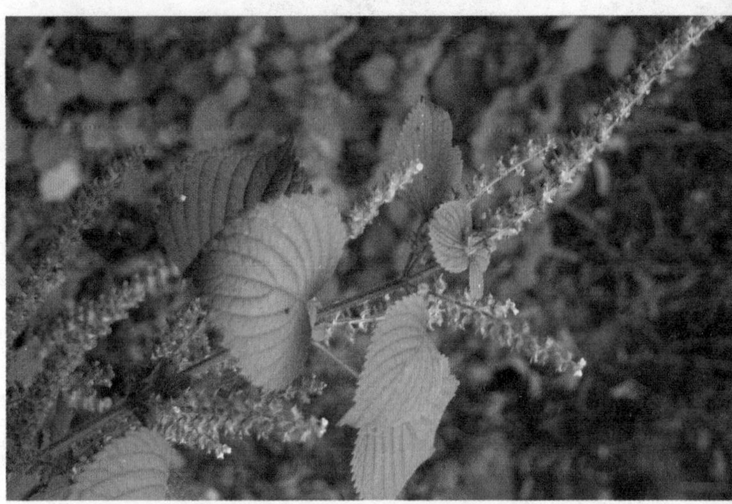

性味归经

辛，温。归肺、脾经。

功能主治

解表散寒，行气和胃。用于风寒感冒，咳嗽呕恶，妊娠呕吐，鱼蟹中毒。

名方验方

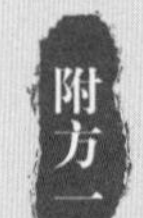

解食鱼，鳖中毒

紫苏叶 60 克，煎浓汁当茶饮，或加姜汁 10 滴调服。

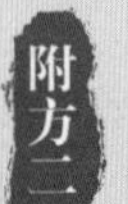

子宫下垂

紫苏叶 60 克，煎汤熏洗。

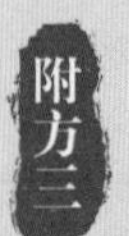

慢性气管炎

取干紫苏叶与少量干姜（10 ：1），制成 25% 紫苏叶药液，每日早晚各服 1 次，每次 100 毫升，10 日为 1 个疗程，两疗程间隔 3 日。

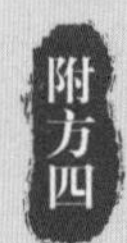

寻常疣

鲜紫苏叶外擦患处，每日 1 次，每次 10 ~ 15 分钟，一般连用 3 ~ 5 次。

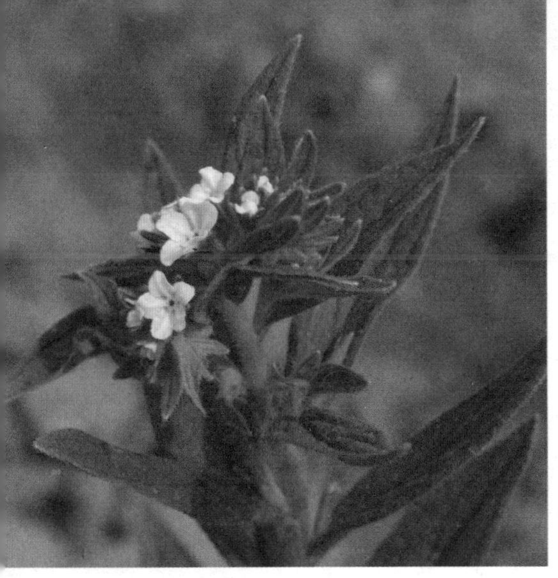

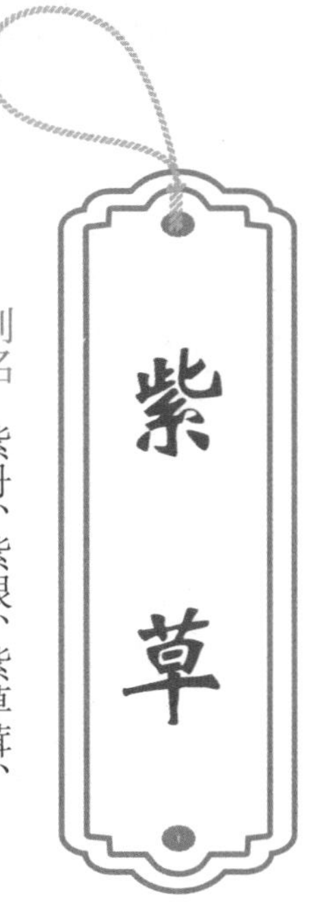

紫草

别名 紫丹、紫根、紫草茸、山紫草、紫草根、硬紫草。

性味归经

甘、咸，寒。归心、肝经。

功能主治

凉血活血，解毒透疹。用于血热毒盛，斑疹紫黑，麻疹不透，疮疡，湿疹，水火烫伤。

形态特征

多年生草本，高 50 ～ 90 厘米。全株被糙毛。根长条状，略弯曲，肥厚，紫红色。茎直立，上部分枝。叶互生，具短柄或无柄，叶片粗糙，卵状披针形，全缘或稍呈不规则波状。总状聚伞花序；苞片叶状，披针形或窄卵形，两面具粗毛；萼片 5 极针形，基部微合生；花冠白色，筒状，先端 5 裂，喉部有 5 个小鳞片，基部被毛；雄蕊 5；子房 4 深裂，花柱单一，线形，柱头 2 裂，小坚果卵圆形，灰白色或淡褐色，平滑有光泽。花期 5 ～ 6 月，果期 7 ～ 8 月。

生境分布

生长于路边、荒山、田野及干燥多石山坡的灌木丛中。分布于辽宁、湖南、湖北、新疆等地。

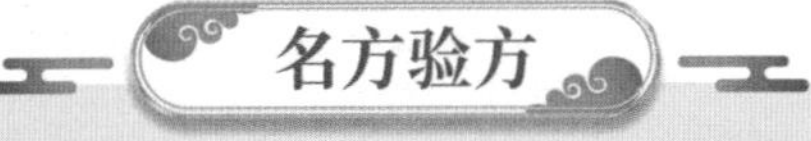

附方

麻疹

紫草 10 克，甘草 3 克，水煎服，隔日 1 次，共服 3 次。也可用紫草、牡丹皮、赤芍各 9 克，生地黄 15 克，水煎服。对于血热毒盛，斑疹紫黑，隐隐不出者，常与赤芍、蝉蜕、木通、甘草配伍，如紫草祛斑汤。对兼有咽喉肿痛者，可与牛蒡子、连翘、山豆根、荆芥、甘草配用，如紫草消毒饮。

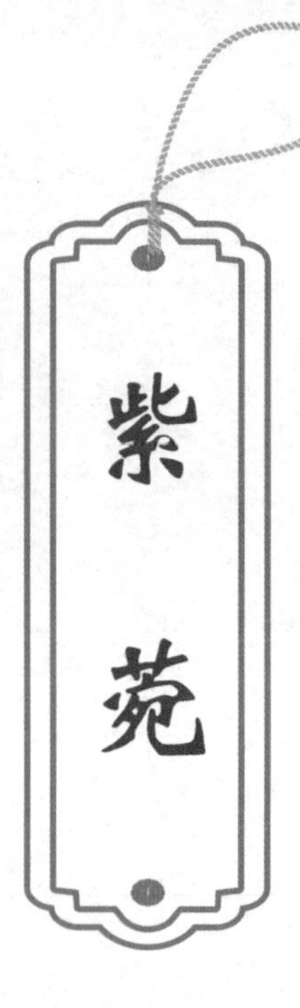

紫菀

别名 青菀、紫茜、紫菀茸、夜牵牛、小辫儿、返魂草根。

性味归经 辛、甘、苦，温。归肺经。

功能主治 润肺，化痰，止咳。用于痰多喘咳，新久咳嗽，劳嗽咳血。

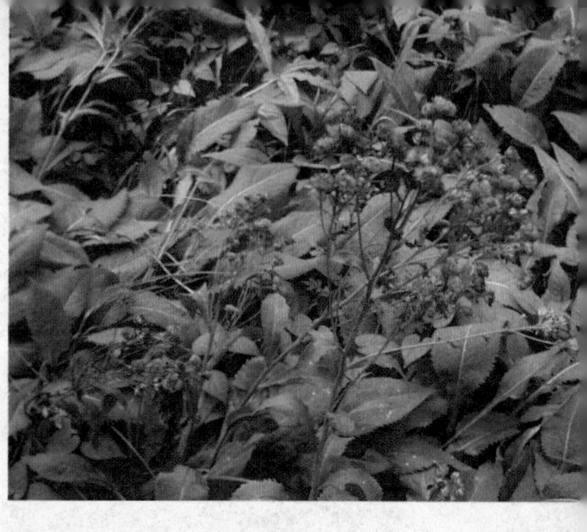

形态特征

多年生草本，高1～1.5米。根茎短，簇生多数细根，外皮灰褐色。茎直立，上部分枝，表面有沟槽。根生叶丛生，开花时脱落；叶片篦状长椭圆形至椭圆状披针形，长20～40厘米，宽6～12厘米，先端钝，基部渐狭，延成长翼状的叶柄，边缘具锐齿，两面疏生小刚毛；茎生叶互生，几无柄，叶片狭长椭圆形或披针形，长18～35厘米，宽5～10厘米，先端锐尖，常带小尖头，中部以下渐狭缩成一狭长基部。头状花序多数，伞房状排列，直径2.5～3.5厘米，有长梗，梗上密被刚毛；总苞半球形，苞片3列，长圆状披针形，绿色微带紫；舌状花带蓝紫色，单性，花冠长15～18毫米，先端3浅裂，基部呈管状，花柱1枚，柱头2叉；管状花黄色，长约6毫米，先端5齿裂，雄蕊5，花药细长，聚合，包围花柱；子房下位，柱头2叉，瘦果扁平，一侧弯曲，长3毫米，被短毛；冠毛白色或淡褐色，较瘦果长3～4倍。花期8月，果期9～10月。

生境分布

生长于山地或河边草地。分布于河北、安徽及东北、华北、西北等地区，以河北、安徽产品质优。

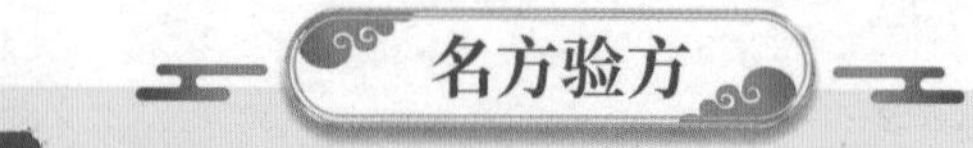

名方验方

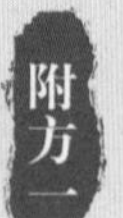

附方一 **慢性气管炎，肺结核咳嗽**

紫菀9克，前胡、荆芥、百部、白前各6克，桔梗、甘草各3克。水煎服。

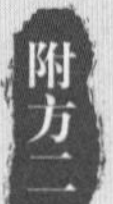

附方二 **百日咳，肺炎，气管炎**

紫菀9克。水煎服。

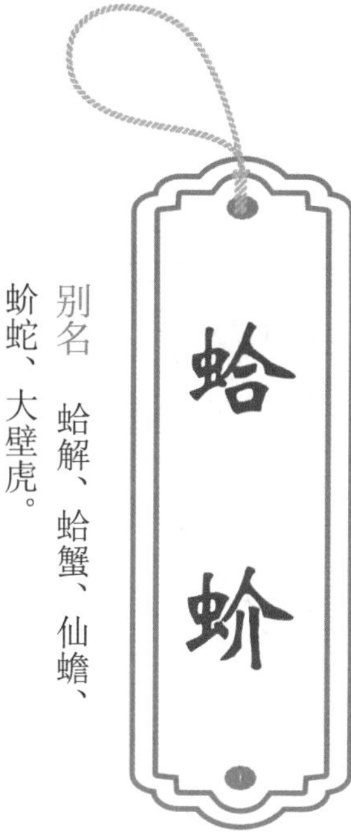

蛤蚧

别名 蛤解、蛤蟹、仙蟾、蚧蛇、大壁虎。

性味归经

咸，平。归肺、肾经。

功能主治

补肺益肾，纳气定喘，助阳益精。用于肺肾不足，虚喘气促，劳嗽咳血，阳痿，遗精。

形态特征

陆栖爬行动物。形如大壁虎，全长约 34 厘米。体尾等长。头呈三角形，长大于宽，吻端凸圆。鼻孔近吻端，耳孔椭圆形，其直径为眼径之半。头及背面鳞细小，成多角形，尾鳞不甚规则，近于长方形，排成环状；胸腹部鳞较大，均匀排列成复瓦状。指、趾间具蹼；指趾膨大，底部具有单行劈褶皮瓣，第一指趾不特别短小但无爪，余者末端均具小爪。体背为紫灰色，有砖红色及蓝灰色斑点。

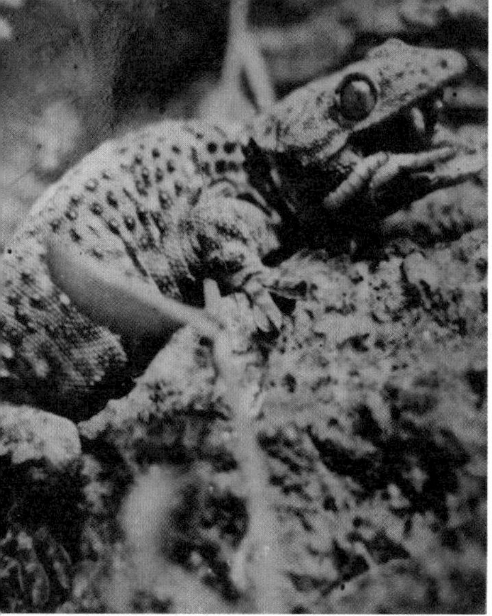

生境分布

多栖于山岩及树洞中，或居于墙壁上。分布于广西南宁、梧州、广东肇庆地区，我国贵州、云南，以及越南也产。

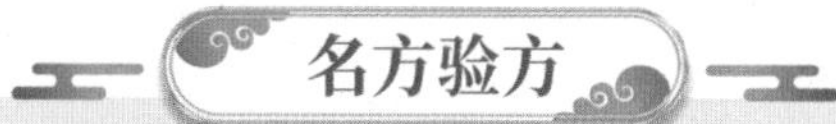

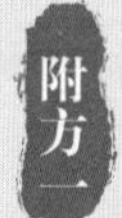

夜尿频多

蛤蚧、茯苓、巴戟天、白术、狗脊、黄芪、杜仲、熟地黄、黄精、续断、当归、枸杞子、女贞子、淮山药、炙甘草等各适量。每服4粒，每日2次，40 日为 1 个疗程。

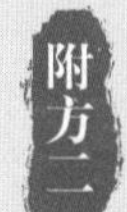

阳痿

蛤蚧 2 对，鹿茸 20 克。将蛤蚧置清水中浸透，捞起后去头足黑皮（不要损坏尾部），隔纸微火烤干；鹿茸切片，微烤后共研粉，临睡前黄酒适量，送服 2 克，每晚 1 次，服完为止。

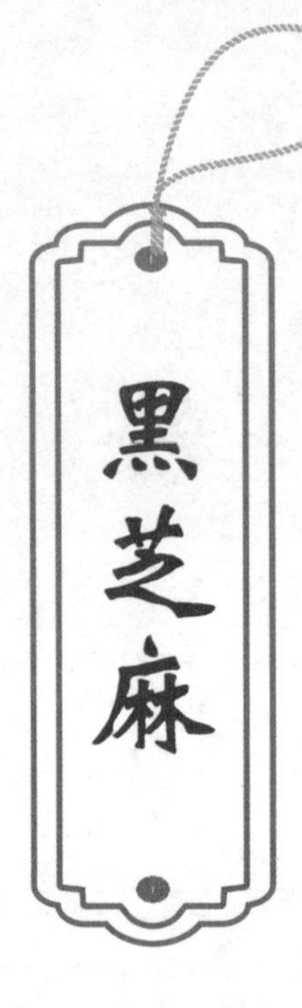

黑芝麻

别名 芝麻、脂麻、油麻、乌麻子、乌芝麻、胡麻子。

性味归经

甘，平。归肝、肾、大肠经。

功能主治

补肝肾，益精血，润肠燥。用于精血亏虚，头晕眼花，耳鸣耳聋，须发早白，病后脱发，肠燥便秘。

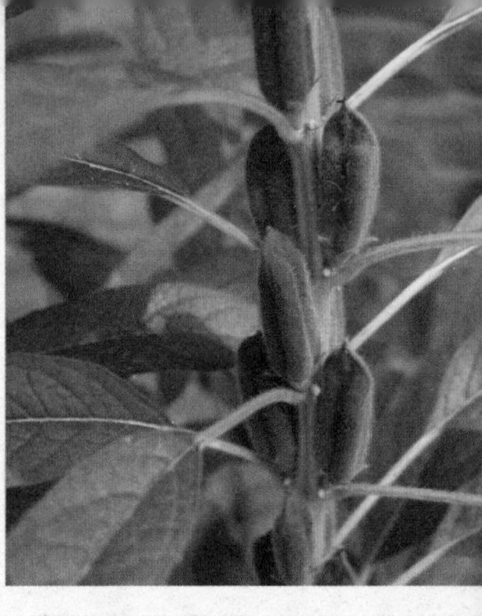

形态特征

一年生草本，高80～180厘米。茎直立，四棱形，棱角突出，基部稍木质化，不分枝，具短柔毛。叶对生，或上部者互生；叶柄长1～7厘米；叶片卵形、长圆形或披针形，长5～15厘米，宽1～8厘米，先端急尖或渐尖，基部楔形，全缘，有锯齿或下部叶3浅裂，表面绿色，背面淡绿色，两面无毛或稍被白以柔毛。花单生，或2～3朵生长于叶腋，直径1～1.5厘米；花萼稍合生，绿色，5裂，裂片披针形，长5～10厘米，具柔毛；花冠筒状，唇形，长1.5～2.5厘米，白色，有紫色或黄色采晕，裂片圆形，外侧被柔毛；雄蕊4，着生长于花冠筒基部，花药黄色，呈矢形；雌蕊1，心皮2，子房圆锥形，初期呈假4室，成熟后为2室，花柱线形，柱头2裂。蒴果椭圆形，长2～2.5厘米，多4棱或6、8棱，纵裂，初期绿色，成熟后黑褐色，具短柔毛。种子多数，卵形，两侧扁平，黑色、白色或淡黄色。花期5～9月，果期7～9月。

生境分布

常栽培于夏季气温较高，气候干燥，排水良好的沙壤土或壤土地区。我国各地均有栽培。

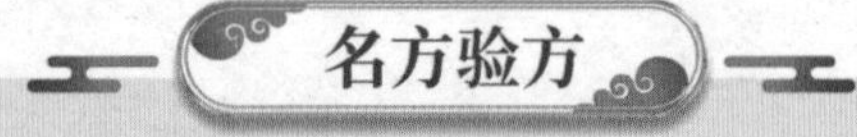

附方一

头发枯脱，早年白发

黑芝麻、何首乌各200克。共研细末，每日早、晚各服15克。

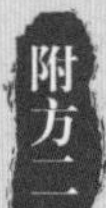

干咳少痰

黑芝麻250克，冰糖100克。共捣烂，每次以开水冲服20克，早、晚各1次。

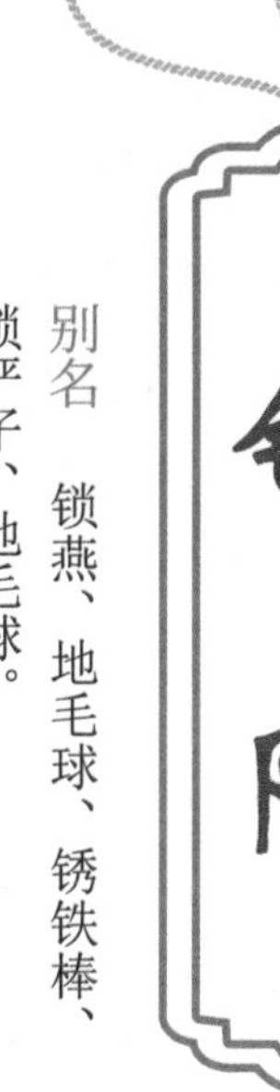

别名 锁燕、地毛球、锈铁棒、锁严子、地毛球。

性味归经 甘，温。归肝、肾、大肠经。

功能主治 补肾阳，益精血，润肠通便。用于肾阳不足，精血亏虚，腰膝痿软，阳痿滑精，肠燥便秘。

形态特征

多年生肉质寄生草本。地下茎粗短，具有多数瘤突吸收根。茎圆柱形，暗紫红色，高20～100厘米，径3～6厘米，大部埋于沙中，基部粗壮，具鳞片状叶。鳞片状叶卵圆形、三角形或三角状卵形，长0.5～1厘米，宽不及1厘米，先端尖。穗状花序顶生，棒状矩圆形，长5～15厘米，直径2.5～6厘米；生密集的花和鳞状苞片，花杂性，暗紫色，有香气，雄花有2种：一种具肉质花被5枚，长卵状楔形，雄蕊1，花丝短，退化子房棒状；另一种雄花具数枚线形、肉质总苞片，无花被，雄蕊1，花丝较长，无退化子房；雌花具数枚线状、肉质总苞片；其中有1枚常较宽大，雌蕊1，子房近圆形，上部着生棒状退化雄蕊数枚，花柱棒状；两性花多先于雄花开放，具雄蕊雌蕊各1，雄蕊着生子房中部。小坚果，球形，有深色硬壳状果皮。花期6～7月。

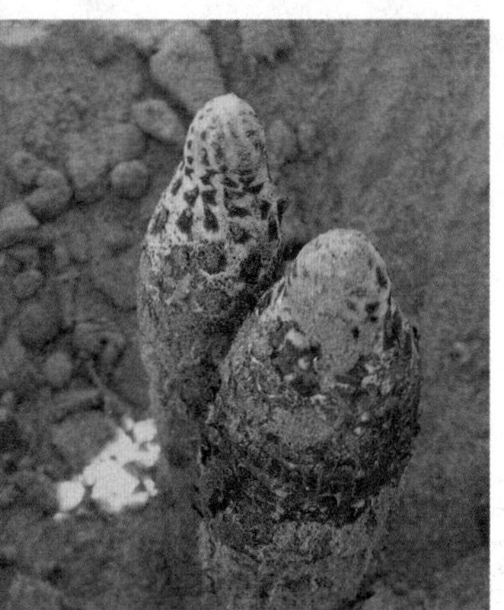

生境分布

生长于干燥多沙地带，多寄生长于白刺的根上。主产内蒙古、甘肃、青海等地。

名方验方

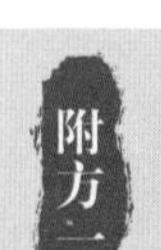

周围神经炎

锁阳、枸杞子、五味子、黄柏、知母、干姜、炙龟甲各适量。研末，酒糊为丸，盐汤送下。

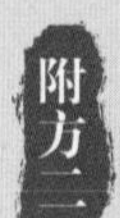

阳痿不孕

锁阳、肉苁蓉、枸杞各6克，菟丝子9克，淫羊藿15克。水煎服。

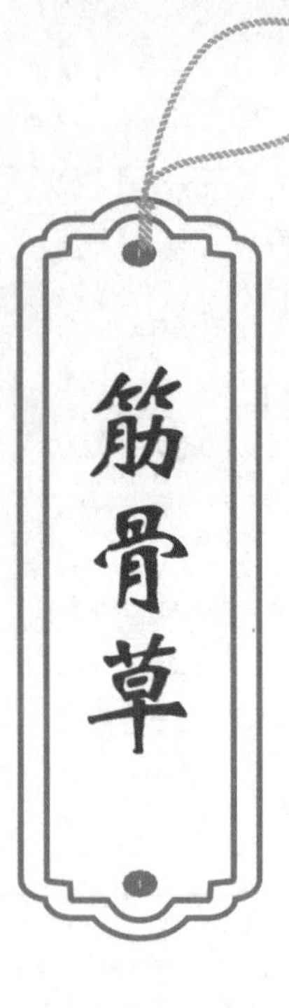

筋骨草

别名 苦草、散血草、苦地胆、金疮小草、青鱼胆草、白毛夏枯草。

性味归经

苦，寒。归肺经。

功能主治

清热解毒，凉血消肿。用于咽喉肿痛，肺热咯血，跌打肿痛。

形态特征

一年或二年生草本，高 10 ～ 30 厘米，全株被白色长柔毛。茎方形，基部匍匐。叶对生，匙形或倒卵状披针形，长 3 ～ 11 厘米，宽 0.8 ～ 3 厘米，边缘有不规则波状粗齿；叶柄具狭翅。轮伞花序有 6 ～ 10 朵花，排成间断的假穗状花序；苞片叶状，花萼钟形，5 齿裂；花冠唇形，淡蓝色、淡紫红色或白色，基部膨大，内有毛环，上唇短，直立，顶端微凹，下唇 3 裂，中裂片倒心形，灰黄色，具网状皱纹。花期 3 ～ 7 月，果期 5 ～ 11 月。

生境分布

生长于路旁、溪边、草坡和丘陵山地的阴湿处。主产于江苏、安徽、浙江、上海、四川、福建、湖北、湖南、广东、广西、贵州、云南等地。

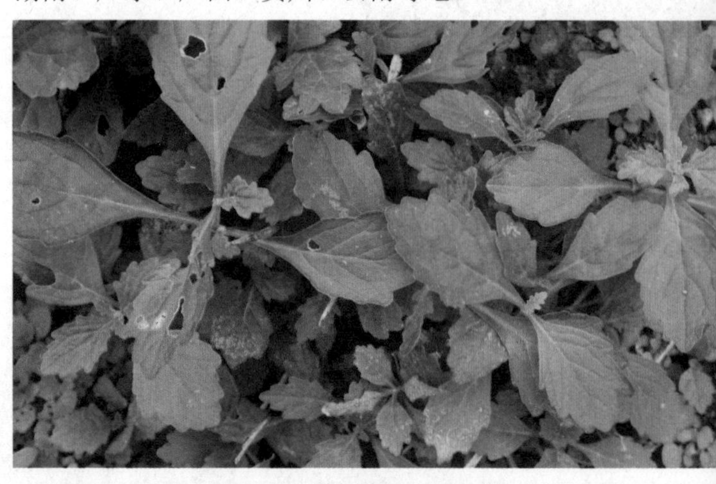

名方验方

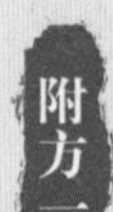

附方一

痢疾

鲜筋骨草 90 克。捣烂绞汁，调蜜炖温服。

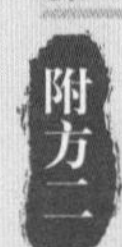

附方二

肺结核

筋骨草全草 6 ~ 9 克。晒干研末服，每日 3 次。

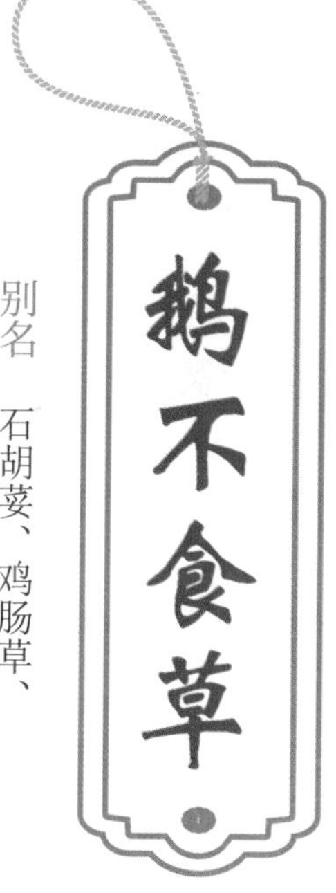

鹅不食草

别名 石胡荽、鸡肠草、野园荽、食胡荽。

性味归经 辛，温。归肺经。

功能主治 发散风寒，通鼻窍，止咳。用于风寒头痛，咳嗽痰多，鼻塞不通，鼻渊流涕。

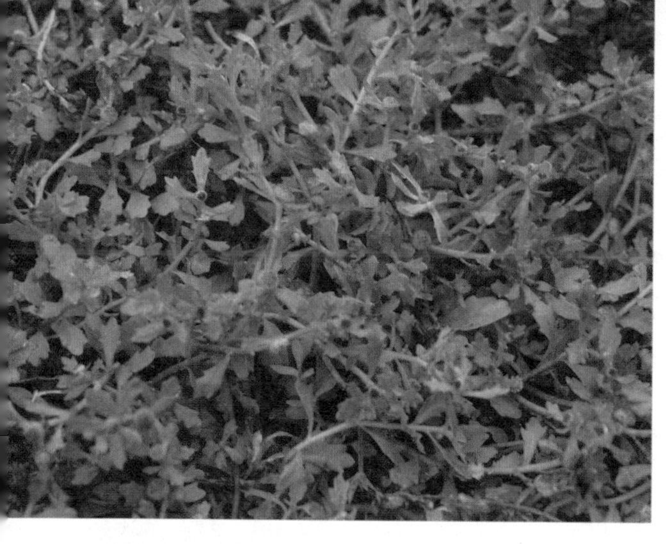

形态特征

一年生匍匐状柔软草本，枝多广展，高 8 ～ 20 厘米，近秃净或稍被绵毛。叶互生；叶片小，匙形，长 7 ～ 20 毫米，宽 3 ～ 5 毫米，先端钝，基部楔形，边缘有疏齿。头状花序无柄，直径 3 ～ 4 毫米，腋生；花杂性，淡黄色或黄绿色，管状；花冠钟状，花柱裂片短，钝或截头形。瘦果四棱形，棱上有毛，无冠毛。

生境分布

生长于稻田或阴湿处、路旁。分布于浙江、湖北、江苏、广东等地。

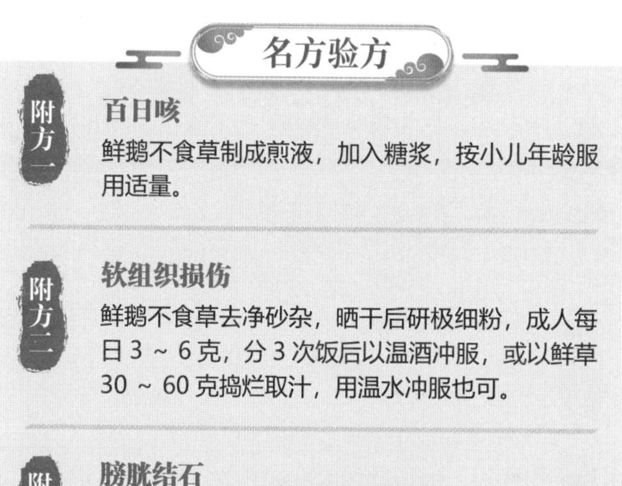

名方验方

附方一 百日咳

鲜鹅不食草制成煎液，加入糖浆，按小儿年龄服用适量。

附方二 软组织损伤

鲜鹅不食草去净砂杂，晒干后研极细粉，成人每日 3 ~ 6 克，分 3 次饭后以温酒冲服，或以鲜草 30 ~ 60 克捣烂取汁，用温水冲服也可。

附方三 膀胱结石

鲜鹅不食草 200 克，洗净捣烂取汁，加白糖、白酒少许，1 次服完，每日 1 剂，连服 5 ~ 10 剂。

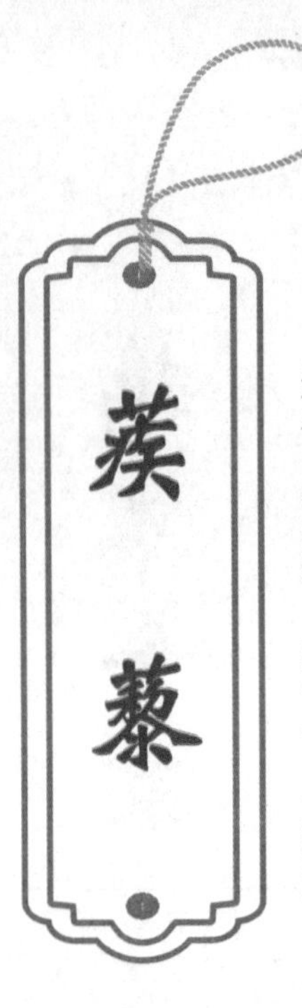

蒺藜

别名　硬蒺藜、蒺骨子、刺蒺藜。

性味归经

辛、苦，微温；有小毒。归肝经。

功能主治

平肝解郁。活血祛风，明目，止痒。用于头痛眩晕，胸胁胀痛，乳闭乳痈，目赤翳障，风疹瘙痒。

形态特征

一年生匍匐草本，多分枝，全株有柔毛。羽状复叶互生或对生；小叶 5 ～ 7 对，长椭圆形，长 6 ～ 15 毫米，宽 2 ～ 5 毫米，基部常偏斜，有托叶。花单生长于叶腋；萼片 5；花瓣 5，黄色，早落；雄蕊 10，5 长 5 短；子房上位，5 室，柱头 5 裂。花期 6 ～ 7 月，果实 8 ～ 9 月。

生境分布

生长于田野、路旁及河边草丛。各地均产。分布于河南、河北、山东、安徽、江苏、四川、山西、陕西等地。

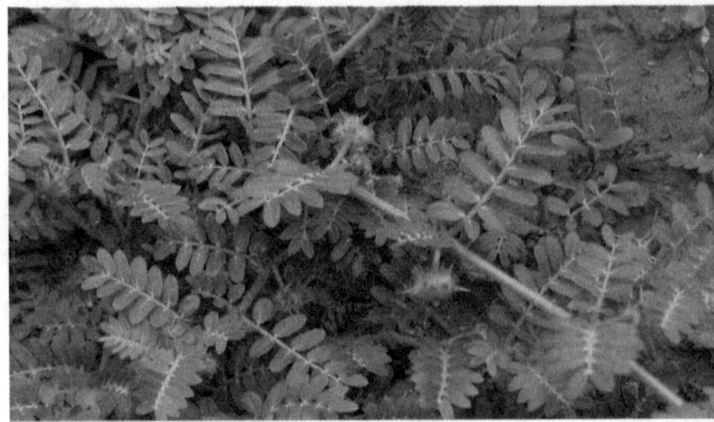

名方验方

附方一

眼疾，翳障不明

蒺藜 200 克（带刺炒），葳蕤 150 克（炒）。共为散，每早饭后，白汤调服 15 克。

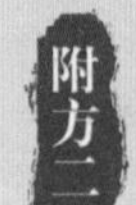

附方二

肝虚视物模糊

蒺藜、女贞子、枸杞子、生地黄、菊花各 10 克。水煎服，每日 1 剂。

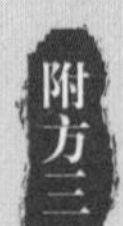

附方三

胸痹，膈中胀闷不通或作痛

蒺藜 500 克。带刺炒，研细末，每早、午、晚，白汤调服 20 克。

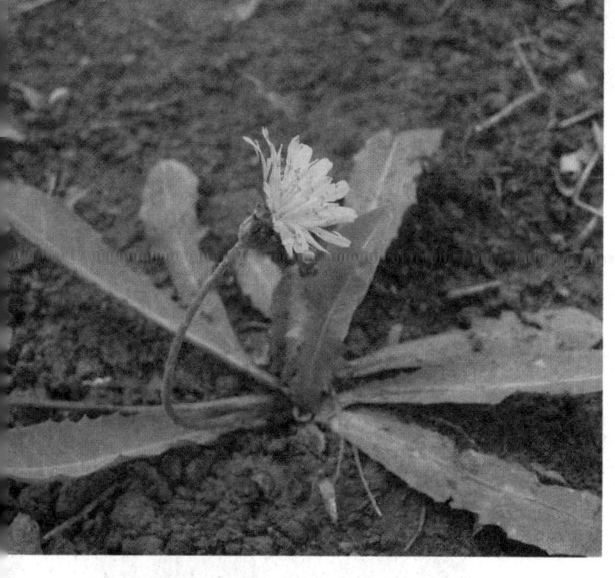

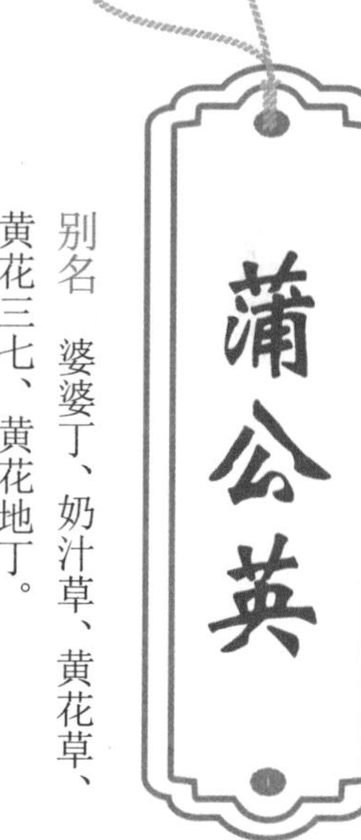

蒲公英

别名 婆婆丁、奶汁草、黄花草、黄花三七、黄花地丁。

性味归经

苦、甘，寒。归肝、胃经。

功能主治

清热解毒，消肿散结，利尿通淋。用于疔疮肿毒，乳痈，瘰疬，目赤，咽痛，肺痈，肠痈，湿热黄疸，热淋涩痛。

形态特征

多年生草本，富含白色乳汁；直根深长。叶基生，叶片倒披针形，边缘有倒向不规则的羽状缺刻。头状花序单生花茎顶端，全为舌状花；总苞片多层，先端均有角状突起；花黄色；雄蕊 5 枚；雌蕊 1 枚，子房下位。瘦果纺锤形，具纵棱，全体被有刺状或瘤状突起，顶端具纤细的喙，冠毛白色。

生境分布

生长于道旁、荒地、庭园等处。全国各地均有分布。

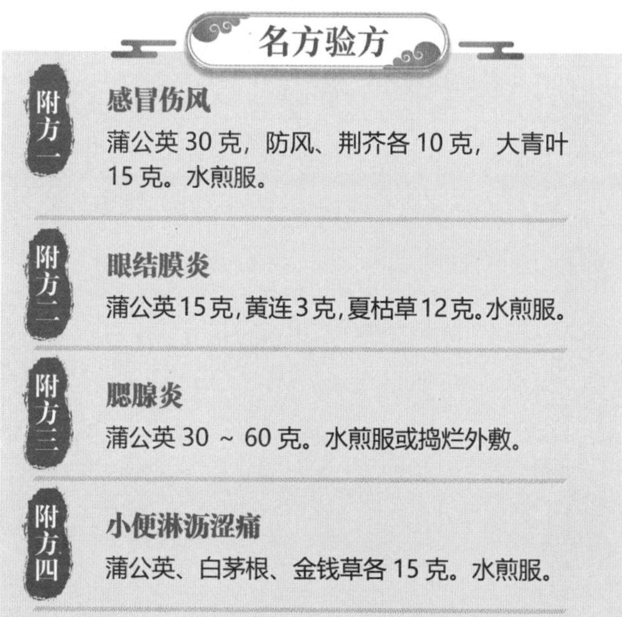

名方验方

附方一　感冒伤风

蒲公英 30 克，防风、荆芥各 10 克，大青叶 15 克。水煎服。

附方二　眼结膜炎

蒲公英15克，黄连3克，夏枯草12克。水煎服。

附方三　腮腺炎

蒲公英 30 ~ 60 克。水煎服或捣烂外敷。

附方四　小便淋沥涩痛

蒲公英、白茅根、金钱草各 15 克。水煎服。

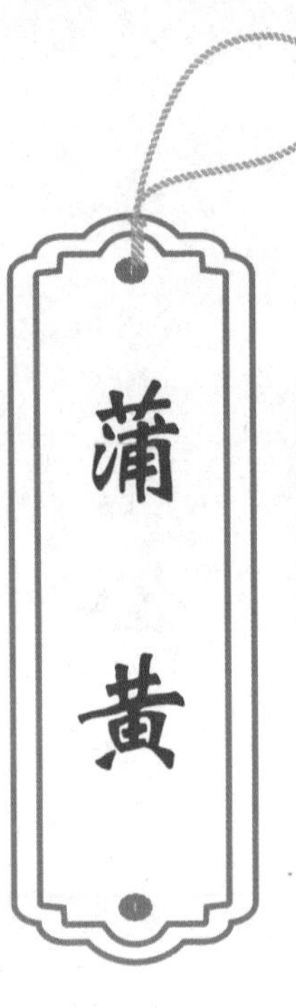

别名 蒲草、蒲棒、水蜡烛、毛蜡烛、蒲棒花粉。

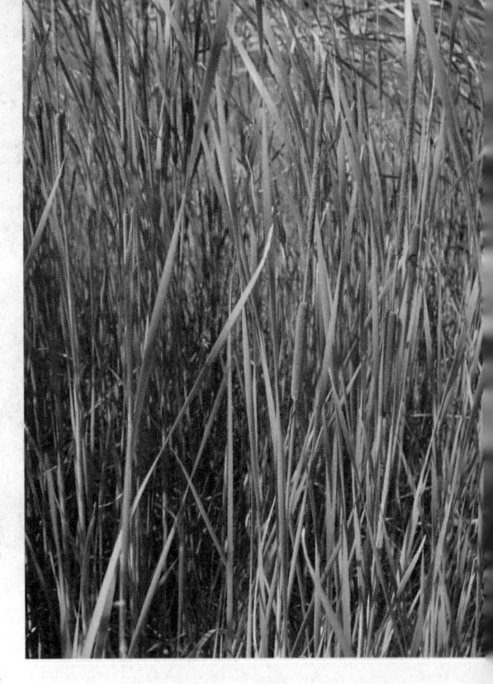

形态特征

多年沼泽生草本。根茎匍匐，有多数须根。叶扁平，线形，宽4～10毫米，质稍厚而柔，下部鞘状。穗状花序圆柱形，雌雄花序间有间隔1～15厘米；雄花序在上，长20～30厘米，雄花有早落的佛焰状苞片，花被鳞片状或茸毛状，雄蕊2～3。雌花序长10～30厘米，雌花小苞片较柱头短，匙形，花被茸毛状与小苞片等长，柱头线头圆柱形，小坚果无沟。

生境分布

生长于池、沼、浅水中。全国大部分地区有产。分布于江苏、浙江、安徽、山东等地。

性味归经

甘，平。归肝、心包经。

功能主治

止血，化瘀，通淋。用于吐血，衄血，咯血，崩漏，外伤出血，经闭痛经，胸腹刺痛，跌仆肿痛，血淋涩痛。

名方验方

附方一

产后胸闷昏厥，恶露不下

蒲黄100克，红茶6克。用水煎，去渣用汁，每日1剂。

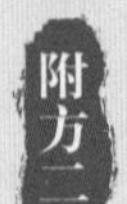
附方二

经期腰痛

生蒲黄、桃仁、五灵脂、赤芍、红花各9克，当归12克，炮姜炭1.5克，炙甘草3克。水煎服，每日1剂。

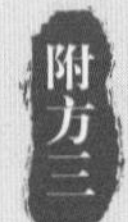
附方三

胃肠虚火所致牙龈出血

蒲黄、黄芩、枳壳、枇杷叶各9克，生地黄、熟地黄各18克，天冬、麦冬、石斛、茵陈各15克，生甘草3克。水煎服。

槐花

别名　豆槐、槐米、槐蕊、金药树、护房树。

性味归经

苦，微寒。归肝、大肠经。

功能主治

清热泻火，凉血止血。用于肠热便血，痔肿出血，肝热头痛，眩晕目赤。

形态特征

落叶乔木，高 8 ～ 20 米。树皮灰棕色，具不规则纵裂，内皮鲜黄色，具臭味；嫩枝暗绿褐色，近光滑或有短细毛，皮孔明显。奇数现状复叶，互生，长 15 ～ 25 厘米，叶轴有毛，基部膨大；小叶 7 ～ 15，柄长约 2 毫米，密生白色短柔毛；托叶镰刀状，早落；小叶片卵状长圆形，长 2.5 ～ 7.5 厘米，宽 1.5 ～ 3 厘米，先端渐尖具细突尖，基部宽楔形，全缘，上面绿色，微亮，背面优生白色短毛。圆锥花序顶生，长 15 ～ 30 厘米；萼钟状，5 浅裂；花冠蝶形，乳白色，旗瓣阔心形，有短爪，脉微紫，翼瓣和龙骨瓣均为长方形；雄蕊 10，分离，不等长；于房筒状，有细长毛，花柱弯曲。花期 7 ～ 8 月，果期 10 ～ 11 月。

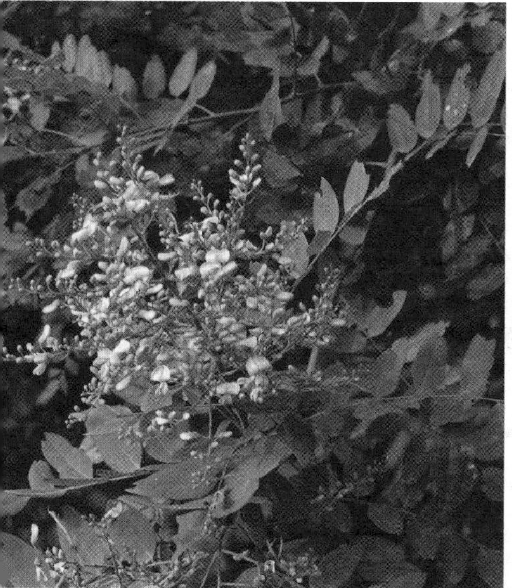

生境分布

生长于向阳、疏松、肥沃、排水良好的地方。全国大部分地区均产。

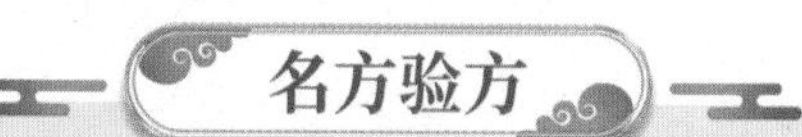

名方验方

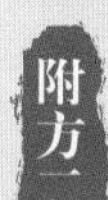

附方一

痔疮出血

槐花、侧柏叶、地榆各 15 克。水煎服。

附方二

脏毒，酒病，便血

槐花（一半炒，一半生），栀子（去皮，炒）各 50 克。研为末，新汲水调下 10 克，食前服。

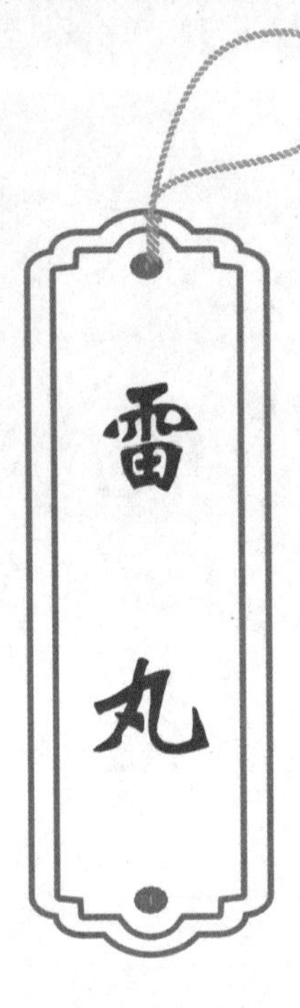

雷丸

别名 竹苓、雷实、雷矢、竹铃芝、竹铃子。

形态特征

菌核体通常为不规则的坚硬块状，歪球形或歪卵形，直径 0.8 ～ 2.5 厘米，罕达 4 厘米，表面黑棕色，具细密的纵纹；内面为紧密交织的菌丝体，蜡白色，半透明而略带黏性，具同色的纹理。越冬后由菌核体发出新的子实体，一般不易见到。

生境分布

多寄生于病竹根部。我国西北、西南、华南诸省均产，分布于四川、云南、贵州、湖北、广西等地。

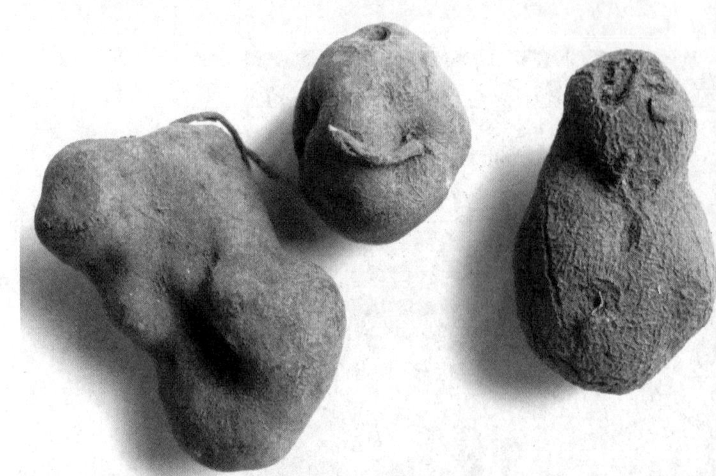

性味归经

微苦，寒。归胃、大肠经。

功能主治

杀虫。杀虫消积。用于绦虫病，钩虫病，蛔虫病，虫积腹痛，小儿疳积。

名方验方

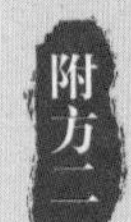

附方一 **绦虫病**

单用雷丸粉 30 克，空腹凉开水调末吞服。

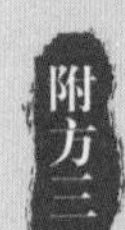

附方二 **钩虫病**

单用雷丸粉，加适量乳糖或葡萄糖粉，开水调服，成人每日 60 克。

附方三 **蛲虫病**

雷丸、大黄各 3 克，二丑 9 克。共研末混匀，早晨空腹用冷开水吞服。

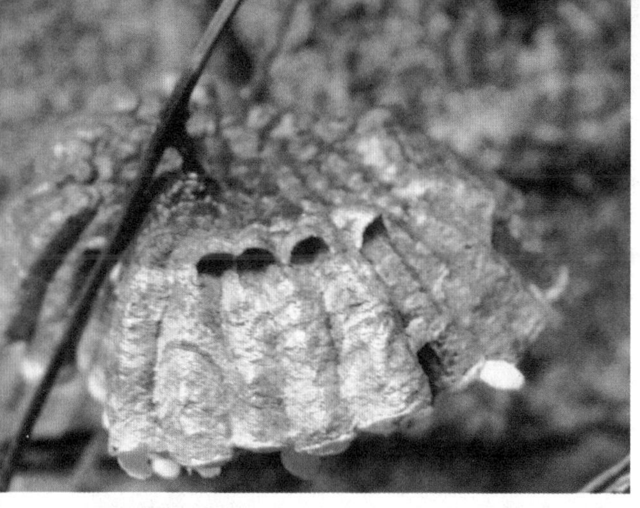

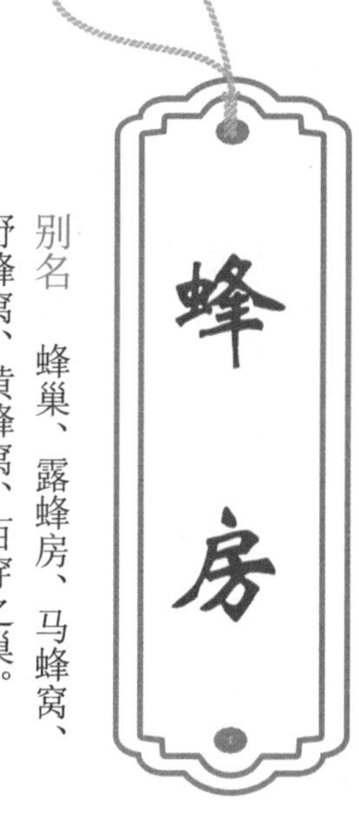

蜂房

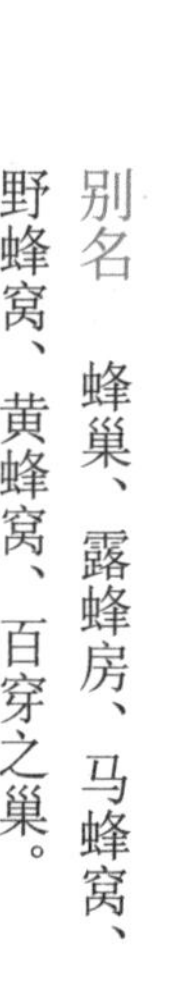

别名 蜂巢、露蜂房、马蜂窝、野蜂窝、黄蜂窝、百穿之巢。

性味归经 甘，平；有毒。归胃经。

功能主治 祛风，攻毒，杀虫，止痛。用于龋齿牙痛，疮疡肿毒，乳痈，瘰疬，皮肤顽癣，鹅掌风。

形态特征

雌蜂体形狭长，长 20 ～ 25 毫米，呈黑色。头部三角形。复眼 1 对，暗褐色，分列于头之两侧；单眼 3 个，位于头之前上方。触角 1 对，细长弯曲，基部黑色，鞭节 12 节，呈也褐色。颜面、头顶、后头、唇基、上颚及颊部都有黄褐色斑纹。胸部有刻点，前胸背部后缘及中胸背板中，有 2 条黄色纵线。翅 2 对，透明膜质，带也色。前翅大，后翅小，静止时，其翅半开。翅基片及小盾片黑色，中央有两条黄褐色线。胸腹节呈黑色，有 4 条黄褐色纵线。足 3 对，细长，5 节，黄褐色，腹部呈纺锤形，两侧稍狭，第 1 腹节并入胸部，形成并胸腹节；第 1 腹节与第 2 腹节间紧缩成狭腰状。各节中央，有黑色纵线，尾端有能自由伸缩的毒针。春季产卵。幼虫乳白色，形略如蛆，头部小，节明显。

生境分布

群栖性，营巢于树木上或屋檐下。我国各地均有，南方地区尤多。

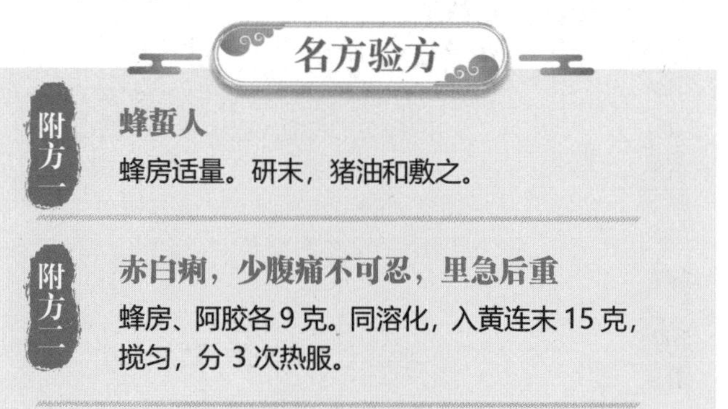

名方验方

附方一

蜂螫人

蜂房适量。研末，猪油和敷之。

附方二

赤白痢，少腹痛不可忍，里急后重

蜂房、阿胶各 9 克。同溶化，入黄连末 15 克，搅匀，分 3 次热服。

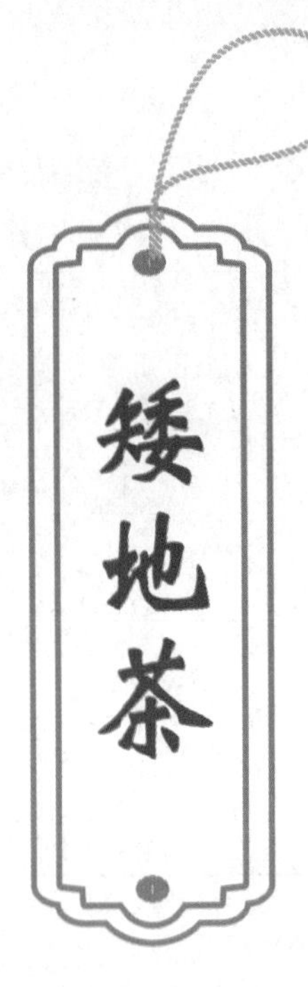

矮地茶

别名 平地木、老勿大、不出林、叶底珠。

形态特征

常绿小灌木，高10～30厘米。地下茎作匍匐状，具有纤细的不定根。茎单一，圆柱形，径约2毫米，表面紫褐色，有细条纹，具有短腺毛。叶互生，通常3～4叶集生长于茎梢，呈轮生状；叶柄长5～10毫米，密被短腺毛，无托叶，叶片椭圆形。花生长于茎梢或顶端叶腋，2～6朵集成伞形，花两性，花冠白色或淡红色。核果球形，径5～10毫米，熟时红色。

生境分布

生长于谷地、林下、溪旁阴湿处。分布于长江流域以南各省。

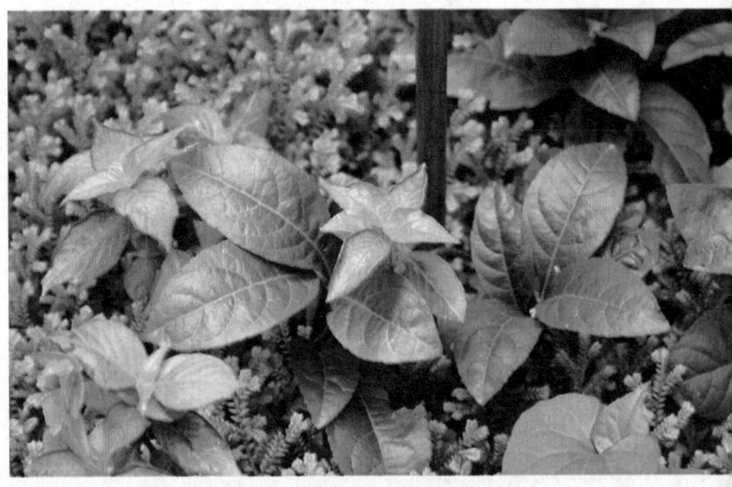

性味归经

苦、辛，平。归肺、肝经。

功能主治

止咳平喘，清利湿热，活血化瘀。用于新久咳嗽，痰中带血，湿热黄疸，跌打损伤。

名方验方

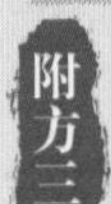

附方一

肺痈（肺脓肿）

矮地茶、鱼腥草各50克。水煎，分2次服。

附方二

血痢

矮地茶茎叶适量。煎服。

附方三

小儿脱肛

矮地茶10克，鸡蛋1个。煮透，服汤食蛋。

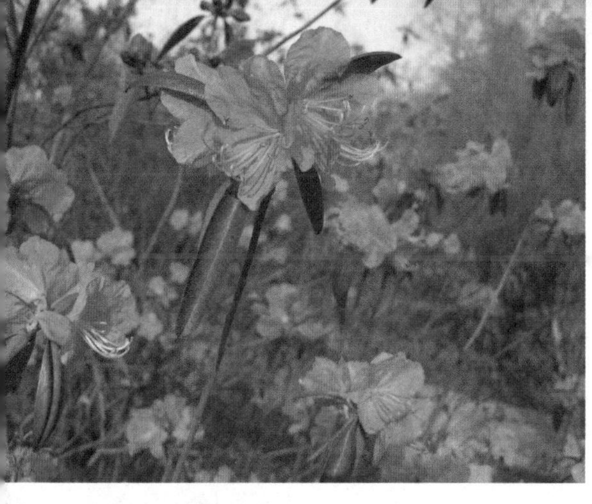

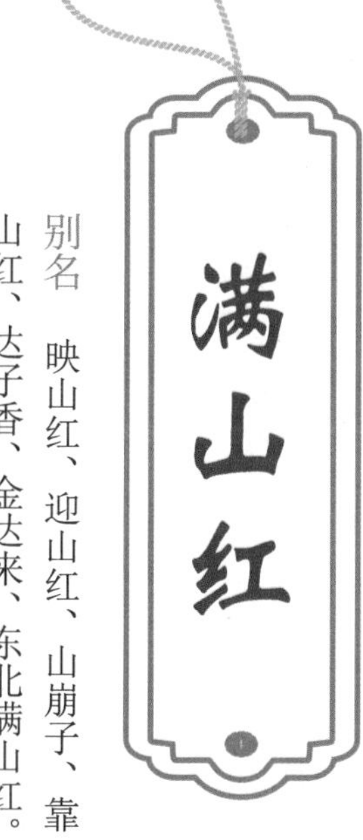

满山红

别名 映山红、迎山红、山崩子、靠山红、达子香、金达来、东北满山红。

性味归经 辛、苦，温。归肺、脾经。

功能主治 止咳祛痰平喘。用于吐血，衄血，崩漏，月经不调，咳嗽，风湿痹痛，痈疖疮毒。

形态特征

多年生常绿灌木，高1～2米。多分枝，质脆；小枝细而弯曲，暗灰色；幼枝褐色，有毛。叶互生，多集生长于枝顶；近革质；卵状长圆形或长圆形，长1～5厘米，宽1～1.5厘米，冬季卷成长筒状，揉后有香气，先端钝，或因中脉突出成硬尖，基部楔形，全缘，上面深绿色，散生白色腺鳞，下面淡绿色，有腺鳞。花1～4朵生长于枝顶，紫红色；萼片小，有毛；花冠漏斗状；雄蕊10，花丝基部有柔毛：子房壁上有白色腺鳞，花柱比花瓣长，宿存。蒴果长圆形，由顶端开裂。花期5～6月，果期7～8月。

生境分布

生长于山脊、山坡及林内酸性土壤上。产于黑龙江等地及山东各大山区。

名方验方

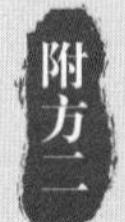

附方一

慢性支气管炎

满山红叶粗末100克，白酒500毫升，浸七日过滤；每服15～20毫升，每日3次。

附方二

急性细菌性痢疾

取鲜满山红根（洗净、切片）250克，加水1500～2000毫升，煎1～2小时取汁。成人150～200毫升，儿童(3～5岁)50毫升，均日服3次。治疗黏液脓性便效果好。

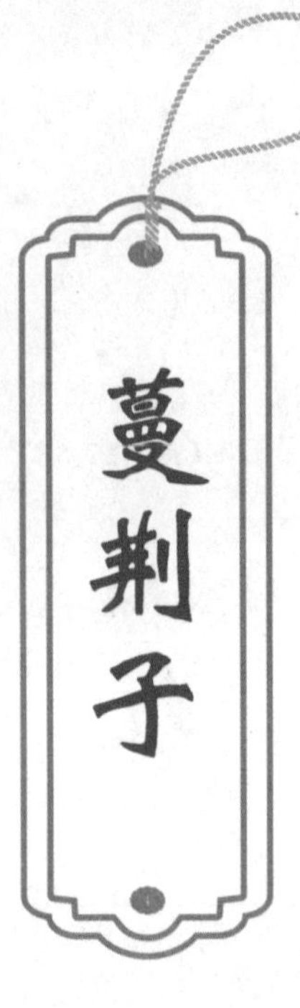

别名 荆子、蔓荆实、白背杨、白布荆。

性味归经 辛、苦，微寒。归膀胱、肝、胃经。

功能主治 疏散风热，清利头目。用于风热感冒头痛，齿龈肿痛，目赤多泪，目暗不明，头晕目眩。

形态特征

落叶灌木，高约3米，幼枝方形，密生细柔毛。叶为3小叶，小叶倒卵形或披针形；叶柄较长。顶生圆锥形花序；花萼钟形；花冠淡紫色。核果球形，大部分为宿萼包围。

生境分布

生长于海边、河湖沙滩上。分布于山东、江西、浙江、福建等地。

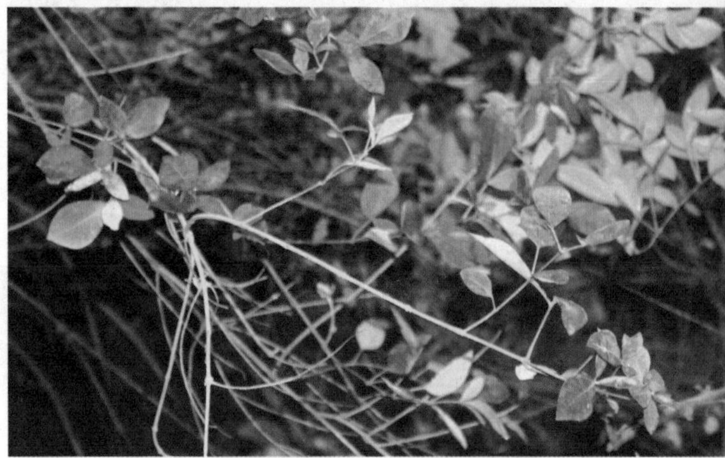

名方验方

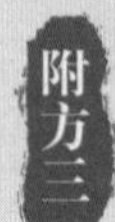

附方一 **风寒侵目，肿痛出泪，涩胀羞明**

蔓荆子15克，荆芥、白蒺藜各10克，柴胡、防风各5克，甘草2.5克。水煎服。

附方二 **头屑**

蔓荆子、侧柏叶、川芎、桑白皮、细辛、旱莲草各50克，菊花100克。水煎去渣滓后洗发。

附方三 **慢性鼻炎**

蔓荆子15克，葱须20克，薄荷6克。加水煎，取汁即可，代茶饮用，每日1剂。

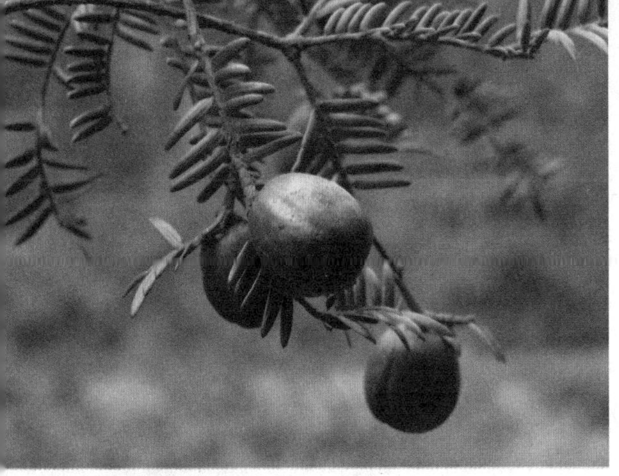

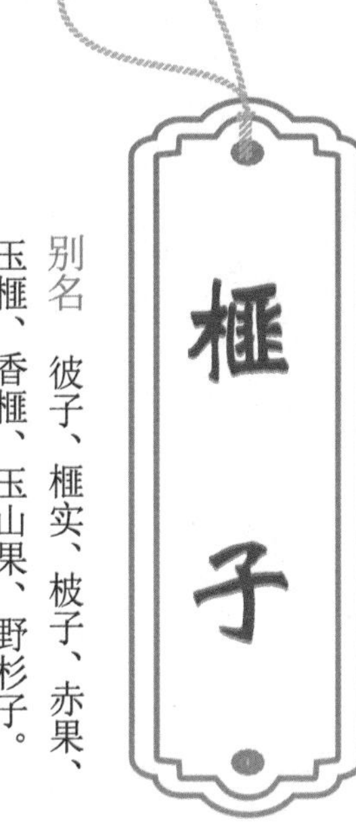

别名 彼子、榧实、柀子、赤果、玉榧、香榧、玉山果、野杉子。

性味归经 甘，平。归肺、脾、胃、大肠经。

功能主治 杀虫消积，润肺止咳，润燥通便。用于钩虫病，蛔虫病，绦虫病，虫积腹痛，小儿疳积，肺燥咳嗽，大便秘结。

形态特征

常绿乔木，高达25米，树皮灰褐色，枝开张，小枝无毛。叶呈假二列状排列，线状披针形，愈向上部愈狭，先端突刺尖，基部几成圆形，全缘，质坚硬，上面暗黄绿色，有光泽，下面淡绿色，中肋显明，在其两侧各有一条凹下黄白色的气孔带。花单性，通常雌雄异株；雄花序椭圆形至矩圆形，具总花梗。种子核果状、矩状椭圆形或倒卵状长圆形，长2～3厘米，先端有小短尖，红褐色，有不规则的纵沟，胚乳内缩或微内缩。

生境分布

生长于山坡，野生或栽培。分布于安徽、福建、江苏、浙江、湖南、湖北等地。

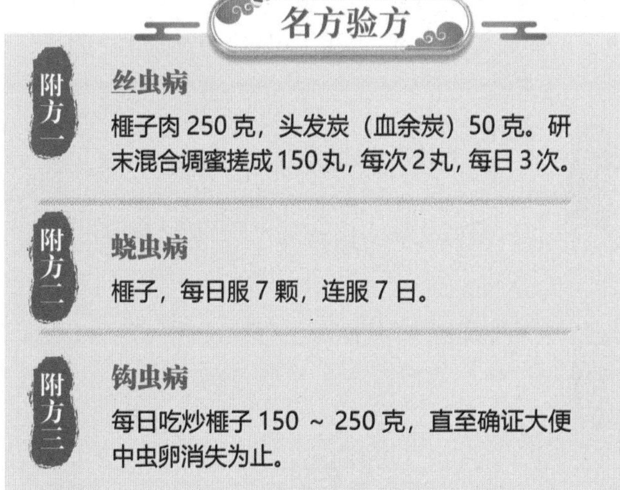

名方验方

附方一 **丝虫病**

榧子肉250克，头发炭（血余炭）50克。研末混合调蜜搓成150丸，每次2丸，每日3次。

附方二 **蛲虫病**

榧子，每日服7颗，连服7日。

附方三 **钩虫病**

每日吃炒榧子150～250克，直至确证大便中虫卵消失为止。

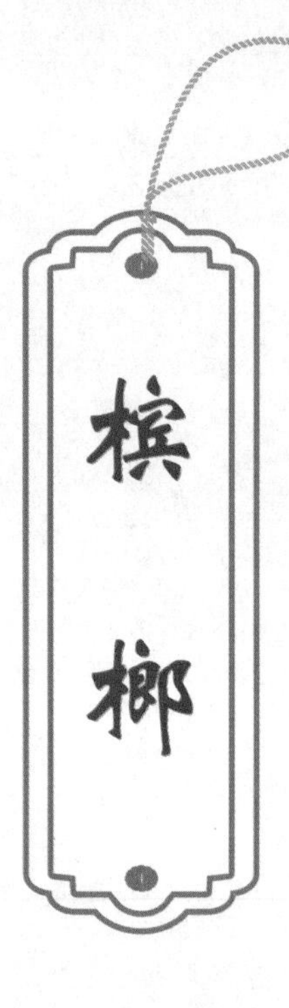

别名 仁频、宾门、槟榔玉、白槟榔、橄榄子、槟榔子、大腹槟榔、宾门药饯。

性味归经

苦、辛，温。归胃、大肠经。

功能主治

驱虫消积，行气利水。行气，利水，截疟。用于绦虫病，蛔虫病，姜片虫病，虫积腹痛，积滞泻痢，里急后重，水肿脚气，疟疾。

形态特征

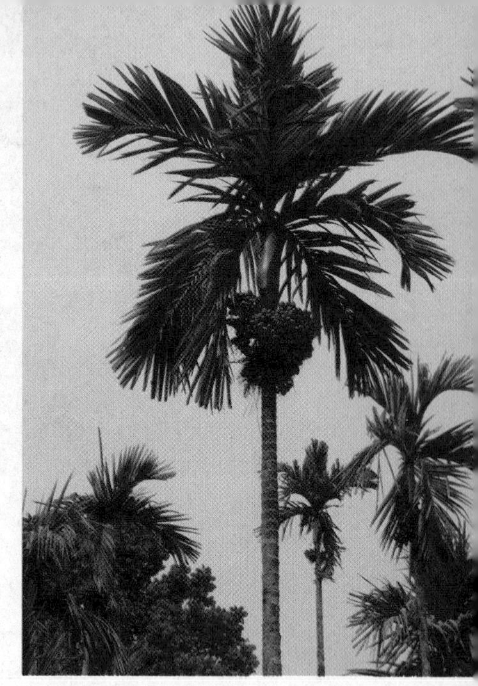

羽状复叶，丛生长于茎顶，长达2米，光滑无毛，小叶线形或线状披针形，先端渐尖，或不规则齿裂。肉穗花序生长于叶鞘束下，多分枝，排成圆锥形花序式，外有佛焰苞状大苞片，花后脱落；花单性，雌雄同株，雄花小，着生长于小穗顶端。坚果卵圆形或长椭圆形，有宿存的花被片，熟时橙红色或深红色。

生境分布

生长于阳光较充足的林间或林边。分布于我国海南、福建、云南、广西、台湾等地。

名方验方

附方一

食积气滞，腹痛胀满

槟榔、木香、青皮、陈皮、枳壳各15克，黄柏、三棱、香附、芒硝、大黄各10克。水煎服或制成丸剂，每服15克。

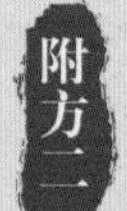
附方二

肠道寄生虫

槟榔50克，使君子肉50个（微炒），牵牛子100克（炒，研为末）。均为末，每次10克，砂糖调下，小儿减半。

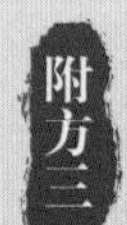
附方三

血吸虫病

槟榔15克，苦楝皮10克，雷丸5克。温水浸泡2 ~ 4小时，加水300毫升，煎至100毫升，分2次空腹服。

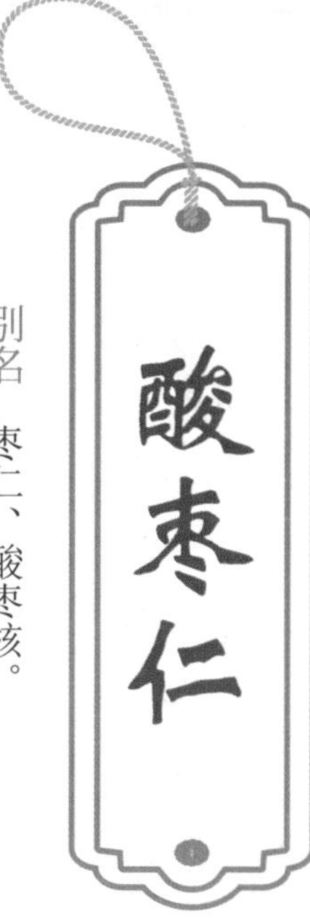

别名 枣仁、酸枣核。

性味归经

甘、酸，平。归肝、胆、心经。

功能主治

养心补肝，宁心安神，敛汗，生津。用于虚烦不眠，惊悸多梦，体虚多汗，津伤口渴。

形态特征

落叶灌木，稀为小乔木，高 1 ～ 3 米。老枝灰褐色，幼枝绿色；于分枝基部处具刺 1 对，1 枚针形直立，长达 3 厘米，另 1 枚向下弯曲，长约 0.7 厘米。单叶互生；托叶针状；叶片长圆状卵形至卵状披针形，先端钝，基部圆形，稍偏斜，边缘具细锯齿。花小，2 ～ 3 朵簇生长于叶腋；花萼 5 裂，裂片卵状三角形；花瓣 5，黄绿色，与萼片互生，雄蕊 5，与花瓣对生；花盘明显，10 浅裂；子房椭圆形，埋于花盘中，花柱 2 裂。核果肉质，近球形，成熟时暗红褐色，果皮薄，有酸味。花期 6 ～ 7 月，果期 9 ～ 10 月。

生境分布

生长于向阳或干燥的山坡、路旁以及荒地。分布于华北、西北及辽宁、山东、江苏、安徽等地。

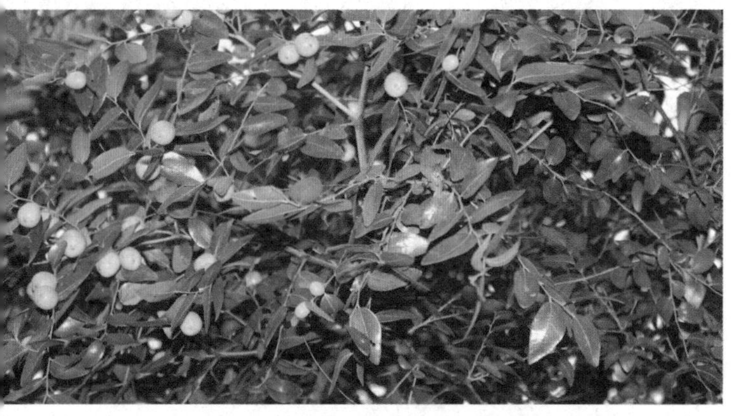

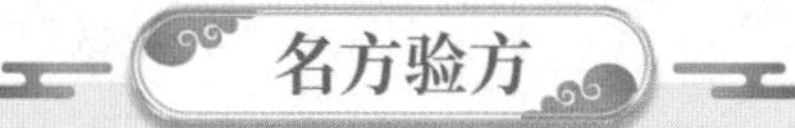

附方一

心悸不眠

酸枣仁研末，每次 6 克，每日 2 次，竹叶煎汤送服，宜连服 1 周。

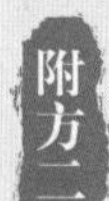

气虚自汗

酸枣仁、党参各 15 克，黄芪 30 克，白术 12 克，五味子 9 克，大枣 4 枚。水煎，分 3 次服。

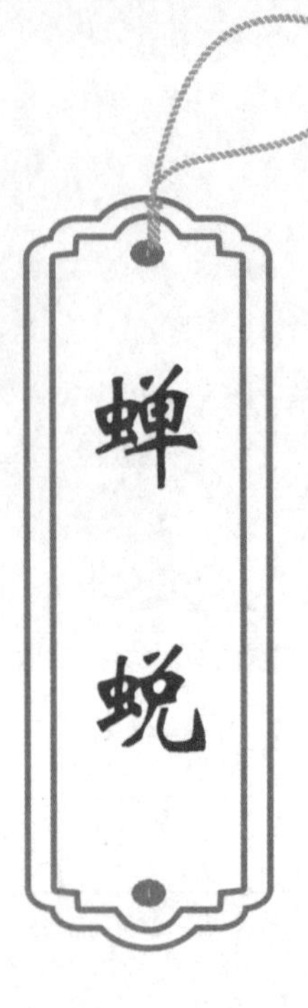

别名 蝉退、蝉脱、蝉衣、蝉壳、伏壳、枯蝉、蝉退壳。

性味归经

甘，寒。归肺、肝经。

功能主治

疏散风热，利咽，透疹，明目退翳，解痉。用于风热感冒，咽痛音哑，麻疹不透，风疹瘙痒，目赤翳障，惊风抽搐，破伤风。

形态特征

黑蚱，体大、色黑而有光泽；雄虫长 4.4 ～ 4.8 厘米，翅展约 12.5 厘米，雌虫稍短。复眼 1 对，大形，两复眼间有单眼 3 只，触角 1 对。口器发达，刺吸式，唇基梳状，上唇宽短，下唇延长成管状，长达第 3 对足的基部。胸部发达，后胸腹板上有一显著的锥状突起，向后延伸。足 3 对。翅 2 对，膜质，黑褐色，半透明，基部染有黄绿色，翅静止时覆在背部如屋脊状。腹总值发 7 节，雄蝉腹部第 1 节间有特殊的发声器官，雌蝉同一部位有听器。

生境分布

栖于杨、柳、榆、槐、枫杨等树上。分布于山东、河北、河南、湖北、江苏、四川、浙江等省（区）。

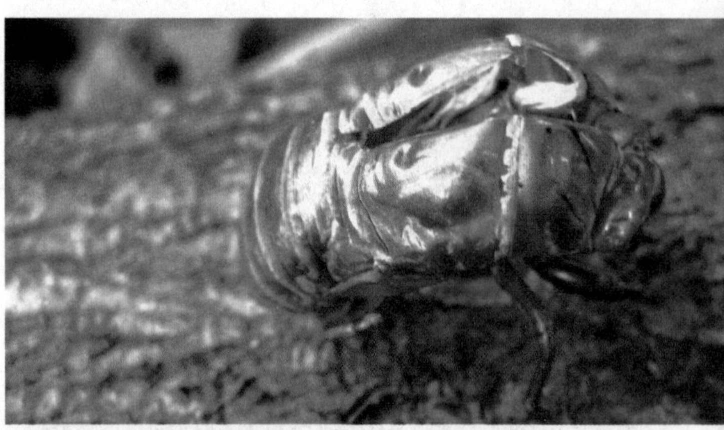

名方验方

附方一

小儿夜啼不眠

蝉蜕 6 克，芦根 15 克。水煎服。或与钩藤、灯心草配伍。

附方二

脱肛

先用 1%的白矾水洗净患部，搽以香油，再搽本品，蝉蜕 50 ~ 10 克，烘干研细，缓缓将肛门还纳，每日 1 次。

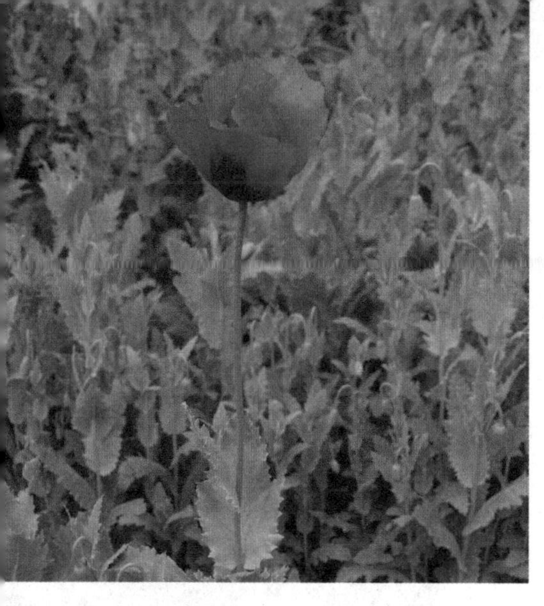

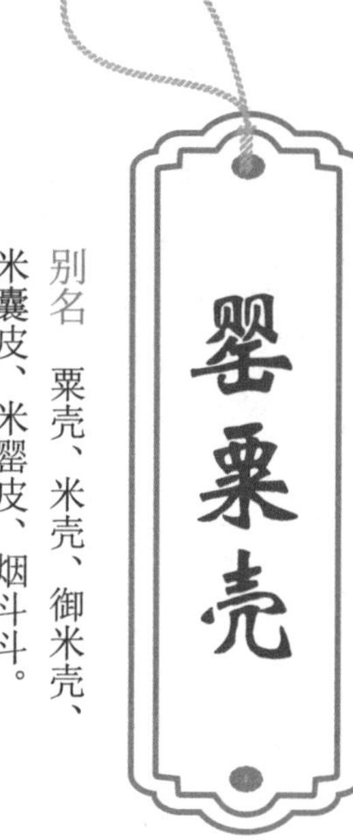

罂粟壳

别名 粟壳、米壳、御米壳、米囊皮、米罂皮、烟斗斗。

性味归经

酸、涩，平。归肺、肾、大肠经。

功能主治

敛肺止咳，涩肠止泻，止痛。用于久咳，久泻，脱肛，脘腹疼痛。

形态特征

一年生或二年生草木，株高 60 ～ 100 厘米，茎平滑，被有白粉。叶互生，灰绿色，无柄，抱茎，长椭圆形。花芽常下垂，单生，开时直立，花大而美丽，萼片 2 枚，绿色，早落；花瓣 4 枚，白色、粉红色或紫色。果长椭圆形或壶状，约半个拳头大小，黄褐色或淡褐色，平滑，具纵纹。

生境分布

原产于小亚细亚、印度和伊朗，我国部分地区的药物种植场有少量栽培药用。

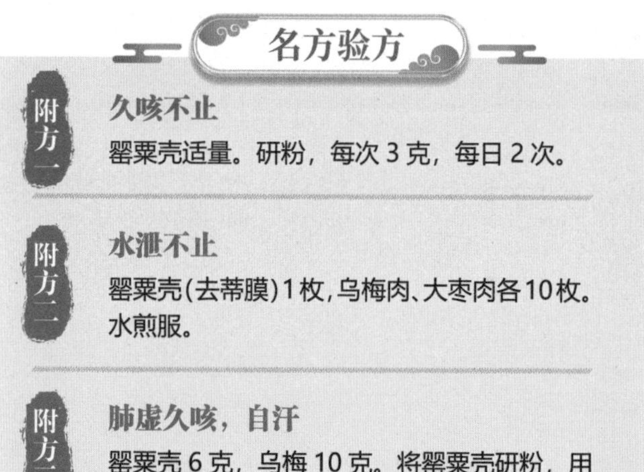

名方验方

附方一　久咳不止

罂粟壳适量。研粉，每次 3 克，每日 2 次。

附方二　水泄不止

罂粟壳(去蒂膜)1 枚，乌梅肉、大枣肉各 10 枚。水煎服。

附方三　肺虚久咳，自汗

罂粟壳 6 克，乌梅 10 克。将罂粟壳研粉，用乌梅水煎，分 2 次服。

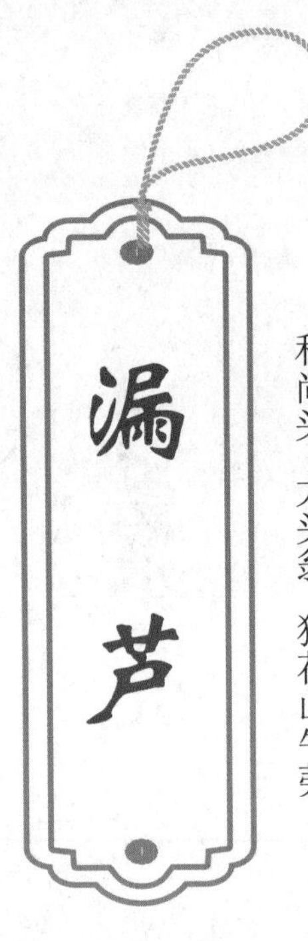

漏芦

别名 野兰、鹿骊、鬼油麻、和尚头、大头翁、独花山牛蒡。

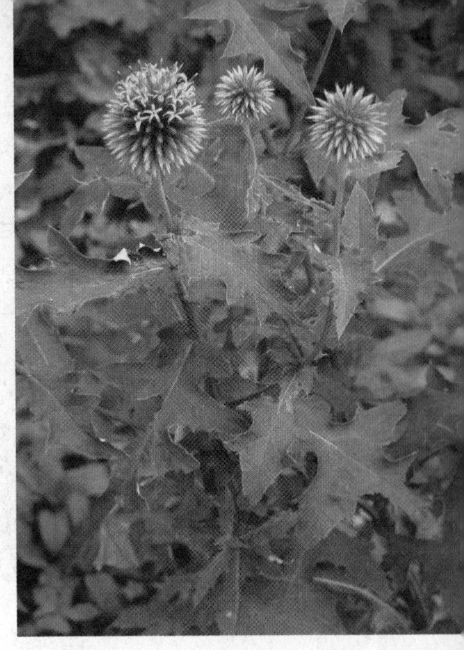

形态特征

多年生草本，高30～80厘米，全体密被白色柔毛。主根粗大，上部密被残存叶柄。基生叶丛生；茎生叶互生。叶长椭圆形，长10～20厘米，羽状全裂至深裂，裂片矩圆形，边缘具不规则浅裂，两面密被白色茸毛。头状花序，总苞多列，具干膜质苞片，多列，花全为管状花，淡紫色，雄蕊5，聚药。瘦果卵形，有4棱，棕褐色，冠毛刚毛状。根呈圆锥形，多扭曲，长短不一，完整者长10～30厘米，直径1～2厘米。

生境分布

生长于向阳的草地、路边、山坡。祁州漏芦产于河北、辽宁、山西等地；禹州漏芦产于湖北、安徽、河南等地。

性味归经

苦，寒。归胃经。

功能主治

清热解毒，消痈散结，通经下乳。舒筋通脉。用于乳痈肿痛，痈疽发背，瘰疬疮毒，乳汁不通，湿痹拘挛。

名方验方

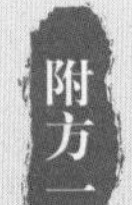

乳腺炎

漏芦、蒲公英、金银花各25克，土贝母15克，甘草10克。水煎服。

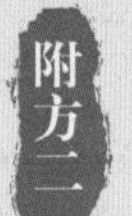

肥胖症

漏芦、决明子、泽泻、荷叶、汉防己各15克。水煎浓缩至100毫升，每日2次。

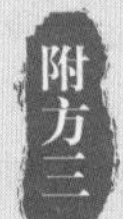

产后乳汁不下

漏芦15克，王不留行、炮甲珠各9克，路路通12克，通草6克。水煎服。或漏芦12克，鸡蛋2个，水煎冲蛋服。

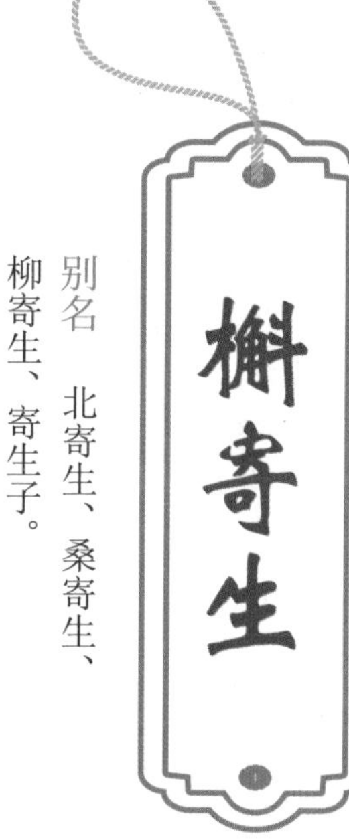

别名 北寄生、桑寄生、柳寄生、寄生子。

性味归经

苦，平。归肝、肾经。

功能主治

祛风湿，补肝肾，强筋骨，安胎元。用于风湿痹痛，腰膝酸软，筋骨无力，崩漏经多，妊娠漏血，胎动不安，头晕目眩。

形态特征

常绿半寄生小灌木，高 30 ～ 60 厘米。茎枝圆柱形，黄绿色或绿色，节明显，节上 2 ～ 3 叉状分枝。单叶对生，生长于枝端，无柄，近肉质，有光泽，椭圆状披针形或倒披针形，全缘，两面无毛。花单性异株，生长于枝端或分叉处；雄花花被 4 裂，雄蕊 4，无花丝，花药多室；雌花 1 ～ 3 朵生长于粗短的总花梗上，花被钟状，4 裂，子房下位。浆果球形，半透明，熟时橙红色，富有黏液质。花期 4 ～ 5 月，果期 9 月。

生境分布

寄生于榆树、桦树、枫杨、梨树、麻栎等树上。主产东北、华北地区。

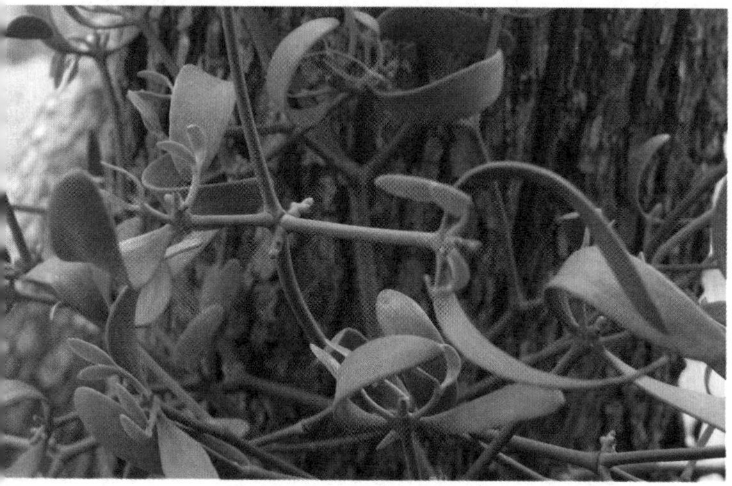

名方验方

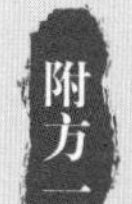

高血压病

槲寄生、杜仲各 25 克，夏枯草 30 克，豨莶草、牛膝各 20 克。水煎服。

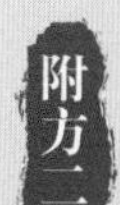

高血压病

槲寄生、荷叶、钩藤各 25 克，苦丁茶 15 克，菊花 20 克。水煎，每日分 3 次服。

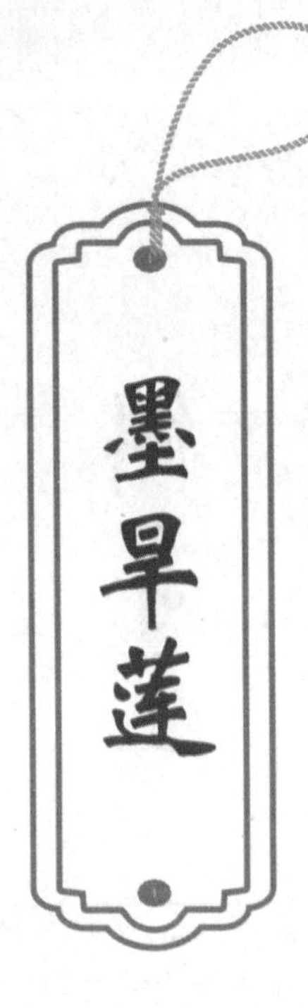

墨旱莲

别名 旱莲草、黑墨草、野葵花、烂脚草。

性味归经

甘、酸，寒。归肝、肾经。

功能主治

滋补肝肾，凉血止血。用于肝肾阴虚，牙齿松动，须发早白，眩晕耳鸣，腰膝酸软，阴虚血热吐血、衄血、尿血，血痢，崩漏下血，外伤出血。

形态特征

一年生草本，高10～60厘米，全株被白色粗毛，折断后流出的汁液数分钟后即呈蓝黑色。茎直立或倾状，绿色或红褐色。叶互生，椭圆状披针形或线状披针形，全缘或有细齿，基部渐狭，无柄或有短柄。头状花序腋生或顶生，绿色，长椭圆形。舌状花的瘦果扁四棱形，管状花的瘦果三棱形，均为黑褐色，有瘤状突起。

生境分布

生长于路边草丛、沟边、湿地或田间。全国大部分地区均有出产。

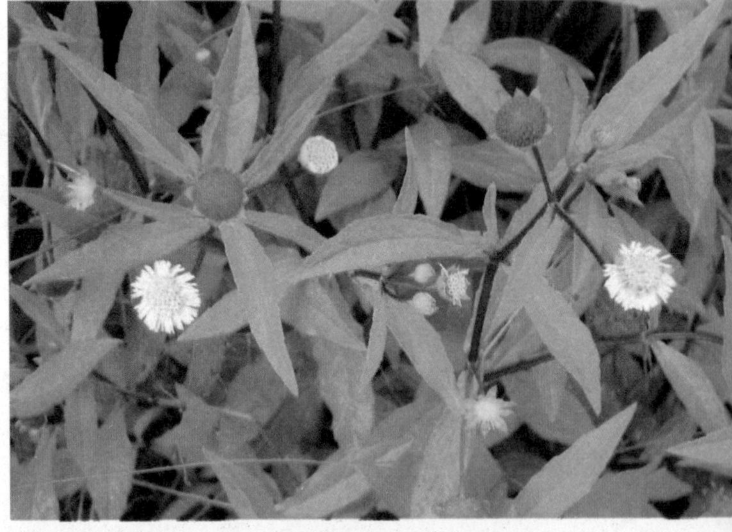

名方验方

附方一

贫血

墨旱莲30～40克。水煎服，每日1剂，或煎汤代茶饮。

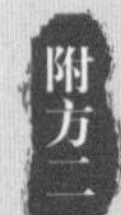

附方二

脱发

墨旱莲18克，白菊花、生地黄各30克。加水煎汤，去渣取汁，代茶饮，每日2次。

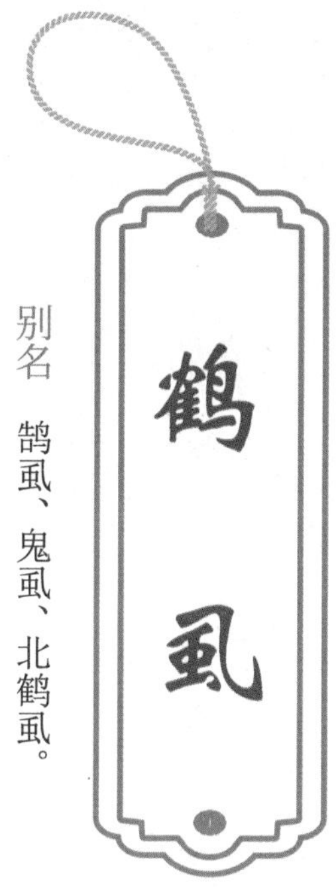

别名　鹄虱、鬼虱、北鹤虱。

性味归经

苦、辛，平。归脾、胃经。

功能主治

杀虫消积。用于蛔虫病，蛲虫病，绦虫病，虫积腹痛，小儿疳积

形态特征

一年生或越年生草本，茎直立，高 20 ～ 50 厘米，多分枝，有粗糙毛。叶互生，无柄或基部的叶有短柄，叶片倒披针状条形或条形，有紧贴的细糙毛。先短钝，基部渐狭，全缘或略显波状。花序顶生，苞片披针状条形，花生长于苞腋的外侧，有短梗，花冠淡蓝色，较萼稍长。小坚果，卵形，褐色，有小疣状突起，边沿有 2 ～ 3 行不等长的锚状刺。

生境分布

生长于山野草丛中，主产于华北各地。

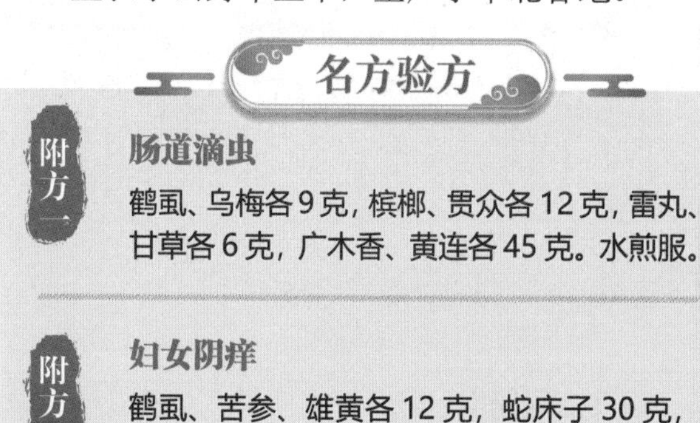

名方验方

附方一　肠道滴虫

鹤虱、乌梅各 9 克，槟榔、贯众各 12 克，雷丸、甘草各 6 克，广木香、黄连各 45 克。水煎服。

附方二　妇女阴痒

鹤虱、苦参、雄黄各 12 克，蛇床子 30 克，百部 15 克。每日 1 剂，煎 2 次混合药液，分 2 次外洗。

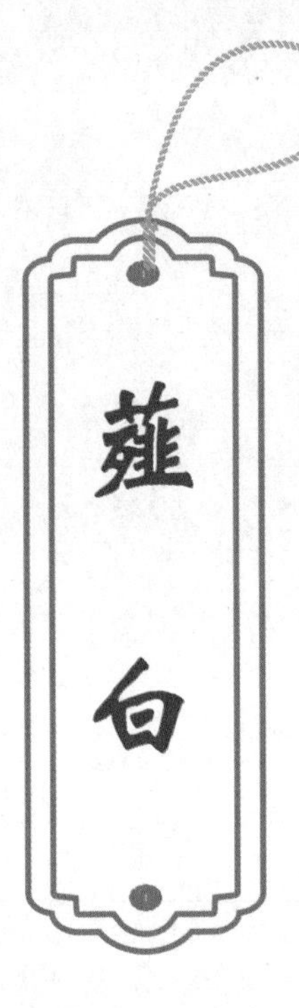

薤白

别名 薤根、藠子、野蒜、小独蒜、薤白头。

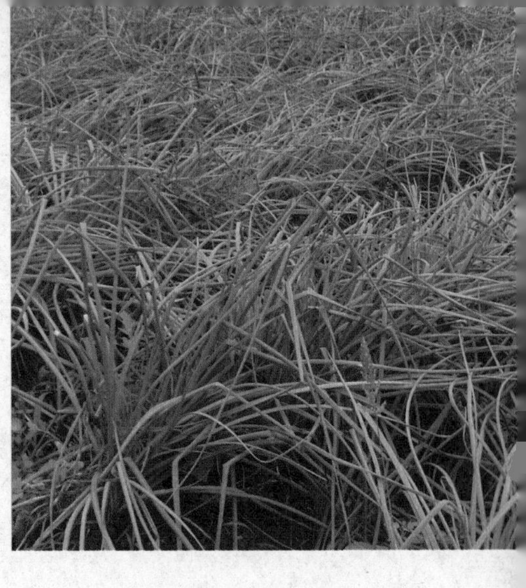

形态特征

多年生草本，高达70厘米。鳞茎近球形，外被白色膜质鳞皮。叶基生；叶片线形，长20～40厘米，宽3～4毫米，先端渐尖，基部鞘状，抱茎。花茎由叶丛中抽出，单一，直立，平滑无毛；伞形花序密而多花，近球形，顶生；花梗细，长约2厘米；花被6，长圆状披针形，淡紫粉红色或淡紫色；雄蕊6，长于花被，花丝细长；雌蕊1，子房上位，3室，有2棱，花柱线形，细长。果为蒴果。花期6～8月，果期7～9月。薤：鳞茎长椭圆形，长3～4厘米。叶片2～4片，半圆柱状线形，中空。伞形花序疏松；花被片圆形或长圆形。

生境分布

生长于耕地杂草中及山地较干燥处。薤生长于山地阴湿处。全国各地均有分布。主产于江苏、浙江等地。

性味归经

辛、苦，温。归心、肺、胃、大肠经。

功能主治

通阳散结，行气导滞。用于胸痹心痛，脘腹痞满胀痛，泻痢后重。

名方验方

附方一

痢疾

薤白、苦参、山楂各15克，木香、当归、甘草各10克，白芍30克。随症加减，水煎服。

附方二

室性早搏

薤白12克，丹参30克，苦参20克，红参5克，桂枝9克。随症加减，水煎服。

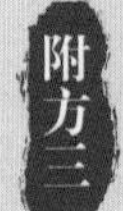

附方三

慢性支气管炎

薤白12克，全瓜蒌15克，半夏、射干、杏仁、紫菀各10克，菖蒲6克。随症加减，水煎服。

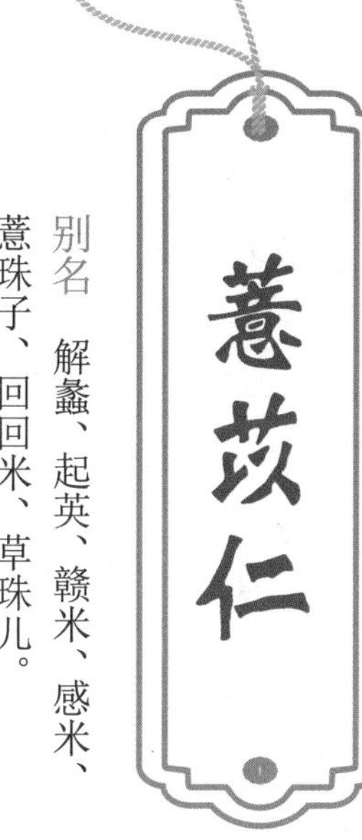

别名 解蠡、起英、赣米、感米、薏珠子、回回米、草珠儿。

形态特征

一年生草本，秆直立，高1～1.5米，约有10节。叶鞘光滑，上部者短于节间；叶舌质硬，长约1毫米；叶片线状披针形，长达30厘米，宽 1.5～3厘米。总状花序，腋生成束，长6～10厘米，直立或下垂，具总柄；雌小穗位于花序的下部，长7～9毫米，外包以念珠状总苞，小穗和总苞等长，能育小穗。第一小花仅具外稃，较颖略短，前端质较厚而渐尖；第二稃稍短于第一外稃，具3脉；雄蕊3枚，退化，微小；雌蕊具长花柱，柱头分离，伸出总苞；退化雌小穗2个，圆柱状，并列于能育小穗的一侧，顶部突出于总苞。果实成熟时，总苞坚硬具珐琅质，卵形或卵状球形，内包颖果；颖果，长约5毫米。花、果期7～10月。

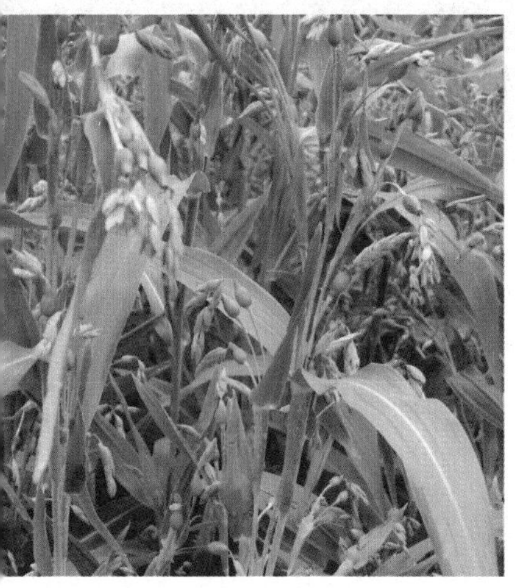

生境分布

生长于河边、溪潭边或阴湿山谷中。我国各地均有栽培。长江以南各地有野生。

性味归经

甘、淡，凉。归脾、胃、肺经。

功能主治

利水渗湿，健脾止泻，除痹，排脓，解毒散结。用于水肿，脚气，小便不利，脾虚泄泻，湿痹拘挛，肺痈，肠痈，赘疣，癌肿。

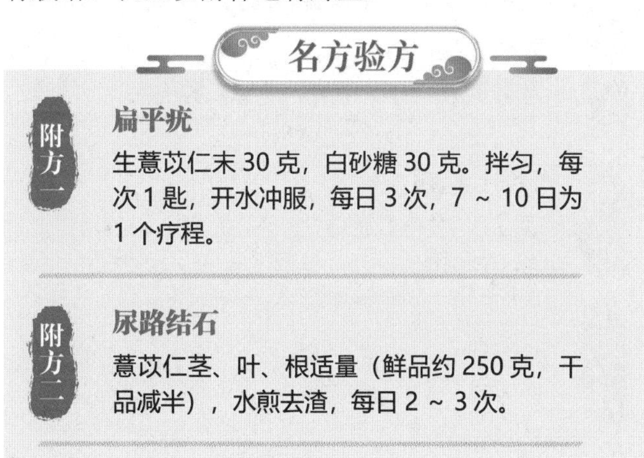

名方验方

附方一 扁平疣

生薏苡仁末30克，白砂糖30克。拌匀，每次1匙，开水冲服，每日3次，7～10日为1个疗程。

附方二 尿路结石

薏苡仁茎、叶、根适量（鲜品约250克，干品减半），水煎去渣，每日2～3次。

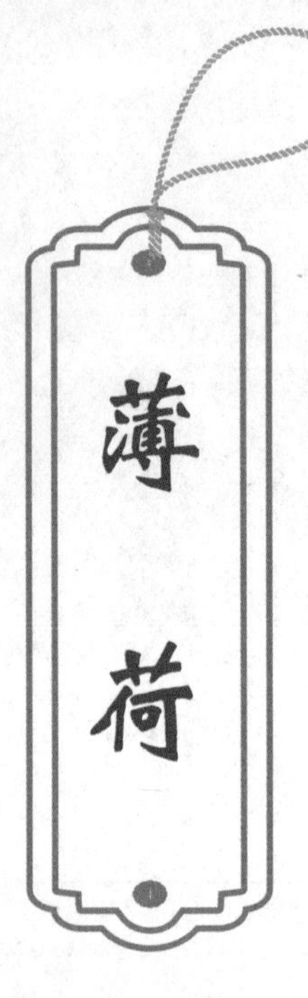

薄荷

别名 苏薄荷、水薄荷、仁丹草、蕃荷菜、鱼香草。

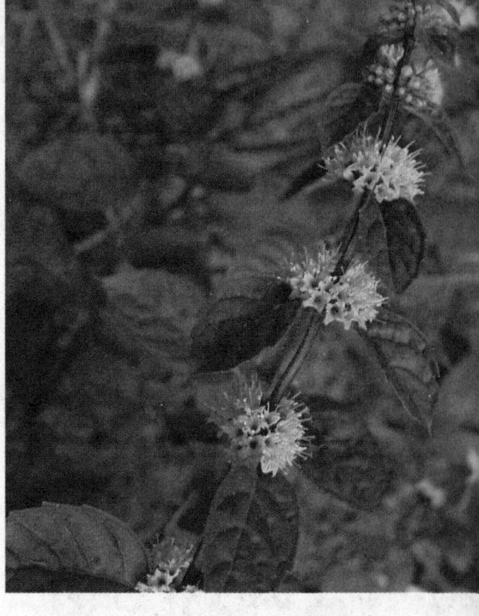

形态特征

多年生草本，高 10 ～ 80 厘米，茎方形，被逆生的长柔毛及腺点。单叶对生，叶片短圆状披针形，长 3 ～ 7 厘米，宽 0.8 ～ 3 厘米，两面有疏柔毛及黄色腺点，叶柄长 2 ～ 15 毫米。轮伞花序腋生；萼钟形，外被白色柔毛及腺点，花冠淡黄色。小坚果卵圆形，黄褐色。

生境分布

生长于河旁、山野湿地。全国各地均产，以江苏、浙江、江西为主产区，其中尤以江苏产者为佳。

性味归经

辛，凉。归肺、肝经。

功能主治

疏散风热，清利头目，利咽，透疹，疏肝行气。用于风热感冒，风温初起，头痛，目赤，喉痹，口疮，风疹，麻疹，胸胁胀闷。

名方验方

附方一　牙痛，风热肿痛

薄荷、樟脑、花椒各等份。上为细末，擦患处。

附方二　小儿感冒

鲜薄荷 5 克，钩藤、贝母各 3 克。水煎服。

附方三　外感发热，咽痛

薄荷 3 克，桑叶、菊花各 9 克。水煎服。

附方四　目赤，咽痛

薄荷、桔梗各 6 克，牛蒡子、板蓝根、菊花各 10 克。水煎服。

附方五　鼻出血

鲜薄荷汁滴之或以干薄荷水煮，棉球蘸湿塞鼻。

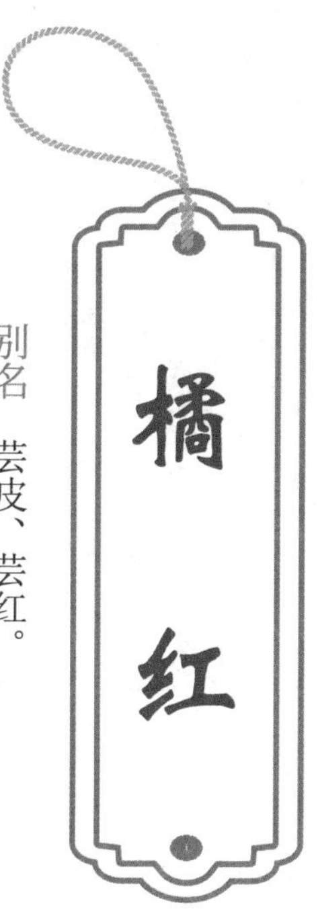

橘红

别名　芸皮、芸红。

性味归经

辛、苦，温。归肺、脾经。

功能主治

理气宽中，燥湿化痰。用于咳嗽痰多，食积伤酒，呕恶痞闷。

形态特征

常绿小乔木或灌木，高3～4米。枝细，多有刺。叶互生；叶柄长0.5～1.5厘米，有窄翼，顶端有关节；叶片披针形或椭圆形，长4～11厘米，宽1.5～4厘米，先端渐尖微凹，基部楔形，全缘或为波状，具不明显的钝锯齿，有半透明油点。花单生或数朵丛生长于枝端或叶腋；花萼杯状，5裂；花瓣5，白色或带淡红色，开时向上反卷；雄蕊15～30，长短不一，花丝常3～5个连合成组；雌蕊1，子房圆形，柱头头状。柑果近圆形或扁圆形，横径4～7厘米，果皮薄而宽，容易剥离，囊瓣7～12，汁胞柔软多汁。种子卵圆形，白色，一端尖，数粒至数十粒或无。花期3～4月，果期10～12月。

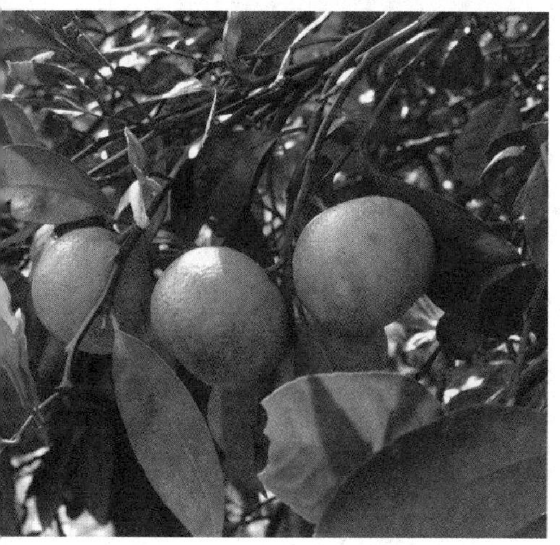

生境分布

栽培于丘陵、低山地带、江河湖泊沿岸或平原。在江苏、安徽、云南等地均有栽培。

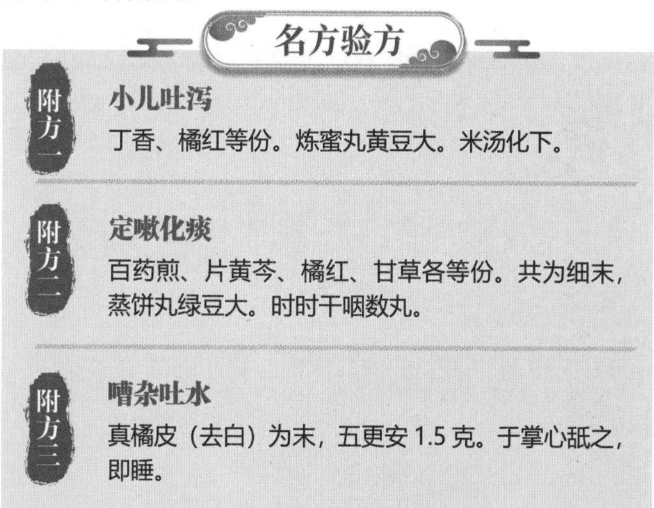

名方验方

附方一

小儿吐泻

丁香、橘红等份。炼蜜丸黄豆大。米汤化下。

附方二

定嗽化痰

百药煎、片黄芩、橘红、甘草各等份。共为细末，蒸饼丸绿豆大。时时干咽数丸。

附方三

嘈杂吐水

真橘皮（去白）为末，五更安1.5克。于掌心舐之，即睡。

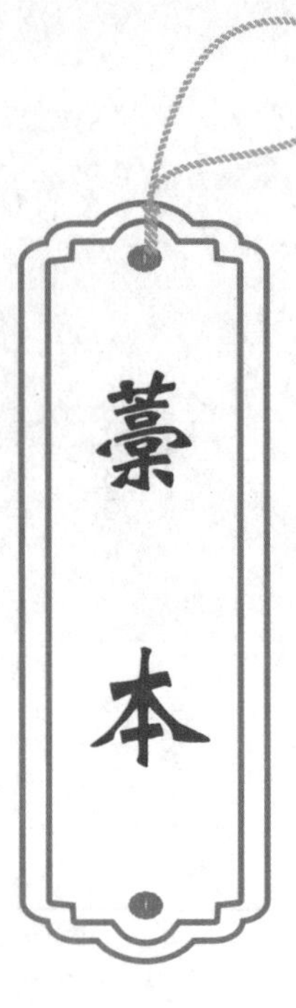

别名 藁茇、鬼卿、地新、山茝、蔚香、微茎、藁板。

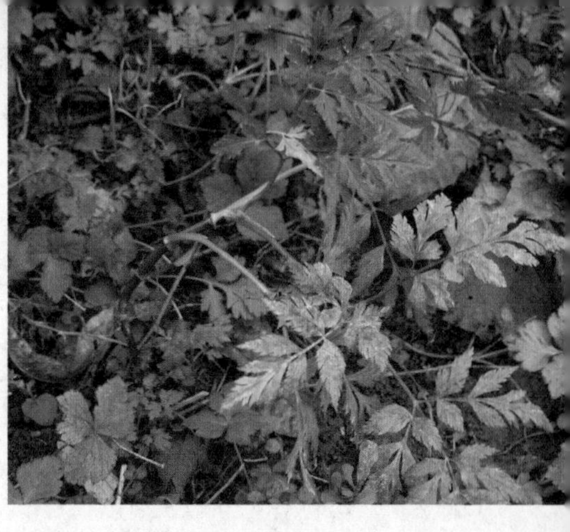

形态特征

多年生草本，高约1米。根茎呈不规则团块状，生有多数须根。基生叶3角形，2回奇数羽状全裂。最终裂片3～4对，边缘不整齐羽状深裂；茎上部叶具扩展叶鞘。复伞形花序，具乳头状粗毛，伞幅15～22，总苞片及小总苞片线形，小总苞片5～6枚；花白色，双悬果，无毛，分果具5棱，各棱槽中有油管5个。辽藁本与上种不同点为，根茎粗壮，基生叶在花期凋落，茎生叶广三角形；2～3回羽状全裂。复伞形花序，伞幅6～19，小总苞片10枚左右。双悬果，果棱具窄翅，每棱槽有油管1～2个，合生面有2～4个。藁本根呈不规则结节状圆柱形。有分枝长3～10厘米，直径1～2厘米。

生境分布

生长于润湿的水滩边或向阳山坡草丛中。分布于湖南、湖北、四川、河北、辽宁等地。

性味归经

辛，温。归膀胱经。

功能主治

祛风，散寒，除湿，止痛。用于风寒感冒，巅顶疼痛，风湿痹痛。

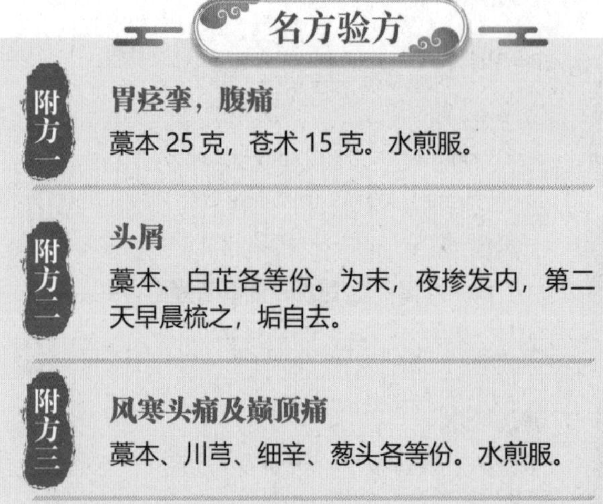

名方验方

附方一　胃痉挛，腹痛

藁本25克，苍术15克。水煎服。

附方二　头屑

藁本、白芷各等份。为末，夜掺发内，第二天早晨梳之，垢自去。

附方三　风寒头痛及巅顶痛

藁本、川芎、细辛、葱头各等份。水煎服。

檀香

别名 旃檀、真檀、白檀、檀香木。

形态特征

常绿小乔木，高6～9米。具寄生根。树皮褐色，粗糙或有纵裂；多分枝，幼枝光滑无毛。叶对生；革质；叶片椭圆状卵形或卵状披针形，长3.5～5厘米，宽2～2.5厘米，先端急尖或近急尖，基部楔形，全缘，上面绿色，下面苍白色，无毛；叶柄长0.7～1厘米，光滑无毛。花腋生和顶生，为三歧式的聚伞状圆锥花序；花梗对生，长约与花被管相等；花多数，小形，最初为淡黄色，后变为深锈紫色；花被钟形，先端4裂，裂片卵圆形，无毛；蜜腺4枚，略呈圆形，着生在花被管的中部，与花被片互生；雄蕊4，与蜜腺互生，略与雌蕊等长，花药2室，纵裂，花丝线形；子房半下位，花柱柱状，柱头3裂。核果球形，大小似樱桃核，成熟时黑色，肉质多汁，内果皮坚硬，具3短棱。种子圆形，光滑无毛。

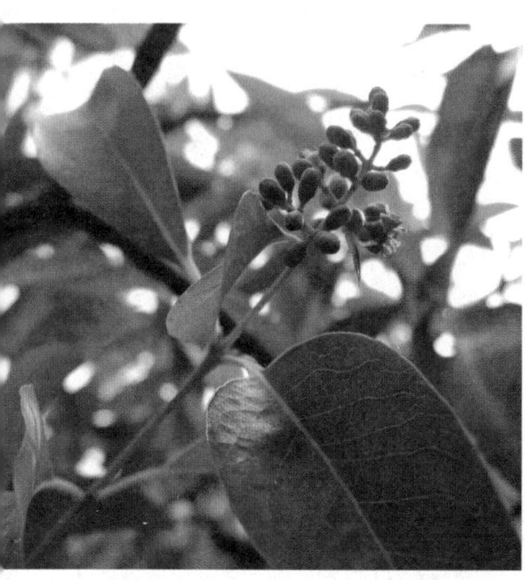

生境分布

野生或栽培。主产于中国广东、云南、台湾等地区。国外分布于印度、印度尼西亚。

性味归经

辛，温。归脾、胃、心、肺经。

功能主治

行气温中，开胃止痛。用于寒凝气滞，胸膈不舒，胸痹心痛，脘腹疼痛，呕吐食少。

名方验方

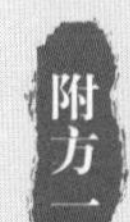

附方一

噎膈，饮食不入

檀香4.5克，茯苓、橘红各6克。研极细末，用人参汤调服。

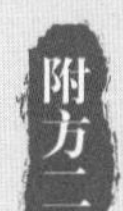

附方二

急性乳腺炎

百蕊草全草15～20株。煎水300毫升，以米酒一杯送服。

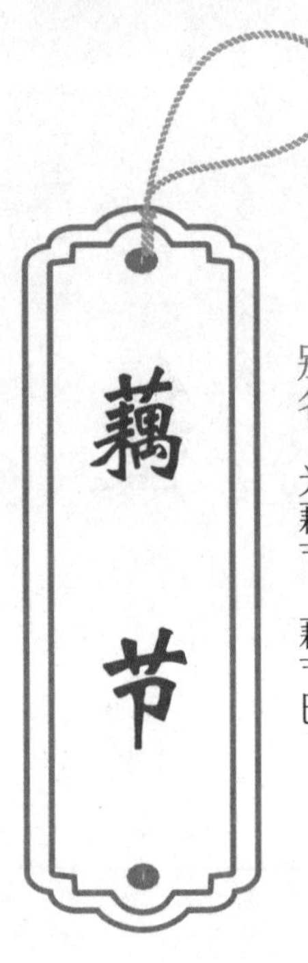

藕节

别名 光藕节、藕节巴。

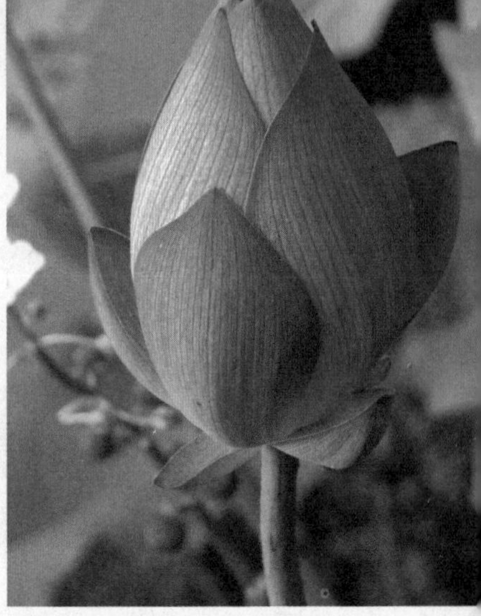

形态特征

莲，多年生水生草本。根茎肥厚横走，外皮黄白色，节部缢缩，生有鳞叶与不定根，节间膨大，内白色，中空而有许多条纵行的管。叶片圆盾形，高出水面，直径30～90厘米，全缘，稍呈波状，上面暗绿色，光滑，具白粉，下面淡绿色；叶柄着生长于叶背中央，圆柱形，中空，高达1～2米。花梗与叶柄等高或略高；花大，单一，顶生，直径12～23厘米，粉红色或白色，芳香；萼片4或5，绿色，小形，早落；花瓣多数，长圆状椭圆形至倒卵形，先端钝，由外向内逐渐变小；花丝细长，着生长于花托下；心皮多数，埋藏于花托内，花托倒圆锥形，顶部平，有小孔20～30个，每个小孔内有1椭圆形子房，花柱很短，果期时花托逐渐增大，内堡海绵状，俗称莲蓬，长宽均5～10厘米。坚果椭圆形或卵形，长1.5～2.5厘米，果皮坚硬、革质；内有种子1枚，俗称莲子。花期7～8月，果期9～10月。

生境分布

自生或栽培于池塘内。全国大部分地区均有。

性味归经

甘、涩，平。归肝、肺、胃经。

功能主治

收敛止血，化瘀。用于吐血，咯血，衄血，尿血，崩漏。

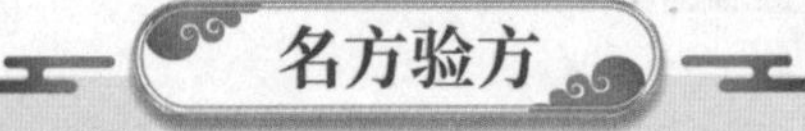

名方验方

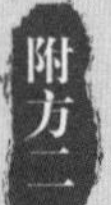

附方一 鼻息肉

生藕节（连须，新瓦上焙焦）60克，乌梅肉（焙焦）30克，白矾15克，冰片3克。共研为细末，贮瓶备用，勿令泄气，每取少许药末吹患侧鼻孔，每小时1次，5日为1个疗程。

附方二 鼻渊脑泻

藕节、川芎焙研，为末。每服6克，米汤饮下。

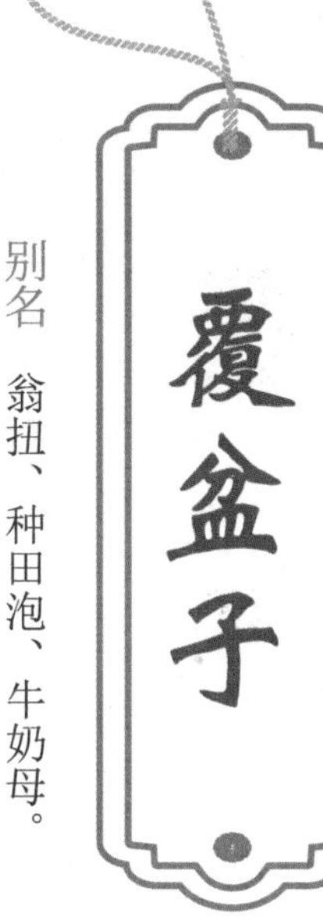

覆盆子

别名 翁扭、种田泡、牛奶母。

性味归经

甘、酸，微温。归肝、肾、膀胱经。

功能主治

益肾固精缩尿，养肝明目。用于遗精滑精，遗尿尿频，阳痿早泄，目暗昏花。

形态特征

落叶灌木，高2～3米，幼枝有少数倒刺。单叶互生，掌状5裂，中裂片菱状卵形，边缘有重锯齿两面脉上被白色短柔毛，叶柄细长，散生细刺。花单生长于叶腋，白色或黄白色，具长梗；花萼卵状长圆形，内外均被毛；花瓣近圆形；雌雄蕊多数，生长于凸起的花托上。聚合果球形，红色。

生境分布

生长于向阳山坡、路边、林边及灌木丛中。分布于浙江、湖北、四川、安徽等地。

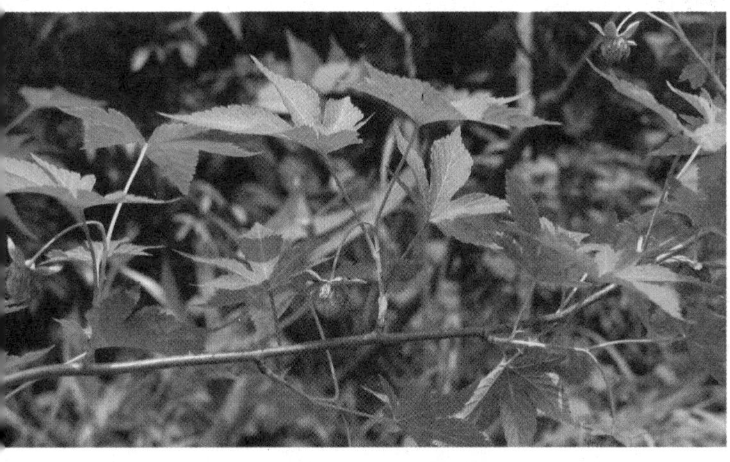

名方验方

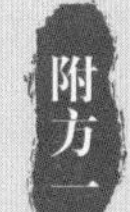

附方一

阳痿

覆盆子适量，酒浸，焙研为末，每日早晨用酒送服15克。

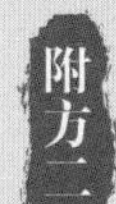

附方二

遗精

覆盆子15克，绿茶适量，泡茶饮用。

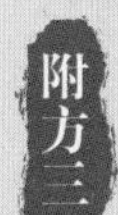

附方三

肺虚寒

覆盆子适量，取汁作煎为果，加少量蜜，或熬为稀膏，温服。

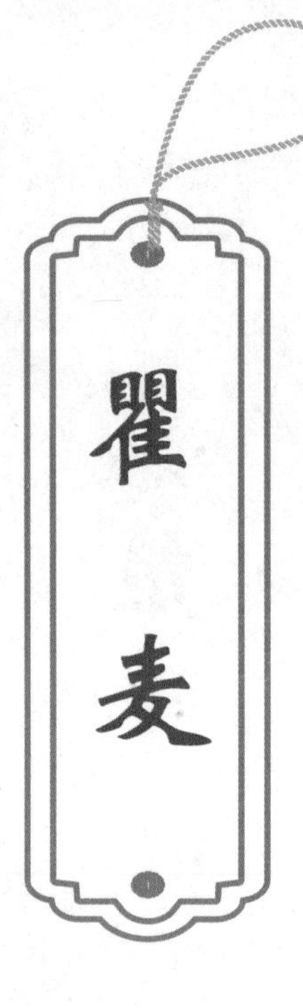

瞿麦

别名 大兰、野麦、巨句麦、山瞿麦、石竹子花、洛阳花、十样景花。

性味归经

苦，寒。归心、小肠经。

功能主治

利尿通淋，活血通经。用于热淋，血淋，石淋，小便不通，淋沥涩痛，经闭瘀阻。

形态特征

多年生草本，高达1米。茎丛生，直立，无毛，上部2歧分枝，节明显。叶互生，线形或线状披针形，先端渐尖，基部成短鞘状抱茎，全缘，两面均无毛。花单生或数朵集成稀疏歧式分枝的圆锥花序；花梗长达4厘米，花瓣淡红色、白色或淡紫红色，先端深裂成细线条，基部有须毛。蒴果长圆形，与宿萼近等长。

生境分布

生长于山坡、田野、林下。主产于河北、四川、湖北、湖南、浙江、江苏等地。

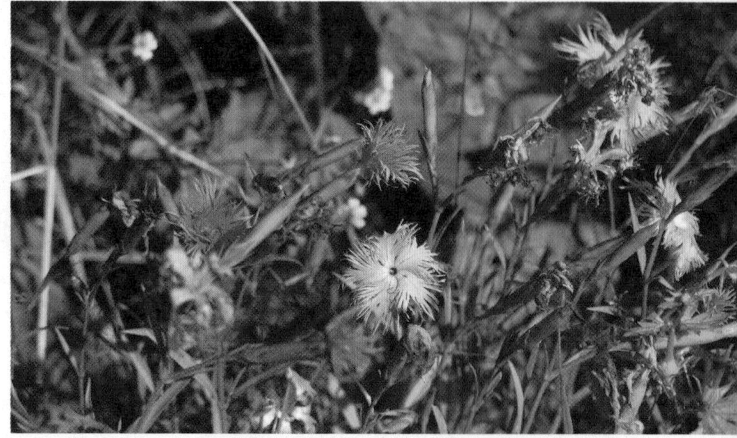

名方验方

附方一

湿疹，阴痒

鲜瞿麦60克，捣汁外搽或煎汤外洗。

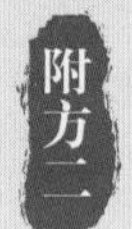

闭经，痛经

瞿麦、丹参各15克，赤芍、桃仁各8克，水煎服。

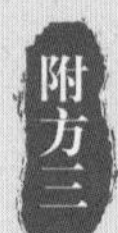

卵巢囊肿

瞿麦50克，加水1升，开锅后小火煎20分钟，取汁当茶饮，连续用30 ~ 60日。

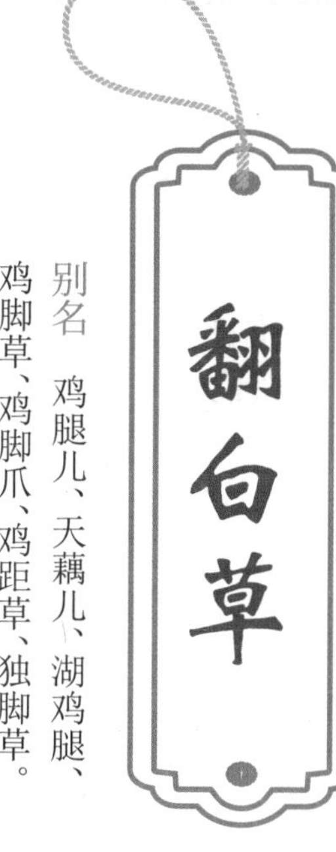

翻白草

别名 鸡腿儿、天藕儿、湖鸡腿、鸡脚草、鸡脚爪、鸡距草、独脚草。

性味归经

甘、微苦，平。归肝、胃、大肠经。

功能主治

清热解毒，止痢，止血。用于湿热泻痢，痈肿疮毒，血热吐衄，便血，崩漏。

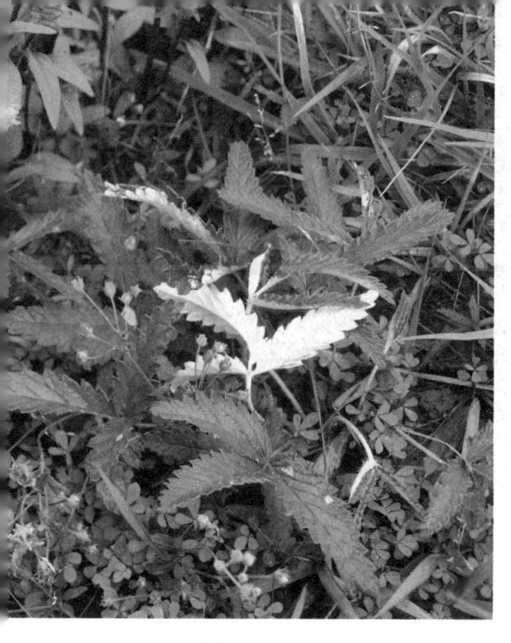

形态特征

多年生草本，高15～30厘米。根多分枝，下端肥厚成纺锤状。茎上升向外倾斜，多分枝，表面具白色卷绒毛。基生叶丛生，单数羽状复叶，小叶3～5；茎生叶小，为三出复叶，顶端叶近无柄，小叶长椭圆形或狭长椭圆形，长2～6厘米，宽0.7～2厘米，先端锐尖，基部楔形，边缘具锯齿，上面稍有柔毛，下面密被白色绵毛；托叶披针形或卵形，也被白绵毛。花黄色，聚伞状排列；萼绿色，宿存，5裂，裂片卵状三角形，副萼线形，内面光滑，外面均被白色绵毛；花瓣5，倒心形，凹头；雄蕊和雌蕊多数，子房卵形而扁，花柱侧生，乳白色，柱头小，淡紫色。瘦果卵形，淡黄色，光滑，脐部稍有薄翅突起。花期5～8月，果期8～10月。

生境分布

生长于丘陵山地、路旁和畦埂上。全国各地均产，分布于河北、安徽等地。

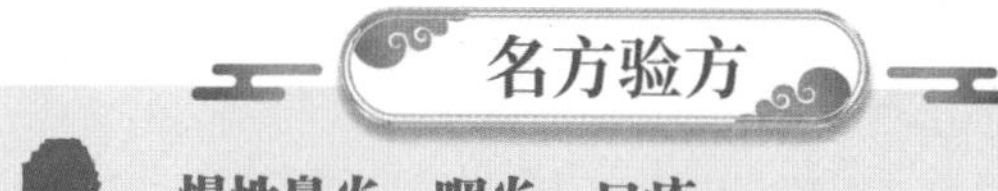

名方验方

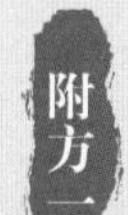

附方一

慢性鼻炎，咽炎，口疮

翻白草15克，紫花地丁12克。水煎服。

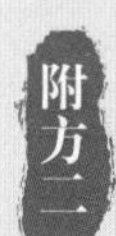

附方二

肠炎，痢疾

翻白草450克，黄柏、秦皮各300克。水煎浓缩后干燥，研粉备用。每服1～2克，每日3次。

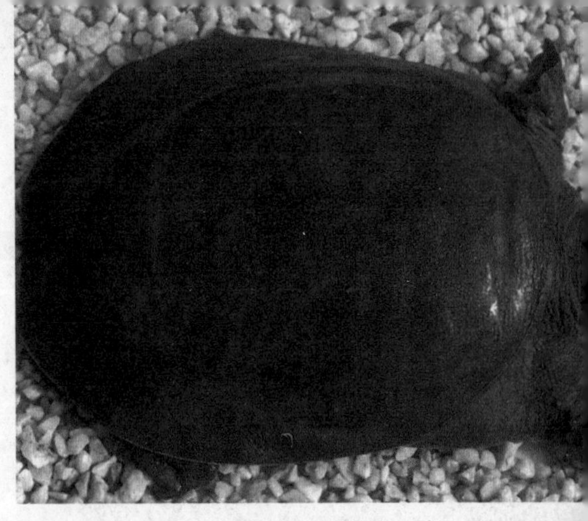

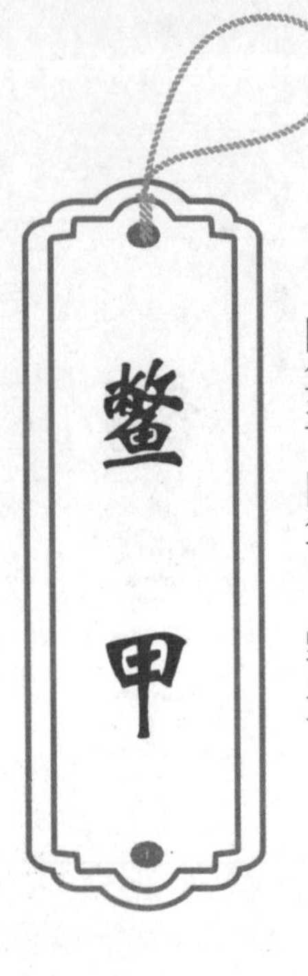

别名 上甲、鳖壳、甲鱼壳、团鱼壳、团鱼盖、团鱼甲、鳖盖子。

性味归经

咸，寒。归肝、肾经。

功能主治

滋阴潜阳，退热除蒸，软坚散结。用于阴虚发热，骨蒸劳热，阴虚阳亢，头晕目眩，虚风内动，手足瘈疭，癥瘕，经闭，久疟疟母。

形态特征

体呈椭圆形，背面中央凸起，边缘凹入。腹背均有甲。头尖，颈粗长，吻突出，吻端有1对鼻孔。眼小，瞳孔圆形。颈基部无颗粒状疣；头颈可完全缩入甲内。背腹甲均无角质板而被有软皮。背面橄榄绿色，或黑棕色，上有表皮形成的小疣，呈纵行排列；边缘柔软，俗称裙边。腹面黄白色，有淡绿色斑。背、腹骨板间无缘板接连。前肢5指，仅内侧3指有爪；后肢趾也同。指、趾间具蹼。雄性体较扁，尾较长，末端露出于甲边；雌性相反。多生活于湖泊、小河及池塘旁的沙泥里。6～7月间产卵。

生境分布

生长于江河、湖泊、池塘、水库中。主产于湖北、湖南等地。此外，四川、福建、贵州等地也产。

名方验方

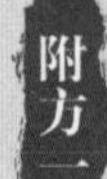

原发性肝癌

鳖甲、龟甲、半枝莲、黄芪各15克，泽泻、白术、党参、茯苓各10克，当归20克，白花蛇舌草45克。水煎服，每日1剂。

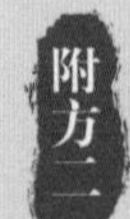

肝癌

制鳖甲30克，炮山甲、白芍、桃仁、青皮、广木香、郁金各12克，红花6克。每日1剂，水煎服。